全国中医药行业高等职业教育“十三五”规划教材

作业治疗技术

（供康复治疗技术专业使用）

主　编◎梁　娟

中国中医药出版社

·北　京·

图书在版编目（CIP）数据

作业治疗技术 / 梁娟主编 .—北京：中国中医药出版社，2018.7（2020.9重印）
全国中医药行业高等职业教育“十三五”规划教材
ISBN 978 – 7 – 5132 – 4919 – 5

Ⅰ . ①作… Ⅱ . ①梁… Ⅲ . ①康复医学 – 高等职业教育 – 教材
Ⅳ . ① R49

中国版本图书馆 CIP 数据核字（2018）第 083059 号

中国中医药出版社出版
北京经济技术开发区科创十三街31号院二区8号楼
邮政编码　100176
传真　010–64405750
河北新华第二印刷有限责任公司印刷
各地新华书店经销

开本 787×1092　1/16　印张 26.5　字数 546 千字
2018 年 7 月第 1 版　2020 年 9月第 3 次印刷
书号　ISBN 978 – 7 – 5132 – 4919 – 5

定价　85.00 元
网址　www.cptcm.com

社 长 热 线　010–64405720
购 书 热 线　010–89535836
维 权 打 假　010–64405753

微信服务号　zgzyycbs
微商城网址　https：//kdt.im/LIdUGr
官 方 微 博　http：//e.weibo.com/cptcm
天猫旗舰店网址　https：//zgzyycbs.tmall.com

如有印装质量问题请与本社出版部联系（010–64405510）
版权专有　侵权必究

全国中医药职业教育教学指导委员会

主任委员
卢国慧（国家中医药管理局人事教育司司长）

副主任委员
赵国胜（安徽中医药高等专科学校教授）
张立祥（山东中医药高等专科学校党委书记）
姜德民（甘肃省中医学校校长）
范吉平（中国中医药出版社社长）

秘 书 长
周景玉（国家中医药管理局人事教育司综合协调处处长）

委　　员
王义祁（安徽中医药高等专科学校党委副书记）
王秀兰（上海中医药大学教授）
卞　瑶（云南中医学院继续教育学院、职业技术学院院长）
方家选（南阳医学高等专科学校校长）
孔令俭（曲阜中医药学校校长）
叶正良（天士力控股集团公司生产制造事业群 CEO）
包武晓（呼伦贝尔职业技术学院蒙医蒙药系副主任）
冯居秦（西安海棠职业学院院长）
尼玛次仁（西藏藏医学院院长）
吕文亮（湖北中医药大学校长）
刘　勇（成都中医药大学峨眉学院党委书记、院长）
李　刚（亳州中药科技学校校长）
李　铭（昆明医科大学副校长）

李伏君（千金药业有限公司技术副总经理）
李灿东（福建中医药大学校长）
李建民（黑龙江中医药大学佳木斯学院教授）
李景儒（黑龙江省计划生育科学研究院院长）
杨佳琦（杭州市拱墅区米市巷街道社区卫生服务中心主任）
吾布力·吐尔地（新疆维吾尔医学专科学校药学系主任）
吴　彬（广西中医药大学护理学院院长）
宋利华（连云港中医药高等职业技术学院教授）
迟江波（烟台渤海制药集团有限公司总裁）
张美林（成都中医药大学附属针灸学校党委书记）
张登山（邢台医学高等专科学校教授）
张震云（山西药科职业学院党委副书记、院长）
陈　燕（湖南中医药大学附属中西医结合医院院长）
陈玉奇（沈阳市中医药学校校长）
陈令轩（国家中医药管理局人事教育司综合协调处副主任科员）
周忠民（渭南职业技术学院教授）
胡志方（江西中医药高等专科学校校长）
徐家正（海口市中医药学校校长）
凌　娅（江苏康缘药业股份有限公司副董事长）
郭争鸣（湖南中医药高等专科学校校长）
郭桂明（北京中医医院药学部主任）
唐家奇（广东湛江中医学校教授）
曹世奎（长春中医药大学招生与就业处处长）
龚晋文（山西卫生健康职业学院/山西省中医学校党委副书记）
董维春（北京卫生职业学院党委书记）
谭　工（重庆三峡医药高等专科学校副校长）
潘年松（遵义医药高等专科学校副校长）
赵　剑（芜湖绿叶制药有限公司总经理）
梁小明（江西博雅生物制药股份有限公司常务副总经理）
龙　岩（德生堂医药集团董事长）

前言

中医药职业教育是我国现代职业教育体系的重要组成部分，肩负着培养新时代中医药行业多样化人才、传承中医药技术技能、促进中医药服务健康中国建设的重要职责。为贯彻落实《国务院关于加快发展现代职业教育的决定》(国发〔2014〕19号)、《中医药健康服务发展规划(2015—2020年)》(国办发〔2015〕32号)和《中医药发展战略规划纲要(2016—2030年)》(国发〔2016〕15号)(简称《纲要》)等文件精神，尤其是实现《纲要》中“到2030年，基本形成一支由百名国医大师、万名中医名师、百万中医师、千万职业技能人员组成的中医药人才队伍”的发展目标，提升中医药职业教育对全民健康和地方经济的贡献度，提高职业技术院校学生的实际操作能力，实现职业教育与产业需求、岗位胜任能力严密对接，突出新时代中医药职业教育的特色，国家中医药管理局教材建设工作委员会办公室(以下简称“教材办”)、中国中医药出版社在国家中医药管理局领导下，在全国中医药职业教育教学指导委员会指导下，总结“全国中医药行业高等职业教育‘十二五’规划教材”建设的经验，组织完成了“全国中医药行业高等职业教育‘十三五’规划教材”建设工作。

中国中医药出版社是全国中医药行业规划教材唯一出版基地，为国家中医中西医结合执业(助理)医师资格考试大纲和细则、实践技能指导用书、全国中医药专业技术资格考试大纲和细则唯一授权出版单位，与国家中医药管理局中医师资格认证中心建立了良好的战略伙伴关系。

本套教材规划过程中，教材办认真听取了全国中医药职业教育教学指导委员会相关专家的意见，结合职业教育教学一线教师的反馈意见，加强顶层设计和组织管理，是全国唯一的中医药行业高等职业教育规划教材，于2016年启动了教材建设工作。通过广泛调研、全国范围遴选主编，又先后经过主编会议、编写会议、定稿会议等环节的质量管理和控制，在千余位编者的共同努力下，历时1年多时间，完成了83种规划教材的编写工作。

本套教材由50余所开展中医药高等职业教育院校的专家及相关医院、医药企业等单位联合编写，中国中医药出版社出版，供高等职业教育院校中医学、针灸推拿、中医骨伤、中药学、康复治疗技术、护理6个专业使用。

本套教材具有以下特点：

1. 以教学指导意见为纲领，贴近新时代实际

注重体现新时代中医药高等职业教育的特点，以教育部新的教学指导意

见为纲领，注重针对性、适用性以及实用性，贴近学生、贴近岗位、贴近社会，符合中医药高等职业教育教学实际。

2. 突出质量意识、精品意识，满足中医药人才培养的需求

注重强化质量意识、精品意识，从教材内容结构设计、知识点、规范化、标准化、编写技巧、语言文字等方面加以改革，具备“精品教材”特质，满足中医药事业发展对于技术技能型、应用型中医药人才的需求。

3. 以学生为中心，以促进就业为导向

坚持以学生为中心，强调以就业为导向、以能力为本位、以岗位需求为标准的原则，按照技术技能型、应用型中医药人才的培养目标进行编写，教材内容涵盖资格考试全部内容及所有考试要求的知识点，满足学生获得“双证书”及相关工作岗位需求，有利于促进学生就业。

4. 注重数字化融合创新，力求呈现形式多样化

努力按照融合教材编写的思路和要求，创新教材呈现形式，版式设计突出结构模块化，新颖、活泼，图文并茂，并注重配套多种数字化素材，以期在全国中医药行业院校教育平台“医开讲－医教在线”数字化平台上获取多种数字化教学资源，符合职业院校学生认知规律及特点，以利于增强学生的学习兴趣。

本套教材的建设，得到国家中医药管理局领导的指导与大力支持，凝聚了全国中医药行业职业教育工作者的集体智慧，体现了全国中医药行业齐心协力、求真务实的工作作风，代表了全国中医药行业为“十三五”期间中医药事业发展和人才培养所做的共同努力，谨此向有关单位和个人致以衷心的感谢！希望本套教材的出版，能够对全国中医药行业职业教育教学的发展和中医药人才的培养产生积极的推动作用。需要说明的是，尽管所有组织者与编写者竭尽心智，精益求精，本套教材仍有一定的提升空间，敬请各教学单位、教学人员及广大学生多提宝贵意见和建议，以便今后修订和提高。

国家中医药管理局教材建设工作委员会办公室

全国中医药职业教育教学指导委员会

2018 年 1 月

《作业治疗技术》
编 委 会

主　　编
梁　娟（山东中医药高等专科学校）

副 主 编
马雪真（大庆医学高等专科学校）
李文惠（邢台医学高等专科学校）
师　莉（安阳职业技术学院）

编　　委（以姓氏笔画为序）
冯　毅（陕西能源职业技术学院）
李　倩（济南护理职业学院）
杨和艳（保山中医药高等专科学校）
陈巧云（黑龙江中医药大学佳木斯学院）
陈丽娟（菏泽家政职业学院）
郑　佳（北京卫生职业学院）
董林青（山东中医药高等专科学校）
程　妍（重庆三峡医药高等专科学校）
曾　妙（湖北中医药高等专科学校）

学术秘书
马　可（滨州医学院）

编写说明

作业治疗技术是康复医学的重要组成部分，是康复治疗技术专业的核心技能课程之一。作业治疗是通过对生活功能障碍和社会适应能力进行评估和分析，选用多种形式的作业活动方法，促进功能障碍者在生活、工作、学习、休闲等活动中的功能恢复或重建，是功能障碍者回归家庭和社会的桥梁。

本教材以高职、高专院校康复治疗技术专业教学为目标，以“必需、实用”为原则，侧重于作业理念与治疗技术的引入，将作业评定与作业实践有机结合，注重学生作业治疗实践理念的培养，内容新颖，实用性强。教材按照康复治疗技术专业就业需求，提供专业指导，增强学生的实践操作能力和创新思维能力，使专业教学更具实践性和针对性，突出了专业特色。教材内容分为上下两篇。上篇八章，下篇六章，共计十四章。上篇基本技术篇集中讲述了作业评定与治疗的基本技术方法，下篇疾病治疗篇分述了部分临床常见疾病的作业治疗实施方案。

本教材各章节编写分工如下：第一章、第二章由梁娟编写，第三章的第1～4节由李倩编写、第5节由郑佳编写，第四章由杨和艳编写，第五章由董林青编写，第六章由李文惠编写，第七章由马雪真编写，第八章由陈巧云编写，第九章、第十章由曾妙编写，第十一章由冯毅编写，第十二章由师莉、程妍编写，第十三章由陈丽娟编写，第十四章由程妍编写。教材建议教学时数为102学时。

本教材在编写过程中力求既有可靠的理论依据，又有较强的可操作性。参与编写的编委均来自教学和临床一线，具有丰富的临床与教学经验。在编写过程中，编委会全体成员齐心协力，并有出版社编辑们大力支持和帮助，在此一并表示感谢！由于水平所限，书中若有错谬之处，敬请各位同仁和学生在使用本教材过程中不断提出宝贵意见，以便今后修订完善。

《作业治疗技术》编委会

2018年3月

目录

上篇　基本技术篇

上篇　基本技术篇

第一章　概　论

扫一扫，看课件

【学习目标】

1. 掌握：作业活动、作业治疗的概念；作业治疗的作用；作业治疗的应用原则；作业治疗过程及作业治疗分类。

2. 熟悉：作业治疗与运动治疗的区别；作业治疗的临床思维方法及临床常用作业治疗器械设备。

3. 了解：作业治疗的发展简史。

第一节　概　述

一、基本概念

（一）作业、活动、作业活动

作业（occupation）是指人类的活动、劳作、事件或从事的工作。“occupation”源于动词“occupy”，“occupy”是指占有时间、地点、物品，捕捉心灵等意思，即用时间、空间、物品填满时空及身心，使人参与和忙碌。“occupation”一词所表达的意思是指人们为了生存所要进行的各方面活动。作业是人类存在的根本，人类的生活主要由作业活动构成，人们每天都在从事着各种不同性质的作业活动。

作业是比较复杂的行为过程，涉及个人或集体的综合素质、能力、技能、道具及作业环境等。在作业完成过程中，作业活动者要消耗时间与精力，同时，还需要企划、执行、判断、修订能力。作业对生活有深层的意义，在现代社会中，人们在生活中会感受到越来越多的压力，这就需要在日常生活中保持良好的作业平衡，保证合理地分配及使用自己的生活时间，在生活中注意劳逸结合，合理地分配日常生活活动、工作和生产力活动、娱乐和休闲活动的时间与强度，安排好休息日与工作日的生活时间。根据自己的年龄、性别等个体因素，对作业内容做出合理的安排，安排好生活，体现生活质量水平。

活动（activity）是指个人或集体为了达到共同目的联合起来并完成一定社会职能动作的总和，是利用身心功能与能力，花费时间、金钱及精力，根据自己的兴趣和需要进行的行为过程。活动的含义比较广泛，在具体性与抽象性并存的同时，需要参与活动的人具有主动性与积极性，受个人或集体的需要来推动。活动的目的体现在作业行为和作业环境之中。

作业活动是有目的的活动，是指以一定目的为中心的个人或集体行为，也是个人或者集体自主性的参与行为。活动的目的体现在作业行为和作业环境之中，生活背景和文化背景不同，作业活动中的收益也不同。作业活动受到各种各样的自身内因和外因条件的影响，同时也受到作业活动范畴、作业活动成分及作业活动背景的影响。

作业活动的范围主要包括日常生活活动、工作 / 生产力活动、休闲娱乐活动三个方面，三者之间互相关联。作业活动关心的是生物 – 心理 – 社会的范畴，包括生物学方面、心理方面及社会方面的特征。

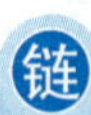

知识链接

作业层次

角色（roles）	在已有期望、责任和权利的社会中的角色和位置	如父母、照顾者
活动（activities）	有目标和指定的工作，对参与者有意义，且与多项任务有关	如购物
任务（tasks）	有共同目的和行动的结合，对参与者有意义	如书写一张去食品杂货店购物的清单
行动（actions）	可认识和看得见的行为	如触摸，行走，站立
能力 / 技巧（abilities/skills）	支持作业表现的一般特性或个人特性	如空间感知能力，分析推理能力，手操作技巧等

（二）作业治疗

作业治疗（occupational therapy，OT）又称职业治疗，是指有选择性和目的性地应用与日常生活、工作、学习和休闲等有关的各种活动，以治疗躯体、心理、社会等方面的功能障碍，预防生活、工作能力的丧失或残疾，最大限度地改善和恢复功能，提高生存质量，回归家庭、重返社会的一种康复治疗技术或方法。在某种意义上，作业治疗是以活动、劳动和从事某项事情等作为一种治疗手段，作业成为作业治疗的核心。作业治疗是患者回归家庭和社会的一座桥梁。

多年来，作业治疗的概念随着社会和环境的变化在不断地修改。世界作业治疗师联盟（WFOT）把作业治疗定义为"通过选择性的作业活动去治疗有身体及精神疾患或伤残人士"。2002 年世界卫生组织（WHO）将作业治疗的定义修改为"协助残疾者和患者选择、参与、应用有目的和意义的活动，以达到最大限度地恢复躯体、心理和社会方面的功能，增进健康，预防能力的丧失及残疾的发生，以发展为目的，鼓励他们参与及贡献社会"。作业治疗是以患者为核心，作业治疗师在制订作业治疗方案时，应根据患者的个体情况，如年龄、性别、职业、文化程度、工作和生活环境等不同情况，选择和设计适合个体、符合患者意愿和需求的作业治疗方法。作业活动在治疗过程中，不仅能改善患者的躯体功能，还能增加兴趣、改善心理状况。在作业治疗中，患者常要利用某些辅助工具及技术，以减少功能障碍的影响。同时，作业治疗需要患者主动参与，应充分发挥患者综合、协调和认知等各方面的能力或潜能。

综上所述，作业治疗的定义包括下列几个重要成分。

1. 作业治疗是一门专业，应在受过专业培训的作业治疗师指导下进行。

2. 作业治疗以作业活动作为治疗媒介，即作业可以作为治疗的方法。

3. 作业治疗针对的是日常生活作业功能，包括自我照顾、工作及休闲，作业可作为作业治疗的最终目的。

4. 作业治疗过程中，要求患者主动参与治疗活动，学习或再学习新的或失去的技能，使其得到最大行为上的改变，变成有作业意义的个体。

5. 作业治疗的最终目的是预防残疾和残障，维持健康，促进生活独立程度，提高生活质量，参与社会并做出贡献。

二、作业治疗目的及作用

作业治疗的主要目的在于增强患者肢体尤其是手的灵活性及协调性，增加功能活动的耐力和控制能力，调节心理状态，改善和提高患者的日常生活和工作能力，提高生存质量，使其早日回归家庭、重返社会。

作业活动是改善功能障碍者状态的手段，重要的是活动目的而非活动本身。作业必须是有选择和有目的，应适合患者的需要，使患者主动参与，要求患者的躯体、情绪和认知系统同时协调地活动。作业的目的在于恢复日常生活的技能，患者总希望恢复原有的能力或获得新的技巧，在可能的范围内使完成日常生活活动的能力达到最高水平，治疗师的目的正是帮助患者以适当的方式达到此目的。一切活动、任务、作业都要适合患者的能力和兴趣，适合其经济、文化和环境的背景。作业治疗师应当充分了解患者的生活方式，尊重患者的权利，尊重其个性、需求、标准和愿望。

作业治疗中所进行的动作，较物理治疗具有高层次的目的，其结果是在生产面上能创造某种物件，或在其他方面完成某种工作。例如：肩关节挛缩，上肢的上举活动度受限的患者，用锯锯断置于高处的木材。患者为锯断木材必须进行肩关节的前方上举，活动度逐渐得到改善的同时，其作业的结果也创制出圆形木片。这与物理治疗时用肋木对肩关节进行的前上举运动不同，其动作有锯木的更高层次的进行目的，且制出很多木片，具有一定的生产性意义。

三、作业治疗与运动治疗的区别

作业治疗与运动治疗都是康复医学的重要组成部分，在临床上常同时应用。作业治疗与运动治疗同属于康复治疗技术方法，遵循相同的生物力学和神经生理学原理，但治疗目标、范围、手段、重点和患者参与情况等都有所区别（表 1–1）。运动治疗恢复关节活动度和增强肌力，提高运动功能，以下肢的运动、步态、平衡或肢体的粗大运动为主。作业治疗利用生活或生产性活动，恢复或改善关节的功能及各种精细协调动作，以上肢或手的精细、协调运动为主。作业治疗强调某项功能活动或任务的完成，或以生产、制作某一工艺或产品来改善患者的综合能力，易于增加兴趣，患者的积极性较高。临床上两者常相互配合应用，并可结合心理、言语、认知训练等其他康复治疗手段同时进行，以增强康复治疗的综合效果。

表 1–1　作业治疗与运动治疗的区别

	作业治疗	运动治疗
治疗目的	改善、提高日常生活和工作能力	使运动功能最大限度发挥
治疗范围	躯体、心理功能障碍	躯体功能障碍
治疗手段	日常生活活动、生产和休闲娱乐性活动、辅助器具的使用和训练等	应用增强肌力、耐力、关节活动度、协调平衡和心肺功能的活动进行训练
治疗重点	认知和感知觉训练比重大、精细运动比重大、与自理能力及生产技能关系密切、注重操作和认知能力	粗大运动比重大、注重活动能力
训练工具	自理生活用品、生产性工具、文娱工具、认知训练用品、自行制作的矫形器	增强肌力、耐力、关节活动度、平衡和心肺功能的器械

续表

	作业治疗	运动治疗
患者参与	主动参与	主动为主，被动为辅
趣味性	强	弱
介入时间	比运动治疗晚	较早
负责者	作业治疗师	运动治疗师

作业治疗以患者为核心，治疗师为指导，由作业治疗师与患者共同完成。因此，作业治疗师不仅要具有熟练的作业治疗技术，更要有高度的责任心，应尊重患者的意愿，对患者要热情和耐心地进行指导。

在临床作业治疗工作中，应注意如下几点。

1. 应根据患者的个体功能障碍特点和评定结果进行综合分析，有目的地选择作业活动。在整个作业治疗的过程中，要取得患者的密切配合，加强与患者的沟通。尽量采取对患者的躯体、心理和社会功能均能起到一定作用的作业治疗方法。

2. 作业治疗的选择应与患者所处的环境相适应，具有实用性，所选择的作业治疗活动应具有现实意义，为患者的独立生活和工作提供帮助，与患者的客观需求或条件相一致。

3. 作业治疗过程中要充分重视患者的参与作用，应尽量根据患者的需求及个人背景因素，选择有意愿参与的作业治疗方法，或在一定的范围内可让患者自己选择某一作业治疗活动，提高患者主动参与的兴趣，提高治疗效果。

4. 作业治疗时应遵循渐进性的原则，应根据患者的功能障碍情况制订适宜的、循序渐进的作业治疗方案，以使患者不产生疲劳为宜。

5. 制订作业治疗方案应考虑患者在回归家庭、重返社会时，环境因素对其功能的影响。作业治疗师在对患者进行作业治疗时，应尽量在模拟环境下进行。

四、作业治疗的应用原则

作业治疗需要根据患者功能障碍的情况及其身体基本状况，并结合患者的个体因素，包括其年龄、性别、职业、文化程度、个人兴趣、爱好及患者的生活、工作环境等，选择一些有针对性的、患者能主动参与的、个体化的作业治疗方法，以制订较完善的作业治疗方案。其总的原则是通过作业治疗能改善或恢复患者功能，克服功能障碍的不利影响，从而达到康复目标。所以，作业治疗的选择，具体应遵循如下原则。

1. 根据治疗的目的选择作业治疗的内容与方法　根据患者功能障碍的评定结果，明确其治疗目的或设定其目标，制订适合患者的作业治疗计划。即我们选择作业治疗内容和方法时，要根据功能评定来发现患者功能障碍和了解现有的残存功能，如患者有日常生活活动能力障碍，则选择作业治疗的内容和方法时，一定要选择能改善或恢复患者日常生活活动能力，指导患者能生活基本自理，渐至独立的作业治疗方法。对于某些患者功能障碍不能完全恢复，或需要发挥代偿功能时，作业治疗方法中，应选择有针对性地利用患者的残存功能或借助辅助器具来训练患者完成功能活动的方法；或对患者的生活、工作环境进行改造，使患者能适应环境，最大程度地达到生活自理、回归家庭和社会的目的。

另外，当患者某种功能障碍明确，需改善某项功能时，按作业治疗的具体目的进行选择。如增强肩、肘关节伸屈功能，可选择木工刨削、拉锯及磨砂板训练等；增强腕、指关节的活动能力，可选择油彩、绘画、乒乓球训练等；增强手指精细活动功能时，可选择编织、刺绣、泥塑、书法、打字及弹琴训练等。

2. 根据患者的功能状态选择适宜的作业活动 每个患者的功能障碍程度不同，身体状况不一样，存在着个体差异，在选择作业治疗方法时，应根据患者的功能状态和个体情况，选择患者能主动参与并能完成 70% 以上的作业活动。

3. 根据患者的个人爱好、兴趣，因人而异选择作业活动 作业治疗活动是一种有目的、有意义的活动。为了更好地达到治疗目的，选择活动时要考虑到患者的年龄、性别、文化背景的不同，个人爱好、兴趣的差异等。而且选择的活动要能够充分调动患者的积极性及参与意识，调节患者的心理状态。如改善患者的注意力及调节情绪，可选择下棋、玩牌、游戏、社交及寓于趣味性的活动；如提高患者的自信心及自我价值观，可选择书法、绘画、雕塑、制陶及手工艺等的作业活动。这样使患者能在轻松、愉快的环境中完成治疗，获得相对较好的康复效果。

4. 根据患者所处的环境，因地制宜地选择作业活动 患者在住院治疗期间，医院的康复条件较好，可重点训练患者的日常生活自理能力及沟通能力，学会掌握各种生活技能。患者回归家庭及社区后，根据其生活或工作环境，需要训练患者如何利用在医院所学到的技能去适应其所处的环境，让患者回到家中学会自理及能独立生活。如患者应学会各种转移技术，在家能独立完成床椅转移和椅椅间的转移等；对于需要辅助器具帮助的患者，要让其学会如何使用器具去完成日常生活的活动，如穿衣、进食等。如果患者在功能上不能完全恢复，而不能适应其所处的环境时，要对其环境进行评估和改造，以使患者能适应所处的环境，方便患者进行日常生活活动，如在过道、卫生间安装扶手，去除门槛，增加门的宽度，降低床、椅的高度等。

另外，回到家庭和社区的患者，在选择作业活动时，要考虑患者当地自然环境和一些地理条件，如家居农村有土地、树木，可因地制宜地开展园艺治疗；在有制陶工艺的地区，可就地取材，开展制陶工艺的作业治疗活动等。

5. 根据患者的身体状况选择作业活动的强度 每一种作业活动的强度不一样，选择作业活动时，应根据患者当时的身体状态及个体不同情况，选择患者能够承受的作业活动强度和活动时间。如果作业治疗的强度过大，时间过长，患者难以忍受，不能完成作业活动；如果作业治疗量很小，即作业治疗的强度很小，时间过短，则达不到作业治疗的效果。所以，选择的作业活动强度即治疗量要适宜。

五、作业治疗在康复团队中的角色

作业治疗是康复医学的重要组成部分，是一个相对独立的康复治疗专业。康复医学有赖众多专业团队的合作，作业治疗是其中之一。康复团队包括作业治疗、物理治疗、语言治疗、心理咨询、假肢矫形、社会工作、康复护理等，各有其专长。作业治疗的专长在于以“全人”的观念，不单纯考虑疾病，重视疾病后给患者所造成的日常生活中的困难、障碍及适应生活环境的整体表现。

作业治疗师的职责是改善患者的多种状态，不仅要对所治疾病有很好的医学理论知识，了解疾病对患者的影响，预知作业治疗后患者的变化情况，还要了解疾病是功能障碍和残疾的动因，与患者的社会、工作、娱乐等各方面都有关系，因而要研究患者的心理、社会、经济、休闲等多种状态。作业治疗不仅需要治疗师具有丰富的专业知识和技能，而且更要有敏锐的观察、综合分析和判断能力。作业治疗师应清楚了解自己工作岗位的职责，才能在日常治疗中正确指导患者进行作业活动。

作业治疗师的具体职责包括如下几点。

1. 收集资料，了解病史，评定患者的功能状况及作业活动能力，对患者的生活和工作环境进行评估或提出改造意见，制订较完善的作业治疗方案。

2. 评价患者自理活动能力，指导患者进行自我照顾及日常生活活动（ADL）训练，训练患者用新的活动方式、方法，或借助辅助器具的帮助和使用合适的家用设施，发挥残存功能的代偿作用，以提高独立完成日常生活活动的能力。

3. 指导患者家务活动训练，让患者懂得如何节省体力、减少家务活动的能量消耗、注意安全等。

4. 指导患者进行运动觉、触觉、实体觉、感觉运动觉等感知觉的功能训练。

5. 指导患者进行认知功能训练，包括注意力、记忆力、定向力、理解力、复杂操作能力、解题能力等。

6. 指导患者应用手工艺作业活动方法进行手功能锻炼，恢复手的灵巧性，改善手的精细活动，训练创造性技巧，提高患者的兴趣，改善情绪。

7. 组织和指导患者参加适当的工作和生产劳动，体现其生存价值，转移患者注意力，调整其精神和心理状态，促其早日回归社会。

8. 为患者提供订制或购买辅助器具的咨询，指导患者借助辅助器具的帮助，独自完成某些日常生活中的活动。

9. 为患者提供出院后家居环境改造方面的咨询，提出建设性的调整和改造意见。

10. 挖掘患者的职业潜能，指导患者实施职业技巧训练，根据患者的技能、专长、身体功能状况、兴趣和就业的可能性，向患者提供有关就业咨询和建议，为患者选择最合适的职业提供帮助。

11. 指导患者进行人际交往、沟通技巧、心理调适等。

12. 对患者及其家属（或陪护者）进行预防和康复知识教育和培训。

第二节 作业治疗的理论基础

理论是基本的学说及原理。作业治疗理论是康复医学工作者一直在追寻和探讨的课题，但迄今为止，尚未有一种理论可以全面阐述或解释作业治疗活动的原理和各层面现象。近年来，国际上产生了许多论述作业治疗理论的观点或流派及作业治疗的实践模式，本节仅做简单介绍。

一、作业治疗理念

国际上普遍的作业治疗理念及思路为：人通过自己的作业活动行为，可以协调和改善躯体及心理功能，人、环境和作业活动之间的相互作用，可促进人的身心健康。人对于活动的控制和调节，通过大脑的控制和各系统的协调完成。例如：当一个人伸手去拿东西或做某项活动时，视觉、听觉或触觉便能去感觉信息，并将这些信息不断地反馈到大脑神经中枢，人体控制系统通过不断地修正和调节，最后拿到所需要的东西或完成某项活动。因此，人在学习和掌握某种活动技能或任务的过程中，即是通过这种程序进行学习，掌握新的技能，促进功能恢复。

人的各种活动或运动技能，可通过不断的学习而获得。在作业活动中，通过以活动或任务为中心，从作业活动的不断实践中获得技能或功能恢复。作业治疗就是运用有目的性和选择性的活动，不断反复地进行训练，掌握活动技巧，建立适应环境要求的生活习惯。作业治疗可以改善人的躯体和心理状态或功能，从而获得康复治疗效果。在20世纪60年代初，Mary Relly曾提出了“人可从内在精神意志得到力量，用双手去影响自己的健康状况”的论点，并认为“人有一种要去掌握、控制和改善自己及环境的天性”。作业治疗的架构包括四个层次（图1–1），第一层次或最底层是理论（theory），第二层次是实践模式（model of practice），第三层次是参考架构（frame of reference），第四层次或最高层是治疗方案（treatment approach）。这个架构可以由下而上解读，也可以由上而下解释。作业治疗的理论源于对作业活动的解释及对人健康的影响。例如：一位手外伤患者，我们可以从生物力学的角度、手部肌力和强度方面，由下而上推敲其工作的意志力、习惯性是否受到影响；对于作业表现中不能穿上衣的脑卒中患者，我们可以从上而下推敲不能穿衣的原因，是否患有神经心理学中的结构性失用及左右混淆。

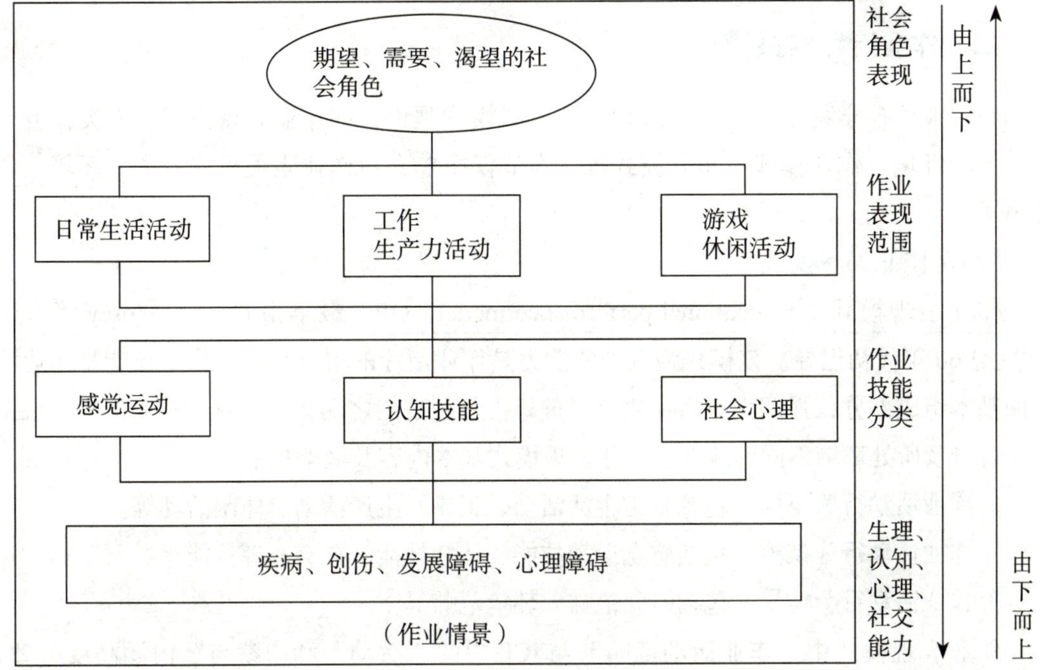

图 1-1　作业治疗架构

作业治疗理念与《国际功能、残疾和健康分类》（International Classification of Functioning, Disability and Health，ICF）（图 1-2）有许多相近之处，都以整体的人为对象，关注的不仅是躯体结构与功能，更加关注活动和参与能力，同时也考虑环境和个人因素的影响。

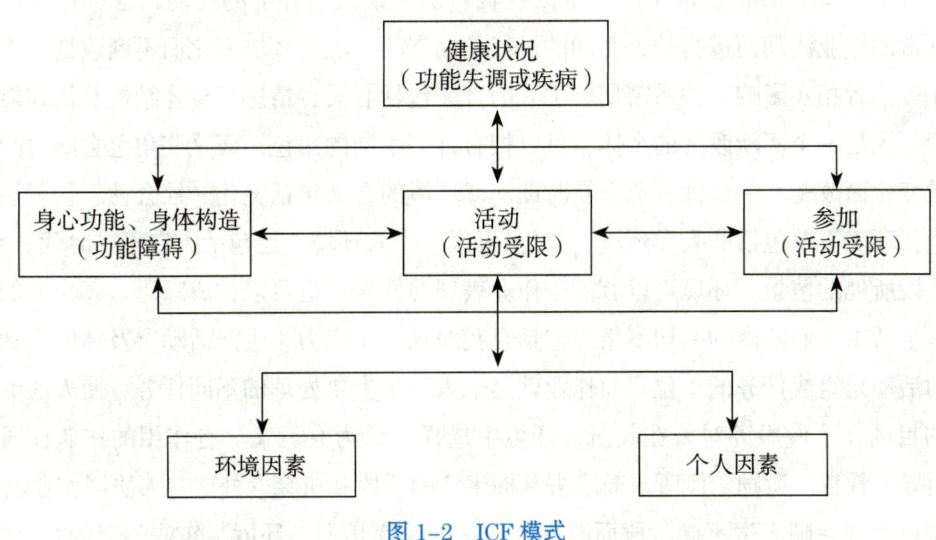

图 1-2　ICF 模式

ICF 为从生物、心理和社会角度认识损伤所造成的影响提供了一种理论模式，为从身体健康状态、个体活动和个体的社会功能上探索提供了理论框架。

二、作业治疗实践模式

在作业治疗学科中，包含了多种治疗实践模式理论，如作业表现模式、人类作业模式、人－环境－作业模式、康复模式等。本节仅简单介绍作业表现模式及人－环境－作业模式。

（一）作业表现模式

作业表现模式（occupational performance model，OP）最早由 Reilly、Mosey 等人于 20 世纪 60 年代初倡导。该模式强调作业能力是作业治疗的根本目标，作业技能是作业活动的基本组成部分，强调作业活动要重复进行，各种技能之间相互影响。作业能力可根据个人背景及所处环境不同而改变。作业表现模式基本内容及框架如下。

1. 作业活动行为范围 包括日常生活活动、工作及生产活动、休闲活动等。

2. 作业活动行为技能 包括感觉运动技能、认知技能、社会心理技能等。

3. 作业活动行为情景 包括时间范畴、环境范畴等。

作业表现模式中“作业活动范畴”与 ICF 中的“活动”和“参与”内涵高度一致；“作业活动成分”与 ICF 中的“身体结构与功能”相对应；“作业活动背景”与 ICF 中的“个人因素”及“环境因素”对应。

（二）人、环境、作业模式

人－环境－作业模式（person-environment-occupation model，PEO）由加拿大的 Law 博士等人于 1994 年提出，阐明了作业活动的表现是人、环境及作业的相互结果。

1. 作业模式 日常生活中的“生活”就被认为是人与环境的互动，这一互动过程是通过日常的作业活动而进行的，互动的过程是动态的，随着环境变化而不断改变。人、环境、作业三者相互影响，关系密切。①人的含义包括心灵、情感、身体结构及认知能力四个方面。人是一个不断改变的个体，可以拥有许多不同的角色，而这些角色会随时间流逝及情景变化而改变其重要性、意义及时期。②环境的含义包括文化、社会性、物理性及机构环境。环境不单包括非人类环境、文化 / 机构 / 个人环境，还包括人在不同时代、年纪、发展阶段所处的情景。环境可以有利于作业表现的发生，也可以构成障碍。③作业的含义是日常生活中人们所做的一切事情，包括自我照顾、生产力（生产活动）及休闲活动。有意义的活动是组成任务的单位，而作业就是个人一生中要处理的不同任务，使人能够完成作业的目的在于使服务对象在其所处环境中选择自认为有意义、有作用的作业，通过促进、引导、教育、激励、倾听、鼓励去掌握生活的手段和机会，并能与人协同作业活动。

作业表现会随人生不同阶段而改变，而这种改变是人、环境与作业相交的互动结果，三者关系密切，三者相交的作业表现则相当明显。这种模式对分析环境障碍及对其进行改造、分析文化对人的影响、社会环境对人的支持和残疾者的参与有很大的指导作用。例如：儿童自小就从游戏中学习（游戏是一种作业活动），透过游戏促进身心和性格的发展，透过与环境的互动而了解自己的能力与兴趣，培养各种信念及价值观，渐渐形成个人的成长目标。把儿童放在一个太容易或简单的环境会导致失去学习兴趣，不利于成长。但同时，一个太困难或复杂的环境会带来太多失败，形成逃避心理，打击儿童自信的建立，亦不利于有效的学习。再如：脑卒中患者，可通过参与作业活动即参与一个重新学习的过程，帮助恢复肢体活动能力，重新掌握自理方法，尝试新的工作及业务活动，建立新的生活方式。然而，这个过程不是自然发生的。许多脑卒中患者没有重新建立新的生活方式，原因在于没有遇到合适的作业环境可以有效地重新学习，需要一套按照康复过程每一阶段的需要而安排的作业活动，配合心灵、情感、身体结构及认知能力四方面的需要，最重要的是一个合适环境的辅助及改造，重新学习和建立新生活。

"人－环境－作业模式"指出作业表现是人、环境、作业相互作用的结果，强调人、环境、作业间的相互作用，与ICF中所提出的"个人因素"及"环境因素"对"结构与功能""活动与参与"的影响十分吻合。总之，作业治疗与ICF都强调整体观，强调以整体的人的"健康"状态为中心，强调"活动"和"参与"并考虑"环境因素"的影响。在作业实践中，作业治疗师也是以服务对象为中心（client-centered），全面考虑服务对象的需要，关注他们的生活、工作与娱乐，通过强化"身体功能"、提高"活动"能力，促进"参与"，并通过辅助技能与环境改造来促进"活动"和"参与"的实现。

2. 人生不同阶段的变化　人、环境、作业模式在人不同的发展阶段有不同的改变，如图1-3所示。在婴幼儿及儿童时期，环境因素在PEO模式中占有较大比重。这个时期儿童正处于学习及求学阶段，重塑新的环境及自己身处的空间，从而找寻自己在该环境下的作业模式。在成年人时期，环境因素的影响则相对较少，但个人因素（包括心灵、情感、身体及认知）却渐趋扩大，所占比重则逐渐扩大，作业能力随个人能力的增加而增强。人会找寻自己的视野、工作、兴趣、娱乐、伴侣、朋友及心灵的需要，从而进一步在家庭及社会上肯定自我的角色，或更认识及了解自己的需要。在老年人时期，随着年龄的增长和个人能力的下降，人的因素会逐渐减少，作业的角色会减轻及重要性下降，而环境又会再次成为主导作业能力的因素。这个时期大都已退休，没有工作或经济收入，需要在一个对安全、认知和肢体能力等各方面没有太大要求的环境下生活，需要家人或照顾者帮助，在文化环境下找寻自我的根、童年回忆及国家和社会的认同感。

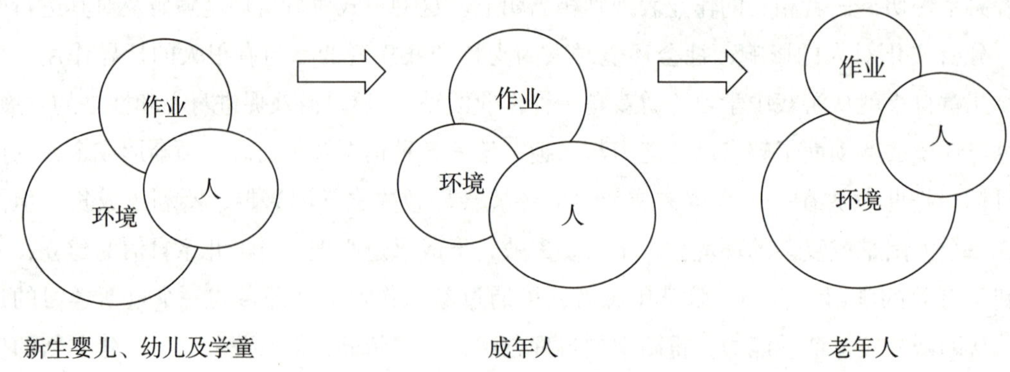

图 1-3 人、环境、作业模式在个人不同发展阶段的变化

三、作业治疗的临床思维

临床思维是一种思维方式及过程，能让作业治疗师系统性地收集及分析数据。对于筹划以治疗对象 / 患者为中心的评估，这些资料是不可缺少的。作业治疗的临床思维方式及过程可以体现治疗师的专业知识与技能。

（一）作业与人类的关系

作业是人类的属性，人类的生活主要由作业活动构成，作业活动是生活的重要组成部分。人类的生活离不开每时每刻的作业活动，所以自古以来作业与人类生活密不可分。

1. 不同年龄阶段的作业表现 不同年龄不同人生阶段，作业有不同的演变和作业取向。人的作业活动能力主要是在后天社会环境中随机体不断发育与成长而逐步学习形成的。不同年龄不同人生阶段，人的作业表现如下。

（1）婴儿期（infant）：婴儿阶段主要是靠触觉、听觉去探索周围的世界，在能控制住上肢运动后，开始探索自己的身体及其在自己范围内的物体，用手去探索周边环境，用视觉追踪活动的物体，听声音，发出声音，学会应付环境需要。

刚出生的婴儿除拥有如吸吮等本能性生活动作能力外，需要他人照料才能完成日常生活活动，但按照生长发育规律，婴儿逐步学会卧、坐、爬、站、走，同时学会如吃饭、穿衣、排便等生活自理活动。

（2）学龄前和学龄期儿童（preschool age and school age）：学龄前和学龄期儿童的中心活动内容是玩耍、嬉戏，随着不断的成长，游戏活动的内容性也在不断发生变化。在游戏活动中，儿童可以不断地提升运动、知觉、认知能力，学会处理人际关系，适应群体生活，逐渐形成融入社会的能力，并形成自己的道德理念。

（3）青年期（adolescence）：处于游戏与工作阶段之间，这个阶段的作业较为复杂。青年人的作业选择能力逐渐发育成熟，他们在选择作业时会受到个人能力、性别、地区、亲友、个人愿望和工作诱惑力等影响。

（4）成年期（adulthood）：工作活动占据了成年人生阶段的大部分时间。成年人会寻求亲密，会结婚，会重新转换工作，角色的转变使人重新了解自己的责任及存在的意义。

（5）老年期（elderly）：老年人的工作角色逐渐消退，会重拾兴趣找寻生活的意义，度过充实的晚年。

2. 作业对生活的意义　自理、工作、休闲与娱乐形成了日常生活中的主要内容，作业对生活有着深层意义。在现代社会中，人们在生活中会感受到越来越多的压力，需要在日常生活中保持良好的作业平衡，保证合理地分配及使用个人的生活时间，注意劳逸结合，根据年龄、性别等个体因素，对作业内容做出合理的安排，分配好休息与工作时间，体现生活质量水平，实现人生理想。

3. 作业与健康的关系　人类具有作业的本能，通过作业活动增进健康，表现出人性的积极方面。如果作业本能不能够得到满足，会在精神及躯体方面出现问题，有损于健康。日常生活中，人们所做的每一项活动都对人体的体能及心智有所要求，并且可能影响人的情绪、人际关系或生活满足感。

作业治疗的理念就是当一个人因病或意外影响能力时，可通过某些有意义的活动来锻炼体能、心智或其他能力的不足。作业治疗师的责任就是根据患者的能力和背景，设计或选择对患者有意义的活动，并引导患者参与活动过程，享受治疗成果。

4. 作业与文化素质的关系　社会文化素质表明了生活模式及其附加的意义、理念，随着社会的进步，社会文化素质也在不断地发生变化。作业活动者的文化背景及社会文化背景也会影响到作业活动的进行情况，文化素质的提升也要求活动者进行更高层次的作业活动，人们可以透过连续的作业活动不断地提升社会文化水平。

5. 作业与环境、处境的关系　环境对人类作业也很重要，人与环境是分不开的，环境影响人，人也可以控制环境，两者是互动的。环境（environment）分为人类环境、非人类环境及文化环境。人类环境包括不同的作业团体，例如家庭、工作组织和社会团体；非人类环境包括自然环境，例如光线和草木、不同的建筑物和设施、公共机关及物体等。处境（contexts）是生活处境，与环境不同。处境是影响作业的重要外在因素，加入了时间因素，包含了年龄、发展、生命周期及残疾情况。所以，每个人身处同一环境所做的表现都会有所不同，即使同一个人身处同一环境也会因时间不同而有不同的表现，这就是所谓处境。环境能影响不同年龄、不同类型残疾人士在不同居住区或社区的作业行为，但不同类型的残疾情况在不同时段所做的反应也不同，应充分了解所处的处境和环境，才能进一步分析作业的表现。

（二）临床思维方法

1. 科学性思维　用于了解条件 / 情况的本质。作业治疗在这个层面需要了解治疗对象 / 患者的诊断（评估）及病历，思考的问题包括治疗的安全措施及治疗的预防措施是什么。

基于治疗对象/患者的评估及病历，列出问题并合理地提出需要优先解决的问题，在被选择了的聘用参考指标及治疗方针基础上，解释治疗目标和计划。

2. 叙述性思维 用于了解条件/情况对于人们的意义。作业治疗在这个层面要对治疗对象/患者的人生经历进行总结，了解治疗对象/患者的社交、人生经历是什么。例如治疗对象/患者曾经承担的角色及任务，某些角色及任务对于本人来说具有一定的重要性或意义，但却因为疾病/残障而变得困难。

3. 务实性思维 用于了解实际因素对临床治疗的影响。作业治疗在这个层面需要思考务实的问题。例如：住院的长短将如何影响到作业治疗的目标及计划；为了早一天出院，治疗对象/患者有哪些原动力参与治疗计划；作业治疗每天平均需要花多少时间完成文书工作、参加会议、督促助手或学生，需要每天应诊、接待多少个治疗对象/患者；当进行评估或治疗时，有哪些资源可以使用；当治疗对象/患者出院后，是否有社会、社区的支持，生活、居住环境中是否有接近医院及诊所或其他支持服务点（如公交站点、邮局、社区中心、诊所）等。

4. 道德伦理思维 在各方面利益的冲突、竞争之下，用于抉择道德上的自卫行为。在这个层面上，需要作业治疗应注意哪些专业守则及道德上应考虑的因素。

（三）临床思维过程

临床思维方式及过程能让作业治疗师系统性地收集及分析数据，筹划以治疗对象为中心的评估方法，体现治疗师的专业知识及技能。作业治疗的临床思维过程包括互动性过程和条件性过程。

1. 互动性过程 是指基于双方面交流、沟通上的本质，以治疗师作为工具，在互动过程中进一步了解治疗对象/患者。该过程描述作业治疗是如何接近治疗对象/患者，并如何与治疗对象/患者互动；在与治疗对象/患者互动的过程中，治疗对象/患者对个人疾病的认知、了解多少，治疗对象/患者人际关系模式如何。

2. 条件性过程 是基于以治疗对象/患者为中心的治疗方针，能制订个别指标给个别治疗对象/患者，并对转变中的条件做出治疗上的调整。每个治疗对象/患者都有个人的治疗背景及环境，需要充分发挥个人能力及条件性过程。

四、作业治疗循证实践

循证作业治疗是指在患者的临床治疗实践过程中能允许将此作业治疗干预方法复制，并且能保证给患者提供有效和有效率的干预疗法。作业治疗循证实践可以帮助治疗师选择临床上最有效和具有成本效益的干预措施，为每一位患者选择最好的评价、方法和工具，给予最好的治疗技术和干预手法，治疗师需要与患者及家属进行有效的沟通，患者及其家属可自行决定是否愿意参加作业治疗干预。

作业治疗常用的干预方法包括非人类环境、有意识的自我使用、教与学过程、有目的性的活动、活动小组、活动分析和组合。

1. 非人类环境　包括自然环境（如光线、草木）、不同的建筑物和设施、公共机关及物体。人与环境是分不开的，环境影响人，人也可以控制环境，两者是互动的。作业治疗师是医疗团队中最了解环境对患者影响的成员，在选择治疗活动时，常会因地制宜、就地取材，根据环境情况选择治疗项目。

从康复治疗的角度，作业治疗也可将环境改良，配合无障碍环境设施，对不同类型的残疾评估环境安全性问题，预防老年人跌倒等，使功能障碍者或病患者能独立并安全地生活。环境改良包括几个范畴：建筑环境改造、辅助技术等。

（1）建筑环境改造：建筑环境可能成为功能障碍者独立生活的最大障碍。治疗师会安排随访及家居改造，评估由环境引起的问题，提供合理的改造建议，解决患者家居及工作上的障碍。作业治疗师会就不同的残疾情况提供合适的环境策略。

（2）辅助技术：运用科技、辅助器具或系统增强功能障碍者的功能，是非人类环境的物体之一。辅助技术不但能减轻照顾者的负担，还能增强功能障碍者的工作及生产能力，成为独立的经济个体。辅助技术包括助具和适应性设备、常用辅助装置及日常生活辅助器具、坐姿及干预、坐垫及轮椅、康复支架、压力衣及压力垫等。

信息技术、计算机辅助康复是辅助技术新的发展，如环境控制（ECU），辅助沟通方法（AAC）及适应性开关或玩具，作业治疗项目的软、硬件设计和开发，多媒体程序和软件设计，虚拟现实（VR）等。

2. 有意识的自我使用　是指为了减轻恐惧或忧虑，有计划地利用治疗师或治疗对象与另一个人的相互作用。自我使用可以提供辅导、必要的信息或建议，发挥及使用潜在的内部能力。

3. 教与学过程　当个人不能独立参与社区里的某项活动，或不能获得必要的技能时，教与学的工具才被使用。教与学过程表明了教师和学习者之间的亲密关系。

4. 有目的性的活动　活动是有目的的，按照治疗对象在感觉、肢体活动、认知、社交及技能方面的需要来发展，反映出其社团和相关文化价值。

5. 活动小组　用于帮助共同关心有关作业问题的治疗对象。适合互相合作的人，让其面对或知道与他们类似的问题，增强其信心或某种程度的彼此信赖。小组活动可以是开放或封闭式，或因不同的需要以不同的结构及主题组合。

6. 活动分析和组合　活动分析是一项作业活动过程，活动组合是针对治疗对象的能力及活动而进行有机的组织分析，再结合非人类环境的过程，设计一项适合有关评估或者干涉的作业活动。

五、作业治疗过程

作业治疗中的医患关系可以看成教与学的关系，治疗中应以患者为中心而非治疗师为中心，学习应当是经验性的而非指示性的，应该强调在接近实际工作与生活条件下反复实践，而不是空洞的说教。治疗过程实际上是设置学习的目的、目标和达到目标的方法，学习的内容包括知识、技能和态度。

作业治疗过程是作业治疗最基本的步骤，应用于作业治疗之中，可分为六个步骤。

1. 评估 可概括为数据的收集及处理。收集患者有关资料，作为设定预期目标、指定治疗程序时的判断依据。作业治疗师可针对具体活动障碍采用活动分析，而不是简单地进行徒手肌力或日常生活活动测试。

（1）收集数据：收集有关患者的性别、年龄、诊断、病史、用药情况、工作、护理记录、社会经历等数据，进行有目的的评估，以决定患者目前的功能水平、病程阶段等。

（2）问题分析：将上述数据进行全面分析，找出需要解决的问题。这些问题主要反映功能受限最明显或影响生活最突出的困难所在、妨碍其恢复的各种可能因素、导致功能障碍及个人社交能力产生不良适应的症结，分析引起这些问题的实质。

2. 设定预期目标 将各种有价值的数据综合在一起，分析患者残存的功能，确定妨碍恢复的因素，从而预测出可能恢复的限度，即预测目标的设定。步骤包括：首先了解必要的最低残存能力；发现妨碍因素，进一步检查；活用个人经验。治疗目标可分为最终目标（长期目标）和近期目标（短期目标）。

3. 指定治疗方案 在详细了解残疾程度及功能障碍的基础上，可确定达到的目标。根据评估亦可预测出可能出现的继发性畸形及挛缩等，以此指定一个包括预防对策在内的，为达到目标的治疗程序。确定治疗程序后，对近期目标提出具体的作业治疗方法，并用简明的形式表示出来。

4. 治疗的实施 根据处方或确定的治疗程序表，与各专科治疗师密切联系，进行综合治疗。作业治疗师可依评估的结果，结合自己的工作经验及技术水平选择最佳治疗手段。可分步骤、分阶段完成。

5. 再评估 要进行客观的复评，并不断观察和记录。如未能完成预定目标，应检查原因，修正治疗方案。

6. 决定康复后去向 通过反复再评估，确认患者恢复已达极限，症状已固定之后，则应决定患者今后的去向。

第三节　作业治疗分类及常用器械设备

传统作业治疗多采用木工、编织、黏土三大类作业活动方法。随着科学技术的进步和作业疗法的不断发展，许多新的治疗项目被不断地引入到作业活动中，其分类方法较多，每种类型涵盖多种的治疗项目。作业治疗的器械和设备相比其他康复治疗方法来说，一般比较简单，但种类繁多。对于作业治疗分类及临床常用器械设备，本章仅做简单分述。

一、作业治疗的分类

（一）按作业名称分类

1. 木工作业
2. 手工艺作业
3. 日常生活活动
4. 编织作业
5. 黏土作业
6. 制陶作业
7. 五金、金工作业
8. 皮工、纺织作业
9. 园艺作业
10. 计算机作业
11. 电气装配与维修作业
12. 治疗性娱乐、游戏作业
13. 书法、绘画作业
14. 认知作业
15. 虚拟场景及人工智能作业

（二）按作业活动性质分类

1. 功能性作业活动　如增加关节活动范围、增强肌力和耐力、改善运动协调性及精细运动能力等，是以改善患者某种功能为目标的作业活动项目。

2. 心理及精神性作业活动　如娱乐、游戏、人际交往、社会活动等，是主要针对患者心理及精神障碍的作业活动。

3. 儿童作业活动　根据儿童生长发育特点、功能障碍和残疾特点，制订活泼有趣的游戏或文娱活动，将训练融入日常生活中，以提高患儿童康复治疗的兴趣和效果。

4. 老年人作业活动　对老年患者进行功能训练时，可根据患者功能情况，选择辅助器械，或改善家居环境，代偿和弥补某些功能缺陷；组织集体性活动，增加老年患者的人际交往、与人相处的机会，消除老年患者的孤独感，改善老年患者的心理功能和社会参与能力。

（三）按作业活动功能分类

1. 日常生活活动 包括衣、食、住、行和个人卫生等内容。

2. 生产性作业活动 如编织、刺绣、纺织、泥塑、制陶等能创造价值性活动。

3. 娱乐休闲性活动 如游戏、棋牌、书画、弹琴、集体郊游等娱乐休闲性活动。

4. 特殊教育性活动 针对发育障碍或残疾患者，进行特殊教育和训练活动，如文化教育、唱歌、跳舞及游戏活动等。

（四）按作业治疗的目的分类

1. 减轻疼痛的作业活动
2. 增强肌力的作业活动
3. 增加耐力的作业活动
4. 改善关节活动范围的作业活动
5. 改善手眼协调和平衡控制能力的作业活动
6. 改善知觉技能的作业活动
7. 改善视、听、触觉的作业活动
8. 改善记忆力、定向力、注意力、理解力等认知功能的作业活动
9. 增强语言表达及沟通能力的作业活动

二、作业治疗的常用器械设备

1. 手的精细活动及上肢活动训练器械 如插板、插针、磨砂板、套圈、七巧板、手指抓握练习器、O' Connor 手精细活动能力测试器、手指屈伸牵拉重量练习器、手腕功能综合训练器、结扣解扣练习器、计算机（带键盘）等，以及各种训练手指精细抓捏动作的小粒滚珠、木棒和细小的物件等。如图 1–4。

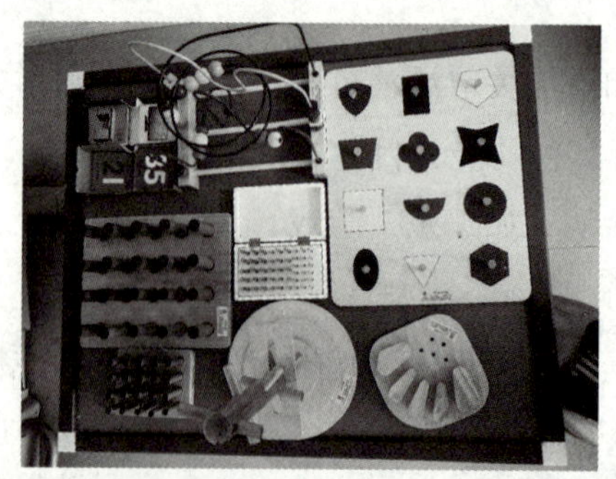

图 1–4　常用手精细活动及上肢作业活动器械

2. 日常生活活动训练器具 如穿衣钩、扣纽器、穿袜器、鞋拔、长柄梳子、拾物器、C 形夹、姿势矫正镜、个人洗漱用具、清洁用具及物件、餐具、自动喂食器、厨具、家用电器、模拟厕所浴室设备，以及功能独立性评定器具等。如图 1–5。

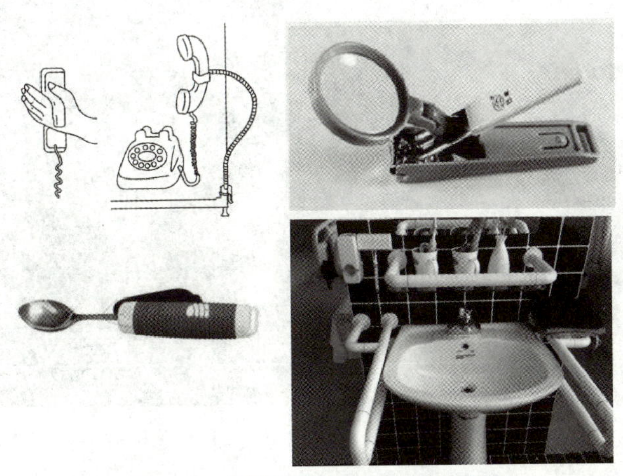

图 1–5 常用日常生活活动训练器具

3. 认知功能评定及训练器具 如各种记忆图片、实物、棋牌、积木、拼图材料、交流沟通板，以及实体觉测验器具、感觉统合测验器材和计算机测试软件等。如图 1–6。

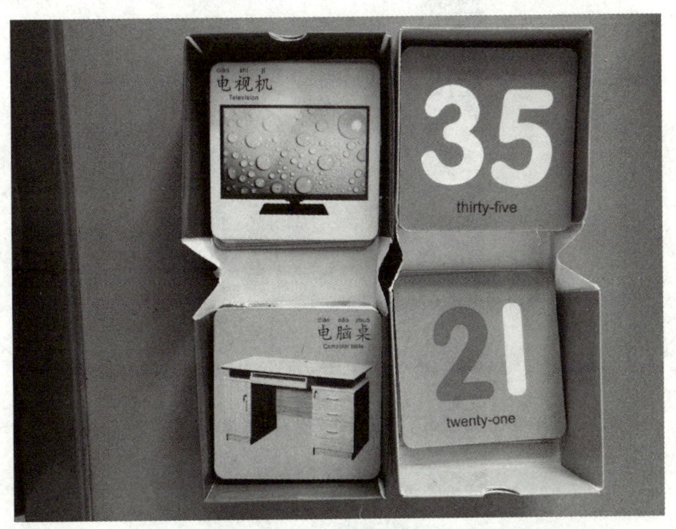

图 1–6 常用认知功能评定及训练器具

4. 手工艺治疗设备或器材 如黏土和制陶材料及其工具和设备、刺绣用材料及器材、竹编或藤编工艺材料及用具、写字和绘画用笔及颜料等。如图 1–7。

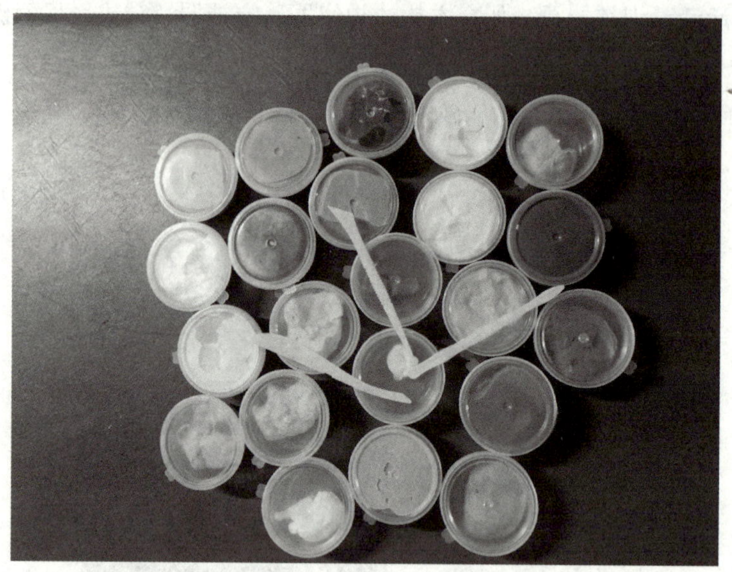

图 1-7　手工艺治疗器材

5. 辅助器具及支具　如各种手杖、腋杖、肘杖、轮椅、水平转移车、转移板，以及各种助行器和功能改善用的支具等。如图 1-8。

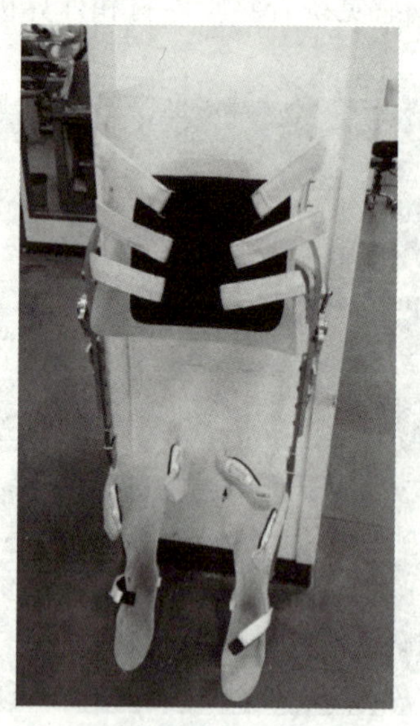

图 1-8　常用辅助器具及支具

6. 职业能力评定及训练设备　如缝纫机、打字机、台式计算机、各种木工工具、器械维修工具、五金工具、Valpar 综合职业技能测试设备（Valpar 工作范例评定系统）等。如图 1-9。

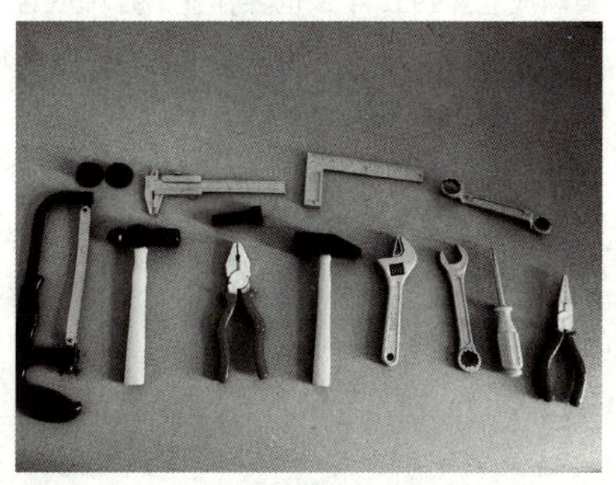

图 1-9　常用职业能力评定及训练设备

第四节　作业治疗发展简史

一、作业治疗的起源

作业治疗的历史根源可以追溯到欧洲启蒙时代精神病学中的道德治疗，后来，道德治疗的思想广泛传播到美国及欧洲等国家，对精神病的治疗产生了巨大的影响。作业治疗在康复医学体系中是一个相对独立的专业。早期的作业疗法属于一种精神治疗方法，主要对精神病患者有计划地安排一些工艺、园艺等作业活动来维持精神平衡。

现代作业治疗作为一门专业学科起源于美国。对作业治疗发展有启蒙影响的是美国约翰·霍普金斯大学医学院主管阿道夫·梅耶（Adolf Meyer）（1866—1950），他主张有意义地利用时间及使用有目的性的活动治疗精神病患者。1910 年，特雷西所著的《伤兵的作业治疗》一书是最早的作业治疗教科书。美国建筑师乔治·巴顿（George Barton）于 1914 年提出作业治疗（occupational therapy）名称，并于 1917 年 3 月 15 日在美国倡导成立了全国作业治疗促进会，1920 年改称为美国作业治疗协会。该协会包括来自各种专业背景的人士，其中 William Rush Dunton 是精神科医生，George Edward Barton 及 Thomas Bessell Kidner 是建筑师，Eleanor Clarke Slagle 是来自社区服务组织的社工，Susan Cox Johnson 是工艺科老师，Susan Tracy 是护士，这些有专业背景的始创人对早期作业治疗的概念化发展有着显著的影响。精神科医生 William Rush Dunton 被誉为“OT”之父，于 1915 年写了《作业治疗——护士手册》一书，早期利用作业活动治疗精神病患者。Susan Tracy 是史上首位作业治疗师，在工作中发现了作业活动对骨科患者康复的重要性，并于 1911 年在工作的医院护士学校设立课程教授作业治疗。1914 年，世界第一所正式的作业治疗学校法维尔职业学院在美国成立。1952 年，世界作业治疗师联合会（World Federation of Occupational Therapists，WFOT）正式成立。第一届世界作业治疗大会于 1954 年在苏格兰举行，并每隔 4 年召开一次国际会议。

世界大战带来了大批伤员需要康复医疗，作业治疗发挥了充分的作用。两次世界大战使作业治疗的原理、技术和使用范围得到进一步的发展，军队和地方医院相继开设作业治疗科。第二次世界大战后，作业治疗的重点开始由残疾人逐步发展到对骨关节疾病、心脑血管疾病等慢性病引起的躯体功能障碍。

二、作业治疗的发展

（一）国外作业治疗的发展

作业治疗专业在形成后经历了不同年代的理论发展。在 20 世纪 20 年代以前，世界各国一直缺乏对作业治疗的规范和统一的标准，理论也不完善。直到 1922 年，美国的作业治疗先驱、著名的精神病学家阿道夫・梅耶（Adolf Meyer）对作业治疗原理做了精辟的论述。他首次提出作业治疗是“通过感受文娱活动的愉悦，来寻找促进和维持健康，防止残疾，以及改善身体、心理及社会机能障碍的活动方法”，明确了作业治疗的理论基础。

在第一次世界大战期间，由于肢体伤残军人数量增多，作业治疗在帮助伤残军人功能恢复及获得正常的生活方式和工作能力中发挥了重要作用，作业治疗的对象也从过去仅注重精神病患者扩展到注重肢体障碍患者。此阶段，作业治疗的应用范围逐渐被扩展，但人们更多地还是将其作为医疗的辅助手段来应用。第二次世界大战后，随着康复医学的兴起、全面康复概念的提出，作业治疗在恢复躯体功能、认知和生活自理能力的作用越来越受到医学界和伤残病员的重视，作业治疗已成为康复医学的一个重要组成部分。到了 20 世纪 60 年代初，美国作业治疗学家 Mary Reilly 提出：作业疗法的核心蕴藏在早期的方法之中，其焦点在于人类的作业活动上。意思是说：进行机体活动，人能够创造性地调整自己的思想、感情，以达到轻松处世，并与世相融的目的。“作业行为（occupational behavior）”一词，也成为作业治疗实践模式中一个综合概念和术语。

随着作业科学（occupational sciences）在南加利福尼亚州立大学的形成，美国作业治疗学界在 20 世纪 90 年代开始有了有关作业科学与作业治疗关系的研究，将作业治疗定位在应用科学和基础科学的位置上。在美国，其教学程序必须遵从 1983 年的“作业治疗师的学会程序纲要”，以便获得美国国家作业治疗注册委员会（NBOTE）认定，在完成至少 6 个月的临床实习后，认定资格的毕业生才适合去通过 NBOTE 的证书考试，才能注册作业治疗师（OTR）。澳大利亚是亚太地区作业治疗发展最先进的国家，有超过半世纪的作业治疗培训历史。日本于 1963 年开办了最早的培养作业治疗士的专科学校，于 1972 年成立了 OT 学会，并同年成为了 WFOT 会员。日本由于老年问题和政府的推动，OT 得到了快速发展，截止到2005年，OT大学超过150余所，并已有硕士及博士进修课程。印度是亚洲较早被WFOT认可OT课程的国家之一，在20世纪60年代已开展作业治疗。

目前，作业治疗已在世界各发达国家普遍应用，作业治疗手段也不断得到丰富，其服务模式已从医院走向社区，基本理论也得到了进一步的完善。其中在Mary Reilly论点的影响下，作业治疗学以“有目的的活动（purposeful activities）”“作业角色（occupational roles）”“作业活动表现/行为（occupational performance/behavior）”为中心，建立了专业理论、研究及实践体系。

（二）我国作业治疗的发展

在我国香港，OT被称为职业治疗，于20世纪50年代起步。1953年，香港拥有了第一位职业治疗师。1956年，第一个作业治疗部诞生，服务对象由精神病患者拓展到长期住院的结核病患者等。1961年，香港政府有了首位职业治疗总监领导专业的发展。1978年，香港理工学院（香港理工大学前身）开始培训本地职业治疗师，同年，香港职业治疗学会成立，1991年设立职业治疗学士课程，1995年开始硕士学位课程，职业治疗属于康复治疗学系的重要组成部分，2002年诞生了首位作业治疗博士。从20世纪80年代起，香港的OT服务已包括体能康复、支架制作、压力治疗、手功能训练、儿童发展训练、精神病康复等。1990年，职业治疗师在港执业必须注册。

在我国台湾，OT称为职能治疗，起源于1945年。1956年台湾大学医学院设立了作业治疗部，1970年分立物理治疗组和职能治疗组，开创了职能治疗专业教育，并于2002年设立职能治疗硕士班。

我国内地作业治疗的开展则是在中华人民共和国成立后，最早是在精神病医院、疗养院开展如编织、游戏、娱乐等作业活动。20世纪80年代以后，随着现代康复医学的兴起而开始引入作业治疗的概念，作业治疗也得到了迅速的发展，部分部门或单位开始选派专业人员赴日本等国学习作业疗法。1988年，中国康复研究中心成立时已建立了作业治疗室（后改为作业治疗科）。20世纪90年代后期，作业治疗的作用和重要性逐渐被人们所认识，部分医院的康复科设立了作业治疗室并开展了认知训练、矫形器制作、ADL训练、文体训练等工作。进入21世纪以来，作业治疗进入了有序发展阶段，作业治疗的人才培养和人力供应明显落后于康复医学事业发展的需求。2003年，中国康复医学会制定了《康复治疗师准入标准》，规定了“PT、OT合一”的治疗师应具备的条件。2003年，政府批准了在大学内开设康复治疗学（包括物理治疗、作业治疗）专业。2006年，在悉尼召开的WFOT大会上，首都医科大学的作业治疗课程正式得到了WFOT认可，首批10余名OT学生于2006年毕业。2018年5月18日，在南非开普敦举行的WFOT理事会议上，中国康复医学会作业治疗专业委员会成为正式会员（full membership），标志着中国作业治疗专业开始登上世界舞台。我国内地的作业治疗经过30多年的发展，取得了长足进步，许多医院已经将原来的综合康复治疗逐步向物理治疗、作业治疗、言语治疗专科化发展。截至目前，我国内地已经有 5 所高等院校的康复治疗学专业（作业治疗方向）课程和 1 个作业治疗硕士课程得到 WFOT 认证，标志着我国正式开启了作业治疗专科化高等教育，作业治疗专业走向了专科化发展的轨道。

尽管作业治疗目前在我国有所发展，但与物理疗法、传统康复疗法等相比仍较逊色，如人们的意识、从业人员数量、学科教育及技术水平等，与国际先进水平相比，还存在着很大的差距。如何结合我国国情，借鉴国外的先进经验，提高和发展具有中国特色的作业治疗技术，是我们康复医学工作者必须研究和探讨的课题，仍需我们广大康复医学工作者的共同努力。

[学习小结]

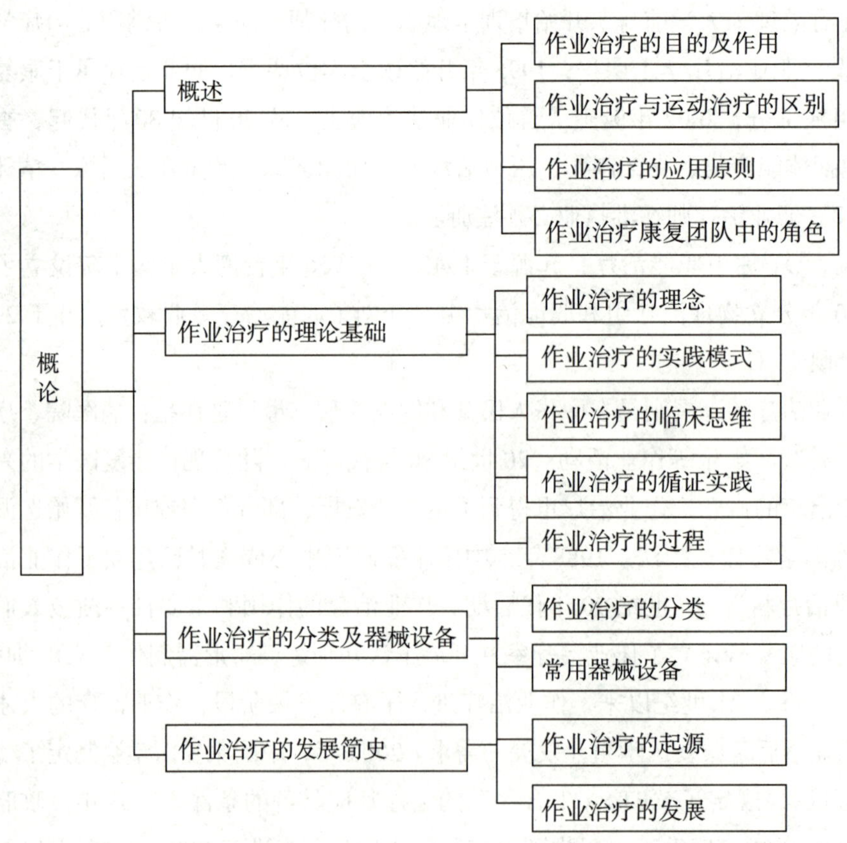

复习思考

一、下列各题的备选答案中，只有一个选项是正确的，请从中选择最佳答案。

1. 作业治疗的含义不包括（　　）

A. 作业治疗是一门专业　　B. 以作业活动作为治疗媒介

C. 作业治疗针对的是日常生活作业功能　　D. 使患者变成有作业意义的个体

E. 要求患者被动参与治疗活动

2. 下列描述不正确的是（　　）

A. 在整个作业治疗的过程中，要取得患者的密切配合

B. 不能在模拟环境下进行作业活动

C. 作业治疗过程中要充分重视患者的参与作用

D. 作业治疗时应遵循渐进性的原则

E. 所选择的作业治疗活动应具有现实意义

3. 下列关于人－环境－作业模式的描述，不正确的是（　　）

A. 人－环境－作业模式由加拿大的 Law 博士等人于 1994 年提出

B. 人－环境－作业模式阐明了作业活动的表现是人、环境及作业的相互结果

C. 人－环境－作业模式强调人、环境、作业间的相互作用

D. 人－环境－作业模式与 ICF 中所提出影响十分吻合

E. 人－环境－作业模式不强调整体观

4. 下列关于作业治疗临床思维的描述，不正确的是（　　）

A. 作业治疗的临床思维方式及过程可以体现治疗师的专业知识与技能

B. 临床思维是一种思维方式及过程

C. 能让作业治疗师有系统性地收集及分析数据

D. 临床思维对于作业治疗意义不大

E. 作业治疗的临床思维过程包括互动性过程和条件性过程

5. 下列哪项不属于非人类环境（　　）

A. 光线　　B. 草木　　C. 物理环境　　D. 公共机关　　E. 建筑物

二、下列各题的备选答案中，有两个及以上选项是正确的，请从中选择正确答案。

1. 作业治疗的作用包括（　　）

A. 增强患者肢体尤其是手的灵活性及协调性

B. 增加功能活动的耐力和控制能力

C. 提高生存质量

D. 改善和提高患者的日常生活和工作能力

E. 调节心理状态

2. 临床作业实践中，要注意（　　）

A. 综合分析，有目的地选择作业活动

B. 以使患者不产生疲劳为宜

C. 尽量在模拟环境下进行

D. 遵循渐进性的原则

E. 充分重视患者的参与作用

3. 作业治疗师的职责有（　）

A. 收集资料

B. 评价患者自理活动能力

C. 让患者懂得如何节省体力

B. 挖掘患者的职业潜能

D. 指导患者进行认知功能训练

E. 为患者提供订制或购买辅助器具的咨询

4. 下列说法正确的有（　　）

A. 人通过作业活动行为，可协调和改善躯体及心理功能

B. 人、环境和作业活动之间的相互作用，可促进人的身心健康

C. 人对于活动的控制和调节，通过大脑的控制和各系统的协调完成

D. 人的各种活动或运动技能，可通过不断的学习而获得

E. 作业治疗要建立适应环境要求的生活习惯

5. 作业治疗常用的干预方法包括（　　）

A. 非人类环境　　B. 有意识的自我使用

C. 教与学过程　　D. 有目的性活动、活动小组

E. 活动分析和组合

6. 非人类环境包括（　　）

A. 自然环境　　B. 不同的建筑物和设施

C. 公共机关及物体　　D. 如光线、草木

E. 上述都不是

三、名词解释

1. 作业

2. 作业活动

3. 作业治疗

四、简答题

1. 作业治疗与运动治疗的区别。
2. 作业治疗的过程。
3. 作业治疗的应用原则。

五、论述题

PEO 作业模式在临床作业治疗中的应用。

扫一扫，知答案

扫一扫，看课件

第二章 作业治疗评定

【学习目标】

1. 掌握：作业治疗评定目的、内容、方法；作业活动分析方法；作业治疗计划制订的原则。

2. 熟悉：作业障碍；作业治疗处方的制订；作业治疗文书书写的内容。

3. 了解：作业治疗评定的注意事项。

第一节 概 述

作业治疗评定是指应用康复医学方法对残疾者或功能障碍者的残存功能或恢复潜力进行评估，制订作业治疗计划，对治疗结果和随访结果进行综合分析的过程。作业治疗评定是康复评定的重要组成部分。

作业治疗评定与临床医学诊断有所不同，作业治疗评定的着眼点是障碍学，不是疾病学，着眼于患者的功能障碍。在作业治疗评定中，需要掌握患者的全身状态和心理状态，用各种评定方法找出患者的残存功能、恢复能力及妨碍恢复的因素。作业治疗评定强调患者的整体状况，尤其强调患者的生活、工作及娱乐等独立活动状况。

一、作业治疗评定的目的

作业治疗评定贯穿于作业治疗的全过程，是作业治疗的前提和基础，也是制订作业治疗计划、选择作业治疗方法的重要依据。

1. 确定功能障碍　找出患者的功能障碍和活动障碍，确定障碍的部位、性质和程度，了解患者丧失的功能。

2. 确定代偿潜力　了解患者的机能代偿情况，预测治疗后能达到的情况，判断患者的治疗前景是完全恢复、部分恢复或难以恢复。如患者现在能做什么，经过治疗后可能做什么。

3. 确定治疗目标　根据评定，制订治疗目标（包括短期目标及长期目标），确定患者应该治疗到什么程度，或者何时应该中止治疗。

4. 确定治疗方案　在上述基础上，可以确立治疗方案，确定如何治疗、选择何种作业手段进行治疗。

5. 判断治疗效果　评定是判断治疗结果的依据，通过科学的评定方法得出客观的结果，给患者、家属及医务人员展示治疗效果，以利于进一步治疗或中止治疗后进行预后总结。

6. 比较治疗方案优劣　为患者制订多个治疗方案，或针对多个医院，同一疾病分别设立不同的治疗方案，分析比较每个方案的疗效及投入效益比例，以筛选出费用小而效果好的治疗方案，以便今后推广实施。

7. 医疗文书依据　评定数据和结论除了可以指导临床治疗外，还可成为具有法律效力的医疗文件。

作业治疗评定贯穿于作业治疗的全过程。定期进行作业治疗评定有利于分析治疗效果，判断预后。同时可根据评定结果，决定是否继续或需要修正作业治疗方案，调整治疗方法，确定患者出院时的功能状况，分析患者是否具有适应家庭生活和环境的能力，最终为患者回归家庭和重返社会提出建议及指导。

二、作业治疗评定内容

作业治疗关注患者的作业活动功能状况，作业治疗师的工作目标是要帮助患者重新参与作业活动。作业评定工作的重点是确定患者有关作业活动方面存在的问题，影响作业活动完成的内、外在因素。

（一）作业活动评定

作业活动评定是作业治疗师在接到治疗通知后，着手进行评定与治疗的开始。评定的目的是了解患者能做什么，不能做什么；患者在进行某项活动时是否需要帮助，需要何种帮助，帮助程度如何。

1. 作业活动障碍自评 作业活动包括 ADL、工作 / 生产性活动、休闲娱乐性活动。作业活动障碍是指患者不能以常规方式完成与角色相适应的各种任务和活动。Law 等人于 1991 年开发研制了用于作业活动评定的“加拿大作业活动表现测量表（The Canadian Occupational Performance Measures，COPM）”。通过找出患者作业活动中出现的问题点，为确定治疗方向、制订治疗计划提供依据。

（1）自评内容：COPM 由自理活动、生产性活动及休闲活动三部分组成。要求患者本人评述作业活动方面存在的问题，包括找出需要解决的问题（即不能独立完成的活动）；评估所述问题的重要性并进行排序；评估作业活动状况的水平及满意度。患者对重要性先后顺序的排列实际上是确定了作业治疗的重点。

（2）评定方法：COPM 采用作业治疗师与患者面谈的方式进行，包含确认问题、评估重要性、评分及再评定四个步骤，得出两个评分结果（即作业活动状况和满意度）。通过对原有问题再次评分，可以从患者的角度观察和评价作业活动的变化并评价疗效。该评定方法使患者一开始就主动地参与到作业治疗的过程中，体现了以患者为中心而不是以治疗师为中心的作业治疗模式。COPM 可应用于任何疾病和年龄的患者（具体方法详见本章相关内容）。

2. ADL 评定 对于病残者来说，获得日常生活的独立能力是恢复以往生活方式、提高生存质量、回归家庭和社会的首要步骤。在作业治疗评定中，日常生活活动能力的评定尤其重要。

（1）评定内容：日常生活活动分为基础性日常生活活动（basic activity of daily living，BADL）和工具性日常生活活动（instrumental activity of daily living，IADL）。BADL 评定的对象为住院患者，而 IADL 评定多用于生活在社区中的伤残者或老人。

（2）评定方法：包括问卷回答、观察及量表评定。问卷回答是通过提问的方式收集资料进行评定，适用于残疾状况筛查，包括口头提问和问卷提问两种形式，在患者回答问题时，治疗师应注意甄别患者是客观存在还是主观意志，回答是否真实、准确；观察法是通过直接观察患者日常生活活动的实际完成情况，可以是实际环境，也可以是实验室；量表检查是采用经过标准化设计，具有统一内容、统一评定标准的检查表进行评定。

ADL 的评定方法有 Barthel 指数、Katz 指数、修订的 Knney 自理评定、PULSES 和功能独立性评定（functional independence measurement，FIM）等。目前，临床最常用 Barthel 指数和功能独立性评定（functional independence measurement，FIM）。

① Barthel 指数：包括进食、洗澡、梳妆洗漱、穿衣、控制大便、控制小便、上厕所、床椅转移、行走、上下楼梯 10 项内容。根据是否需要帮助及帮助程度分为 0、5、10、15 分四个功能等级，总分 100 分。得分越高，独立性越强，依赖性越小。但得分为 100 分也

并不意味着患者能完全独立生活，也许患者还不能烹饪、料理家务或与他人接触，他只是不需要照顾，可以自理。

评分标准（表 2–1）：如不能达到项目中标准，为 0 分；60 分以上，生活基本可以自理；60 ～ 40 分，生活需要帮助；40 ～ 20 分，生活需要很大帮助；20 分以下，生活完全需要帮助。40 分以上者康复治疗的效益最大。

表 2–1　Barthel 指数评分标准

序号	项目	得分	评分标准
1	进食	10 5	能使用任何必要的装置，在适当时间内独立进食 需要帮助，如切割食物、搅拌食物
2	洗澡	5	独立
3	修饰	5	独立洗脸、梳头、刷牙、剃须（如需用电动剃须刀应会用插头）
4	穿衣	10 5	独立系鞋带、扣扣子、穿脱支具 需要帮助，在适当时间内至少做完 1/2 工作
5	大便	10 5	不失禁，如需帮助，能使用灌肠剂或栓剂 偶尔失禁或需要器具帮助
6	小便	10 5	不失禁，如需帮助，能使用集尿器 偶尔失禁或需要器具帮助
7	上厕所	10 5	独立使用厕所或便盆，穿脱衣裤，擦净、冲洗或清洗便盆 在穿脱衣裤或使用卫生纸时需要帮助
8	床椅转移	15 10 5	独立从轮椅到床、从床到轮椅，包括从床上坐起、刹住轮椅、抬起脚踏板 最小的帮助和监督 能坐，但需最大的帮助才能转移
9	行走	15 10 5	在水平路面上独立行走 45cm，可用辅助装置，但不包括带轮的助行器 在帮助下行走 45cm 如不能行走，能使用轮椅行走 45cm
10	上下楼梯	10 5	独立，可使用辅助装置 需要帮助和监督

Barthel 指数评定方法简单，可信度及灵敏度高，可以用来评定治疗前后的功能状况，并预测治疗效果、住院时间及预后，是康复医疗机构应用最广的一种 ADL 评定方法。

② FIM 评定：包括 6 个方面，共 18 项，分别为 13 项运动性 ADL 和 5 项认知性 ADL（表 2–2）。评分采用 7 分制，每一项最高分为 7 分，最低分为 1 分，总分 126 分，最低分 18 分。得分的高低根据患者独立程度、对辅助具或辅助设备的需求程度，以及他人给予帮助的量为依据。

FIM 所评定的是患者在实际做什么活动，即活动的实际情况，考察的是患者目前的实际状态，而非症状缓解后的状态。

表 2-2　FIM 评定内容

Ⅰ	自理活动	1. 进食　2. 梳洗修饰　3. 洗澡　4. 穿上身衣　5. 穿下身衣　6. 如厕
Ⅱ	括约肌控制	7. 排尿管理　8. 排便管理
Ⅲ	转移	9. 床椅间转移　10. 转移至厕所　11. 转移至浴盆或淋浴室
Ⅳ	行进	12. 步行 / 轮椅　13. 上下楼梯
Ⅴ	交流	14. 理解　15. 表达
Ⅵ	社会认知	16. 社会交往　17. 解决问题　18. 记忆

FIM 评分标准：根据患者进行日常生活活动时独立或依赖的程度，分为以下 7 个等级（表 2-3）。

表 2-3　FIM 评分标准

能力		得分	评分标准
独立	完全独立	7	不需修改或使用辅助具；在合理时间内完成；活动安全
	有条件独立	6	活动能独立完成，但活动中需要使用辅助具；或需要比正常长的时间；或需要考虑安全保证问题
有条件依赖	监护或准备	5	活动时需要帮助，帮助者与患者没有身体接触；帮助者给予监护、提示或督促，或仅需帮患者做准备工作或传递必要的用品、帮助穿戴矫形器等
	最小量接触身体的帮助	4	帮助限于轻触，患者在活动中所付出的努力≥ 75%
	中等量帮助	3	患者所需要的帮助多于轻触，但在完成活动过程中，本人主动用力仍在 50% ～ 74% 之间
完全依赖	最大量帮助	2	患者主动用力完成活动的 25% ～ 49%
	完全帮助	1	患者主动用力 < 25%，或完全由别人帮助

FIM 临床应用范围广，用于各种疾病或创伤后的日常生活能力的评定，在反映残疾水平或需要帮助量上比 Barthel 指数更详细、精确和敏感。FIM 不但评价运动功能损伤而致的 ADL 能力障碍，而且也评价认知功能障碍对日常生活的影响。在美国，FIM 已被作为衡量医院管理水平与医疗质量的一个客观指标，是唯一建立了康复医学统一数据库系统（UDSRM）的测量残疾程度的方法。

3. 生产性活动评定　生产性活动又称创造性或工作性活动，包括工作、家务管理、照顾他人、学习和上学。生产性活动体现了一个人的身份、社会地位及自我价值。通过生产性活动的评定，判断患者是否具有回归家庭和社会的能力，以及对社会和家庭做出一定贡献的潜力，了解功能障碍者的活动能力及潜力，拟定治疗目标，确定治疗方案。作业治疗师应帮助患者取得最大限度的行动和自理能力，最大限度地发挥每一位残疾者的就业潜力，协助患者及家属建立安全满意的社会关系。家务管理活动有助于患者的自信心和主动性，也是体力劳动、管理职能、精神、维系家庭及促使个性发展的综合体。

（1）评定内容：由于工具性日常生活活动（IADL）反映了大部分操持家务的能力，因此IADL的评定常作为生产性活动评定的内容之一，如户外活动、简单备餐、烹调活动、使用公共交通工具、购物、清洁卫生、洗衣、理财、房屋保养及安全防范等。IADL功能对体力、智力要求较高，与环境条件、文化背景关系更为密切，反映较精细的功能，适用于较轻的残疾，多在社区老人和残疾人中应用，常用于调查。

工作能力评定是对残疾人心理状况、身体素质、能力限度、技术水平等进行综合评定，在康复训练的全过程中可进行多次。评定内容包括认知功能、求职、交往能力、专业特长、工作耐力、体力、工作表现及退休后计划等。

（2）评定方法：包括功能活动问卷（the functional questionnaire，FAQ）和Fenchay活动指数等（具体内容及方法详见《康复疗法评定学》）。

（3）注意事项：评定前治疗师应与患者交谈，让患者明确评定的目的，取得患者的理解和合作。评定时，首先要了解患者的一般情况，包括心肺功能、精神状态、认知功能、体力；其次，了解患者过去所受的教育、从事的工作、过去掌握的技能；最后了解患者的工作动机、兴趣、所处的社会环境、物质条件等。重复评定时应在同一条件或环境下进行。分析评定结果时，应考虑相关的影响因素，如生活习惯、文化素养、职业、社会环境、心理状态及合作程度等。生产性活动评定前，治疗师应熟悉患者将要从事的工种，了解从事该工种所需要的技能。

4. 休闲活动评定　参与休闲娱乐活动是残疾者全面回归社会的一个组成部分，是缓解压力、满足兴趣、保持身体健康、和家人或友人增进感情，以及增加自我表现的好机会。积极参与休闲娱乐活动也是扩展个人知识与技能、发展正常生理与心理空间、保持身心健康的重要手段。在进行休闲娱乐活动评定时，应注意个人兴趣和需要、参加活动的范围、活动需要的资源，以及患者对体验活动的成功水平和满意度的衡量。

治疗师和患者应共同讨论和选择参与的娱乐休闲活动，确定患者的娱乐兴趣和需求，对活动构成成分进行分析，确定活动方式，使患者参与活动成为现实。应避免主观判断，对于发育迟缓的残疾者，选择的作业活动应与年龄相符合。每个人的需求点与个人的职业、教育背景、兴趣爱好及年龄密切相关，作业治疗师应结合个体情况，全面评定作业活动的各个方面，应对活动完成的质与量、活动受限的程度及原因，以及是否有潜力完成活动进行全面考察。

（二）躯体功能评定

躯体功能评定包括感觉功能、运动功能的评定。感觉及运动功能是维持躯体运动或活动的基本要素，如感觉、知觉、肌力、耐力、关节活动度、关节稳定性、原始反射、肌腱反射、精细运动、协调运动、平衡功能、单侧肢体活动、双侧肢体活动及对外界刺激的接受和处理活动情况等（评定内容及方法详见《康复疗法评定学》）。

（三）神经心理与心理社会因素评定

1. 评定内容　包括知觉与认知、心理社会因素评定。认知功能是综合运用脑的高级功能的能力，包括意识觉醒水平、定向力、注意力、记忆力等；社会心理功能是个人进入社会和处理情感方面的能力，包括自我认识、自我表达、自我价值、自我控制、社会及人际关系等。

作业治疗不仅要评定患者的功能能力水平，还应评定社会心理技能和心理成分，以便制订个性化的治疗目标和选择个性化的治疗方案，体现以患者为中心的作业治疗模式。提高生活质量是人类行为的主要动机，应将患者作为一个整体进行治疗，使患者残存功能得到最大限度的发挥。神经心理与心理社会因素评定是整体作业治疗构成的一部分，应把患者看成一个整体的人来制订作业目标和选择作业活动。

2. 评定方法　认知功能评定方法包括筛查法、特异性检查法、成套测验法、功能检查法四类；社会心理技能和心理成分评定方法包括正式评定和非正式评定两类，作业治疗运用较多的是非正式评定方法（详见《康复疗法评定学》）。

健全的社会心理技能和心理成分赋予人们与社会相互影响和处理情绪的能力。对神经心理与心理社会因素进行评定及分析，可以指导制订个性化的治疗目标和选择个性化的治疗方案。

（四）环境评定

人与环境之间的关系极为密切，环境因素是日常作业活动中不可分割的一部分。患者（残疾者）出院后回归家庭生活，能否真正独立，能否参与社会生活，除了身体因素，环境也是重要的影响因素。居住环境、工作环境及社区环境，包括建筑物的结构设计、可利用空间、服务与公共交通及安全问题等都可能成为阻碍患者实施日常作业活动的消极因素。通过评价各种环境，可以了解残疾者在家庭、社区及工作环境中的功能水平，找出影响功能活动的环境障碍因素，为患者、家属甚至政府有关部门提供符合实际的解决方案，评定患者是否需要使用适应性辅助用具或设备，协助患者和家属为出院做准备，使患者真正达到回归到家庭和社会生活中。

1. 评定内容　在计划出院前，作业治疗师应根据残疾者的具体情况与要求，对其生活和工作环境进行系统评定，如居住环境、社区环境、公共场所、工作环境等。生活环境的状况直接或间接地影响到患者的生存质量，如自然地域、可利用的空间、建筑物、家具、物品、工具，甚至包括动物等。治疗师应对患者居住、生活及工作的环境进行实地考察、分析和评估，寻找影响患者活动的环境因素及安全因素，并提出改造意见，以最大限度地提高患者的独立性，促进其融入社会（具体内容详见《康复疗法评定学》）。

2. 评定方法 通过问卷调查或实地考察形式完成。问卷调查主要通过回答提问，了解患者在将要回归的生活或工作环境中从事各种日常活动可能会遇到的情况，了解有哪些环境障碍影响患者活动，如建筑结构或设施；实地考察是了解患者在实际环境中具体活动的表现，评价结果真实、可靠。在进行实地考察前应先对患者及家属做问卷调查，根据情况进行实地考察和测量（评定方法详见《康复疗法评定学》）。

（五）职业能力评定

职业能力评定是一项综合性能力的评定，涉及躯体、心理、认知、作业技能和社会因素等。评定内容包括残存功能、智力检查、职业倾向测验和职业操作能力检查等。评定方法包括职业能力倾向自我评定量表、林氏就业评估量表（Lam Assessment of Employment Readiness）、GULHEMP 工作分析系统、Valpar 工作范例评定系统，以及微塔法（MICRO TOWER）定向和工作评定测试等。通过职业能力的评定可判断患者是否具有职业发展的可能性，是否具有真正回归社会的能力（评定方法详见《康复疗法评定学》）。

职业能力评定是判定患者将来是否能够工作、适合何种工作，确定职业范围、评定职业潜力。对患者进行家务管理训练是为了使患者在家中重获工作能力，应评估患者在家中可能遇到的问题和困难，比如患者能力所及的范围、移动能力、动手（手工）能力、能量消耗、安全性、交往能力等。职业能力评定受社会经济发展和文化教育水平的影响，与康复治疗的预后有密切关系，经济发达国家的残疾人就业比率较高，从事的职业选择余地较大，经济比较落后的国家和地区，患者很难接受全面康复治疗，难以找到合适的工作。

三、作业治疗评定方法

作业活动既是作业治疗的手段，又是作业治疗康复的目标。作业治疗评定围绕作业活动展开，包括作业活动状况及影响作业活动的内、外在因素的评定。评定流程反映了作业疗法的理念与思维方法，评定内容反映了作业疗法的工作特点。

（一）评定流程

作业治疗评定的工作流程与物理治疗评定在总体上基本相同，包括收集、归纳分析资料、做出诊断和制订治疗计划，但在某些环节上体现着作业治疗专业特点。在收集资料时，作业治疗评定主要针对患者的作业活动能力，评定影响作业活动的各种因素，如躯体因素、精神因素及环境因素；全面检查日常生活活动受影响的因素，提出针对性治疗计划。作业治疗思维与评定流程见图 2-1。

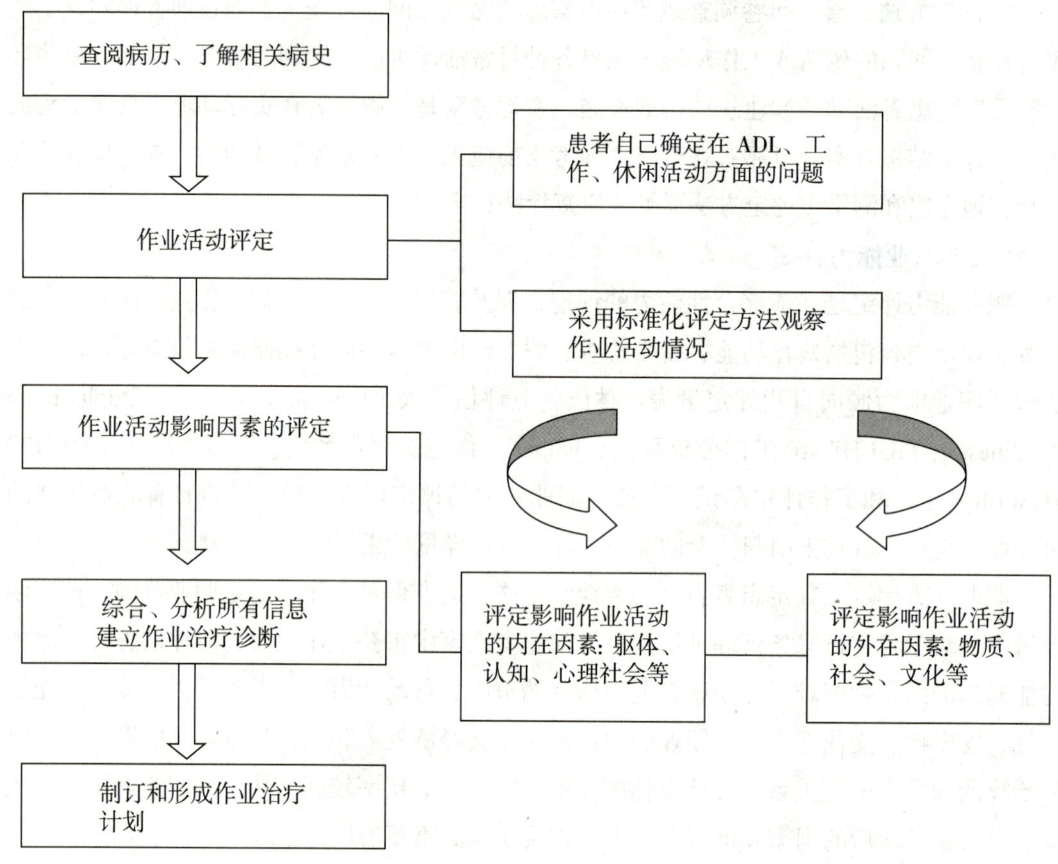

图 2-1　作业治疗思维与评定流程

（二）评定方法

1. 评定方法的选择　作业治疗评定时可以采用询问、观察、填表、测验、电话询问、信访及复诊等方法。

（1）直接观察法：包括直接观察、现场评分填表和测验等。评定时，患者根据指令进行操作，如发出指令“请你穿上衣服”，观察患者完成的情况，逐项观察患者的动作及能力，进行评估并记录，了解患者能做什么、不能做什么、做的程度如何。评估时应客观，防止夸大或缩小能力。

（2）间接评估法：通过询问的方式进行了解，如信访、电话询问和面谈等。

（3）专用评估室：设立专门的评测地点，让患者模拟实际环境进行操作，为患者创造尽可能真实的活动环境，观察患者的实际活动情况。

2. 评定步骤

（1）查阅病历：了解病史、疾病诊断、治疗经过、用药或手术情况，以及其他专业检查、评定结果。

特定的疾病诊断与某些作业活动障碍存在着必然联系，了解疾病诊断有助于对作业活动障碍的种类和原因进行预测，以便选择正确的检查方法或措施。如左侧偏瘫患者，上肢可能出现屈肌痉挛型异常运动模式，表现难以用双手端碗或使用筷子进食等活动障碍，根据疾病诊断，治疗师会在检查评定前备好相关偏瘫肢体功能障碍的评定量表，而非肌力检查用具；心肌梗死患者大多存在耐力不足的问题，根据疾病诊断，治疗师会在检查评定时重点注意观察患者过度用力的症状与体征。

（2）与患者面谈：面谈是在特定的环境下与患者或家属面对面进行交流，了解患者和家属的期望目标，以及功能障碍对患者日常生活、性格和家庭的影响等。

（3）观察：主要观察患者的作业活动完成情况。在观察过程中，可以用标准化的ADL评定量表进行观察，应注意活动障碍的种类和为完成日常生活活动所需要的帮助量。在患者不能完成特定的作业活动时，应进一步寻找限制活动的原因。如穿套头毛衣动作：上肢需要具备一定的肌力和关节的灵活性，躯干需要控制和平衡能力；要能区别领孔和袖孔，身体的哪部分伸进哪个袖孔里；穿的过程中要能感觉到各“孔”的位置和每个“孔”的不同用处；另外还要能够判断什么场合下穿最合适，才不至于穿错。穿套头毛衣活动非常简单，但患者应具备一定的运动、感知觉及认知功能，并能够协调整合在一起，活动才能顺利完成。若患者不能独立完成，在完成活动过程中的表现特点可以提示某种特定的功能缺损，如不能举起一侧上肢而影响完成穿套头毛衣，提示该侧上肢肌力、关节活动范围或感觉异常；能够举双上肢过头，但面对毛衣表情困惑，提示可能存在认知功能障碍。

（4）评定功能障碍因素：评定影响作业活动完成的因素，确定对哪些功能障碍进行检查。

（5）综合信息资料：在综合、归纳和总结所有资料的基础上，提出作业治疗诊断。作业治疗诊断包括各种作业活动障碍和影响作业活动完成的各种相关因素。

（6）制订作业治疗计划：根据患者功能评定的结果，结合个体情况，设定康复治疗目标，综合选择作业治疗方法，以达到最佳作业治疗效果。在实施治疗计划的过程中，要定期地对作业治疗的进展及效果进行评估，不断修正作业治疗计划，调整治疗方案，最终达到恢复患者功能、自理生活、提高生存质量、早日回归家庭、重返社会的目的。

四、注意事项

在作业评定的过程中，治疗师应与患者共同寻找在日常生活、工作、休闲等活动中亟待解决的问题，共同制订作业治疗方案，使作业治疗更具有目标性。

1. 根据功能障碍情况选择评定方法　评定应重点突出，应注重患者整体功能情况。如在评定肌力、关节活动度的同时，应考虑功能障碍对患者日常生活、工作、休闲等活动的综合影响。重点评定日常生活活动能力、步态分析、手功能，以及与休闲或工作相关能力等。

2. 选择标准化评定方法 作业活动能力是患者的各项功能的综合体现，评定方法应反映患者的综合能力，应尽量采用标准化量表，如 Barthel 指数、功能独立性评定、世界卫生组织生存质量测定量表简表（WHOQOL-BREF）等。

3. 发挥患者的主动参与性 充分发挥患者主动参与的积极性，对完成作业治疗活动、提高康复治疗效果具有非常重要的作用。在作业评定过程中，应让患者了解评定的内容和方法，充分认识到患者在整个作业评定或治疗过程中“自我”的重要性。

4. 重视和加强与患者的沟通能力 与患者建立友好关系，良好的沟通能力不仅能获得更多、更准确的信息资料，同时也让患者或家属充分理解和积极配合，更好地完成评定工作。

5. 注意时间、地点及患者的生理状况 如评定日常生活活动中的穿衣、洗漱、梳头、剃须等，最好选择在患者起床或上午进行。要注意患者的生理状态，避免在身体不适或疲劳状态下评定，减少误差。

6. 注意环境因素的影响 评定时，应保持环境整洁、安静、宽敞、空气清新和温度适宜，应在模拟实际家庭生活或工作的环境下进行，减少不良环境或不实际的环境因素对评定结果的影响。

第二节 作业活动分析

所谓分析是为了便于理解而将构成事物的要素进行分解。作业分析是为了使评定和治疗能够介入患者的作业活动中，根据作业治疗理论概念的构成，将构成作业的要素进行分解的过程。

作业活动分析是对某一项作业活动的基本组成成分，以及患者完成该项活动所应具备的功能水平的认识过程。作业治疗师需要对正常的作业活动行为、活动行为缺陷，以及可能对作业能力产生的影响因素、作业活动的特性等进行分析和评估，以便制订适合患者自身情况的作业治疗计划和目标，从而实施有效的作业治疗活动。

一、作业诊断与作业障碍

（一）基本概念

作业诊断通过对作业进行分析的方法来研究作业活动，注重研究作业活动对人们健康、生活与工作的影响。作业障碍是对完成作业活动产生影响的各种因素，也就是通过作业分析要明确造成作业能力障碍的相关原因。

1. 相关评定原则 对作业能力相关的评定较多，每项评定内容不同，要求的评定环境及原则也不同。治疗师在对患者进行评定之前，应掌握每项评定和治疗的原则及注意事项，以求评定结果的客观性。

2. 基础作业能力的评定 与基础性作业能力相关的评定包括生命体征、情绪、性格、思考能力、认知能力、行为、体力、耐力、交流能力及人格等。

3. 综合性作业能力的评定 包括维持自身生命能力的评定、在家活动能力的评定、社会性活动能力的评定、与就业相关的活动能力评定及对于休闲活动能力的评定。

4. 作业能力发育的评定 作业能力随着年龄的增长和环境的变化而不断变化，随着人的老化而渐渐丧失。所以，作业能力的评定要根据年龄、环境及障碍的不同而变化，综合性地进行作业能力发育的评定。

作业障碍的诊断体系对于作业治疗的实践活动是不可或缺的，通过确认患者的作业障碍情况，就能确认存在的具体问题，有利于患者克服障碍，重新回归工作与社会。在作业治疗实践中，治疗师应像对待正常人一样对待治疗对象，各类治疗对象都具有一定的生物、社会、心理等方面特点，作业活动能够体现治疗对象各个方面的特点。在作业治疗过程中，通过活动障碍情况来观察功能障碍，形成作业诊断体系。

（二）影响作业完成的因素

美国作业治疗协会1999年总结发表了《国际损伤、残疾和障碍分类》第2版（ICIDH-2，International Classification of Impairment，Disabilities and Handicaps-2），后来由世界卫生组织正式命名为《国际功能、残疾和健康分类》（ICF，International Classification of Function，Disability and Health）。目前，这一体系已被康复界广泛应用，作业治疗学界对ICF也非常重视。作业治疗将ICF分类中的疾病或不适理解为生物学、认知、心理及社会能力不适；将功能障碍理解为完成要素的障碍；将活动局限理解为完成范围的局限；将参与限制理解为完成背景及作用的限制。作业治疗对疾病或不适与功能障碍采取治疗或重建的介入方式；对活动局限和参与限制采取代偿或修订、支持性服务、维护的介入方式。

影响作业完成的因素可分为人、作业环境、作业三大部分。人是完成作业活动的主体，而主体（患者）的作业动机是驱动作业行为的重要因素之一。人由各种组织、器官、系统组成，如果某个组织、系统发生病变或障碍，将会影响到其他组织系统，进一步影响到作业的完成。图2-2介绍了作业完成要素之间的关系。

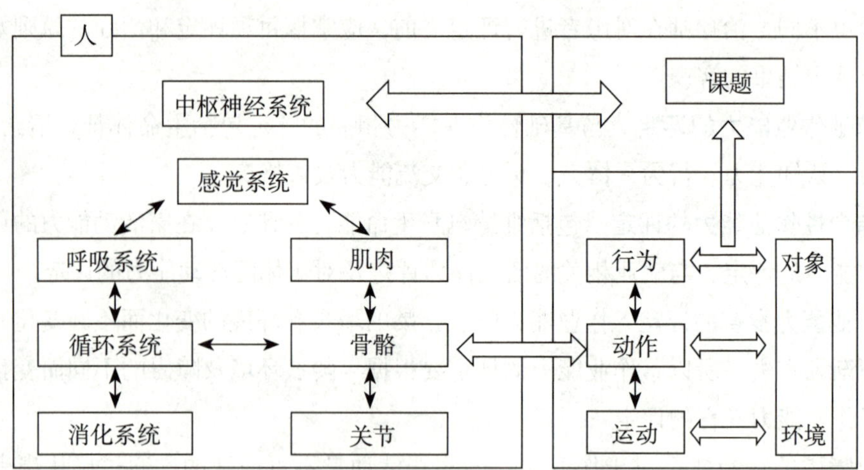

a. 作业构成要素之间的关系

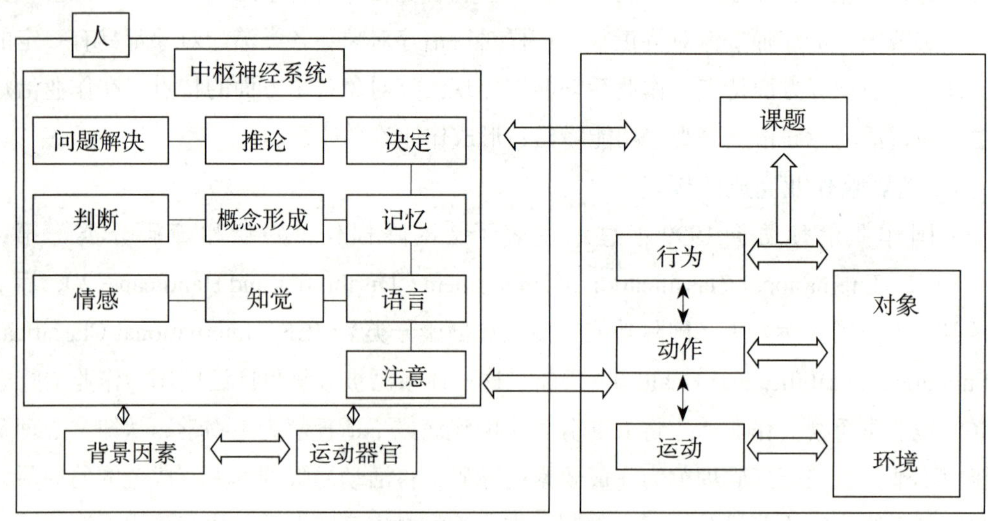

b. 思考与作业活动关系

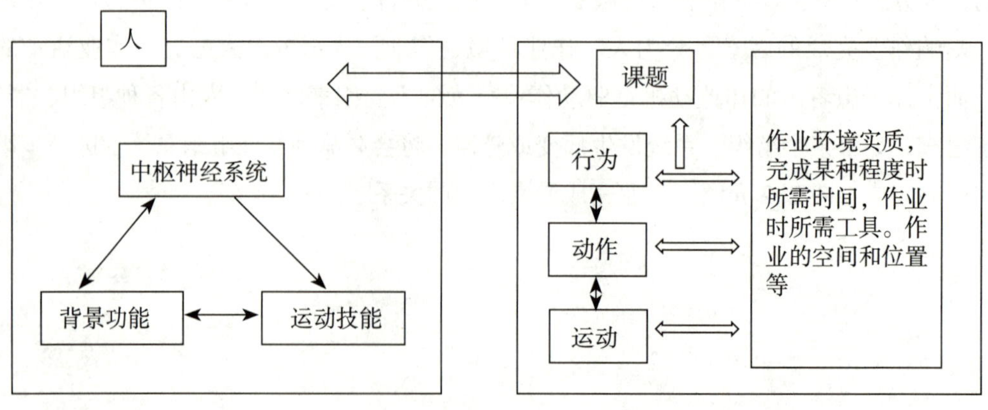

c. 作业环境与作业活动关系

图 2-2 作业完成要素之间的关系

治疗师在进行作业治疗之前，首先要进行作业治疗的有关评定，全面分析评定患者的功能障碍情况，有针对性地提出治疗措施，将所选活动作为学习内容来进行作业治疗。如不能完成穿衣活动的患者，可以直接学习穿衣，或用自助具等代偿、辅助穿衣动作，将运动学习理论应用在技能训练中。展开作业活动治疗时要充分考虑到作业完成模式的时间背景与环境因素，如年龄、发育阶段、生活史及障碍史等，充分考虑患者的承受能力，采用角色游戏来学习角色作用、用游戏的方式学习处理人际关系。

二、任务分析和活动分析

作业治疗中作业活动的相关内容概括为活动范畴、行为构成和行为场景三个方面。活动范畴（performance areas）是指人类所有基本活动，包括日常生活活动、工作和生产活动、休闲娱乐活动；行为构成（performance components）是指活动中每一项动作的基本构成要素，包括动作步骤、运动类型和基本功能（临床上，可将每一项活动中的一系列动作分解成行为构成）；活动行为场景（performance context）是指活动发生的基本外界条件，包括时空条件、物质和社会环境等。

（一）任务分析

任务分析（task analysis）是指分析个人活动和行为构成、行为场景之间的动态关系，对某一项日常生活活动、工作生产活动或休闲娱乐活动的基本行为构成，以及患者完成该活动所应具备的行为场景的分析认识过程。任务分析既可以评估患者的既往活动，也可以评估患者在治疗过程中的活动行为，以评估患者受限的日常生活活动、工作生产活动和休闲娱乐活动为主。任务分析主要评估患者就诊时、治疗前和治疗后的活动与行为构成、行为场景之间的关系。

（二）活动分析

活动分析（activity analysis）是指在作业治疗过程中评估患者在活动中的主动性和活动的行为构成，是对一项治疗性活动的基本行为构成，以及患者能够完成该活动所应具备的功能水平的分析认识过程。在治疗性活动过程中评估作业活动，如抛圈、功率自行车活动等。日常生活活动训练中的活动分析是将每一项 ADL 活动分解成若干个动作成分，进行有针对性的训练，然后再组合成一个完整的动作，并在生活实践中加以应用。

活动分析时，由于评估的项目是在治疗师指导下在治疗场景中完成的治疗性活动，因此，只需要评估活动项目的行为构成。在选择一项治疗性作业活动时，治疗师应要求患者目前的能力与该项活动所要求的最低水平相符。在临床治疗过程中，可选择比患者目前水平稍高的治疗活动，使活动具有一定的挑战性、趣味性。在治疗性活动时，应在安全的基础上，使患者努力完成动作，让患者享受活动后的成就感。对于肌肉骨骼运动系统损伤的患者，可采用生物力学的方法辅助进行活动分析；对中枢神经系统损伤的患者，可依据神经发育学原理进行活动分析。

三、作业活动分析方法

作业活动分析方法是治疗师的核心技能之一，也是进行作业治疗评定、制订治疗目标、实施有效治疗的基础。作业治疗师需要对正常的作业活动行为、活动行为缺陷和可能对作业能力产生的影响因素、作业活动的特性等进行分析和评估，以便制订适合患者自身情况的作业治疗计划和目标，从而实施有效的作业治疗活动。因此，作业活动分析既是治疗师的一项基本技能，也是进行作业治疗效果评价、设定康复治疗目标、实施有效治疗方案的基础。作业治疗师应充分掌握作业活动分析技能，根据患者实际情况，有效选择适宜的作业活动。

（一）作业活动分析的步骤

1. 根据情况制订治疗目标及选择作业活动 要选择合适的作业活动项目，患者应具有完成活动的最低要求的能力，所选活动应比目前患者的能力水平稍高，活动应具有一定的安全性和可行性。

在活动分析过程中，治疗师应具体分析活动中每一项动作的基本构成要素，并将它分解成一些最简单的成分，如动作的基本步骤、运动类型和所需的基本功能等。从患者的运动、感觉、认知、行为能力、心理等方面进行分析，同时，也要考虑到该项活动所具有的重复性动作及有效治疗成分。

2. 分析完成活动的外部因素和条件 如患者的年龄、性别、职业、兴趣、智能、情感因素，以及家庭和社会环境、文化教育背景、安全性等，为患者选择最佳作业治疗方案提供依据。

（二）作业活动分析的内容

1. 分析活动的类型 如分析该项活动属体力劳动还是脑力劳动；属日常生活还是职业工作；属社会心理还是躯体功能；属认知功能还是休闲娱乐等。

2. 分析活动的技能 在活动过程中，分析患者是否具有完成每项活动所需的技能。如运动技能（包括肌力、关节活动度、平衡功能、运动的协调性等）、感知觉技能、行为智力技能、社会、心理技能等。

3. 分析活动的需求 作业活动应符合患者的愿望和需求。一项活动是否适合患者的兴趣、爱好及能力，患者能否主动参与并完成是至关重要的。只有与患者的实际生活或工作需求相符合的作业活动才具有现实意义，才真正能够提高患者的生存质量。

4. 分析个体状况 应根据患者年龄、性别、受教育程度、家庭背景及身体状况等，选择相适应的作业治疗方案。

5. 分析活动过程 观察患者在作业活动过程中的表现，分析患者能做什么，不能做什么；患者在活动时，是否需要帮助，需要哪种帮助，需要帮助的程度；了解活动的注意事项、安全预防措施及禁忌证；患者是否需要辅助器具或适应性设备等，对患者完成作业活动的能力进行全过程的跟踪分析。

6. 分析环境条件　应考虑患者回归家庭或社区后，是否能适应家庭或工作所处的环境，分析有阻碍患者独立完成活动的不利因素，及时提出调整或改造意见，因地制宜制订活动方案，提高作业治疗的针对性和实用效果。

（三）活动分析方法

作业活动分析方法主要是针对作业活动的行为构成（表 2-4）及场景因素（表 2-5）等进行分析和评定，评估活动中行为构成的作用及活动中行为场景的作用。根据评定得分结果，确定该项活动任务是否适合该患者，通过分析、比较作业活动治疗前后的得分差异，判断疗效，为选择最佳的作业治疗方案提供依据。

活动分析方法包括一般分析和限定分析。

1. 一般分析　分析活动是否需要一般感觉；是否必须重复同样的动作；是否能够分级，活动量大小；是否有难以忍受的噪声；是否能引起患者的兴趣；是否有职业和教育的价值。

（1）了解怎样进行活动：分析活动的基本动作和过程，是否借助器具，要求的位置、运动、反应、认知功能。

（2）了解什么是适宜活动：分析哪种活动适合患者需要，能解决问题，且引起患者兴趣。

（3）解释选择活动的理由：选择的作业活动应与训练目的、治疗目标密切相关，不仅要满足患者躯体功能的需要，还应满足患者心理的、认知的和社会的需求。

（4）确定活动的场所：应使活动在适宜的环境中进行。

（5）判断活动的时间：活动的时间应符合患者需要和遵循患者的生活习惯。

（6）说明参与人员安排：除患者本人和治疗师外，还需要其他人员参与，共同完成作业活动训练。

2. 特定分析　除了要考虑环境、年龄、性别、职业、文化教育背景、趣味性、适应性、安全性、时间和费用外，还应按活动要求从运动、感觉、知觉、智能、情感、社会和文化教育等几个方面进行分析。

（1）运动：了解姿势、物体位置及活动中患者和物体的位置是否有变化，分析运动中关节、肌肉及活动范围如何、规定的特殊动作及活动范围、单侧（或双侧）及速度或节律。

（2）感觉：通过图形 / 背景、空间结构、形状、颜色和色泽辨别了解视觉；通过言语声音信号的理解判断听觉；通过特殊气味明确嗅觉；通过与烹调有关的活动了解味觉；通过温度觉、实体觉、位置觉和运动觉的分析了解躯体感觉。

（3）智能：通过对学习能力、解决问题能力、逻辑思维、交流能力和组织能力的分析了解智能。

（4）知觉：以有无失认症、失用症、躯体构图障碍及视觉辨别功能障碍确定知觉功能。

（5）情绪：活动要求可提供发明和独创性、破坏和进攻性、满足感、表达情感、态度和感受、控制冲动、独立性、现实感及应付应激等。

（6）社会性：活动要求可提供单独或小组活动，共同协作，相互交流，合用设备、工具材料，考虑他人的需要和安全，竞争意识，现实感及角色扮演等。

（7）自主性：活动要求可提供发展计划、组织、发起和决策能力。

（8）文化背景：活动要求与患者的价值观、承担的角色和生活习惯相适应。

表 2-4　活动行为构成评定

活动范畴 / 行为构成	活动所需功能			目前患者功能			说明（如不需要可标识为"无"）
	大	中	小	大	中	小	
感觉运动构成							
1. 感觉							
（1）感觉意识							
（2）感觉过程							
①触觉							
②本体觉							
③前庭觉							
④视觉							
⑤听觉							
⑥味觉							
⑦嗅觉							
（3）知觉过程							
①实体觉							
②运动觉							
③疼痛反应							
④躯体辨别							
⑤左右辨别能力							
⑥物体辨别							

续表

活动范畴 / 行为构成	活动所需功能			目前患者功能			说明（如不需要可标识为“无”）
	大	中	小	大	中	小	
⑦空间定位							
⑧视遮盖分辨							
⑨物体前后辨别							
⑩深度感知能力							
⑪空间关系辨别							
⑫局部定向							
2. 神经肌肉骨骼							
（1）反射							
（2）关节活动度							
（3）肌张力							
（4）肌力							
（5）耐力							
（6）姿势控制							
（7）姿势定位							
（8）软组织完整性							
3. 运动能力							
（1）粗大运动协调							
（2）越中线运动							
（3）单侧性运动							
（4）双侧整合运动							
（5）运动控制能力							
（6）改变惯性运动							
（7）精细协调与灵活性							
（8）手－眼协调能力							
（9）听－运动控制能力							
认知整合与构成							
1. 警觉水平							
2. 定向定位							
3. 辨认							

续表

活动范畴 / 行为构成	活动所需功能			目前患者功能			说明（如不需要可标识为“无”）
	大	中	小	大	中	小	
4. 注意力维持							
5. 活动开始							
6. 活动终止							
7. 记忆能力							
8. 排序能力							
9. 分类能力							
10. 概念格式化							
11. 位置归纳能力							
12. 解决问题能力							
13. 学习能力							
14. 归纳能力							
社会心理技能构成							
1. 心理能力							
（1）价值观							
（2）兴趣							
（3）自我认识能力							
2. 社会能力							
（1）角色活动能力							
（2）社会品行							
（3）社交能力							
（4）自我表达能力							
3. 自我保护能力							
（1）应对技巧							
（2）时间控制能力							
（3）自控能力							

表 2-5　活动行为场景评定

活动范畴 / 活动行为场景	活动所需场景			目前患者场景			说明（如不需要可标识为“无”）
	大	中	小	大	中	小	
时空方面							
1. 年龄							
2. 发育							
3. 生命周期							
4. 残疾状况							
环境							
1. 物质环境							
2. 社会环境							
3. 文化环境							

大：完成活动时的功能需要（或已有）较高级的水平，计 3 分。中：完成活动时的功能需要（或已有）普通的水平，计 2 分。小：完成活动时的功能只需要（或已有）较低的水平，计 1 分。无：完成活动时不需要（或不具有）此项功能，计 0 分。

四、作业活动行为评定

（一）基本概念

作业评定过程是以患者自我发现问题为起点，找出在 ADL 自理、生产和休闲活动等方面存在的自认为是最重要或亟待解决的问题，使患者主动地参与作业治疗。同时，将患者的活动障碍与满意度密切联系起来，缩短治疗师与患者之间的距离，使作业治疗的临床实施更有的放矢，促进目标性作业治疗的完善。

目前，较为先进的作业评定体系较多，作业活动行为评估通常采用加拿大作业活动行为评估（the Canadian Occupational Performance Measure，COPM），由加拿大作业治疗学会推广实施。COPM 的实施标志着作业治疗学临床思想体系的变革，作业治疗模式由以治疗师为中心模式逐渐转向以患者为中心的治疗模式，患者作为被治疗的主体，参与治疗决策的整个过程。COPM 中患者自我照顾、工作、休闲领域作业的完成程度及满意程度予以主管评定，由治疗师与患者决定有关作业治疗问题，并进一步评定与作业完成有关的因素与环境，建立作业治疗计划，基于作业完成的问题，治疗师与患者共同决定作业治疗的目标，确定下次评定日期，进行作业治疗实践，探索作业完成的有关问题，对已达到的作业完成问题予以再评定，共同决定是终止治疗还是有新的作业完成问题，或者进行随诊。

COPM 是一种以患者为中心的评估和指导作业治疗实践的工具，其包含的内容可以概况为ADL、工作和休闲活动的所有领域。通过使用COPM的问卷调查表可以帮助作业治疗师和患者确立功能受限的活动项目，初评可以在最初访问患者时进行，复评可以在治疗过程中随时进行。COPM评定体系的特点在于治疗师与治疗对象共同拥有基础信息，共同进退。COPM既是一种作业治疗评估方式，也可作为一个完整的理论体系指导临床作业治疗全过程。

（二）作业活动行为评定的方法

在进行COPM评估时，按照基本活动范畴的项目，如ADL中包括修饰、个人卫生、洗澡、如厕、个人器具使用、穿衣、进餐、服药、健康维持、社会交流、功能性转移、社区转移、危机应对、性行为等，选择出患者最迫切需要解决的5个治疗目标，了解患者对各项受限活动的满意度，以此作为作业治疗的目标。患者从1～10分范围内为其确认活动受限程度评分。其中1分是完全受限（全部依赖），10分是完全不受限（完全独立）。同时，患者需要确定对每项活动自身的满意度。初评时，患者确定调查当时对每项活动自身的满意度，评分也是从1分（完全不满意）到10分（完全满意）；继而根据计分结果进行治疗，治疗一段时间后重新进行评估，比较治疗前后活动评分和满意度评分差异，调整治疗方案或终止整个治疗。在患者的自选活动项目中，根据患者目前功能可以选择临床作业治疗目标，通过治疗前后满意度评分变化可以评测患者对治疗的满意度；根据活动分差和满意度分差可以了解到患者治疗前后功能和满意度的改变。COPM评估量表见表2-6。

表2-6 COPM评估量表

评估时间 / 评估内容	初评		复评	
活动项目	活动评分1	满意度评分1	活动评分2	满意度评分2
1. 2. 3. 4. 5.	1. 2. 3. 4. 5.	1. 2. 3. 4. 5.	1. 2. 3. 4. 5.	1. 2. 3. 4. 5.
得分	活动分1=活动评分总和÷项目数	满意度分1=满意度总和÷项目数	活动分2=活动评分总和÷项目数	满意度分2=满意度总和÷项目数
活动分差=活动分2－活动分1				
满意度分差=满意度分2－满意度分1				

第三节 作业治疗计划的制订

在作业治疗计划实施前，应根据功能评定的结果，结合患者个体情况，设定康复治疗目标，在综合选择作业治疗方法的基础上，制订作业治疗计划。在实施治疗计划的过程中，要定期地对康复治疗的进展及效果进行评估，以便不断修正治疗计划，调整治疗方案，以达到最佳康复治疗的效果。

一、作业治疗计划制订的原则

1. 根据患者功能评定的结果，明确需要解决的问题　治疗师不仅要分析功能障碍对患者日常生活和工作的影响，同时还要对患者残存的功能进行分析，以确定是否需要给予代偿帮助；了解患者需要解决的问题，以便选择合适的治疗方法，有针对性地进行作业活动训练，充分挖掘患者的潜能，最终达到患者功能独立、生活自理的目的。

2. 根据患者个体情况，制订作业治疗方案　以患者为核心，根据患者的个体情况，如性别、年龄、文化程度、社会经历、生活和工作环境等，结合患者意愿、爱好和兴趣等因素综合考虑，选择适合患者个体的作业治疗方案。

3. 根据设定的目标，选择适宜的作业治疗方法　目标设定可分为短期目标、长期目标和最终目标，通过多个短期或长期目标实现最终目标。设定时，短期目标应较具体，设定不宜过高，要使患者感到经过短期的康复治疗后，很快能达有一定的疗效，增强其后续康复治疗的自信心。目标设定时应重视患者的每个日常生活活动，选择作业治疗方法时应针对穿衣、洗脸、进食、行走、如厕等日常生活活动分别进行训练，逐一提高活动能力，循序渐进，最终实现回归家庭和重返社会的目标。

4. 定期评定并修正治疗计划　在作业治疗计划的实施过程中，应定期地对患者的功能恢复情况进行评定，以确定近期康复治疗效果；分析治疗方法是否与目标吻合，是否与患者的需要及能力相符合，方法选择是否适宜等，根据情况修正并改进治疗计划，以期达到康复的最佳效果。

5. 制订出院计划及家庭康复建议　在制订整体作业治疗计划时，应根据患者的功能恢复状况，结合患者的家庭、生活或工作环境等因素，综合考虑，制订出院计划及家庭康复建议。患者出院后，应继续在家庭或社区内进行后续康复训练，以巩固疗效。治疗师应制订一个详细的出院计划和建议，内容应包括方法、时间、强度、注意事项，患者的心理适应程度，家人及朋友的理解、支持和帮助，陪护者的教育和训练指导，家庭生活环境或工作环境的评估和改造，辅助器具或转移装置的使用和维护，并定期随诊等，使患者获得全方位的、持续的康复服务及功能恢复，提高患者生存质量，实现康复治疗的最终目标。

二、作业治疗处方

作业治疗处方是实施作业治疗的指导性的医疗文书，国内尚无统一的作业治疗处方格式。目前，全国各地有关康复机构都有根据自己的经验和实际情况设计的康复治疗处方，其中包括作业治疗处方。作业治疗处方主要内容应包括患者的一般情况、功能评定、目前存在的障碍问题、作业治疗目标、作业治疗内容及方法、注意事项等内容。作业治疗处方格式举例如下。

医院康复医学科 OT 处方

作业疗法（OT）处方

患者姓名： 性别： 年龄： 住院号： 床号：

临床诊断：

病历摘要（包括现病史、既往史、个人生活史等）：

功能评定：

存在障碍问题（如日常生活问题、大、小便问题、心理问题等）：

康复目标：

作业治疗方法：

1.

2.

……

注意事项：

作业治疗师：

年 月 日

第四节 作业治疗文书

作业治疗文书是康复治疗文件记录的一部分，是用来记载作业治疗评估、作业治疗执行及所提供的作业治疗服务。治疗师应对每一位患者做初始检查和评估及治疗结束时的检查和评估，按照检查 / 评估结果完成作业治疗文件记录的资料收集。在康复治疗期间，根据患者接受作业治疗时间的长短，需要做一次或多次的评估。

作业治疗文件记录撰写应准确、简洁、清晰、及时，使用黑色墨水；应在错误的地方画一条线并在错误上方加上日期并签上姓名，在空白处画上水平的线，记录完成后要及时签名并注明日期；应使用专业术语的缩写词记录。作业治疗文件记录根据作业治疗的不同阶段分为初始评估记录、治疗期间评估记录、进展记录和结束记录。

一、初始评估记录

初始评估记录是当作业治疗师初次见到患者时所做的检查 / 评估的记录。

（一）主观资料

治疗师在每次见到患者时，都会面谈和提问一些功能性问题，应侧重记录影响作业活动的症状及功能不良。

1. 记录内容　包括医疗史、环境、情绪或态度、目标或功能性结果、功能等级等。

（1）医疗史：患者先前医疗状况及治疗的相关信息。

（2）环境：通过与患者面谈，了解其生活方式、居家位置、工作任务、休闲生活及帮助需求等，并协助拟定治疗目标。

（3）情绪或态度：记录患者在做检查时的态度或情绪状态。

（4）目标或功能性结果：由患者及治疗师在初始评估时设定。

（5）功能等级：描述患者在检查时功能的程度。

2. 撰写要求

（1）在记载中不必一再重复“患者”两个字，只用一次就可以假定此部分的所有信息均由患者所述。如：患者报告昨晚只醒过 3 次，没有自己上厕所。

（2）在描述患者功能障碍时，应直接引用患者的话，使解释与治疗之间的相关性更加清楚。如 60 岁的李某经常表示“我妈妈要来接我离开这里，我要我妈妈”，如此说话，意味着患者存在混淆及记忆力障碍。

（3）当患者不能提供相关信息，如痴呆症、语言能力障碍或神经功能改变（如昏迷）的患者或婴幼儿，其相关信息由照顾者或他人提供时，记录时应先说明是谁提供的，说明为何患者不能自己提供信息。如：以下信息由患者母亲提供，患者目前处于昏迷状态。当信息同时由患者本人及他人提供时应注明信息来源。如：孙太太表示今天没为她先生扣毛衣上的纽扣，孙先生表示今天是他患脑卒中以来第一次不让他人协助穿衣。

主观资料撰写最常见的错误是所记载的信息和患者问题、诊断及治疗都不相关。

（二）客观资料

客观资料是由作业治疗师再次加工或加以确认的客观信息，这些信息由测量、测验及观察得到，应以功能性动作或活动术语来描述。客观资料记录常见的错误情形是评估或测验的结果遗漏。

1. 记录内容　包括评价及测验结果、患者功能的描述。

2. 撰写要求

（1）评价和测验结果记录：不同阶段的评价和测验结果及目标记录应一致。在初始检查、进展记录 / 治疗期间记录及结束记录中，治疗师应重复在初始检查中所做的测量及测验，且应和初始检查中的操作步骤及方法相同，在记录时应写明测验或评价什么，患者的体位、姿势、评价的分数等。

采用标准化量表 / 工具评估功能时有一定的步骤、指令及完整的评分方法，如改良巴氏指数、Fugl-Mayer 上肢运动功能评估表、日常生活活动分析评估表等，记录时应有体现。

（2）功能描述：通过功能的描述来说明患者目前的情形，描述功能时应包括：①行走、上下楼梯、抬东西、打扫、坐站及转移等功能。②动作质量，如负重平均、动作平稳、正确的人体力学、速度等。③需要协助的程度，如活动范围由独立、口头提醒；触觉引导、监督；最低程度、中度、最大程度；依赖等。④需要的辅助，如穿衣辅助、矫正器、支撑物、扶手、轮椅、协助性辅具等。⑤距离、高度、长度、时间、重量，如 3m、100cm、6 分钟、厨房标准高度的柜子顶层、地板至桌子等。⑥环境状况，如平地、地毯、灯光、室外、斜坡等。⑦认知状态及并发因素，如患者了解、依照指令的能力，需监督血压状况等。在评估表中所描述的患者功能及评分，都可以作为患者功能性能力的描述。

（三）分析记录

分析记录治疗师对主观及客观记录中所获得的资料做出解释、临床判断及设定功能性治疗结果及目标。

1. 记录内容 包括诊断、目标及治疗结果等。

（1）诊断：作业治疗问题即作业治疗诊断。

（2）目标及治疗结果：患者及治疗师共同制订的所要达到的功能性治疗结果及预期目标。目标应包括短期目标和长期目标。

2. 撰写要求

（1）撰写诊断：按美国作业治疗学会模式，作业治疗诊断包括患者的损伤和功能上的限制。需要通过作业治疗而改善的常见功能障碍包括床上移动、由坐到站、穿衣、洗澡及如厕转移等活动困难，应正确区分病变、损伤和功能上的限制。

（2）撰写功能性治疗结果及目标：应包含动作或表现，如能行走；测量标准应以知道何时才算完成治疗结果或达到目标，如由卧室走到厨房；预期完成的时间，如在 1 周内。可测量的标准是治疗结果和目标中最重要的部分。动作或表现可用不同的方式来评测。当评测指出某种损伤时，应同时描述影响损伤后功能改善的限制因素、功能改善描述时另一种评测是否完成的目标方法。

（四）干预计划

陈述对患者的治疗计划或在下次治疗时会做些什么。

1. 记录内容 包括对治疗造成功能限制采取的作业治疗活动或干预；描述达到目标及治疗结果所用的功能性训练活动。

2. 撰写要求 干预措施的选择应遵循康复治疗处方的要求，尽可能具体，包括选择治疗种类、持续时间、治疗频度（次数 / 天或次数 / 周）、治疗总次数或疗程、治疗注意事项、签名和日期等。治疗师要撰写列在计划中每个活动及干预的理由。

二、治疗进展记录

治疗进展记录是作业治疗过程中提供给患者干预的记录，是作业治疗师再检查 / 评估的记录。在进展记录中的信息可以证明在初始评估报告中所列出的治疗计划是否适当、是否被完成及是否有效。由于所记载的治疗进展是针对完成初始评估报告中的目标及治疗结果，因此是医疗保险及医疗质量的重要证明。

（一）主观资料

在治疗期间，治疗师应注意聆听任何和治疗效果、完成目标及治疗结果相关的信息，同时，应该将所有可能和治疗效果及提高作业治疗质量有关的信息记录在主观资料中。在进展记录中，常见错误是所记载的信息和患者的问题、诊断及治疗都不相关。

1. 记录内容 包括医疗史、环境、情绪或态度、目标或功能性结果、主诉、治疗反应、功能等级等。

（1）医疗史：和治疗有关的所有医疗史信息。

（2）环境：患者的生活方式、居家位置、工作任务、学校需求及休闲活动，以及任何影响治疗的信息。

（3）情绪或态度：患者在治疗期间的态度改变，或在初始检查时没有表现的真实感觉，治疗师应对患者的任何改变有所警觉。

（4）目标或功能性结果：治疗过程中患者的需求及想达到的结果。

（5）主诉：在治疗过程中，不寻常的情况可能显示患者生理状况的改变，或者可能是治疗有效或无效的迹象，可能是患者服药或其他健康状况互相抵触造成的。

（6）对治疗的反应：患者对治疗的反应可作为治疗有效的证据，可能影响到后续的治疗计划。

（7）功能等级：患者的个人描述可以帮助治疗师评估治疗的进展情况或判断患者对治疗的反应。

2. 记录举例 如：患者表示“我不要小孩子的游戏，只要我能回家，我就会很好”，拒绝治疗 1 周，没有进展。

（二）客观资料

进展记录中客观资料信息由再测量、测验和观察得到的，应以功能性动作或活动的术语来描述。

1. 记录内容 包括评测及测验；功能描述；提供的干预；对患者的客观观察；提供治疗次数的记录等。

2. 撰写要求

（1）原则：①重复在初始检查时所做的测验及评测，记录患者对治疗计划的反应。

②记录结果应易于与初始检查、检查报告或记录中的结果相比较。③文字应通俗易懂。④在描述干预方法时，应详细说明。⑤应包含干预目的及患者的反应。⑥记录内容应包含所有书面材料及所用器具。

（2）评测和测验结果：所有在初始评估中所记录的活动，以及治疗结果及目标，均应重新评估及记录在进展记录、治疗期间及结束评估中。重复测量及测验应和初始评估中的操作步骤和方法相同。记录的方法应相同，如在初始评估记录中的测量用“cm”作为记录单位，所有记录中都应用“cm”记录。记录时可加备注，提醒阅读者参考之前测量及测验结果，进行比较。

撰写举例：治疗师张某用压力袜帮助患者王某减轻左脚踝水肿，在初始评估（2011年8月10日）时，记录了王某左脚脚踝的周长，了解水肿程度，完成了5次治疗。今日，治疗师张某以同样的方法测量患者脚踝，并和初始检查结果相比较，得知水肿已有减轻，说明压力袜有效。

在客观资料记录区，用表格形式记录测量的结果，以方便比较。举例如下。

	2011年8月10日	8月15日
左脚外踝的中心	15.3cm	10.0cm
左脚外踝中心下方2.5cm处	13.0cm	7.6cm
左脚外踝中心上方2.5cm处	15.3cm	10.0cm

备注：所有测量均沿记号上方边缘而做。

（3）患者功能描述：通过功能的描述来说明患者进步情况。撰写方法参见前“初始评估记录”部分。

（4）描述所提供的干预：在客观资料中应增加患者所接受治疗步骤的有关信息，内容包括：①记录作业疗法、运动或是活动。②剂量、重复的次数及距离。③选择的仪器。④仪器的详细设定或治疗程序。⑤目标组织或治疗区域。⑥治疗目的。⑦患者姿势。⑧持续的时间、频率及休息时间。⑨标准常规外的其他信息，如将手杖调高于标准常规所用的高度以协助患者行动。⑩特定患者的特别治疗方式。

在描述患者功能时，也可详细描述所提供的干预。例如：遵循指令，患者安全使用腋拐行走，左侧没有承重，由床到餐厅（15m），走在瓷砖路面，监视以防失去平衡2次。

（5）对患者的客观观察：客观资料中包含治疗师所看到的或者感觉到的观察记录。例如：经过日常生活活动训练之后，患者自理活动完成的速度加快，所需的时间减少了。应记录：“在ADL训练后，患者完成的速度增加，所需时间减少。”

（6）治疗次数的记录：记录治疗的次数以明确患者是否接受过治疗。在记录中应记载患者没有参与的治疗，并说明缺席的原因。

3. 常见错误

（1）只报告自己做了什么而没有记录患者否认反应或表现。如：指导患者不使用患侧的情况下，完成穿脱上衣的活动。

（2）内容零散无序，对文字缺乏有效组织。

（三）分析记录

资料分析是进展记录中最重要的一部分，是治疗进展的总结及评价相关资料和资料所代表的意义。进展分析主要记录患者对每个干预的反应。

1. 记录内容　包括功能障碍的变化、功能性治疗结果及目标的提高、功能性结果及目标没有达到、资料的不一致性。

（1）功能障碍的变化：将测量及评测结果与患者在初始评估时的情况相比较，说明患者经治疗后损伤程度的改变。如：在客观资料中，如果患者手臂周长的测量比先前少，而且患者手肘屈曲角度增加，治疗师可以评价所提高的干预有效地降低了患者的肢体水肿，手肘的活动能力因此改善。

（2）功能性治疗结果及目标的提高：治疗师利用进展记录中的分析，说明患者的功能性能力方面的改善及完成功能性治疗结果及目标的进展情况。在分析中，应有一段陈述来说明治疗结果或目标是否已达到。

（3）功能性结果及目标没有达到：若缺乏改善、干预无效或治疗计划没有达到预期效果时，需记录在进展记录中，并分析可能的影响因素。

（4）资料的不一致性：有时主观信息和客观信息的内容不一致。如某位患者在疼痛评测中，VAS 评分为 9，而治疗师却观察到此患者行动很轻松，动作平缓，没有显示疼痛对其行为或动作的影响。此时，应将此情况记录下来，并加入可能的建议。

2. 常见错误

（1）使用溢美之词：如记录中出现“患者对治疗的耐受良好”或“患者很合作且有激情”等描述。

（2）与主题没有关联的内容：常会描述某些之前没有在记录中提及的事情。再次强调在解释资料时，必须要有主观或客观资料的支持，与主题没有任何关联的内容不必写进去，不要画蛇添足。

（3）记录不完整：治疗目标是否达到治疗结果或目标的分析记录中没有提到，通常只有关于损伤程度及有关治疗过程的资料。

（四）进展计划

当患者功能状态改变且达到目标时，只有治疗师可以修改或改变干预计划。

1. 记录内容　包括：①为了使患者更接近治疗目标，以后的治疗会做什么。②下次的治疗何时开始。③在下次治疗前需预定或准备好哪些设备。④在整个治疗结束前还需要多少次治疗。

2. 撰写要求

（1）计划叙述通常以未来式呈现且包含动词，用来描述目前到下次治疗间将会发生什么事，或在下次治疗时将会发生什么事。

（2）在计划记录区，应有一段关于下次治疗时应做什么的描述。

（3）当记录已接受过的治疗次数时，要在计划记录区加上未来还有几次治疗。例如："患者还有 3 次治疗"，或"已为患者安排另外 2 次治疗"，或"患者将于 2012 年 12 月 16 日和 2012 年 12 月 23 日随访，预计于 2013 年 1 月 12 日结束整个治疗"。

[学习小结]

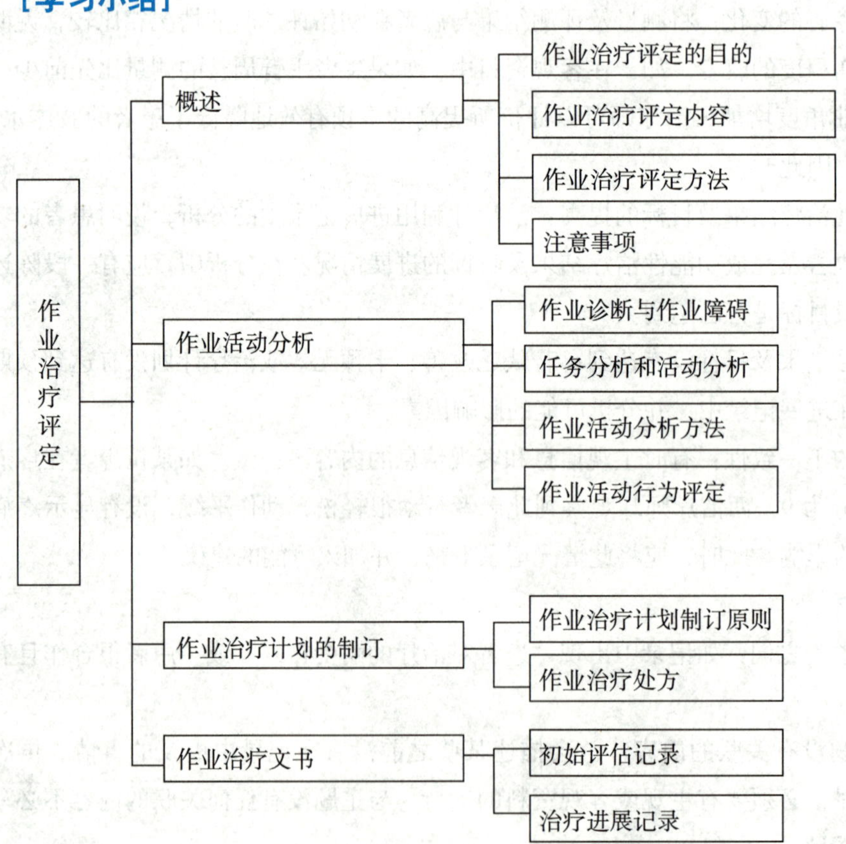

复习思考

一、下列各题的备选答案中，只有一个选项是正确的，请从中选择最佳答案。

1. FIM 评定的内容不包括（　　）

A. 自理活动　B. 工作情况　C. 交流　D. 行进　E. 括约肌控制

2. Barthel 指数不包括（　　）

A. 进食　B. 洗澡　C. 修饰　D. 工作情况　E. 大、小便

3. 下述关于加拿大作业治疗活动行为评估（COPM）的描述，正确的是（　　）

A. 以患者为中心的评估　B. 以治疗师为中心的评估

C. 仅针对患者的 ADL　D. 只是一种作业治疗评估方法

E. 不能指导临床作业治疗

4. 作业治疗计划制订的原则不包括（　　）

A. 根据患者功能评定的结果　B. 根据患者个体情况

C. 根据设定的目标　D. 患者不能参与治疗计划的制订

E. 定期评定并修正治疗计划

二、下列各题的备选答案中，有两个及以上选项是正确的，请从中选择正确答案。

1. 关于作业治疗评定的描述，下述正确的有（　　）

A. 作业治疗评定是康复评定的重要组成部分

B. 作业治疗评定与临床医学诊断有所不同

C. 作业治疗评定等同于临床医学诊断

D. 作业评定的着眼点是障碍学

E. 作业评定的着眼点是疾病学

2. 作业治疗评定内容包括（　　）

A. 作业活动评定　B. 活动障碍自评

C. ADL 评定　D. 生产性活动评定

E. 休闲活动评定

3. ADL 的评定方法有（　　）

A. Barthel 指数　B. Katz 指数

C. Knney 自理评定　D. PULSES 评定

E. FIM 评定

4. 作业评定方法包括（　　）

A. 直接观察法　B. 间接评估法

C. 专用评估室评定　D. 测验

E. 电话询问

5. 下列关于加拿大作业活动行为评估（COPM）的描述，正确的是（　　）

A. COPM 的实施标志着作业治疗学临床思想体系的变革

B. 以治疗师为中心模式逐渐转向以患者为中心的治疗模式

C. 患者作为被治疗的主体

D. 治疗师与治患者决定有关作业治疗问题

E. 治疗师与患者共同决定作业治疗的目标

三、名词解释

1. 作业诊断

2. 作业障碍

3. 任务分析

4. 活动分析

四、简答题

1. 作业治疗评定的工作流程。

2. 作业评定的步骤。

3. 作业活动分析的内容。

五、论述题

PEO 作业模式在临床作业治疗中的应用。

扫一扫，知答案

扫一扫，看课件

第三章 治疗性作业活动

【学习目标】

1. 掌握：治疗性作业活动的作用、应用原则及活动设计方法。
2. 熟悉：各类治疗性作业活动的临床应用。
3. 了解：治疗性作业活动的类型。

第一节　概　述

人类需要作业活动，活动是作业治疗的核心。治疗性作业活动直接来源于生活、工作及休闲活动，它是作业治疗所常用的有意义、持续或有规律进行的基本活动，患者在反复实施和完成作业活动的过程中获得身、心两方面的康复。治疗性作业活动是作业治疗实用性及灵活性的具体体现，同时也是作业治疗师创造性和开拓性的直接体现。

一、概念

治疗性作业活动（therapeutic activity）是作业治疗的重要组成部分，是通过精心选择、具有针对性的作业活动，维持和提高患者的功能，预防功能障碍或残疾的加重，使患者获得或提高独立的生活能力，提高生活质量。

治疗性作业活动具有如下特点：①有一定的治疗目标，对身体活动功能，如心理上、情绪、健康等有一定的治疗作用。②患者本人参加活动，从中受到了训练，并因作业活动的成果而感到满足。③所选的作业活动与患者日常生活或工作学习有关。④有助于改善或预防患者的功能障碍，提高生活质量。⑤符合患者的兴趣，活动的方式可在一定范围内由患者自己选择。⑥作业活动时间、活动量、活动难度等可依年龄、性别、体质等加以调节。⑦作业活动的性质及作用主要以科学知识和治疗师的专业经验为依据。

二、分类及作用

（一）分类

作业活动有多种分类方法，治疗性作业活动也有多种类型。临床中最常采用按照治疗性作业活动的功能分类，通常包括自我照顾性作业活动（如穿脱衣服、进食、修饰等）、生产性作业活动（如陶艺、木工作业等）和休闲娱乐性作业活动（如棋牌游戏、书写绘画、参与集体活动等）；也可按照所需技能进行分类，包括针对肌肉骨骼功能的作业活动、感觉运动功能的作业活动、认知功能的作业活动、心理社会功能的作业活动等。但各类中又会有重复，如编织作业，既属于手工艺类作业活动，又因为可以有成品生成，还可以归类到生产性作业活动，同时患者在完成该项作业活动的过程中还可以调节情绪，所以也兼顾休闲娱乐的功效。

在本章节中，具体活动介绍并没有划定严格分类界限，仅从易于理解和掌握的角度分别介绍。

（二）作用

治疗性作业活动不同于一般的作业活动，它以治疗为目的，既能帮助患者维持和提高现有的能力，发挥最大限度的残存功能，还可以改善患者的心理状态，提高患者的生存质量和社会适应能力。治疗性作业活动具有躯体、心理、职业、社会四方面治疗作用。

1. 躯体功能方面 根据患者的躯体功能情况，选择正确的作业活动训练方法，改善患者运动功能、感觉功能及日常生活能力。

（1）增强肌力和耐力：如木工、金工、制陶、泥塑、投篮、舞蹈、飞镖、足球、绘画、书法、轮椅竞技、缝纫、郊游、爬山等作业活动，可提高机体肌力及耐力。

（2）改善关节活动范围：如滚筒、砂磨板、制陶、泥塑、绘画、书法、编织、篮球、乒乓球、舞蹈、捏橡皮泥、纺织等作业活动，可增加关节活动范围，提高活动能力。

（3）改善手的灵活性：如泥塑、棋类游戏、牌类游戏、绘画、书法、编织、折纸、镶嵌等作业活动，提高手的功能。

（4）减轻疼痛：如通过进行牌类游戏、棋类游戏、泥塑、绘画、书法、音乐等转移患者注意力，达到减轻疼痛的目的。

（5）改善平衡和协调能力：如套圈、保龄球、篮球、舞蹈、足球、飞镖、投掷游戏等作业活动，提高身体平衡及协调能力。

（6）促进感觉恢复：如利用不同材料进行的棋类游戏、牌类游戏、手工艺制作、制陶、泥塑等作业活动，促进感觉功能的恢复和提高。

（7）提高日常生活能力：如进行穿衣、进食、洗浴、如厕、家务活动等，恢复或提高患者的 ADL 能力。

2. 心理方面　治疗性作业活动能够调节情绪，消除抑郁，陶冶情操，振奋精神，改善患者心理状态，恢复或提高患者康复的信心。

（1）调节情绪：如采用木工、金工、泥塑等宣泄性活动，使患者情绪合理宣泄，从而促进其心理平衡。

（2）转移注意力：如采用音乐、舞蹈、绘画、书法、泥塑、棋牌类游戏、编织、折纸、镶嵌、电子游戏等转移其注意力，调节患者精神。

（3）增强自信心：如穿衣、进食、洗浴、家务活动等日常生活活动练习，提高患者独立生活能力。

（4）提高成就感：如制陶、泥塑、绘画、书法、编织、折纸、镶嵌、手工艺制作等作业活动方法，让患者生产出产品，提高自身成就感及满足感。

（5）改善认知、知觉功能：如电子游戏、绘画、棋牌类游戏、书法、音乐等作业活动方法，提高患者注意力及解决问题的能力。

3. 职业能力方面　有针对性地选择与患者职业有关的作业活动，可提高患者劳动技能，增强患者的竞争与合作意识，提高职业适应能力，增强患者再就业的信心。

4. 提高社会适应能力　通过有目的和有针对性地进行集体作业活动，改善患者的社会交往能力和人际关系，促进患者重返社会，同时也增强了社会对残疾人的了解和理解。

三、应用原则

治疗性作业活动种类及活动项目繁多，治疗师在为患者选择一项作业活动时，既要符合患者的实际功能水平，也要兼顾患者的兴趣爱好，还要考虑周围环境等，只有综合考虑各方面因素，才能有目的、有针对性地精心选择作业活动。在选择和实施一项作业活动时应遵循以下原则。

（一）在评定基础上有目的选择

在选择治疗性作业活动前，应对患者的功能情况进行全面的评定，评定内容包括患者的基本情况、身体功能、心理功能、认知、言语状态、兴趣爱好、康复需求等，可通过观察、询问、检查、测量、查阅病历、问卷等方法，全面了解患者的功能情况和治疗需求，找出存在和需要解决的问题，并分析解决的先后顺序。

治疗师通过评定选择作业活动治疗项目时，对于已丧失或部分丧失功能，预期可以达到生活、工作、学习、交流等能力的完全自理或基本自理的患者，可以选择强调患侧肢体恢复训练的作业活动，设计以提高患肢功能或患肢独立完成的作业活动；对于预期不能自理的患者，可以结合残存的功能，借助辅助器具或适当的环境改造提高患者的自理能力。对于残疾儿童这一特殊群体，应根据儿童运动发育的规律和生活技能获得正常作业治疗程序，选择适宜的作业活动，同时兼顾“治疗－游戏－教育”三结合的要求。

每位患者的功能水平均有不同，在选择一项作业活动时，应根据患者的实际功能水平，选择患者能完成 80% 以上的作业活动。难度太高容易打消患者积极性，难度太低则缺乏一定程度的挑战性，患者参与性会降低。随着患者功能水平的改善与提高，可以逐步增加作业活动的难度和强度。

（二）对活动进行分析

为了准确选择治疗性作业活动的方法，达到治疗的需要和目的，应对作业活动进行详细的分析，了解活动所需的技能和功能要求、活动顺序、场所、时间、工具及有无潜在危险等，以选择具有针对性且安全可行的活动。

在进行作业活动分析时，还应兼顾患者的兴趣和爱好，治疗师应充分了解患者的文化背景、生活经历、兴趣爱好及特长，才能充分调动患者的主观能动性和参与程度，才能最大限度地取得患者配合。

（三）修改和调整作业活动

在功能评定和作业活动分析的基础上，可对活动进行必要的调整，以更好地达到治疗目的。活动的调整应包括如下内容。

1. 工具调整 如象棋训练时将棋子与棋盘加上魔术贴，以增加下棋的难度，在游戏的同时加强肌力、耐力的训练效果；将棋子、棋盘改造成用脚来完成下棋活动，以改善下肢的肌力或平衡协调功能；用筷子夹棋以改善手的精细功能和 ADL 能力；加粗手柄工具使抓握功能稍差的患者较容易完成活动等。

2. 材料调整 如手工编织、木工作业活动中选择不同质地的材料，质地较硬的材料对肌力要求较高等（图 3–1）。

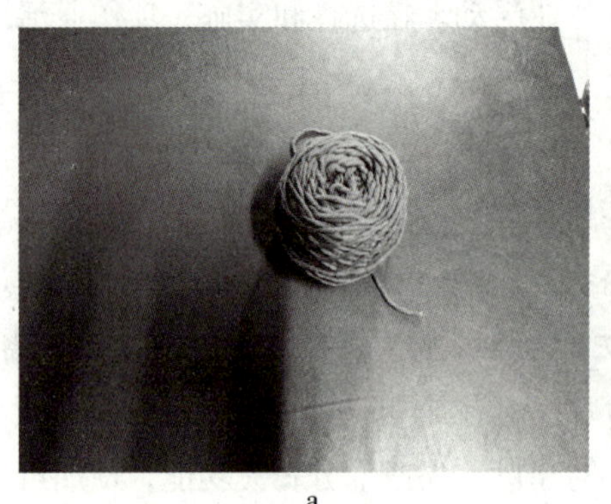
a

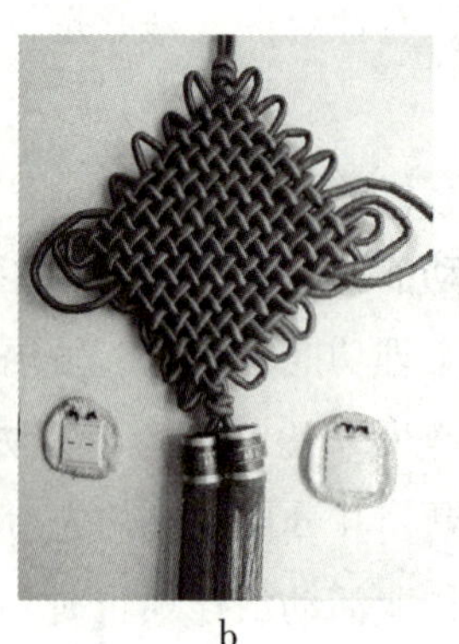
b

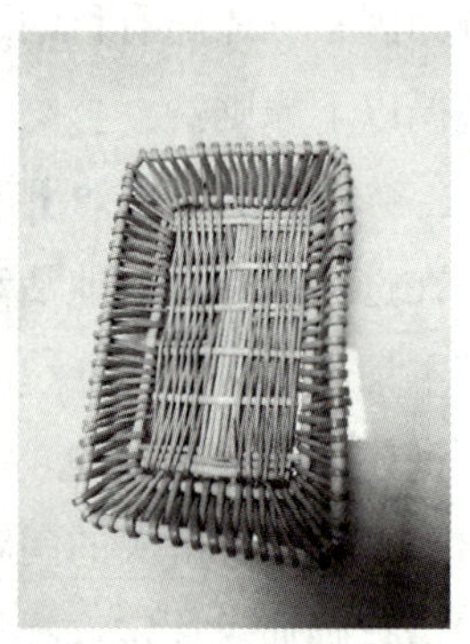
c

图 3–1 材料调整

3. 体位或姿势调整

（1）体位调整：如插棒作业活动中，站立位进行可增强立位平衡能力及站立的耐力；坐位进行可改善认知功能或提高视觉扫描能力（图 3–2）。

（2）姿势调整：如钉钉子作业活动中，选择不同的姿势可训练上肢各大关节的功能，如肘关节屈伸、肩关节内外旋等。调整治疗用品的位置也可达到上述效果（图 3-2）。

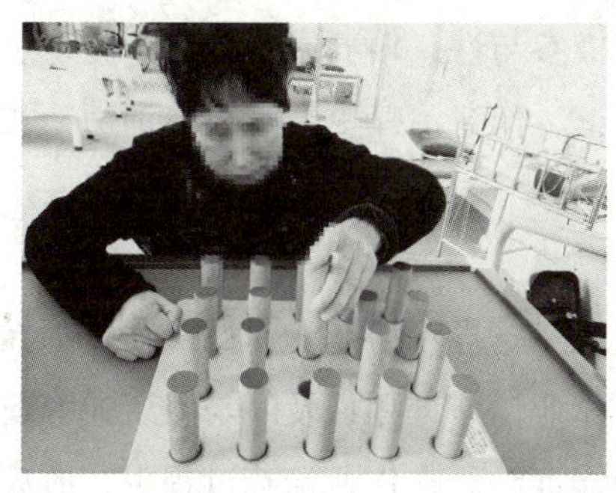
a

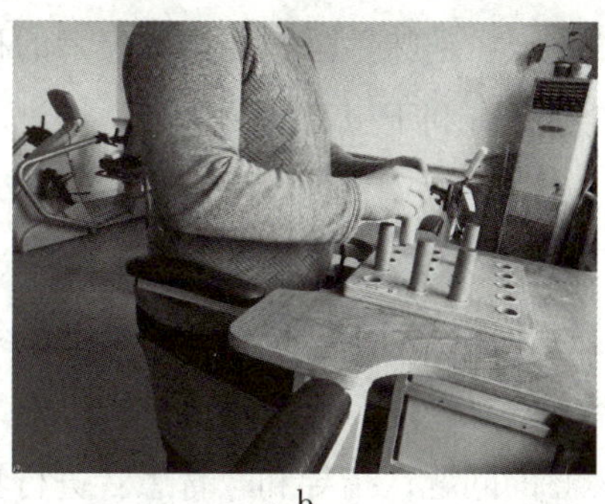
b

图 3-2　体位或姿势的调整

4. 治疗量调整　从治疗时间、频率、强度进行调整。如心脏病患者步行训练时，应严格控制运动量，速度不宜过快、时间不应过长，以适宜心率为度。

5. 环境调整　如改善认知功能时，选择较安静的环境以避免注意力分散；为提高患者环境适应能力、实际生活或工作能力，应在真实环境中进行，如在木工车间、金工车间作业等。

6. 活动方法调整　简化活动方式和程序，可选择某一活动中的一个或几个动作进行训练，如选择篮球活动中的传球、投篮、运球分别进行训练，而非打一场比赛；截瘫患者，可选择轮椅篮球赛形式进行训练。见图 3-3。

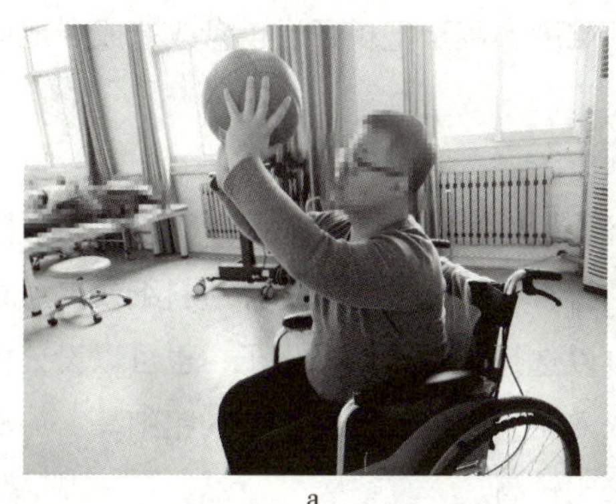
a

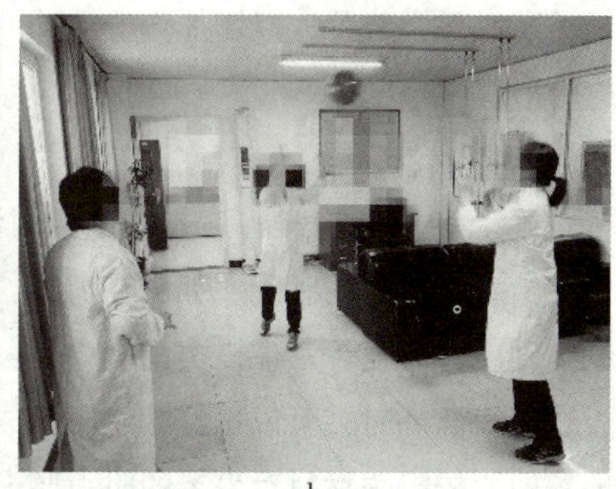
b

图 3-3　活动方法调整

在进行作业活动调整时，在综合患者的功能水平和治疗目标基础上还应重视患者的兴趣爱好。治疗师应充分了解患者的文化背景、生活经历、兴趣爱好及特长，以选择或调整适宜的作业活动和活动方法，以充分调动患者的主观能动性及参与程度，最大限度地取得患者的配合。

（四）以集体形式活动

治疗性作业活动尽量以集体活动的方式进行，可提高患者治疗的积极性和治疗效果。集体训练的优点：趣味性强，能调动患者的积极参与性；培养患者合作和竞争意识；提高患者社交能力；有利于患者间的交流，增进友谊。作业治疗更鼓励集体训练，尤其是趣味性活动。

（五）充分发挥治疗师的指导、协调作用

在治疗性作业活动中，作业治疗师起到组织、指导和协调的作用。治疗师在活动中收集患者的基本信息，进行作业活动评估，制订作业治疗计划；及时与患者或家属沟通，解决患者所关心的问题；指导和教育患者进行功能训练。在作业治疗过程中，应充分发挥治疗师在活动中的作用。

四、活动设计

多数作业活动均有治疗作用，但并不是所有治疗性作业活动都适合患者应用，在作业治疗时，所选择的治疗性作业活动应经过有针对性的精心选择，并结合患者整体情况进行活动设计。

（一）工具设计

工具的设计可以通过使用不同型号规格的工具或改变工具的形态，达到调整作业活动的目的。如：木工作业中常用的工具有推用锯和拉用锯，一般情况下推用锯效率更高，治疗师可以结合患者的实际情况灵活选择；跳棋、五子棋等棋类活动，可通过在棋子和棋盘间加上魔术贴或磁力装置，以增加作业活动的难度，甚至把棋子、棋盘改造成在地面上用脚来完成的形式。

（二）材料设计

同一项作业活动，同样的工具，也会因活动材料的质地、大小、种类等的不同，在完成过程中给患者不同的感受。如：在剪纸、折纸活动中，可以选择塑料纸或普通纸，也可选择纸的硬度、厚度等；在棋类活动中，可以选择塑料或金属棋子，也可以设计棋子的形状等；在编织活动时，可以选择编织藤条或绳子，也可以选择绳子的粗细等。一般情况下，质地较硬、较粗的材料对患者的肌力要求比较高。

（三）体位和姿势设计

完成某一项作业活动，治疗师可以根据治疗目的，要求患者坐位或站立位完成，甚至采取卧位、俯卧位、跪位完成，以达到不同的治疗效果。体位的选择应根据患者的实际情况灵活调整，截瘫和下肢截肢的患者一般采取坐位完成。同一体位，患者采取不同的姿势，作业活动量及治疗效果也不一样。如钉钉子作业活动，可以通过调整姿势，选择只活动腕部、肘关节、肩关节参与的活动方式。

另外，工具的摆放位置同样会有不同的治疗效果。工具放到较高处或钉在墙上可以促进肩关节的前屈和外展；工具放在患者躯干两侧可以促进躯干活动；工具放在较低位置可以促进躯干的前屈和侧屈。

（四）治疗量设计

活动的治疗量可以从治疗时间、频率、强度方面进行设计，也可考虑通过治疗时间和休息时间的配合来调整治疗量。

（五）环境设计

对于认知功能障碍的患者，治疗环境应安静，避免干扰患者的注意力；为提高患者的适应能力、实际生活和工作的能力，应尽量在真实环境中进行治疗，如木工车间、金工车间等。

第二节　手工艺性作业活动

手工艺性作业活动是指用手工制作具有艺术风格的工艺品的一项活动。通过手工艺制作作品，达到转移注意力，提高手部精细动作，训练手功能，同时获得制作成品的成就感与满足感，改善情绪，具有身心治疗价值的目的。手工艺性作业活动种类繁多，如编织、刺绣、剪纸、布艺、粘贴画、插花、雕刻等，趣味性强，患者参与性高，为临床康复治疗中常采用的一种作业治疗方法。手工艺性作业活动种类繁多，本节仅做简单介绍。

一、编织作业

编织是将植物的枝条、叶、茎、皮或丝线、毛线进行加工，手工编织成工艺品。编织作业工具简单，动作易学易练，不需要特定的场所和特殊工具，无污染，无噪声，危险性小，产品多种多样，易于开展，患者乐于接受，适合手功能较差的患者应用训练。在现实生活中，手工编织作业已广泛而普遍地应用在日常生活中。

（一）常用工具和材料

1. 工具　镊子、钩针、大头针、毛衣棒针、挂针、尺子、剪刀、编织筐等。

2. 材料　丝线、毛线、编织用藤条、竹叶、草等。

（二）活动方法

1. 绳编　包括单结、秘鲁结、两股辫、三股辫、四股辫、双联结、蛇结、金刚结等。

2. 藤条编织　包括编织、包缠、钉串、盘结等。

（三）活动设计

编织作业中，需要较好的手眼协调能力及双手协调能力，还需要一定的耐力及注意力。如果耐力较差，完成作品比较困难，可分几次操作来完成。

1. 材料选择 手功能稍差的患者，可先选用较粗的线进行操作；为了增加肌力，可选藤编并使用较粗的藤条；手部感觉差者不宜选过细的线或锋利的草和竹片。

2. 工具或方法 为改善灵活性，可选针织或钩织稍复杂的图案或形状；为扩大上肢关节活动范围，可利用较大编织框进行大件编织；手功能欠佳者，可在钩针的末端增加套环或加粗钩针的把手以利于抓握和稳定。

3. 体位 根据需要可选择站立位、坐位、轮椅坐位，针对性训练站立平衡、下肢力量、关节活动范围、坐位平衡和轮椅上的耐力；为扩大肩关节或躯干的关节活动范围，可将编织框悬挂于较高处进行作业。

4. 工序 手功能较差者，可仅选其中一两个工序进行作业，也可几个患者流水线作业。如：在编结时，一人负责编，一人负责抽，另外一人专门进行修饰，同时培养合作精神和时间感。如图 3–4。

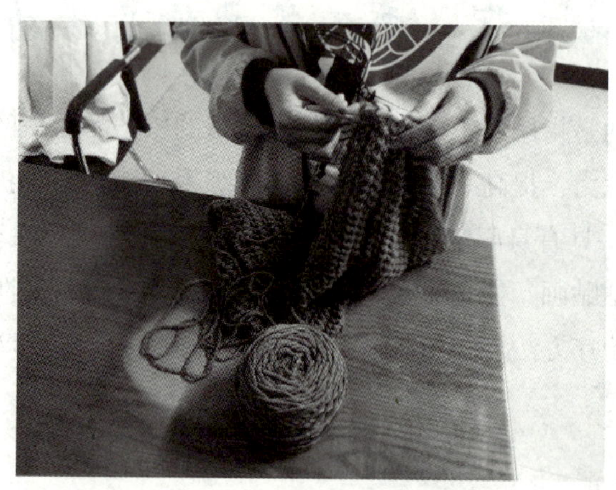

图 3–4 编织作业活动

5. 治疗量 通过编织的图案或形状的不同来调节难易程度。

（四）治疗作用

1. 躯体功能方面 编织作业可促进手部精细及抓握动作；提高双手及手眼协调能力；维持和改善肩肘关节的活动范围；增强和改善上肢及手指肌力；提高身体平衡能力和耐力。

编织作业中使用双手动作较多，动作反复进行，可提高双手同时操作的能力；穿针引线中，能改善手指灵活性、手眼协调能力、手指精细能力等；编织中需要肩、肘、前臂、腕和手部多个关节的活动，有助于维持和改善上肢的关节活动范围，促进上肢各关节活动的协调性；用患手持针进行编织（或钩织）有助于改善手指屈曲、伸展及抓握、松开的能力，也可以提高手指肌力；患者长时间处于坐位下进行作业，有助于提高坐位耐受力。

2. 精神心理方面 编织作业可改善理解力，发挥创造力，提高耐心和集中注意力。

编织活动过程易于进行，有助于稳定情绪，通过深入活动，能够发挥创意，在创作过程中患者不断改进自己的构思，制作出令自己满意的产品，使患者精神上有极大的满足感。如果活动以小组形式，通过与他人共同制作作品，可改善与他人的交流及协作能力，提高患者的社会参与能力。

（五）注意事项

1. 洗净双手以避免污染线、绳等。

2. 编织时会用到剪刀、钩针等尖锐物品，注意统计数量，做好安全防护。

3. 进行草编或藤编时，处理好材料边缘，防止割伤或划伤。

4. 线编、绳编时可能会产生细小绒毛，对呼吸系统有一定刺激性，有呼吸系统疾患者必要时可以戴口罩。

5. 对于手功能较差的患者，不宜选用过细的线或锋利的草和竹叶，以免造成划伤或割伤。

二、刺绣作业

刺绣作业是利用针和丝线在绸、布上作画的一种民间工艺。现在，利用传统刺绣的工艺，采用单纯的图案、利用毛线进行刺绣，制作出粗犷、质朴的作品也不少见，比如十字绣。

（一）常用工具和材料

1. 工具 圆头针、尖头针、羊毛针、苏针、欧针、钝头针、绣架和绷子、剪刀等。

2. 材料 各色绣线、布（各色棉布、绸布或者各色粗布）等。

（二）活动方法

柳针、回针、平针、长短针、套环针、打子针、绕绕针、锁链针等。

（三）活动设计

在刺绣作业过程中，需要手眼协调能力、耐力及一定的颜色识别能力。

1. 工具 对于手功能稍差或抓握能力较差的患者，可以选择在工具末端增加套环或加粗工具手柄的方式，或用针尖圆钝的以防扎伤手指。

2. 材料 手功能差的患者可以选择较粗的线；以提高肌力为目的的治疗可以选择较厚的布。

3. 体位 可以根据治疗目的的不同，让患者采取坐位、立位、轮椅坐位等体位。如图3–5。

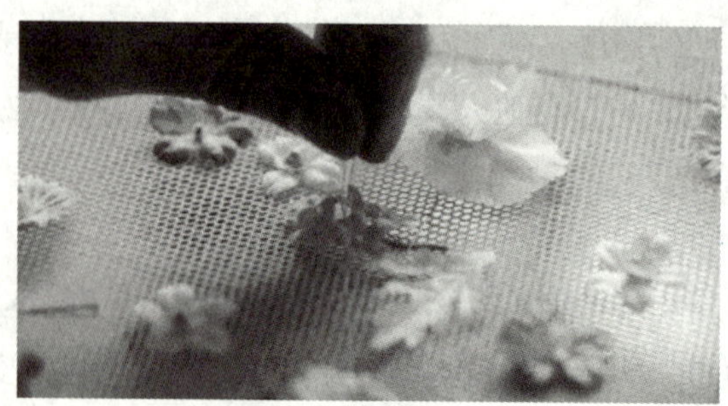

图 3-5 刺绣作业活动

4. 工序 对手功能较差者，可仅选用其中的一两个工序，也可几个患者流水线作业，如一人负责刺绣、一人负责拉线，可同时培养团队合作精神。

5. 治疗量 可以通过绣制不同的图案或形状来调节难易程度。

（四）治疗作用

1. 躯体功能方面 刺绣作业能促进手部精细动作和手指对捏、侧捏的能力；促进双手及手眼协调能力；维持和改善肩肘关节的稳定性；增强和改善上肢和手指肌力。

刺绣活动主要利用双手动作改善手指灵活性、手眼协调能力，改善肩、肘关节等的稳定性。一般来说，刺绣活动多在坐位下进行，通过长时间持续的坐位下作业，有助于提高患者的耐力。

2. 精神方面 可改善理解力，发挥创造力；提高耐心和集中注意力的能力；提高身体的平衡能力和耐力。

刺绣作业持续时间较长，有助于活动耐心的养成，可促进注意力集中；完成的刺绣作品可以使患者产生喜悦和满足的情感，改善患者精神状态。

（五）注意事项

1. 洗净双手以避免污染线、布等。
2. 刺绣时会用到剪刀、绣针等尖锐物品，注意统计数量，做好安全防护。
3. 注意姿势，避免长时间低头而伤及颈椎和脊柱。

三、纸工艺作业

纸工艺是利用不同质地的纸，通过剪、刻、贴、撕、拼、插、卷、编、植等技法，制作出具有一定情趣和审美价值的手工作品，分类有折纸、折剪纸、纸浮雕、纸花、剪纸等。纸工艺作业简单易学，上手容易，工具材料简单，制作程序相对单一，作品丰富多彩，耗时少，不需要特定的场所和特殊工具，无污染，无噪声，患者乐于接受，易于开展。

（一）常用工具和材料

1. 工具　铅笔、橡皮、尺子、胶水、彩色笔、圆规、剪刀、刻板、刻刀、订书器等。

2. 材料　各种颜色、不同厚度的纸。

（二）活动方法

1. 剪纸　包括柳叶形、锯齿形、小圆孔、月牙形、花瓣形、逗号形、水滴形等。

2. 折纸　包括对折叠法、四瓣形折叠法、五瓣形折叠法、六瓣形折叠法等。

（三）活动设计

比较复杂的纸工艺作业活动需要双上肢、手及手眼协调性活动，活动过程中，需要手指的捏拿或按压，患者应有一定的手和手指的肌力和耐力。如图 3–6。

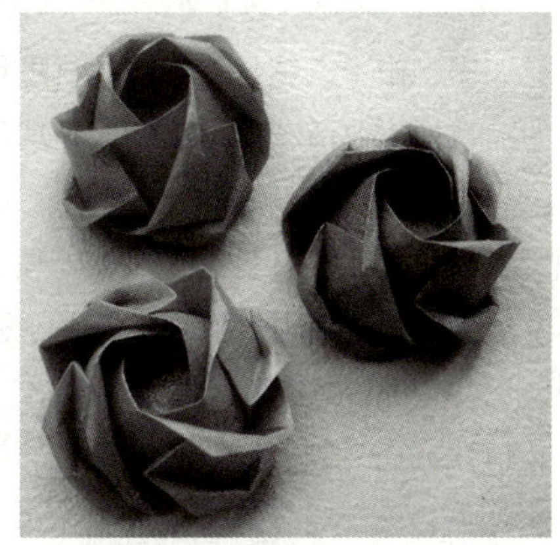

图 3–6　纸工艺作业活动

1. 工具　对于手功能稍差或抓握能力较差的患者，可以选择在工具末端增加套环或是加粗工具手柄的方式进行设计；手指伸展不良的患者可以使用带弹簧可自动弹开的剪刀；不能良好固定纸张的患者可以使用镇尺等工具协助。

2. 材料　以提高肌力为目的的治疗可以选择较硬、较厚的纸张。

3. 体位　可以根据治疗目的不同，让患者采取坐位、立位、轮椅坐位等体位进行训练。

4. 治疗量　可以通过折叠或剪裁的形状图案的不同来调节难易程度。

（四）治疗作用

1. 躯体功能方面　改善双手同时操作的能力；改善手指屈和伸的能力；改善手眼协调能力和手指灵活性；增强坐位耐力，提高平衡能力。

纸工艺作业主要利用手和上肢完成动作，多采用坐位姿势进行。通过作业，可改善手指的粗大动作和灵活动作能力，促进手眼协调能力。活动过程中，需要躯干、上肢近端或远端关节保持稳定状态，可促进躯干及局部关节的稳定性与控制能力。长时间同一体位下进行，有助于改善患者身体的耐力。

2. 精神方面　培养集中注意力，提高创造性。纸工艺活动可促进理解力和决策能力，提高患者思维能力，促进情绪稳定，改善精神状态。完成的作品还可使患者提高自信，重新融入社会。

（五）注意事项

1. 纸工艺作业时会用到剪刀、刻刀等尖锐物品，注意时使用安全，做好安全防护。

2. 对于有攻击行为的或者需要发泄情绪的患者，应避免其接触到剪刀等物品，可以改为撕纸等作业训练。

四、木工、皮革作业

木工作业是利用木工工具如锯、钳子、螺丝刀等对木材进行锯、刨、打磨、加工、组装，制作出各种用具或作品的一系列作业活动。木工作业是现代作业治疗中常用的作业活动之一，尤其适合男性患者。

皮革作业是利用雕、刻等技术，对皮革材料进行加工处理，制作成工艺品、装饰品及日用品的作业活动。其制作方法简单，有实用价值，患者兴趣极高，临床易开展。

（一）常用工具和材料

1. 木工作业　木工台、桌椅凳、锯、刨、锤子、螺丝刀、钻、钳子、钉子、木条、油漆、刷子、砂纸等。

2. 皮革作业　冲头、木槌、橡胶垫、裁皮革刀、针、剪刀、布料、牛皮、猪皮等。

（二）活动方法

1. 钉钉子　用手指或钳子固定钉子，根据治疗目的的不同，可分别用肩关节内旋、肘关节伸直、腕关节掌屈、尺偏的力量用力敲击。

2. 锯木　用一侧下肢将小块木料踩在凳子上固定，然后用双手或单手持锯，利用肩肘关节屈伸的力量完成拉送的锯木动作。如图 3-7。

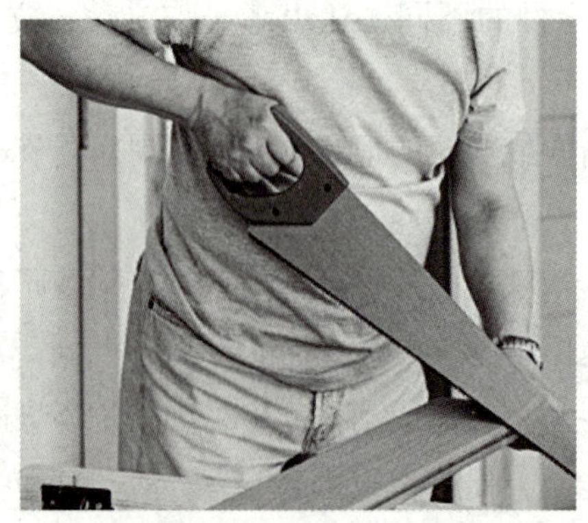

图 3-7　锯木作业活动

3. 皮革制作 在皮革上临摹图案；用木槌敲打冲头，将图案刻于皮革上；用颜料染色；染料风干后涂防水漆；进一步加工成一件工艺品。

（三）活动设计

皮革工艺没有性别限制，适合不同年龄段的人群及各种类型、性质和特点的治疗对象。在制作过程中，对上肢功能、手眼及双手协调能力、手指精细动作要求较高，同时需要保持作业姿势，并有充沛的体力和耐力。

1. 工具 对于手功能稍差或抓握能力较差的患者，可以选择在工具末端增加套环或是加粗工具手柄的方式进行。

2. 材料 选用较硬的木板及皮革可以增强肌力。

3. 体位 可以根据治疗目的不同，让患者采取坐位、立位、轮椅坐位等体位进行训练。

4. 活动形式 对于功能较差的患者也可要求其只完成工艺的某一个程序。

（四）治疗作用

1. 躯体功能方面 促进手部精细动作和抓握动作；促进双手和手眼协调能力；维持和改善肩肘关节及躯干的活动范围；增强和改善上肢、手指肌力及耐力；提高身体的平衡能力。

制作中手握木槌击打印钉的动作可增强手指屈曲力量，改善固定印钉的手指握持能力，改善手眼协调能力。制作中，如一手握槌，一手握钉，双手协作完成，反复进行，可提高动作能力。

2. 精神方面 改善理解力，发挥创造力；提高耐心和集中注意力的能力；宣泄情绪。制作过程中，决定物品的造型和颜色，可改善策划及决策能力；长时间反复作业，可提高耐心及注意力；决定使用哪种材料、图案或颜色，可改善创造力和应用能力；反复操作还可消除患者的攻击意念；完成的作品可使患者获得满足感，改善患者精神状态，稳定情绪。

（五）注意事项

1. 注意调节活动时间，避免作业训练使患者产生疲劳。

2. 注意安全防护，必要时戴安全帽；噪声大时可以使用防噪声设施；有粉尘及油漆、染料等有刺激性气味时可以佩戴口罩；坐轮椅者需要固定腰带。

3. 使用锯、刨、冲头、裁皮革刀等锋利工具时，防止割伤或划伤。

4. 木工作业需要注意防火，木材、燃料、油漆等均属于易燃物品。

5. 油漆难以清除，故使用油漆时应先铺好废旧纸张等。

五、粘贴作业

粘贴作业是将各种材料通过剪裁或直接利用小碎片，按照一定的图案拼接、粘贴，制作成各种精美的装饰品的治疗方法。其所选材料多为日常生活中的废弃物品，比如陶瓷碎片、植物种子、碎布、铅笔屑、纸等，故又称“环保艺术品”。粘贴作业操作简单，易于学习和创新，可以就近取材，作品颜色丰富、趣味性强，有吸引力，适用于各种年龄、性别的患者，是极易推广普及的作业活动之一。

（一）常用工具和材料

1. 工具 镊子、剪刀、笔、棉签、胶棒、尺子等。

2. 材料 纸、树叶、花瓣、贝壳、泡沫等废弃材料。

（二）活动方法

1. 剪贴画 收集不同颜色和形状的树叶，设计好图案，用胶水固定在纸板上。如图3–8。

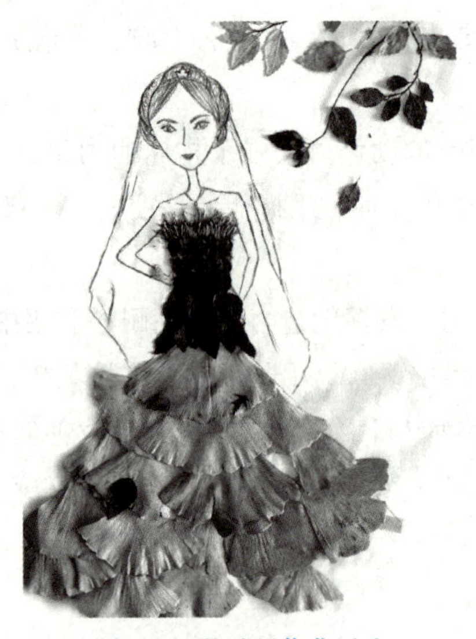

图 3–8 剪贴画作业活动

2. 瓷片作业 制作或收集一定数量的瓷片或鸡蛋碎片，用胶水以一定的图案粘贴在纸板上，待干燥后用石膏填缝并着色。

（三）活动设计

粘贴作业需要具备良好的手部操作能力，能对图形、颜色、大小、数量等具有最基本的认知能力，以及具有相应的判断和评定能力。

1. 工具 对于手功能稍差或抓握能力较差的患者，可以选择在工具末端增加套环或是加粗工具手柄的方式进行设计。

2. 体位　可根据治疗目的的不同，让患者采取坐位、立位、轮椅坐位等体位。

3. 治疗量　可通过编织的图案或形状的不同来调节难易程度。

4. 活动形式　可采取独立或多人分工共同完成的方式进行，手功能较差的患者也可要求其只完成工艺中的某一个程序。

（四）治疗作用

1. 躯体功能方面　促进手部精细动作和抓握动作；促进双手协调能力和手眼协调能力；维持和改善关节活动范围；增强和改善上肢肌力和手指肌力；提高身体的平衡能力和耐力。

粘贴作业需要用手握住工具，有助于改善作业者手指屈曲能力；通过反复用手挤压胶水瓶，有助于改善手指屈曲、握持及放松能力；反复拿起并摆放粘贴物的动作，有助于改善手眼协调及手指灵活性；粘贴作业时需要长时间持续动作，有助于提高全身耐力。

2. 精神方面　改善理解力，发挥创造力；提高耐心和集中注意力的能力；消散攻击性。粘贴作业中，在决定颜色和图案的过程中，可改善患者的决策能力；反复摆放粘贴物，可提高注意集中能力；大家集体完成作品，可改善成员间的交流与写作能力，促进患者早期回归社会。

（五）注意事项

1. 在收集材料时，注意卫生和安全。

2. 注意剪刀、镊子等尖锐物品，注意统计数量，做好安全防护。

3. 进行瓷片作业时，处理好材料边缘，防止割伤或划伤，或用鸡蛋皮等材料代替。

六、陶艺、蜡染作业

陶艺作业又称陶瓷制作，主要通过水土糅合的可塑性、流变性、成形方法及烧结规律等工艺，生产制造出不同的陶艺形态。该项作业活动趣味性及操作性较强，对场地和材料要求不高，且可用橡皮泥代替，临床易于开展（图 3-9）。

蜡染作业是一种以蜡为防染材料进行防染的传统手工印染技艺。蜡染时用蜡刀蘸熔蜡绘花于布后以染液浸染，在浸染中，作为防染剂的蜡自然龟裂，使布面呈现特殊的“冰纹”，形成人工难以绘制的图案。

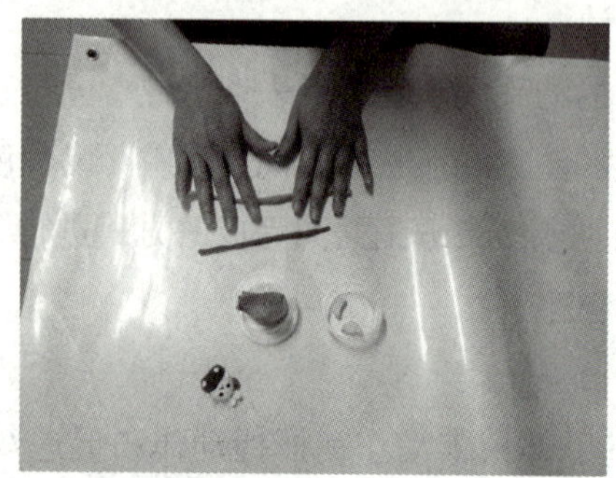

图 3-9 橡皮泥作业活动

（一）常用工具和材料

1. 陶艺作业 转盘（陶车）、面板、面杖、金属棒、竹刮板、针、瓷器刀、剪刀、石膏粉、陶土、黏土、釉彩等。

2. 蜡染作业 蜡盘、容器、加热炉、毛刷、木棒、橡皮筋、棉垫、染料、粗布或绸布。

（二）活动方法

1. 炼土 取适量陶土，加水调整后反复揉搓、摔打，排出空气，直至陶土表面光滑。这样可以防止陶土硬度不一，在烧制过程中不易发生龟裂。

2. 陶土成形 有泥条盘筑法、泥板成形法、拉坯成形法、徒手捏制法等。

3. 蜡染作业 选择合适的白布作为蜡染坯布，铺在桌面上；蜡块置于容器中，加热使其熔化；用毛刷蘸取蜡液，随意涂在坯布上；坯布上的蜡液自然干燥后，将坯布浸入染料中，并用木棒不断搅拌；染至满意颜色后，将坯布放入清水中煮沸，使蜡斑完全熔化，即可看到染后的花纹，最后将坯布悬挂晾干即可。

（三）活动设计

陶艺和蜡染需要理解制作要求、步骤及注意事项，需要有良好的认知水平、感知觉及上肢操作能力；作业工序相对较多，需要有动作转移或变换灵活能力，以及双上肢及双手较好的操作能力。

1. 工具 对于手功能稍差或抓握能力较差的患者，可以选择在工具末端增加套环或是加粗工具手柄的方式进行设计。

2. 材料 陶艺作业时可以选择硅胶泥或橡皮泥、太空泥等代替。

3. 体位 可以根据治疗目的的不同，让患者采取坐位、立位、轮椅坐位等体位进行训练。

（四）治疗作用

1. 躯体功能方面 促进手部抓握动作及肌力；促进双手协调能力和手眼协调能力；维

持和改善肩肘关节的活动范围；增强和改善上肢肌力和手指肌力；提高身体的平衡能力和耐力。

制陶过程中需要采用下肢前后放置的站立位，且采取伸肘背屈腕的方式由手掌承受重量，使身体不断移动；按压黏土时，需要肩、上肢肌群同时收缩；使用转台时，需要躯体、肩、上肢肌群有良好的控制能力，以保证手指灵活运动；转炉时，用双手协调运动；捏型时，利用手指对掌运动；上色时，前臂旋前旋后。蜡染时手部运动较多，有助于改善双上肢运动、手的控制及灵活能力，改善手眼协调能力。

2. 精神方面　改善理解力，发挥创造力；提高耐心和集中注意力的能力。制陶和蜡染过程有助于培养耐心，促进注意力集中，提高想象力、创造力、决定力，改善思维能力，作品完成后可使患者获得满足感和欢悦感，改善患者的情绪和精神状态。

（五）注意事项

1. 蜡染作业时，蜡块熔化后温度较高，应加以注意；将容器从加热炉上移开时，应使用毛巾衬垫，防止烫伤皮肤及损坏桌面。

2. 蜡液滴落在桌面或地面非常不易清洗，所以在操作时应铺设废报纸以防污染。

第三节　运动性作业活动

运动性作业活动主要包括健身运动、娱乐活动和竞技运动。早在数千年以前，我国就已经有五禽戏、太极拳、八段锦等健身防病运动。运动性作业活动种类繁多，本节仅做简单介绍。

一、球类作业

球类作业指通过足球、篮球、排球、乒乓球等球类运动的方式起到一定的治疗作用的作业活动。球类运动趣味性强，动静结合，强身怡神，集体性强，适用于各个年龄、性别的人群。本部分以篮球为例介绍。

（一）常用工具和材料

篮球场、篮球、自制篮球架，舒适的运动服装及鞋子、轮椅。

（二）活动方法

1. 传球　包括胸前传球、击地传球、低手传球、头上传球、单手肩上传球、行进间传球等（图 3-10）。

2. 投篮　包括原地投篮、轮椅上投篮等。

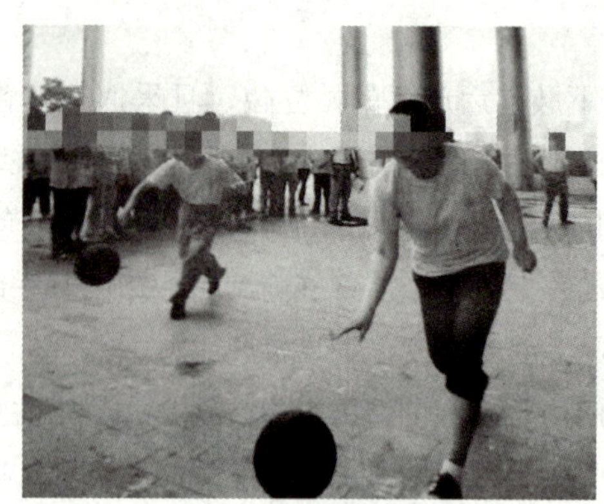

图 3-10 球类作业活动

（三）活动设计

1. 工具 根据患者的实际情况，灵活调整篮球架的高度。

2. 体位 患者采取坐位、立位、轮椅坐位等体位进行训练。

3. 活动形式 可以采取一个动作进行训练，或是采取比赛形式进行。

（四）治疗作用

1. 躯体功能方面 改善身体平衡能力；改善上肢及全身的协调能力；改善体力，增强耐力。

球类活动是全身性综合运动作业，可降低心率及外周血管阻力，增强心脏功能，使心输出量增加，全身微循环得以改善，提高全身各系统器官功能；能提高运动中枢对肌肉、肢体的控制能力，加快神经传导速度和强度，使肌肉收缩速度更快、更有力；可增加肌肉的体积、重量、力量，使肌肉中的能量物质储备增加，提高耐力；可提高身体的空间感觉能力，促进全身运动协调能力，改善手眼协调能力。

2. 精神方面 提高注意力及思维能力；改善情绪，促进人际交流与协调能力。球类作业通过运动心理学效应作用，可改善焦虑、抑郁情绪，给患者带来喜悦心情；活动中的团队精神是运动特点的突出表现，在运动过程中，每个人都占有一定的地位，扮演不同的角色，遵守共同的纪律和行为规范，在心理上彼此依赖，行为上相互作用，彼此影响，各成员以共同的信仰和目标作为心灵上相互联系的纽带，可有效改善患者的人际关系，促进集体荣誉感，帮助其恢复自信心，重新融入社会生活中。

（五）注意事项

1. 场地宽敞明亮，地面平整防滑，不得有障碍物。

2. 训练时应有医务人员在场，做好安全防护。

3. 在腕、膝等易受伤部位使用护具加以保护，尽量防止摔伤。

4. 运动前做好热身，运动中注意休息，避免过度疲劳。

二、舞蹈作业

舞蹈作业是一种表演艺术，是用身体来完成各种优雅或高难度的动作，一般有音乐伴奏，以有节奏的动作为主要表现手段的艺术形式。它一般借助音乐，也借助其他的道具。本部分以恰恰舞为例介绍。

（一）常用工具和材料

场地、伴奏音乐、舞蹈服装、道具等。

（二）活动方法

1. 热身活动　主要进行腘绳肌拉伸，牵拉髋关节内收肌群，拉伸背部肌肉。

2. 舞蹈运动　左脚贴右脚，半脚掌着地，左腿弯曲，膝盖关闭，重心放在右腿上；左脚向右侧迈出，左腿弯曲，膝盖关闭，重心依然在右脚；重心移到左腿，右腿跟随右移，右腿弯曲，膝盖关闭；右脚对地面的反作用力使左脚左移一小步，重心转到左腿，保持身体直立。

（三）活动设计

1. 工具　根据患者的兴趣爱好及特长等实际情况，可以灵活选择交谊舞、民族舞等多种舞蹈形式。

2. 活动形式　可以采取一个动作进行训练，或是采取两人或多人形式进行（图3-11）。

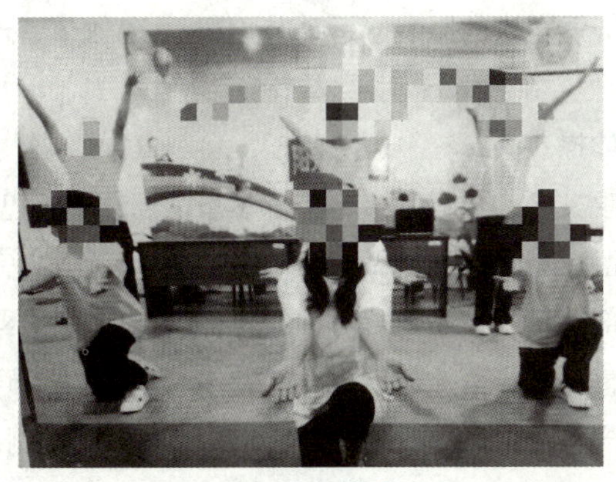

图 3-11　舞蹈作业活动

（四）治疗作用

1. 躯体功能方面　改善身体平衡能力；改善全身的协调能力；改善体力，增强耐力。

舞蹈活动中身体姿势旋转、双下肢负重与重心转换动作变换可提高身体平衡及双下肢协调能力；活动过程中，动作的持续性可提高身体体力或局部肢体的耐力。

2. 精神方面 提高注意力及思维能力；改善情绪，促进人际交流与协调能力。活动中舞步迎合音乐，动作随音乐变换，可提高决策和思维协调能力；多人舞蹈，舞伴之间肢体动作的一致性可提高团队协作能力及自身肢体的协调能力；优美的音乐和愉快的舞步可提高患者心情，改善情绪和精神状态。

（五）注意事项

1. 场地宽敞明亮，地面平整防滑，不得有障碍物。

2. 训练时应有医务人员在场，做好安全防护，患者心率增加过快或出现呼吸急促、胸闷、心悸等症状时应停止训练。

3. 舞蹈中避免难度过大的动作，避免损伤颈部及腰部。

4. 舞蹈前做好热身，作业中注意休息，避免过度疲劳。

三、体操作业

体操是一种徒手或借助器械进行各种身体操练的非周期性体育运动项目，分为基本体操和竞技体操两大类。基本体操是指动作和技术都比较简单的一类体操，其主要目的是强身健体、培养良好的身体姿势，如广播体操、健身体操，主要面向广大人民群众；竞技性体操指在赛场上以争取胜利、获得优异成绩、争夺奖牌为目的的一类体操，动作难度大、技术复杂、惊险性较高，主要适用于专业运动员。临床康复治疗中开展的体操作业主要指基本体操作业。本节以颈椎病患者医疗体操为例介绍。

（一）常用工具和材料

场地、伴奏音乐、舒适宽松的服装、运动鞋（袜）、瑜伽垫、道具等。

（二）活动方法

1. 颈椎病患者医疗体操

（1）前屈后伸：双手叉腰，放慢呼吸，头部尽量前屈，使下巴尽可能紧贴前胸；再仰头，头部尽量后仰。停留片刻后再反复做 5 ～ 10 次。亦可抗阻力完成以上动作。

（2）左右侧弯：头部分别向左右肩峰方向缓慢侧弯，使耳垂尽量接近左右肩峰处，感受到对侧肌肉有紧绷的感觉。停留片刻后再反复做 5 ～ 10 次。亦可抗阻力完成以上动作。

（3）左右旋转：头部缓慢向左侧旋转，使颈部尽量接近左侧肩峰，然后还原；再右转，颈部尽量接近右侧肩缝。停留片刻后再反复做 5 ～ 10 次。亦可抗阻力完成以上动作。

（4）左右旋转前屈：头部缓慢向左旋转到关节活动受限处后再前屈，还原；头部缓慢向右旋转到关节活动受限处后再前屈。停留片刻后再反复做 5 ～ 10 次。

（5）左右旋转后伸：头部缓慢向左旋转到关节活动受限处后再后伸，还原；头部缓慢向右旋转到关节活动受限处后再后伸。停留片刻后再反复做 5 ～ 10 次。

（6）耸肩运动：左右交替耸肩 5 ～ 10 次后，双肩同时耸肩 5 ～ 10 次。亦可在手握哑铃的体位下完成该动作。

（7）同向旋肩：双上肢屈肘，使两手搭在同侧肩上，以手指为轴向前缓慢旋转两肩，头部尽量向前伸，缓慢呼吸，反复做 5 ～ 10 次；以手指为轴向后缓慢旋转两肩，头部尽量向后伸，缓慢呼吸，反复做 5 ～ 10 次。

（8）逆向旋肩：左肩向外旋转至前臂垂直，掌心向前，右肩向后旋转至右手在背后，掌心向后，眼视左手；反方向同法，反复做 5 ～ 10 次。

（9）绕肩：两臂外展平伸，以肩关节为轴向前环绕 5～10 次，再向后环绕 5～10 次。亦可在手握哑铃的体位下完成该动作。

（10）抚项摸背：左臂屈肘，左手心抚项，右臂屈肘，右手背触背，头颈部尽量后仰，维持 5 ～ 10 秒；交换手臂，方法同前，反复做 5 ～ 10 次。

（三）活动的设计

1. 工具　根据患者的功能障碍实际情况，可以灵活选择或设计不同的医疗体操动作。

2. 活动形式　可以采取一个动作进行训练，也可以采取两人或多人的形式进行（图 3-12）。

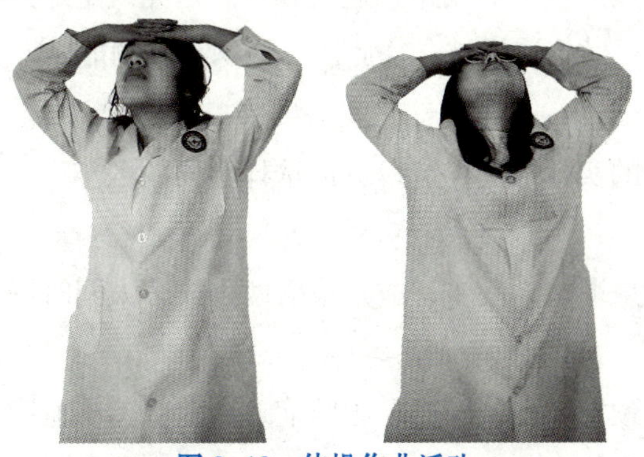

图 3-12　体操作业活动

（四）治疗作用

可改善身体平衡能力；改善全身的协调能力；改善体力，增强耐力；提高注意力及思维能力；改善情绪，促进人际交流与协调能力。

（五）注意事项

1. 场地宽敞明亮，地面平整防滑，不得有障碍物。

2. 训练时应有医务人员在场，做好安全防护，患者心率增加过快或出现呼吸急促、胸闷、心悸等症状时应停止训练。

3. 医疗体操中避免难度过大的动作，避免损伤颈部及腰部。

4. 作业训练前做好热身，作业中注意休息，避免过度疲劳。

四、散步作业

散步，指为了锻炼或娱乐而随便走走、缓慢步行，是一项最常见的体育运动。散步简单、经济、有效，既安全又易行，是适合人们防治疾病、健身养生的好方法，也是最为人们熟知的运动方式。该项作业适合不同年龄段的患者，临床上易于开展。

（一）常用工具和材料

场地、舒适宽松的服装、运动鞋（袜）、遮阳设备等。

（二）活动方法

1. 普通散步法 速度以每分钟 60 ～ 90 步为宜，每次 20 ～ 30 分钟。适合患冠心病、高血压、脑卒中后遗症、呼吸系统疾病的老年人或患者。

2. 快速散步法 散步时昂首挺胸、阔步向前，每分钟走 90 ～ 120 步，每次 30 ～ 40 分钟。适合慢性关节炎、胃肠道疾病恢复期的患者。

3. 摆臂散步法 散步时，两臂随步伐节奏做较大幅度摆动，每分钟 60 ～ 90 步。可增强骨关节和胸腔功能。适合肩周炎、肺气肿、胸闷及老年慢性支气管炎患者。

4. 定量散步法 即按照特定的线路、速度和时间走完规定的路程。散步时，以平坦路面和爬坡攀高交替进行，做到快慢结合。此法可锻炼心肺功能。

（三）活动设计

1. 工具 根据患者的实际情况，可以灵活选择不同的散步形式，也可借助拐杖等助行工具。

2. 活动形式 可以采取单人散步，或是采取两人或多人同时进行。

（四）治疗作用

预防骨质疏松症、颈椎病、腰椎病、肥胖症、高血糖、高血脂、高血压、冠心病、动脉硬化等；改善身体平衡能力；改善全身协调能力；改善体力，增强耐力；平衡心态；改善情绪，促进人际交流与协调能力。

（五）注意事项

1. 场地宽敞明亮，地面平整防滑，不得有障碍物。
2. 训练时应有医务人员在场，做好安全防护，患者心率增加过快或出现呼吸急促、胸闷、心悸等症状时应停止训练。
3. 散步时可以配合音乐作业，舒缓情绪，但要注意安全。
4. 作业中注意休息，避免过度疲劳。

五、购物作业

购物是指购买物品，就是人们购买各种各样物品的行为或方式，物品包括实物和虚拟物品，同时购物也是一种经济和休闲活动。购物活动无男女老幼之分，既可选择商场超市的真实情景购物，也可选择家庭电视购物或网络购物的形式，甚至可以选择仿真超市和仿真货币的形式在治疗室进行。购物作业实用性强，患者参与性高，临床易于开展。

（一）常用工具和材料

场地、仿真货物、仿真货币、购物车、舒适宽松的服装、运动鞋（袜）、电脑、电视、电子支付工具等。

（二）活动方法

1. 仿真超市购物法　在仿真超市里摆放仿真物品，如蔬菜、水果、日用品等，由患者自由选购或是按照要求选购某类商品，最后使用仿真货币付款。

2. 网上购物法　按照治疗师要求或是实际需要在购物网站选择合适的商品，并按照要求网络支付，完成网络购物。

3. 社区超市购物法　由治疗师或是家属陪同，在社区商店或超市内选择合适商品，并排队付款，清点整理商品，完成购物。

（三）活动的设计

1. 工具　根据患者的实际情况，可以灵活选择不同的购物形式，社区购物时也可借助助行器等辅助工具。

2. 体位　患者采取坐位、立位、轮椅坐位等体位进行购物。

3. 活动形式　可以采取自由购物的方法，也可采用限时购物或是规定种类购物的小比赛形式（图 3-13）。

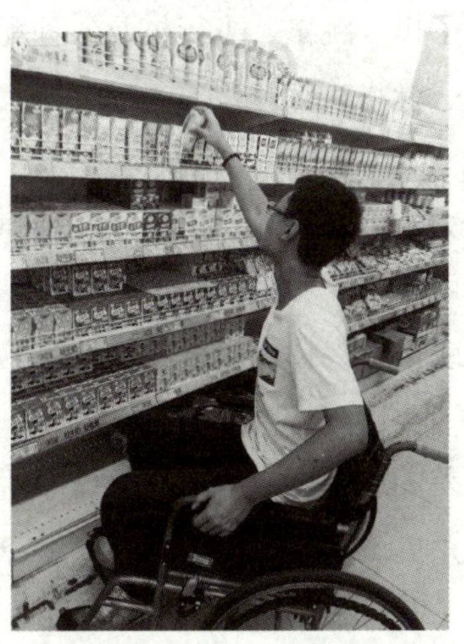

图 3-13　购物作业活动

（四）治疗作用

可提高日常生活活动的能力；强化思维，改善注意力与记忆力；改善身体平衡能力；

改善全身的协调能力；改善体力，增强耐力；平衡心态；改善情绪，放松心情；促进人际交流与协调能力。

（五）注意事项

1. 外出购物时，应有家属或治疗师陪同，注意安全。

2. 使用仿真货币时，注意保存，避免市面流通造成不必要的困扰。

3. 使用电子支付工具时注意使用安全，提防网络受骗。

4. 作业中注意休息，避免过度疲劳。

第四节　娱乐性作业活动

娱乐性作业活动包括智力型娱乐活动和运动型娱乐活动。智力型娱乐活动包括棋牌、积木、拼图等；运动型娱乐活动包括追逐、接力及利用球、棒、绳娱乐等。智力型娱乐活动多为集体活动，有一定的情节、规则和竞赛性；运动型娱乐活动强度较大，如套圈、飞镖、击鼓传花、丢手绢等。

一、棋牌类作业

棋牌类作业是中国传统的民间娱乐型活动，主要包括扑克、中国象棋、军棋、五子棋、麻将等。

（一）常用工具和材料

1. 棋类　象棋、围棋、五子棋、跳棋、飞行棋及各种配套棋盘等。

2. 牌类　扑克牌、麻将牌、麻将桌等。

（二）活动方法

1. 棋类　对于手部抓握能力较差的患者，可选择变换棋子形状或改变棋子大小的方式进行；为增强患者手指肌力，可在棋子和棋盘间增加尼龙粘扣或磁力装置等方式；为提高手部灵活性，可让患者用镊子或筷子夹持棋子完成作业；为提高身体平衡性，可选择让患者在站立姿势下进行等。

2. 牌类　手部抓握能力较差的患者可选择使用持牌器等辅助工具；视力低下的患者可选择刻有盲文的纸牌或麻将牌；可通过改变纸牌或麻将的重量及粗糙程度来调整作业难度（图 3-14）。

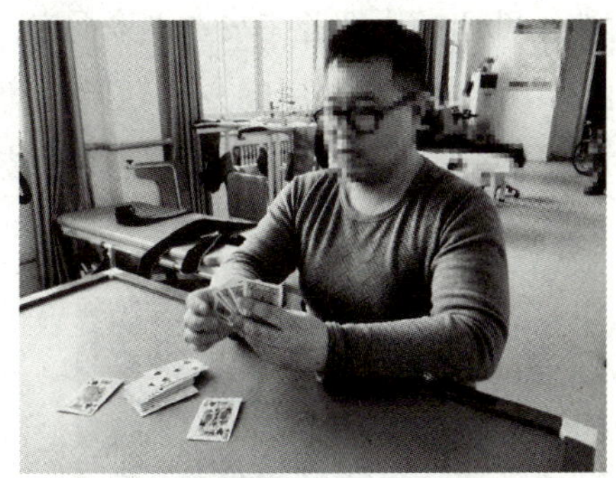

图 3-14 牌类作业活动

（三）活动设计

1. 工具 手部抓握能力较差的患者可选择使用持牌器等辅助工具；纸牌可刻盲文；棋类工具可改变棋子的材质、形状等。

2. 体位 可根据治疗目的不同，让患者采取坐位、立位、轮椅坐位等体位。

3. 治疗量 可通过改变棋子或牌类的形状、重量、粗糙程度等来调节难易程度。

4. 活动形式 可采取两人或多人游戏的方式进行，也可选择小组比赛形式。如手工能较差者或截肢患者可用持牌器代替抓握，或改变麻将的重量和粗糙程度来降低作业难度。

（四）治疗作用

提高手部精细动作和抓、握、拿、捏的动作；改善双手协调能力和手眼协调能力；促进患者的参与意识，增加与他人交流沟通的机会；增强上肢和手指的肌力及耐力；提高理解力、思维能力、视扫描能力或转移注意力；促进感觉恢复。

（五）注意事项

1. 注意控制游戏时间，防止患者沉迷于游戏而影响休息或打乱生活、训练习惯。

2. 注意患者的情绪变化，避免出现过度激动和兴奋。

二、拼图、迷宫作业

拼图和迷宫作业是临床康复治疗中常用的作业治疗项目，趣味性强，富有挑战性，老少皆宜。

（一）常用工具和材料

1. 拼图 木质、纸质或塑料的拼图玩具，或电脑拼图游戏等。

2. 迷宫 迷宫器具及玻璃球或金属球等。

（二）活动方法

1. 拼图 手部抓握能力较差的患者，可在拼图图块上加套环或把手；为增强手指肌力，可在图块和图板间增加尼龙粘扣或磁力装置；让患者用镊子或筷子夹持图块以提高手部灵活性；为提高身体平衡性，可选择让患者在站立姿势下进行活动等（图 3-15）。

2. 迷宫 可分别采取用手、脚或手脚并用的方式轻微晃动板面，使板面前后左右倾斜，控制板上的小球沿路线到达终点，锻炼手的灵活性、下肢的协调性及全身肢体的协调性。

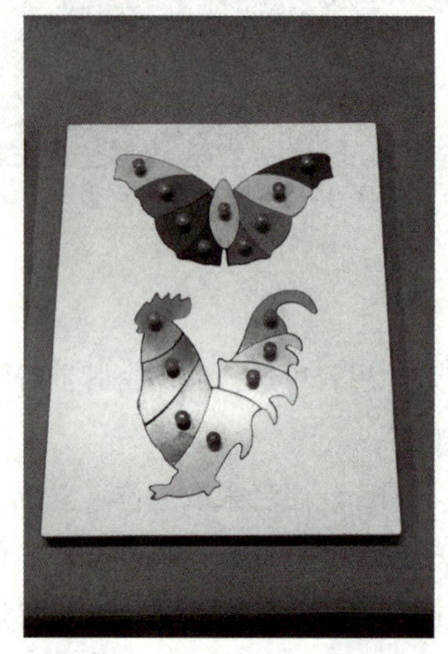

图 3-15 拼图作业活动

（三）活动设计

1. 工具 拼图游戏可改变图块的材质、大小及粗糙程度，也可在图块和图板间增加磁力装置或粘贴装置；迷宫游戏可以增加手柄或按钮调整作业难度。

2. 体位 可根据治疗目的不同，让患者采取坐位、立位、轮椅坐位等体位。

3. 活动形式 可采取两人或多人作业的方式进行，或选择小组比赛的形式。

（四）治疗作用

提高手的灵活性、双手协调能力及手眼协调能力；培养注意力集中和作业耐心；改善认知功能，调节不良情绪，放松心情。

（五）注意事项

1. 注意控制游戏时间，防止患者沉迷于游戏而影响休息或打乱生活、训练的习惯。

2. 注意患者的情绪变化，避免出现过度激动和兴奋。

三、书法、绘画作业

书法是用毛笔及各类硬笔书写汉字并具有审美惯性的艺术形式，是中国传统文化艺术发展 5000 年来最具有经典标志的民族符号（图 3-16）。

绘画是用笔、墨、颜料等材料在纸、布、墙壁等表面上，通过线条、明暗、色调等方法进行创作，表现社会生活的过程。绘画作业通过观察、分析事物，用手的活动方法表现出来，在作品的创作过程中，利用非言语工具，将内心压抑的矛盾与冲突呈现出来，并获得缓解与满足。

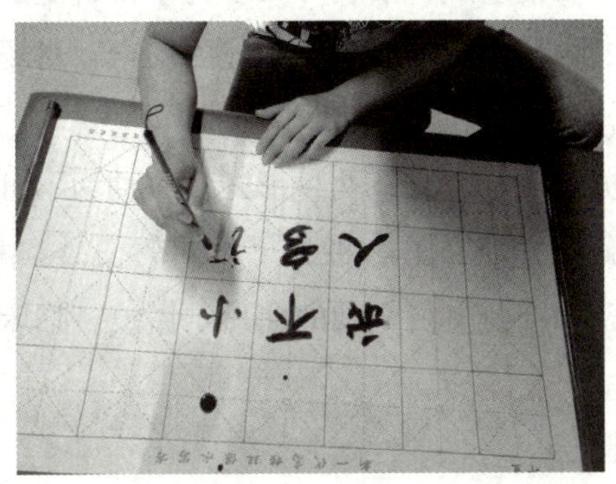

图 3-16　书法作业活动

（一）常用工具和材料

1. 书法　笔（毛笔和硬笔）、墨、纸、砚、镇尺、直尺、字帖等。

2. 绘画　各种绘画用纸、画笔（如铅笔、水彩笔、毛笔等）、颜料、画板、画夹、调色板、橡皮、直尺、圆规、小刀等。

（二）活动方法

1. 书法　指导患者掌握正确的执笔方法（按、压、钩、顶、抵）；训练患者正确的运腕姿势（着腕、枕腕、提腕、悬腕）。

2. 绘画　准备轮廓线条图，指导患者填充颜色；给出原图，让患者临摹；带患者欣赏自然风景，让患者通过自己的观察自由写生；也可给予患者一个主题，由患者自由发挥创作一幅图画作品。

（三）活动设计

1. 工具　手部抓握能力较差的患者可选择使用自助工具把笔固定在手上；双上肢功能障碍的患者甚至可用脚完成，或使用自助具用头、口代替；可借助镇尺等工具固定纸张。

2. 体位　可根据治疗目的的不同，让患者采取坐位、立位、轮椅坐位等体位。

（四）治疗作用

培养患者注意力集中；提高双手协调及手眼协调能力；促进参与意识及与他人交往的积极性，提高社会适应能力；增强和改善上肢和手指的肌力及耐力；稳定情绪。

（五）注意事项

1. 作品选择不宜太复杂，应选择日常生活中常见或患者较熟悉的图形或字符。

2. 根据患者的具体情况和训练目标选择不同种类的笔和书写绘画方式。

3. 注意物品及环境的干净整洁与保存，如毛笔用后要清洗干净。

四、套圈、飞镖作业

套圈活动由若干环圈和靶棍组成，活动方式多为手持特定的圆圈形东西，站在指定的位置，扔出去，套中特定的物品。套圈作业开展较为安全，对场地没有特殊要求，趣味性高，患者乐于参与。

飞镖是一种弯曲形投掷器械，常见有两种形式：一种为不可飞回的飞镖，仅可做直线飞行，多为棒状，一端呈鹤嘴锄状；另一种为可飞回的飞镖，由不飞回的飞镖发展而成，在飞行中会突然转向，体轻而细，多由坚硬的曲形木做成。临床康复治疗中多采用不可飞回的飞镖作为作业工具。

（一）常用工具和材料

1. 套圈　各式套圈等。

2. 飞镖　飞镖、镖盘等。

（二）活动方法

1. 套圈　患者以抓握或侧捏的方式拿环圈，通过上肢的屈伸动作，将环圈扔出，套住前方物品。

2. 飞镖　手持飞镖，保持肩部不动，瞄准靶心，做投掷动作，通过对腕的控制来增加飞镖的速度（图 3–17）。

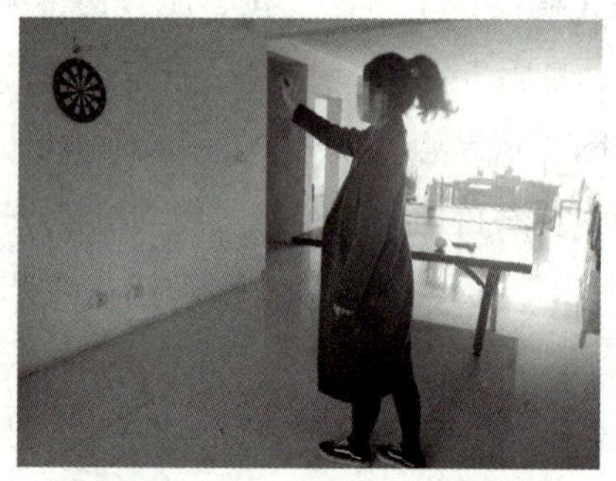

图 3–17　飞镖作业活动

（三）活动设计

1. 工具　套圈作业时，对于手部抓握能力较差的患者，可选用较粗的环圈；以提高患者肌力为目的的训练，可在患者前臂增加沙袋。飞镖作业时，为提高作业训练的安全性，可选用吸盘式或粘贴性飞镖。

2. 体位　可根据治疗目的不同，让患者采取坐位、立位、轮椅坐位等体位。

3. 治疗量　可通过改变环圈和靶棍之间的距离、飞镖和镖盘之间的距离等来调节难易程度。

（四）治疗作用

训练手、眼、躯干和四肢的协调能力；增强上肢、下肢的肌力；改善上肢的关节活动范围；改善全身的平衡性；释放情绪，缓解抑郁。

（五）注意事项

1. 注意患者完成作业的姿势，动作不宜过快过猛。

2. 有攻击行为的患者不宜开展飞镖作业。

五、演唱、演奏作业

演唱是指以抑扬有节奏的音调发出美妙的声音，2000多年前，《黄帝内经》就提出“五音疗疾”理论。常见的演唱活动包括美声唱法、民族唱法、通俗唱法、说唱等形式，演唱作业训练内容包括姿势、呼吸、发声和咬字等。

演奏释义为用乐器表演，通过演奏乐器，借以表达、交流思想感情。演奏时应姿势端正，胸、肩、上肢自然放松。

（一）常用工具和材料

麦克风、DVD、光盘、电视机、电脑录音机、各种乐器（如钢琴、二胡、口琴、电子琴、吉他、架子鼓、小提琴、笛子等）。

（二）活动方法

1. 演唱气息练习

（1）弱延音练习：发“丝”的音，一口气“丝”20～30秒，5～7口气为一组，每次练3～5组用“丝”替代歌词。完成整首曲目要求：轻、细、连、长。

（2）“嘟”练习：嘴唇放松，颤动一口气“嘟”20～30秒，5～7口气为一组，每次练3～5组气息的动作。

2. 连音、跳音练习

（1）长连音练习：快速数1、2、3……9、10，一口气数20～30遍，5～7口气为一组，每次练3～5组。练习要求：要将气息、发声、咬字分开，力求咬字清楚，力度平均。

（2）强跳音练习：从1数到10，每个之间间隔1秒，一口气数2遍，5～7口气为一组，每次练3～5组。练习要求：短、快、匀、净。

3. 乐器演奏　不同乐器有不同的操作方法。敲打类乐器演奏可提高患者手的灵活性，改善上肢关节的活动范围，如架子鼓、手鼓等；管乐器演奏可以锻炼患者的呼吸功能，改善心肺功能，如口琴、笛子等；钢琴、吉他等乐器的使用可以锻炼患者手部灵活性及手眼协调性（图3-18）。

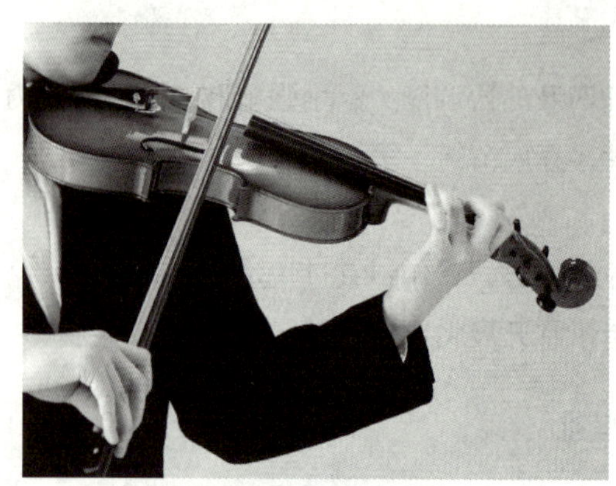

图 3-18 乐器演奏作业活动

（三）活动设计

1. 体位 可根据治疗目的不同，让患者采取坐位、立位、轮椅坐位等体位。

2. 活动形式 可采取独唱或独奏，以及合唱或合奏的形式。

（四）治疗作用

训练患者的呼吸功能，增强心肺功能；增强人际沟通能力；缓解情绪，放松心情，解决心理问题，改善精神状态；乐器的使用还可以锻炼手的灵活性，改善上肢关节活动范围。

可根据不同乐器操作的难易程度、患者对乐器的掌握程度及功能状况选择不同的乐器。吉他等弦乐器演奏可改善手的灵活性和心理功能；敲打手鼓等击打乐器可改善手的灵活性和上肢关节的活动范围；吹笛子等管乐器可提高呼吸功能和改善手的灵活性；合奏可帮助患者培养团队合作精神，加强患者之间的沟通和交流，解决心理问题，改善精神状况。

（五）注意事项

1. 乐器演奏时注意乐器的使用安全，如使用打击乐器时避免患者对自己或他人的无意伤害，使用吉他、古筝等乐器时注意琴弦不要割伤患者。

2. 作业训练时注意观察患者的反应，控制集体活动时个体之间的不利影响。

六、园艺作业

园艺原指在围篱保护的园囿内进行植物栽培，现代园艺早已打破了这种局限。早在1699年《英国庭园》中就有对园艺治疗效果的描述，第二次世界大战后，美国已开始采用园艺疗法治疗战争造成的心灵创伤，并取得了良好效果。1972年，美国堪萨斯州立大学开设了园艺治疗课程。1973年，美国园艺治疗和康复全国委员会成立，后改为园艺疗法协会。治疗性园艺作业包括种植花草、花木欣赏、园艺设计、插花工艺、游园活动等形式。

（一）常用工具和材料

包括花盆、铁锹、耙子、花剪、铲子、水桶、喷壶、手套、塑料薄膜等。

（二）活动方法

1. 室外　花木播种、移植、松土、除草、修剪、施肥、采摘等。

2. 室内　室内栽种、瓶栽、花卉摆设、插花、压花、干花制作（图 3-19）等。

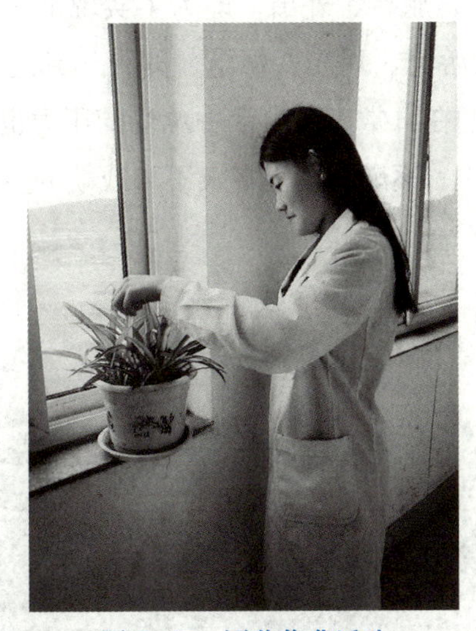

图 3-19　园艺作业活动

（三）活动设计

1. 工具　手部抓握能力较差的患者可以选择在工具手柄加套环等装置；根据患者体位高度不同，调整花架等物品的高度。

2. 体位　可以根据治疗目的不同，让患者采取坐位、立位、轮椅坐位等体位。

3. 场地　身体功能较好者可选择室外园艺训练，而体弱或活动不利者尽量选择室内园艺训练。

4. 活动形式　根据患者实际情况，可以允许患者只完成园艺活动的某一个或某几个工序。

（四）治疗作用

改善躯体及关节活动范围；增强肌力，改善身体平衡性；改善手眼协调性；消除患者不安心理与急躁情绪，增加活力；协调并促进人际关系。

（五）注意事项

1. 室外园艺场地可能存在不平整、有障碍物等情况，训练时要预防摔倒，平衡功能欠佳者尤其要注意。

2. 部分工具较为锋利，使用时注意避免对人体造成伤害。有攻击行为及自残倾向的患者慎选此类活动。

3. 注意花卉品种的选择，不宜选用名贵花卉及较难施养的品种。

4. 如需肥料及杀虫剂等材料，要注意严格保管、正确使用。

七、旅游作业

旅游即旅行游览，“旅”是旅行、外出，即为了实现某一目的而在空间上从甲地到乙地的行进过程；“游”是外出游览、观光、娱乐，即为达到这些目的所做的旅行。现代社会，生活节奏越来越快，人们在日常工作生活中承受的压力也越来越大。旅游作为一种休闲娱乐、放松心情的一种方式，逐渐成为很多人不可或缺的生活内容（图 3–20）。

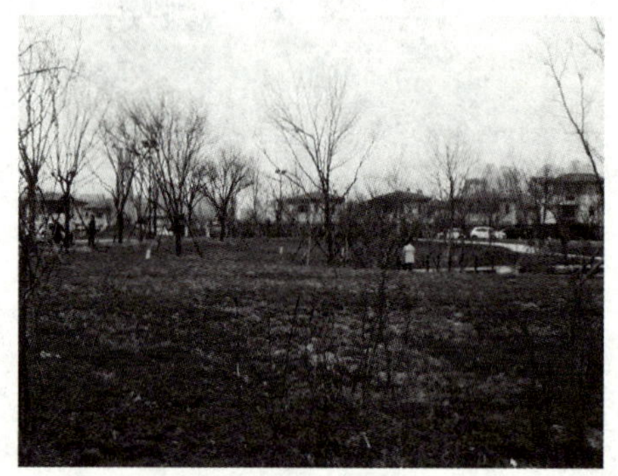

图 3–20　旅游作业活动

3D 虚拟旅游作业是最近几年在康复治疗中开展的治疗项目，主要是建立在现实旅游景观基础上，利用 3D 虚拟现实平台，通过模拟或还原现实中的旅游景区，构建一个虚拟的 3D 立体旅游环境。使用者可以通过个性化的 3D 虚拟化身，在三维立体的虚拟环境中遍览遥在万里之外的风光美景，形象逼真，细致生动。

（一）常用工具和材料

舒适宽松的服装、运动鞋（袜）、遮阳防晒物品、雨衣雨伞、杖类等助行工具、生活日用品、常用药物、3D 眼镜等。

（二）活动方法

1. 近郊旅游　在家属及亲友陪同下，患者自驾或乘坐客车去近郊某处景区，观赏风景，散步怡神，放松心情。适用于肢体运动功能较好的患者。

2. 3D 虚拟旅游　患者佩戴 3D 眼镜，在三维立体的虚拟环境中遍览遥在万里之外的风光美景，身临其境。适用于运动功能较差、耐力较差的患者。

（三）活动设计

根据患者的实际情况，可以借助拐杖、轮椅等辅助工具，进行下蹲与单腿屈膝等训练、促进本体感觉与认知功能训练、多重感觉下的姿势控制训练，以及改善手眼协调能力、注意力分配、促进躯干稳定与全身关节活动训练等。

（四）治疗作用

改善身体平衡能力；改善全身的协调能力；改善体力，增强耐力；平衡心态；改善情绪，放松心情；促进人际交流与协调能力。

（五）注意事项

1. 外出旅游时，应有家属陪同，注意出行安全，尤其避免患者出现磕碰摔倒等情况。

2. 使用3D虚拟旅游作业时，注意眼镜佩戴时间，避免出现用眼疲劳。

3. 旅行中注意休息，避免过度疲劳。

第五节　其他治疗性作业活动

一、砂磨板作业

砂磨板由砂磨台与磨具组成，用0°～45°可调节倾斜角的桌面，上面放木盘样的磨具。砂磨台作业是让患者模仿木工砂磨的作业活动。患者可根据功能障碍情况，采用坐位或立位等不同体位进行训练，主要增大患肢关节的活动度，提高肌力及手的抓握能力，改善患肢动作的协调性。训练时患者双手握磨具，用健肢带动患肢做屈伸活动，使磨具在桌面上反复运动。砂磨台还可以增加砂磨板的摩擦力，通过抗阻力活动，提高上肢肌力。

（一）常用工具和材料

砂磨板为木质材料，包括木质台板、木质砂磨具、钢或木质台架。

（二）活动方法

1. 协调性训练活动　偏瘫患者可模仿木工作业中用砂纸磨木板的操作，进行上肢伸展运动训练，改善上肢粗大动作的协调性。患者可从坐位开始训练，逐渐达到立位姿势。砂磨具的主体是一块木板，它可以在台板上滑动，不同砂磨具的区别在于手柄的形状、位置的不同，供患者根据不同的需要选用。

2. 关节活动度训练　患者利用砂磨具做上肢伸展、屈曲运动，训练上肢各大关节的关节活动度。

3. 肌力训练　通过在砂磨具木板底面不加砂纸、加砂纸或加不同粒度的砂纸，可在砂磨作业训练中获得不同的运动阻力，从而起到训练上肢肌力的作用。

（三）活动设计

1. 工具　手指灵活性欠佳的患者可通过自助具万能袖带代替抓握动作。

2. 材料　砂磨具木板底面不加砂纸、加砂纸或加不同粒阻力的砂纸。

3. 活动选择与调整

（1）改变砂磨具木板底面的摩擦力，或者在砂磨具木板上加不同重量的沙袋，以达到砂磨作业训练中获得不同程度的运动阻力。

（2）可在坐位、站立位、轮椅坐位等不同体位下进行，以使活动更具针对性。

砂磨板具有方便、安全、实用、稳定性好、易于操作的特点。台架耐用，长期使用不松垮；台板倾角可调整（图 3–21）。

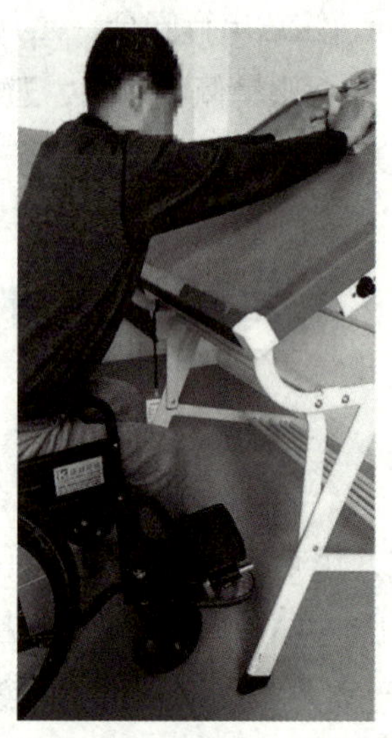

图 3–21　砂磨板作业活动

（四）治疗作用

可根据患者功能障碍情况，采用坐位或立位等不同体位，双手握磨具，用健肢带动患肢做屈伸活动，使磨具在桌面上反复运动。砂磨台还可以增加砂磨板的摩擦力，通过抗阻力活动，提高上肢肌力。患者坐在磨砂板前方，根据患者上肢功能水平调节好磨砂板的角度。对上肢功能较差的患者，可选用双把手磨具，利用健侧上肢带动患肢完成肩关节屈曲、肘关节伸展、腕关节背伸的运动，治疗者协助患手固定手把，另一手促进肘关节的伸展。

（五）注意事项

1. 注意保持正确的姿势。
2. 避免摔倒。

二、滚筒作业

滚筒是一个可以滚动的长圆柱状体，主要用于偏瘫、脑瘫等运动失调患者进行平衡、协调训练的作业治疗用具。滚筒作业活动可缓解肌痉挛，扩大关节活动范围，改善平衡和协调能力，促进脑瘫患儿的保护性姿势反射及抬头。

（一）常用工具及材料

滚筒、桌子和体操垫。

（二）活动方法

滚筒作业方法包括筒滚动和肢体运动，主要训练头颈控制、上肢肌力、平衡功能及躯体旋转功能等。

（三）活动设计

训练时，可选择放在桌上，用健肢带动患肢做前后滚动，训练上肢的关节活动及运动的协调性（图 3–22）；放在垫子上，趴在上面，利用上肢做前后运动；滚动或仰躺上面，做背部按摩运动；骑在较粗的滚筒上，由治疗师推滚筒，诱导患儿不断调节身体重心，进行平衡功能训练。

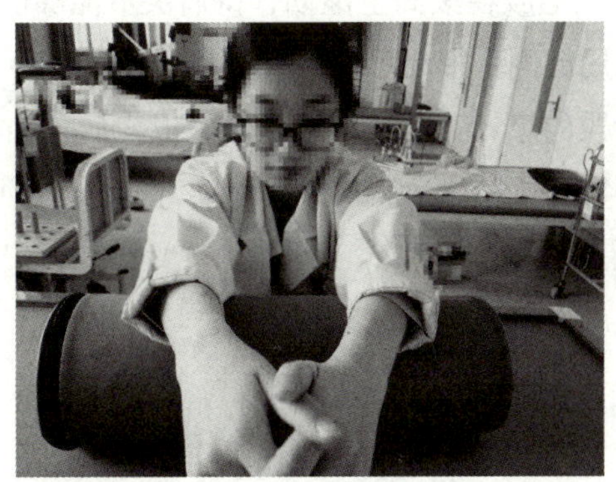

图 3–22　滚筒作业活动

1. 脑瘫患儿

（1）患儿俯卧于滚筒上：双上肢支撑于体操垫上，同时用玩具吸引患儿，诱其抬头，进行头颈控制训练。

（2）患儿俯卧于滚筒上：上肢伸直着地，下肢屈曲髋关节、膝关节，用四肢同时支撑身体，进行手、膝位的支撑负重训练（滚筒的高度应低于患儿上肢的长度）。

（3）患儿俯卧于滚筒上：治疗师握住患儿大腿向前滚动，以诱导患儿的双上肢出现向前方的保护性伸展反应，用以支撑身体。

（4）患儿横卧于滚筒上：滚筒的长度应大于患儿身体的长度，治疗师可用双手固定住患儿的髋部或躯干下部，慢慢转动滚筒使患儿分别向两侧倾斜，诱导出患儿上肢分别向两侧的保护性伸展反应。

（5）患儿骑跨坐在滚筒上：滚筒的高度要适中，使患儿的双脚平放在地面上，治疗师慢慢转动滚筒，使患儿躯干分别向两侧倾斜，诱发坐位的左右平衡反应。也可让患儿横坐在滚筒上，治疗师慢慢转动滚筒，使患儿分别向前后倾斜，诱发坐位前后平衡反应。

2. 偏瘫患者　将滚筒置于桌面上，嘱患者健肢带动患肢随筒滚动，以训练上肢粗大运动的协调性，增加上肢关节的活动度，同时缓解偏瘫患者的上肢痉挛；患者还可以自己应用滚筒做助力运动。多数偏瘫患者在坐位或者站位不能克服重力完成肩关节前曲、肘关节伸展、前臂旋后、腕关节背伸及手指伸展，所以滚筒训练可显著改善患者上肢各个关节的活动范围。按照 Brunnstrom 偏瘫患者肢体功能评定法，滚筒适用于痉挛阶段、联带运动阶段、部分分离运动阶段及分离运动阶段的患者。不同功能阶段的患者，滚筒的应用方法各异。

（1）痉挛阶段的患者：嘱患者 Bobath 握手，上举上肢，并把双上肢置于滚筒之上，利用健侧上肢带动患侧上肢在滚筒上滚动。

（2）联带运动阶段的患者：嘱患者 Bobath 握手，上举上肢，并把双上肢置于滚筒之上，利用健侧上肢带动患侧上肢在滚筒上滚动，待肩关节能够前屈 90°且不伴随疼痛，上肢痉挛有所缓解之后，利用健侧手带动患侧前臂做前臂旋后运动。

（3）部分分离运动阶段的患者：上述动作能够完成之后，先由治疗师帮助患者做腕关节的背伸运动，然后给予口令协助患者完成助力运动，从而逐渐诱发出手腕及手指功能。

（四）注意事项

做好保护工作，防止患者摔伤。

三、虚拟情景互动作业

虚拟情景互动作业是利用时差测距的 3D 动作捕捉仪，创造出一个患者的 3D 图像，通过动作捕捉仪发射出红外线并且接收反射自患者的“回音”，借助计算机和传感技术构建一个与现实环境相似的虚拟环境，使患者在虚拟环境中，通过语言、手势等自然方式安全地进行功能性的交互训练。患者任何身体移动的细节都可以被软件记录下来，以持续刺激患者反应，激发患者的运动。患者可在屏幕上看到自己或以虚拟图形式出现，根据屏幕中情景的变化和提示做各种动作，保持屏幕中情景模式的继续，直到最终完成训练目标。

虚拟现实技术可以帮助患者激发潜能，利用物理治疗加游戏的双重训练模式分散患者对于训练难度的注意力，患者发现自己可以比想象做得更好，更加主动积极参与训练，达到超越极限并探索更多的可能性。虚拟情景互动作业可通过信息物理系统（cyber - physics - system，CPS），实现远程康复医疗和协同训练。

（一）常用工具和材料

计算机图形与图像技术（硬件、软件系统）。

（二）活动方法

1. 根据患者的功能水平和治疗目的等实际情况，选择一项互动作业。

2. 根据互动作业的要求，让患者主动完成整个活动或活动的某一程序。

（三）活动设计

1. 工具　根据患者的实际情况，可以借助相应的辅助工具。

2. 体位　可根据治疗目的的不同，让患者采取坐位、立位、轮椅坐位等不同的体位（图 3–23）。

3. 活动形式　在治疗前利用智能人体运动捕捉技术，对患者进行人体识别定位，并在软件中设定训练目标，指定需要训练的部位，建立运动处方，完成一个时间段的运动训练后，临床报告会自动显示训练数据结果。

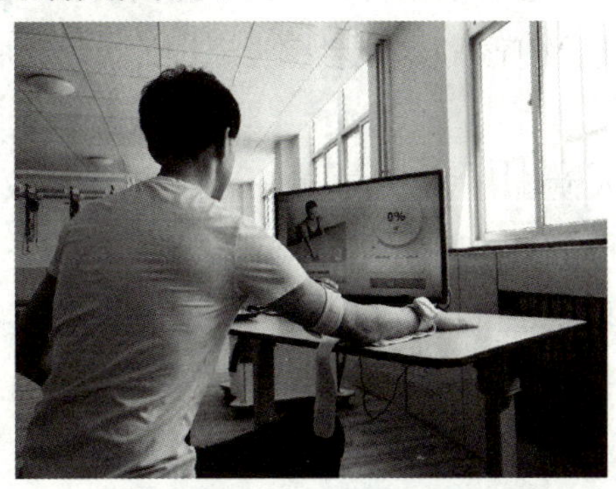

图 3–23　虚拟情景作业

（四）治疗作用

1. 增强患者主动参与训练的积极性；分散患者对训练难度的注意力；改善身体平衡能力；改善全身的协调能力；改善体力，增强耐力；平衡心态；改善情绪，放松心情；促进人际交流与协调能力。

2. 沉浸感强，增加了治疗过程的趣味性和患者的积极性，使康复训练成为患者的主动作业行为，患者以自然方式与具有多种感官刺激的虚拟环境中的对象进行交互，根据自己的情况反复观察模仿练习，减少在真实环境中由错误操作导致的危险，并可以提供多种形式的反馈信息，使枯燥单调的康复训练过程更轻松、更有趣和更容易。

3. 可进行个性化设置，将作业活动、心理治疗及功能测评有机结合起来，针对患者实际情况制订康复训练计划。虚拟环境与真实世界高度相似，可将习得的运动技能更好地迁移到现实环境中。

（五）注意事项

1. 注意选择适度难度的互动游戏，避免患者完成度低、出现情绪低落或训练积极性下降的情况。

2. 注意合理控制游戏时间，避免影响日常作息或是过度疲劳等情况。

3. 应在治疗师指导下进行作业。

四、镜面疗法

镜面疗法（mirror therapy）又称平面镜疗法或镜像视觉反馈（mirror visual feedback，MVF），于 1995 年由 Ramachandran 和 Rogers-Ramachandran 提出。镜面疗法最初用于治疗截肢手术后的幻肢痛，治疗时将患者双上肢均放入"镜箱"中，活动健侧上肢，使患者在镜中看到健侧上肢的影像，利用视错觉"欺骗"大脑是患侧上肢在活动，并通过视觉想象使患者感觉到其患肢在与健肢进行相同的动作。后来，Altschuler 等将镜面疗法用于脑卒中后上肢运动障碍、不完全性脊髓损伤、周围神经损伤、CRPS（慢性区域性疼痛综合征）、手外伤术后、复杂疼痛及感觉过敏或者感觉迟钝的患者，取得了良好效果。

（一）活动方法

将患侧（治疗侧）放入镜箱内（或放在镜子后面），健侧放在镜子前与患侧相对应的位置，使得健侧在镜子里的成像与患侧重合，嘱患者观看成像，同时双手做相同的动作或者任务（根据治疗目的安排场景、任务和动作）。

（二）活动设计

1. 活动设计原则

（1）患侧肢体决定治疗剂量（运动方式、速度、活动范围）。

（2）一次治疗的持续时间取决于患者个体（集中能力和注意能力）。

（3）足够多的训练重复次数可以影响到患者的功能水平。

（4）每日多次训练。

（5）从一维到二维到三维运动。

（6）从固定的位置到小的活动到复杂运动。

（7）活动增长的快速程度取决于患者功能水平的个体化。

（8）运动应缓慢执行。

（9）视觉注意力应一直停留在镜子平面。

（10）必要情况下，设置短暂的休息时间。

（11）结束时设置部分无镜子的活动及综合想象性训练。

2. 活动前准备

（1）首先，充分向患者解释治疗的背景、作用机制及治疗目标。

（2）在活动过程中患者应有针对性地参与到视觉想象中，但这并非其运动可能性的真实写照，应避免患者在治疗后与现实比较而感到失望。

（3）活动过程中可能出现患者情绪波动或植物神经功能紊乱症状，如出汗、心慌等。

（4）选择安静的房间，房间背景应单一，避免在镜子背后出现声音刺激。

（5）镜子两侧手的姿势相同，镜子居中。

（6）患侧在镜子后面，没有光的折射。

（7）健侧去除戒指、手表等装饰物。

（8）镜子大小合适，可看到所有活动，但不能看到患侧肢体。

3. 活动过程设计

（1）治疗开始，患者注视镜子中的手。

（2）治疗师展示患者要进行的运动。

（3）患者边看着镜子里的镜像，边模仿治疗师所展示的动作。

（4）患者试图主动地进行双侧上述运动。如运动已经使镜子里想象的强度增强，便可以交替地促进患肢的运动。

（5）活动的关键是患者眼睛看着镜子里的运动，把镜子里患手运动信息输送给大脑。

（三）注意事项

1. 刚开始的练习不要太复杂，应从一维的粗大运动开始，如用毛巾进行前后向的擦桌子运动。

2. 活动应在患肢主动运动的范围内进行，逐渐增加和变换训练的活动度、方向和速度。

3. 应根据患者的具体情况具体分析，可加入功能性及精细活动元素。

4. 患者注意力不应过多地投放在运动执行上，避免视觉想象的感知觉被减少。

5. 活动过程中应有短暂休息。

6. 治疗最后应让患者进行某些镜子外的锻炼活动，以整合活动中正确的选择性运动，如把腕背伸功能运用到抓握当中。

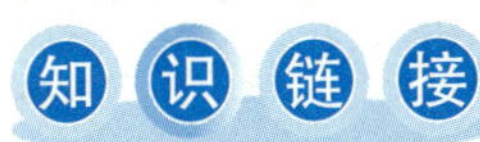

强制性运动疗法

强制性运动疗法（Constraint-Induced Movement Therapy，CIMT）又称强制性治疗或强制疗法，是由20世纪70年代Taub等研究，以提高上肢运动功能为主的新型康复治疗方法。该方法以中枢神经系统可塑性及脑功能重组理论为基础，通过限制健侧上肢活动、强化训练患肢，使患肢功能得到改善，应用于脑卒中等上肢功能障碍的患者。近年来，强制性运动疗法得到较大发展，越来越受到临床康复治疗界的关注。目前，强制性运动疗法也开始应用于下肢运动功能恢复的康复训练中，同时也作为一种理念应用于其他康复治疗项目中，如减重步行康复训练。

强制性运动疗法通过强制装置限制健侧上肢的使用，强制患者在日常生活中使用患侧上肢，并短期集中强化，重复训练患侧上肢，同时注重把训练内容转移到日常生活中去，提高脑神经损伤后患者的运动功能和日常生活活动能力。本疗法重点在于用限制性器具限制健手，克服患肢习得性废用，后来逐步在限制的同时加入强化训练并引入强化训练技术。也有研究表明，接受 CIMT 的患者在患肢使用量、患肢动作速度和质量等方面显著优于接受常规训练的患者。

[学习小结]

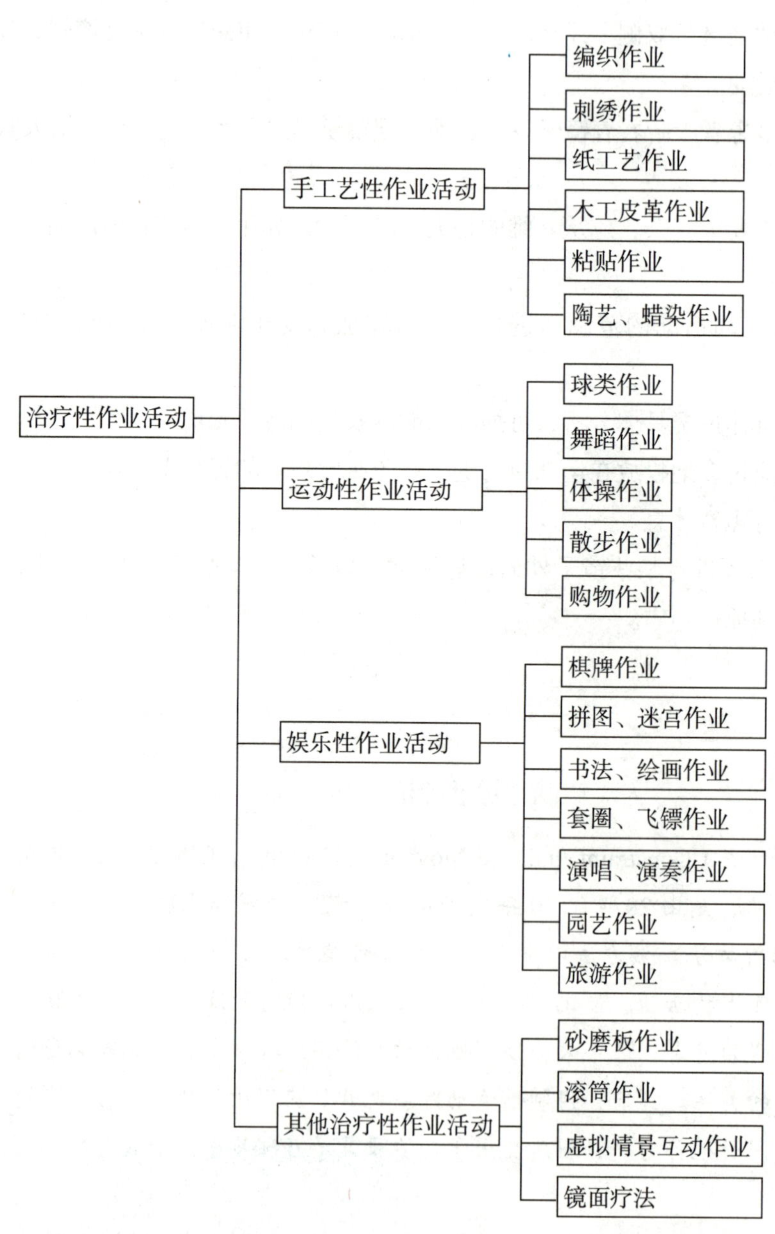

复习思考

一、下列各题的备选答案中，只有一个选项是正确的，请从中选择最佳答案。

1. 以下主要用于肌耐力训练的治疗性作业活动的是（　　）

A. 书法欣赏　　B. 听音乐　　C. 拉锯作业
D. 折纸　　E. 电脑游戏

2. 以下可改善 ROM 的作业活动是（　　）

A. 园艺欣赏　　B. 唱歌　　C. 听音乐
D. 书法欣赏　　E. 书法

3. 以下适合手抓握功能欠佳的偏瘫患者进行活动调节的是（　　）

A. 加长工具手柄　　B. 加细工具手柄　　C. 加重工具重量
D. 加粗工具手柄　　E. 不鼓励使用患手

4. 为改善动态站立平衡功能，以下活动最为合适的是（　　）

A. 音乐欣赏　　B. 舞蹈　　C. 锯木
D. 手迷宫　　E. 纸牌游戏

5. 可减轻疼痛的作业活动不包括下列的（　　）

A. 音乐欣赏　　B. 泥塑作业　　C. 绘画
D. 锯木　　E. 纸牌游戏

6. 对治疗性作业活动的修改和调整不包括以下哪项（　　）

A. 工具的调整　　B. 材料的调整　　C. 体位或姿势的调整
D. 治疗量调整　　E. 与患者沟通

7. 以下不属于木工作业的特点的是（　　）

A. 方便　　B. 实用　　C. 强度不可调节
D. 安全　　E. 易于操作

8. 以下不属于音乐疗法的内容的是（　　）

A. 音乐欣赏　　B. 乐器演奏　　C. 声乐歌唱
D. 音乐创作　　E. 卡拉 OK

9. 使用筷子夹持跳棋进行训练达不到哪项目的（　　）

A. 提高手的灵活性　　B. 提高 ADL 能力　　C. 提高注意力
D. 改善思维能力　　E. 宣泄情绪

二、下列各题的备选答案中，有两个及以上选项是正确的，请从中选择正确答案。

1. 治疗性作业活动的作用有（　　）

A. 躯体方面　　B. 心理方面　　C. 职业能力方面

D. 提高社会适应能力方面　　E. 感觉方面

2. 治疗性作业活动的特点包括（　　）

A. 有一定的治疗目标

B. 患者本人参加活动

C. 所选的作业活动与患者日常生活或工作学习有关

D. 符合患者的兴趣

E. 改善或预防患者的功能障碍

3. 可用于调节情绪，缓解抑郁的治疗性作业活动可包括以下（　　）

A. 园艺作业　　B. 泥塑　　C. 书法

D. 滚筒　　E. 游戏作业

4. 可用于改善认知、知觉功能的作业活动包括（　　）

A. 电子游戏　　B. 绘画　　C. 书法

D. 音乐　　E. 木工

三、名词解释

1. 治疗性作业活动

2. 手工艺性作业活动

四、简答题

简述球类作业活动的注意事项。

扫一扫，知答案

第四章

日常生活活动训练

【学习目标】

1. 掌握：ADL 的概念、ADL 训练方法、临床常见疾病的良姿位。
2. 熟悉：ADL 障碍表现。
3. 了解：ADL 训练中的注意事项。

第一节　概　述

日常生活活动是每个人从事学习、生产劳动或娱乐活动的基础。在正常人，这种能力极为普通，无须作任何特殊努力即可具备，但功能障碍患者往往需要经过反复甚至艰苦的训练才有可能获得。日常生活活动能力是决定患者康复进度以及能否及早回归家庭的重要因素。康复训练的基本目的就是要改善患者的日常生活活动能力，使患者能在家庭、工作和社会生活中最大限度地获得自理。

一、ADL 与 ADL 障碍

（一）ADL

1. 概念　日常生活活动（activities of daily living，ADL）是指人们维持独立生活而每天所必须反复进行的、最基本的一系列身体动作，即衣、食、住、行、个人卫生等日常生活的基本活动。日常生活活动是每个人从事学习、生产劳动或娱乐活动的基础，是一种综合能力，对每个人都非常重要。

广义的 ADL 可分为自身照顾活动和生活关联活动两部分。自身照顾活动是指床上活动、进食、清洁整容、穿脱衣服、如厕、入浴、室内移动等最基本的自理活动；生活关联活动是指与日常生活相关联的应用活动，如家务劳动、外出活动等。家务劳动包括炊事、洗涤、清扫、缝纫、育儿等，以炊事为例，它又可分为采购、清洗、烹调、饭后清理等系列活动；外出活动包括交通工具使用、公共建筑出入等。生活关联活动也可分为室内活动和室外活动。

2. ADL 内容

（1）起居：起居活动包括翻身，坐起，卧坐转换，卧位移动，坐位移动，站立，坐站转换，室内行走或使用轮椅移动，轮椅至床、椅子、便器之间的转移等。起居活动是为了某种目的而进行的一系列动作，构成了全部 ADL 动作的基础。例如：轮椅使用者，为了完成如厕动作，需要从床上坐起，先转移到轮椅上，去厕所后再转移到便器上进行排泄。

（2）进食：进食活动仅限定于从容器中舀起食物送入口中的动作。进食动作包括将餐具摆在餐桌上、将食物盛在容器里、把食物分开等，不包括周围的其他动作（如吃完饭收拾剩饭及餐具等）。进食时，首先要将食物分成一口大小（如将整条鱼分开），用小刀将肉切成块，将油炸食品分开等，由于食物的种类、形状不同，一口大小的食物可以用筷子夹起，或用勺子舀起，或用叉子叉住等，最后放入口中。吃饭姿势、头的位置和活动范围、视觉范围、上肢活动范围、餐具的持握和操作、吃饭时手的活动范围和协调性、口的张开程度等，都与患者的功能障碍有着一定的联系。例如：偏瘫患者不能保持稳定的坐位平衡，需要健侧肢体支撑，有时不能用上肢完成进食动作；脑瘫患儿因为在将食物放入口中、咀嚼、吞咽方面有困难，所以应使用进食自助具。

（3）排泄：排泄活动是指有便意、尿意时，移动到厕所去完成排泄动作。去厕所困难的患者可使用集尿器或使用尿布；颈髓损伤患者由于手指功能差，在使用集尿器时，需要用自助具，或采用自我导尿技术；偏瘫患者移动能力受限，可使用移动式厕所，床与移动式厕所的位置关系、有无扶手等就必须要根据个人能力采取最佳方法。女性经期时，应注意卫生巾的更换、卫生内裤的穿脱、被血液污染的内裤和便器的清洁保持等。

（4）整容：整容活动包含刷牙、洗脸、梳头的动作，以及化妆、剪指甲、剃须、用纸擦鼻涕等。偏瘫患者，用两手舀起水洗脸较困难，身体前屈，脸靠近水龙头，洗脸时不让水顺着手掌流向肘部，动作难度较大；失认－失忆患者，有可能会出现剃须时将一侧脸部刮伤、刷牙动作笨拙、梳不好头发等异常表现；上肢功能障碍较差的偏瘫患者，可使用指甲剪自助具解决剪指甲的问题；颈髓损伤的患者可使用剃须自助具，将剃须物品固定在手掌中进行剃须。

（5）入浴：入浴活动是指用热水洗澡，包括进入浴盆、浴池或淋浴等，如简单的全身擦洗、手足部分泡洗等。颈髓损伤或其他移动困难的患者，洗澡时可使用自动移动装置，如浴缸内的升降机装置，使入浴者向侧方或前后方向移动。

（6）更衣：更衣即更换衣服。更衣动作要求患者有如何使衣服的部位与身体部位相适应的认知判断能力。着装与时间、场所、目的相适应是每一个人应掌握的基本常识和行为。

（7）交流：交流是由发出信息者和接收信息者相互交流而组成的一系列活动。交流可以是人与人之间的信息交流，也可以是人与周围环境之间的信息交流。信息有语言方面和非语言方面。使用语言是人们进行信息交流的常用方式，具有简单和方便的特点。非语言交流方式包括身体动作（如手势、表情、眼神等）和声音特点（音质、音调、语速、语调等），以及时间、空间和环境的利用。如手语、在手掌中用手指书写词句、笑代表高兴、哭代表痛苦或难受、外眼角向上扬起表示愤怒、故意咳嗽使对方停止谈话、说话时用手轻拍对肩膀表示亲切等。交流障碍还采用代偿方法，如发音困难伴四肢活动能力差的患者，可用嘴或手指操纵电脑来发出声音传达信息，以完成简单的交流活动。

（8）家务：家务活动是指家庭中的日常事务。家务活动范围广泛，从简单的扫地到复杂的烹饪都包含在内。家务内容分为三个层次：一是为了满足生理需求的家务，如与进食、睡眠、排泄相关的准备工作；二是为了生活的舒适而进行环境的调整，如扫地、布置家具、给阳台上的花浇水等；三是家族内部及与邻居或社区的各种关系处理等。

家务活动需具备的能力包括移动、上肢能在一定范围内活动、手的精细动作、体力、智力、交流能力等。以烹饪活动为例，准备工作过程中，需要在厨房内或厨房和贮藏室之间来回走动，反复拿起、放下各种物品，完成上述动作需要一定的移动能力，以及上肢和双手的配合；做菜过程中要放适量的调味品，需要有手的精确配合及基本的智力；要能适应较热的环境；要做出符合要求的饭菜，烹饪者与服务对象之间要进行反复交流，烹饪者需要具备一定的交流能力。

（9）健康管理：健康管理是指对影响健康的一些日常行为，如将进食、睡觉、活动、休息进行合理的安排，养成规律的作息习惯，以利于保持健康状态。以服药管理为例，医生应向患者说明每种药物的作用，并强调服药的重要性；护士应定时将药品送到患者手中，并监督患者按时服药；服药期间有无禁忌、饭前服还是饭后服、常见的副作用等，应反复向患者提醒，引起患者注意。

（10）外出：外出活动指离开家到外面去活动或办事，包括社会性外出（如上班、上学等）、娱乐性外出（如旅游、体育活动），以及为满足基本生活需要的外出（如购物）。以脑血管病的老年患者外出活动过程为例，要从室内移动到户外，患者遇到的困难是要经过台阶和狭窄的通道；从居所到公路，患者可能会遇到高低不平或光滑的路面，容易摔倒；到达公路以后，由于拥挤或交通堵塞可能使患者移动困难；患者有可能担心外出时给别人带来麻烦或受到歧视，不愿外出。

（11）作息时间安排：每天 24 小时可以大概划分为活动时间和休息时间。活动时间包括工作时间、做家务和维持生活时间，以及闲暇或娱乐时间；休息时间是指恢复精神和体力所花费的时间。应重视患者的作息时间安排，根据患者自身特点合理规划。

（12）公共设施的利用：公共设施分为公共场所和公共交通两部分。公共场所包括医院、邮局、银行、商场、公园等；公共交通包括公共汽车、火车、地铁、轮船、飞机等。出入公共场所需要解决的问题包括如何从居所移动到道路再移动到场所、如何从一层移动到其他楼层或车、如何搬运行李、如何购票等，另外，还包括需要他人帮助时如何求助的问题等。

（二）ADL 障碍

ADL 障碍分为临时性障碍和永久性步行困难。例如：轻度踝关节扭伤会导致短时间的步行困难；完全性脊髓损伤有可能导致永久性步行困难。

ADL 障碍表现形式多种多样，包括躯体活动障碍、言语功能障碍、感觉功能障碍（如视力、听力障碍）、肢体缺损、精神异常等。躯体活动障碍的共同特点：关节活动受限、肌力下降或丧失、坐位或站位平衡能力差、心肺功能差、转移能力差导致日常生活动作（如进食、更衣、如厕、入浴等）不能完成。ADL 障碍的常见表现见表 4-1。

表 4-1 ADL 障碍的常见表现

ADL 内容	障碍表现	常见原因
起居	不能翻身、起坐，移动困难	脑血管意外、脊髓损伤、脑瘫等
进食	不能握餐具，吞咽困难	颈椎损伤、脑血管意外等
排泄	大、小便失禁	脊髓损伤等
洗漱	不能拿毛巾、牙刷、梳子	颈椎损伤等
入浴	不能拿毛巾搓澡	脑瘫、脊髓损伤等
更衣	不能完成穿脱衣服动作	脑血管意外、脊髓损伤、脑瘫等
交流	不能听、说、写	脑外伤、脊髓损伤、脑瘫等
家务	不能拖地、烹饪	脑血管意外、脊髓损伤、脑瘫等
健康管理	不能按时服药	阿尔茨海默病、精神疾病等
外出	不能上台阶、上下公共汽车	脊髓损伤、脑瘫等
作息时间安排	作息时间反常	精神疾病等
公共设施利用	不能去邮局、银行	脊髓损伤、盲、聋、哑等

二、ADL 训练

ADL 训练的主要目的在于建立患者的自我康复意识，充分发挥患者的主观能动性，提高重建独立生活的自信心；通过训练以维持基本的日常生活活动，调动并挖掘患者自身潜力，把对他人的依赖程度降至最低，进一步改善患者的躯体功能，以适应日后回归家庭、社会的需要；通过在日常生活环境中进行训练，并对特定动作进行分析，找出患者存在的主要问题，提出解决问题的方法，根据患者功能情况，给予使用辅助具或自助具的建议，使患者在辅助性装置的帮助下达到最大限度的生活自理。

（一）训练原则

1. 充分了解患者的基本情况 要了解患者及其家属对日常生活的需求、最迫切要解决的问题，以便充分调动患者及家属参与训练的积极性；应对患者之前的生活情况、文化背景、职业特点及目前的功能水平、病程阶段进行了解，为提出相应的训练目标和内容提供可靠的依据。

2. 由易到难，从简单到复杂 训练以目标为中心，将每一动作分解成若干个部分进行练习，熟练后再结合起来整体练习，满足患者社会角色的需求。

3. 训练环境尽量接近真实情况 训练时应尽量让患者能在真实或接近真实的（如有居室、卫生间、厨房等家具设备）的环境中进行；训练时间也应与患者平时的作息时间相吻合，如进食活动可在就餐中进行训练、更衣活动可在早晨或晚间进行训练。

（二）ADL 评定

1. 评定内容 ADL 可分为躯体或基本 ADL（physical or basic ADL，PADL or BADL）和工具性 ADL（instrumental ADL，IADL）。BADL 是指在每天生活中与穿衣、进食、保持个人卫生等自理活动和与坐、站、行走等身体活动有关的基本活动；IADL 是指人们在社区中独立生活所需的关键性较高级的技能，如处理家务杂事、炊事、采购、骑车或驾车、处理个人事务等，需要部分或完全借助工具。

ADL 评定的主要内容包括 PADL 和 IADL 两大类（表 4–2）。PADL 分为个人自理和躯体活动；IADL 分为户外和室内。

表 4–2 PADL 及 IADL 评定的主要内容

PADL	IADL	
	户外	室内
一. 个人自理类	1. 乘公共汽车	1. 家庭卫生
1. 穿衣	2. 骑车或驾车	2. 烧水沏茶
2. 进食	3. 使用钱币	3. 切菜做饭
3. 整容	4. 采购	4. 服药
4. 如厕	5. 旅游	5. 用电灯、电话
5. 入浴	6 社区活动和交际	6. 听广播、看电视
6. 自理生活中的一些徒手操作		7. 写信
二. 躯体活动类		8. 看报纸、杂志
1. 床上活动		9. 打牌、照相
2. 坐		10. 订收支计划
3. 站		11. 算账、记账
4. 转移		12. 记住约会、生日和节假日
床—椅（轮椅）		
轮椅—卫生间等		
5. 步行		
6. 上下楼		
7. 驱动轮椅		

2. ADL评定量表　PADL反映较粗大的运动功能，适用于较重的残疾；IADL反映较精细的功能，适用于较轻的残疾。IADL比较敏感，常用于调查，多在社区老年人和残疾人中应用；PADL常在医疗机构内应用。

（1）PADL评定：临床常用有PULSES量表、Barthel指数、Katz指数分级等。

PULSES量表是一种总体功能评定方法（表4-3），评定内容分以下六项。

P（physical condition）：身体状况。

U（upper limb function）：上肢自理功能。

L（lower limb function）：下肢行动功能。

S（sensory intactness and communication）：感觉器官的完整和交流。

E（excretory function）：大、小便控制能力。

S（situational factors）：社会地位因素。

其按功能障碍程度分4级评定：1级：无功能障碍，能独立完成。2级：功能轻度障碍。3级：功能有严重障碍。4级：完全依赖。

表4-3　PULSES评定量表

PULSES评定量表
P　身体状况（physical condition）：内脏疾病（心血管、胃肠道、泌尿系统和内分泌系统疾病）和神经系统疾病
1. 病情很稳定，3个月复查一次即可
2. 病情尚稳定，需要3个月内复查一次，但非每周
3. 病情不稳定，至少每周复查一次，需要人照顾
4. 病情很不稳定，需要每日监护
U　上肢功能（upper limb function）：上肢自理功能，如餐饮、穿衣、假肢支具使用、整容、洗澡等
1. 生活自理，上肢无残损
2. 生活自理，上肢有一定残损
3. 生活自理有困难，需要帮助或指导，上肢有残损或无残损
4. 生活完全依赖他人，上肢有明显残损
L　下肢功能（lower limb function）：下肢的行动，如由轮椅移至浴盆、淋浴处或便器，步行，上楼，操纵轮椅等
1. 独立行动，下肢无残损
2. 行动稍受限，下肢有一定残损，如可以行走，但需步行辅助器、假肢和支具，可操纵轮椅
3. 帮助和指导下才能行动，下肢有残损或无残损，轮椅行动在有障碍处需要帮助
4. 完全依赖他人行动，下肢有明显残损
S　感觉器官（sensory components）：与语言交流（听、说）和视力有关
1. 独立做语言交流，无视力残损
2. 独立做语言交流，视力有一定残损，有轻度构音障碍，轻度失语，佩戴眼镜或助听器，或需用药
3. 在帮助下方能完成语言交流，视力障碍严重，语言交流需要翻译或指导
4. 完全不能进行语言交流，不能视物
E　排泄功能（excretory function）：大、小便控制能力
1. 可完全自主控制
2. 正常情况下可控制，但便意急，使用导管、栓剂或其他用具时无须帮助可以自理
3. 需要他人帮助以控制大、小便，但常有失禁
4. 大、小便失禁

续表

S　社会地位因素（situational factors）：智力和感情适应能力，家庭支持，经济能力和社会关系 1. 能胜任本职工作，完成日常工作任务 2. 需对本职工作及日常工作任务进行调整 3. 需要帮助、指导和鼓励才能完成本职工作，或需要从公共或私人服务组织得到协助 4. 需要长期住院（医院或护理院）
评分：总分 6 分为最佳，24 分最差

Barthel 指数是美国康复医疗机构常用的评定方法，评定简单，可信度高，灵敏度高，还可用于预后的估计，使用比较广泛（表 4–4）。

表 4–4　Barthel 指数评定量表

项目	评分标准
大便	0：失禁或昏迷 5：偶尔失禁（每周 < 1 次） 10：能控制
小便	0：失禁、昏迷或需要他人导尿 5：偶尔失禁（每 24 小时 < 1 次，每周 > 1 次） 10：能控制
修饰	0：需要帮助 5：独立洗脸、梳头、刷牙、剃须
用厕	0：依赖别人 5：需要部分帮助 10：自理
进食	0：依赖 5：需要部分帮助（切面包、抹黄油、夹菜、盛饭） 10：全面自理
转移	0：完全依赖别人（需要 2 人以上帮助或用升降机，不能坐起） 5：需要 1～2 人的帮助 10：需要少量帮助（1 人）或语言指导 15：自理
活动（步行）	0：不能动 5：在轮上独立行动 10：需要 1 人帮助步行（体力或语言指导） 15：独自步行（可用辅助器）
穿衣	0：依赖 5：需要 1/2 帮助 10：自理（系解纽扣、开关拉链、穿脱鞋及乳罩）
上下楼梯	0：不能 5：需要帮助（体力或语言指导） 10：自理

续表

项目	评分标准
洗澡	0：依赖 5：自理

（2）IADL 评定：常用功能活动问卷（the functional activities questionnaire，FAQ）和我国的 IADL 量表。

功能活动问卷原用于研究社区老人的独立性和轻症老年性痴呆评定，内容见表 4–5。

表 4–5　功能活动问卷（问家属）

项目	正常或从未做过，但能做（0 分）	困难但可单独完成或未做（1 分）	需要帮助（2 分）	完全依赖（3 分）
1. 每月平衡收支能力，计算能力				
2. 工作能力				
3. 能否到商店买衣服、杂货和家庭用品				
4. 有无爱好，会不会下棋、打扑克				
5. 会不会做简单事情，如点炉子、泡茶等				
6. 会不会准备饭菜				
7. 能否了解最近发生的事件（时事）				
8. 能否参加讨论和了解电视、书或杂志内容				
9. 能否记住约会事件、家庭节目和吃药				
10. 能否拜访邻居、自己乘公共汽车				

我国的 IADL 量表是 1992 年陶寿熙等拟定的一种可供评定脑卒中患者 ADL 能力的量表，评定内容见表 4–6。

表 4–6　我国 IADL 评定量表（陶寿熙）

1. 床上活动（指翻身活动，从卧位到坐起，床边坐）
2. 床椅转移（从床上到椅子上，从椅子到床上）
3. 吃喝（包括进食、端茶杯喝水）
4. 整洁修饰（洗脸，刷牙，漱口，梳理后部头发，剃须）
5. 穿脱衣服（穿脱上下身衣服，脱穿袜子，系鞋带）
6. 大、小便控制
7. 上厕所（去厕所大、小便后擦净，穿好衣裤返回）
8. 洗澡（出浴盆或淋浴器，自己洗全身各部位）

续表

9. 会阴护理
10. 上、下一段楼梯（7～8个台阶）
11. 行走10m（20秒内完成）
12. 开小瓶药盖，取药后旋紧
13. 一般家务（室内清洁，铺床叠被，做简单饭菜或热饭，烧开水，洗碗筷）
14. 开、关照明灯（室内照明灯或床头灯）
15. 锁门、开门（进出家门时锁门、开门）
16. 打电话（使用电话与家人、朋友或单位领导商谈简单紧急事件）
17. 接通电源，调电视频道
18. 交谈、阅读与书写（交谈病情，阅读报刊标题或短文，书写姓名或简单家信）
19. 点算钞票（限数量100张内）
20. 户外活动（自己一人能到附近公园活动）

（3）功能独立性评定（functional independence measurement，FIM）：包括认知功能和社会功能，应用范围广泛，可用于各种疾病或创伤者的日常生活能力的评定。

评定内容包括6个方面，共18项，其中包括13项运动性ADL和5项认知性ADL（表4-14）。评分采用7分制，每一项最高分7分，最低分1分。总积分最高126分；最低18分。得分高低是根据患者独立的程度、对辅助具或辅助设备的需求，以及他人给予的帮助量为依据（表4-7、表4-8）。

表4-7　功能独立性（FIM）评定内容

Ⅰ自理能力	1. 进食　2. 梳洗修饰　3. 洗澡　4. 穿上身衣　5. 穿下身衣　6. 如厕
Ⅱ括约肌控制	7. 排尿管理　8. 排便管理
Ⅲ转移	9. 床椅间转移　10. 转移至厕所　11. 转移至浴盆（或淋浴室）
Ⅳ行进	12. 步行 / 轮椅　13. 上下楼梯
Ⅴ交流	14. 理解　15. 表达
Ⅵ社会认知	16. 社会交往　17. 解决问题　18. 记忆

表4-8　功能独立性（FIM）评分标准

无须帮助 7分：完全独立	1. 不需要考虑安全问题 2. 在合理时间内完成 3. 不需要修改、使用辅助用具
6分：有条件的独立	1. 需要考虑安全保证问题 2. 需要比正常长的时间 3. 需要辅助用具

续表

需要他人帮助（依赖） 有条件依赖：付出≥ 50% 努力，根据所需要的辅助水平评出 5、4、3 分	
5 分：监护或准备	1. 需要帮助，但不必给予身体接触帮助 2. 需要帮助者做准备工作 3. 需要帮助者督促、提示
4 分：最小量接触性辅助	1. 所需帮助不多于轻触 2. 付出≥ 75% 努力
3 分：中量辅助	1. 所需辅助 > 轻触 2. 付出 50% ～ 75% 努力
完全依赖 付出 < 50% 努力，需要最大量和完全辅助，或活动不能进行，根据所需辅助水平，评出 2 分和 1 分 2 分：最大量辅助。或付出 < 50% 努力，但至少有 25% 1 分：完全辅助。或者付出 < 25% 努力，或活动根本不能进行	

（三）ADL 训练的内容

ADL 训练是作业治疗的基本方法之一，通过训练可提高生活自理能力，为患者回归社会创造必要的条件。在训练前，应进行 ADL 能力的评定，根据评定结果制订可行的训练方案，有计划、有步骤地进行。

1. 床上移动 卧床患者，应先从床上移动训练开始。如翻身、左右移动、床上坐、坐位平衡等。

2. 穿脱衣服 包括穿脱衣服、鞋、袜等。穿脱衣服时，患肢先穿后脱，也可将衣服改制成用拉锁代替纽扣、用尼龙搭扣代替鞋带等，便于穿脱。

3. 进食 训练使用各种餐具，如持匙、用勺、用筷、端碗、送食物进口等。可为患者设计自助具进行训练，使患者能借助其残存的功能完成 ADL 动作。

4. 个人卫生 先训练梳洗、剃须、整容，再训练如厕、洗澡等，包括床与地面转移、站立、行走或乘坐轮椅等活动训练。只有具备下床活动的能力，才能完成个人卫生活动的全部动作，还可根据情况，进行便器、浴池改装，或在便器和浴池周围增设扶手等。

5. 家务劳动 应先了解患者的伤残程度、家庭生活条件、住房情况和劳动习惯等，根据具体情况进行基技能训练，如洗菜、切菜、烹调、洗涮餐具和炊具、铺床、洗衣、熨烫衣物、打扫卫生、选购食品、管理家庭经济及养育儿女等。

（四）注意事项

ADL 活动训练是一项非常艰苦的工作，不仅要求作业治疗师要进行细致的指导和监督，更需要患者的主动参与及家属或陪护人员的积极配合。日常生活活动能力训练应注意以下几方面的问题。

1. 作业治疗师设计训练活动时难度要适当，应比患者现有能力稍高但不应相差太远，经患者努力能完成。

2. 患者完成某一作业活动时，应积极引导其把注意力集中在某一功能动作的完成上，不应要求动作过分集中在某一块肌肉、某一关节的活动上。

3. 如果某一动作完成不正确，需要将动作分解成若干步骤和几个阶段完成。如训练卧床患者自己吃饭，就应将整个动作分解为仰卧位到坐起、保持坐位平衡、持握和使用餐具、送食物进口、咀嚼和吞咽若干动作。患者完成动作时，务必要求每个动作的正确操作。

4. 每一项训练活动应维持良好的姿势和位置。

5. 训练过程中，要注意患者有无疲劳、使用工具训练时的安全性。当患者出现疲劳时应进行休息或减量，对不会安全使用工具的患者应进行具体指导。

6. 训练的内容应与实际生活密切相结合，将训练中掌握的动作必须应用到日常生活实际中去。因此，作业治疗师与患者、家属间的密切沟通和协作，及时了解患者的真实需求是训练成功的重要保证。作业治疗师对每个患者的家庭生活和工作环境必须做实际调查，要根据患者的具体情况进行训练，如果训练与实际生活脱节，则会失去 ADL 训练的意义。注意分析患者在日常生活中存在的困难动作，带着问题进行训练，可以提高康复训练的效果。

第二节　日常生活活动能力训练方法

一、床上活动训练

床上活动是 ADL 中重要的活动训练内容之一，是进行衣、食、住、行等活动的前提和基础。及早进行床上活动训练可以更好地预防压疮、坠积性肺炎等并发症的发生，也利于患者获得最大的功能独立性。训练内容包括床上翻身、床上坐起、桥式运动。

（一）床上翻身

床上翻身是指改变卧床时身体与床之间的接触面的姿势转换，是其他功能训练的基础，可增强躯干与肢体动作的控制技巧。根据患者残存的功能情况不同，所采取的翻身训练方式也不同，通常向患侧翻身比向健侧翻身更容易。

1. 偏瘫患者

（1）向患侧翻身（图 4-1）

①患者健手握住患手，并屈髋、屈膝，上肢伸肘上举大于 90°。

②健侧上肢带动患侧上肢摆动，当摆向患侧的同时，屈颈向患侧转动头部，利用摆动的惯性转动躯干，完成肩胛带、骨盆的运动。

③健侧腿跨过患侧，完成向患侧翻身动作。

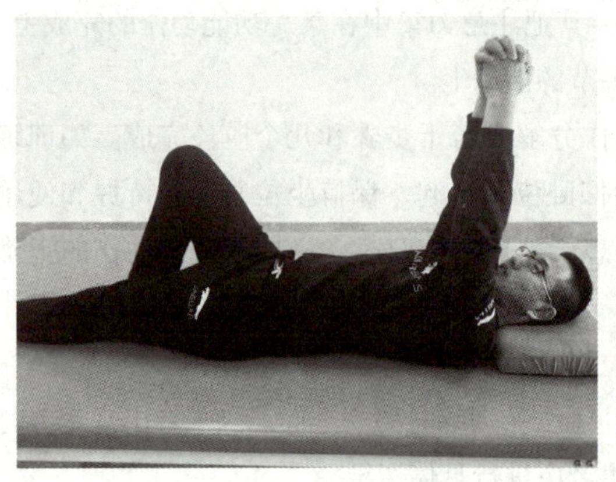

a

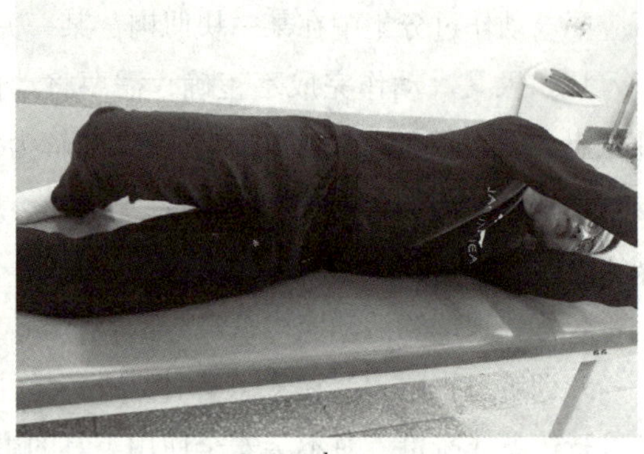

b

图 4-1 向患侧翻身

（2）向健侧翻身（图 4-2）

①患者健手握住患手，上肢伸肘上举大于 90°，健侧下肢屈曲，插入患侧腿下方。

②健侧上肢带动患侧上肢来回摆动，上肢摆动的同时，屈颈向健侧转动头部，依靠躯干的旋转带动骨盆转向，同时利用健侧伸膝的力量带动患侧身体完成健侧的翻身动作。

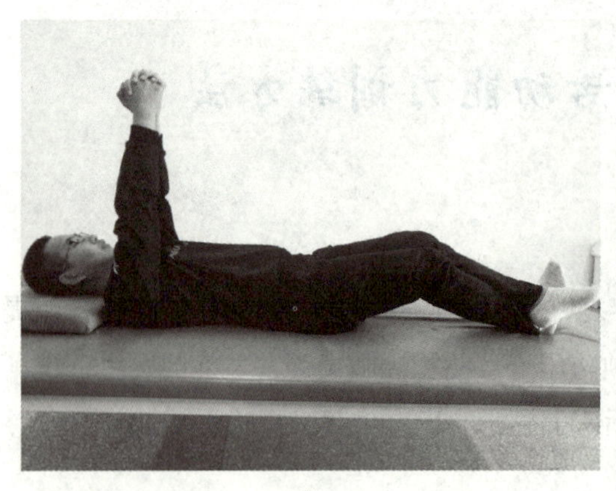

a

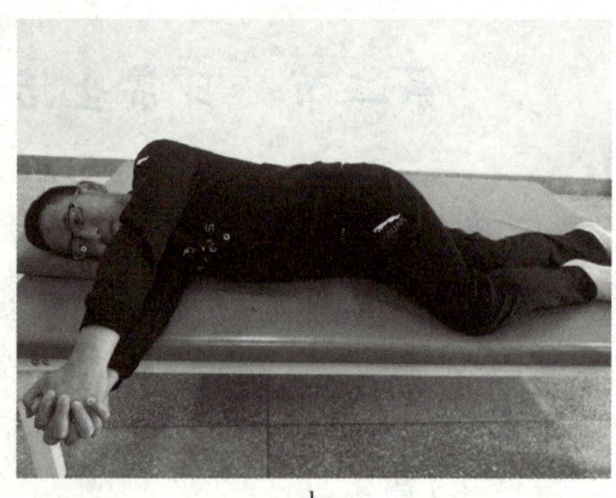

b

图 4-2 向健侧翻身

（3）注意事项

①向患侧翻身时，患侧上肢应置于身体前方，稍外展，防止患侧肢体受压。

②当患者向健侧翻身首次不能完成时，治疗师可以协助完成屈髋、屈膝及骨盆的转动。

③向健侧翻身时，尽量使患侧肩部前伸，患肢置于身体前方，防止患侧忽略导致患肩被牵拉脱位、疼痛。

④头部是控制身体的关键点，不论向哪侧翻身，都应先转动头部再翻身。

2. 脊髓损伤患者

（1）C_6 完全性损伤患者从仰卧位到俯卧位翻身（从右侧翻身）

①患者仰卧，双上肢上举并向身体两侧用力摆动。

②当摆动幅度足够大时，头转向右侧，同时双上肢用力甩向右侧，借助上肢甩动的惯性带动躯干和下肢翻成俯卧位。

③用左前臂支撑于床面并承重，右肩进一步后拉，然后将右侧上肢从身体下方抽出，使两侧前臂同等负重。

④将双上肢置于身体两侧，完成翻身动作。

（2）胸、腰段脊髓损伤患者翻身：此类患者上肢功能完全正常，躯干肌肉部分麻痹或正常，下肢完全瘫痪或部分瘫痪，能够较容易地独立完成床上翻身，可采用 C_6 损伤患者的翻身方法或直接利用肘部和手的支撑向一侧翻身。

（3）四肢瘫患者在辅助下从仰卧位到侧卧位翻身

①患者仰卧，治疗师位于患者的右侧，帮助患者将右上肢横过胸前，将右下肢跨过左下肢，右足置于左侧床面。

②治疗师一手置于患者右侧腰下，另一手置于患者右侧髋部下方，用力推动患者髋部向上，使患者成左侧卧位，并帮助患者调整好卧姿。

（二）床上卧位移动

1. 偏瘫患者

（1）床上横向移动

①健侧下肢屈曲，插入患侧腿下方，健侧带动患侧下肢向健侧移动。

②健侧下肢从患侧抽出并屈髋、屈膝，抬起臀部移向健侧。

③以头部和臂部为支撑，将躯干移向健侧，完成整个活动过程。

（2）床上纵向移动

①健侧下肢屈髋、屈膝，足平放于床面。

②以健足和肘部为支撑，抬起臀部向上移动身体，完成整个活动过程。

2. 脊髓损伤患者

（1）C_6 完全性损伤患者床上长坐位纵向移动：床上长坐位是指脊髓损伤患者在床上取屈髋、伸膝的坐位方式。C_6 完全性脊髓损伤患者肱三头肌瘫痪，缺乏伸肘能力，转移较为困难（截瘫患者双上肢功能正常，较易完成床上长坐位移动）。

①患者取长坐位，双下肢外旋，膝关节放松，头、肩、躯干充分前屈，头超过膝关节，使重心线落在髋关节前方，以维持长坐位平衡。双手靠近身体，在髋关节稍前一点的位置支撑。因肱三头肌麻痹，应肩关节外旋，前臂旋后，以利用重力作用使肘关节伸展。

②双手用力支撑抬起臀部，同时头、躯干向前屈曲，使臀部向前移动。

③上肢帮助下肢摆正位置，调整坐位姿势。

（2）C_6 完全性损伤患者床上横向移动（向左移动）

①患者取长坐位，右手半握拳置于床面，紧靠臀部。左手放在与右手同一水平且离臀部约 30cm 的位置，肘伸展，前臂旋后或中立位。

②双上肢充分伸展并支撑体重，躯干前屈，抬起臀部。

③将躯干移向左侧，臀部放于床面上，用上肢将双腿位置摆正。

（三）床上起坐

1. 偏瘫患者

（1）独立从健侧坐起（图 4–3）：这种活动方式患者较容易完成，并且较为安全，但是可以引起患者出现联带运动模式，也容易使患者忽略其患侧。

①按上述健侧翻身步骤先翻成健侧卧位。

②健手拉住患手于枕前，双腿交叉，用健侧腿将患侧下肢移至床边。

③健侧肘屈曲于体侧，前臂旋前，用肘及手撑起身体坐起。

④调整姿势，保持坐位。

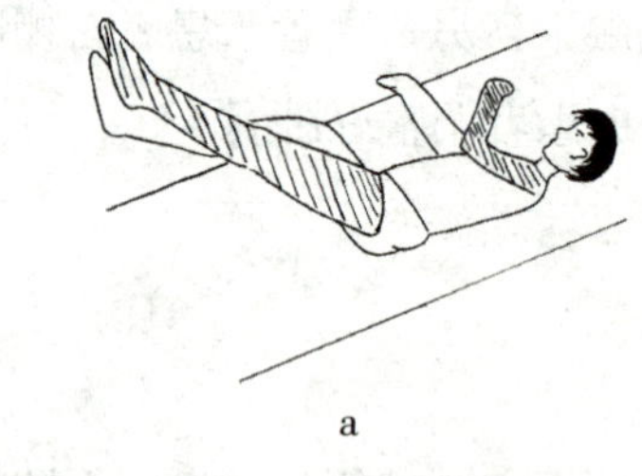

a

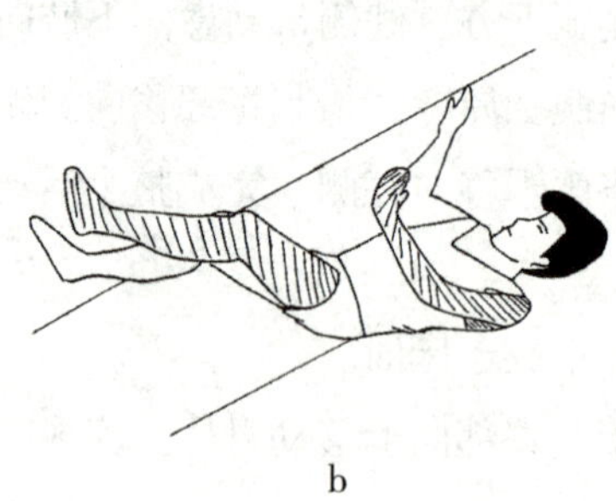

b

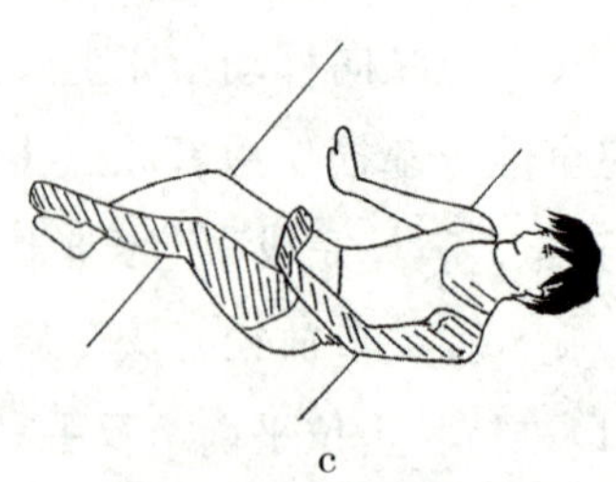

c

图 4–3　独立从健侧坐起

（2）独立从患侧坐起（图 4–4）

①按上述患侧翻身步骤先翻成患侧卧位。

②用健侧腿将患侧下肢移至床外。

③健手支撑于患侧床面，伸直健侧上肢，撑起身体从患侧坐起。

④调整姿势，保持坐位。

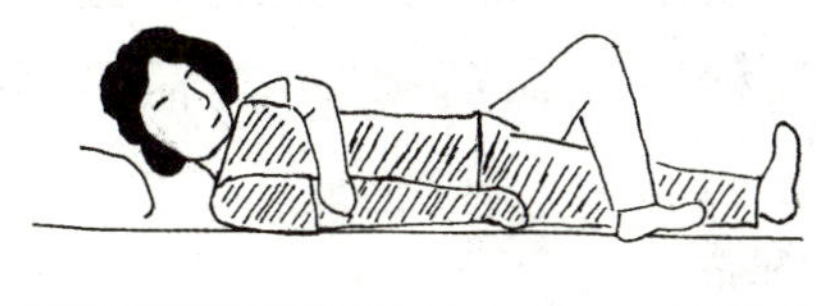

a

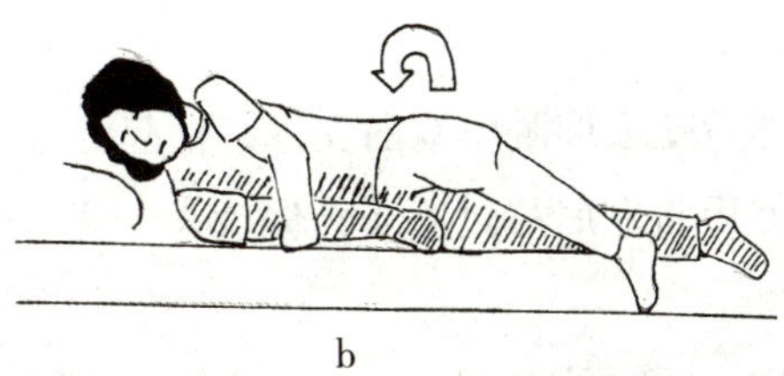

b

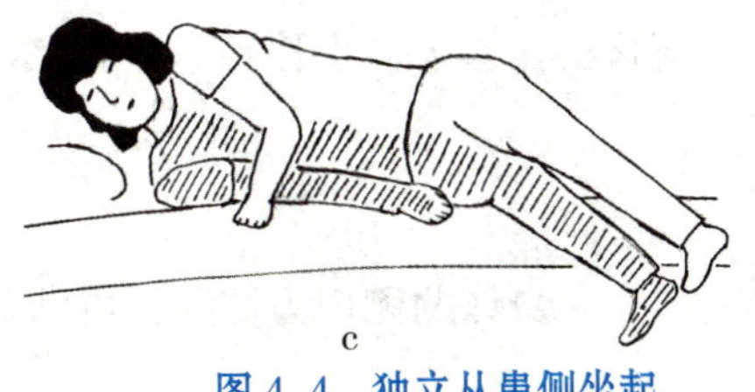

c

图 4–4　独立从患侧坐起

（3）独立从患侧坐位到卧位

①患者坐于床边，患手放在大腿上，健腿交叉置于患腿后方。

②健手从胸前横过身体，支撑在患侧髋部旁边的床面上。

③患腿在健腿的帮助下抬到床上。

④当双腿放在床上后，患者逐渐将患侧身体放低，直至躺在床上，在身体躺下的过程中双腿保持屈曲。

（4）独立从健侧坐位到卧位

①患者坐于床边，患手放在大腿上，健腿交叉置于患腿后方。

②身体向健侧倾斜，以健侧肘部支撑于床上。

③患腿在健腿的帮助下抬到床上。

④当双腿放在床上后，患者逐渐将身体放低，最后躺在床上，然后依靠健足和健肘支起臀部向后移动到床的中央。

（5）注意事项：患者从健侧坐起较患侧坐起容易，但患侧坐起可以鼓励患者注意到其患侧的存在，促进患者使用患侧上下肢；偏瘫患者坐起训练要求患者具备一定的坐位平衡能力和姿势的控制能力；训练时注意防止过度用力而诱发肢体痉挛。

2. 脊髓损伤患者 坐起时，需要躯干具备一定的肌力和至少一侧上肢的伸展功能，所以 C_7 损伤的患者可以从仰卧位直接坐起，而 C_6 损伤的患者则需要翻身至侧卧或俯卧位后再坐起。

（1）C_6 完全性损伤患者独立坐起

方法一：

①患者仰卧，双上肢伸展上举并向身体两侧用力摆动，借助上肢甩动的惯性带动上部躯干旋转翻向左侧。

②先用左肘支撑床面，然后变成仰卧位双肘支撑，抬起上身。

③将体重移到右肘上，然后将左肘移近躯干；保持头、肩前屈，将右上肢撤回身体右侧，并用双肘支撑保持平衡。

④再将身体转向左肘支撑，同时外旋右上肢，在身体后伸展，右手支撑床面。

⑤调整身体重心向右上肢转移，同样外旋左上肢，在身体后伸展，用左手支撑床面。

⑥慢慢交替将双手从身后向前移动，直至体重移到双下肢上，完成坐起动作，保持长坐位。

方法二：

①患者仰卧，双上肢伸展上举并向身体两侧用力摆动，借助上肢甩动的惯性带动上部躯干旋转翻向左侧，维持左侧卧位。

②双肘屈曲，使用前臂支撑床面，并交替移动前臂，把身体和头部从床头移至床左下角；以右手腕钩住右侧腘窝，左手支撑床面，头及躯干向右侧摆动，顺势坐起。

（2）胸、腰段脊髓损伤患者独立坐起：T_1 以下脊髓损伤患者上肢功能完全正常，躯干部分瘫痪，下肢完全瘫痪，坐起动作的完成要比颈髓损伤患者容易。

①患者仰卧位，双上肢上举，用力摆动，利用惯性将一侧上肢甩过身体另一侧，完成翻身动作。

②患者双肘支撑，再将身体重心左右交替变换，同时变成手支撑。

③调整身体位置，完成坐起动作。

（3）C_6 完全性损伤患者利用上方吊环由仰卧位坐起

①患者仰卧位，用右手腕钩住上方吊环。

②通过屈肘动作向吊环方向拉动身体，并依靠左肘支撑体重。

③在吊环内继续屈曲右肘关节，并承重，同时将左肘移近躯干。

④用左肘支撑体重，右上肢在外旋上举位屈曲，用右手腕抵住吊环链条。

⑤用右上肢承重，左上肢在身体后侧外旋并伸肘支撑床面。

⑥体重移至左上肢，右上肢从吊环中取下，在身体后方外旋伸肘支撑于床面。

⑦从身后交替向前移动双手，直到躯干直立、上下肢承重，完成长坐位。

（4）C_6 完全性损伤患者独立由坐位到卧位

①患者取长坐位，双手在髋后支撑，保持头、肩向前屈曲。

②身体向右后侧倾倒，用右肘承重。

③屈曲左上肢，将一半体重转移至左肘。

④仍然保持头、肩屈曲，交替伸直上肢直到躺平。

（5）胸、腰段脊髓损伤患者独立由坐位到卧位：与由仰卧位坐起的方法顺序相反。

（四）桥式运动

桥式运动通过屈髋、屈膝、抬起臀部来帮助患者提高下肢的动作控制与协调，为训练站立和行走提供基础，同时也有利于穿脱裤子等训练。桥式运动是偏瘫患者床上活动训练的难点，对患者骨盆的控制、平衡稳定及以后的步态训练均有重要的意义。临床训练时，可根据患者的能力选择单腿搭桥与双腿搭桥。独立桥式运动适用于骨盆与下肢控制能力较好的患者。如患者还不具备独立完成，可在治疗师协助下进行训练。

1. 双桥运动（图 4-5）

（1）患者仰卧于床面，双下肢屈曲，双足平放在床面。

（2）双上肢伸展，双手交叉，健手握住患手，患侧拇指在上，双肩屈曲 90°。

（3）依靠背部及双足的支撑将臀部抬离床面，保持稳定，完成双桥训练。

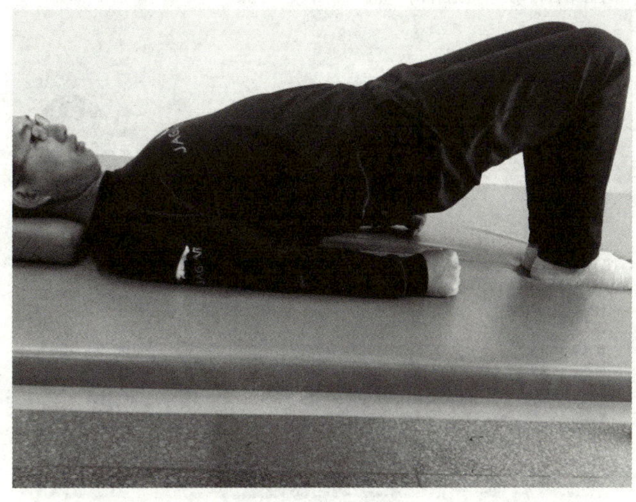

图 4-5 双桥运动

2. 单桥运动（图 4-6）

（1）患者仰卧于床面，双上肢伸展，双手交叉，健手握住患手，患侧拇指在上，双肩 90°。双下肢屈曲，双足平放于床面。

（2）健侧下肢离开床面、膝关节伸展，健腿伸直抬高与床面成 30°～45°，维持患足单脚支撑，仅以双肩和患脚为身体的支点。

（3）将健侧膝关节屈曲放在患腿上，保持至少 10 秒后缓慢放下。对于患侧下肢无力支撑的患者也可交换健脚支撑，完成同样的动作。

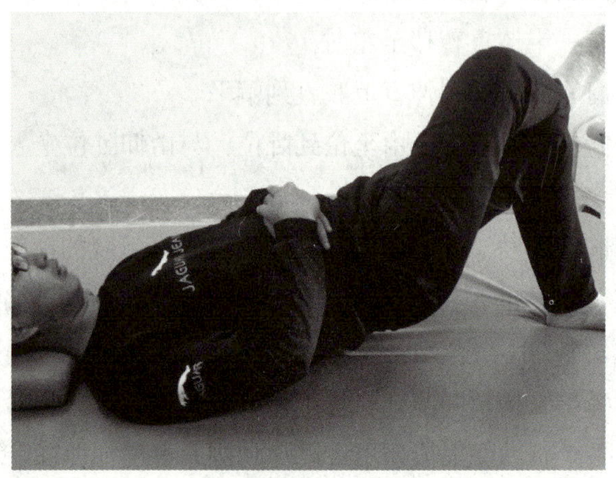

图 4-6 单桥运动

3. 辅助桥式运动 如果患者骨盆与下肢控制能力不足，治疗师可协助完成动作：治疗师一手扶患者双腿，使其两膝屈起并拢、两脚心朝床面而立，另一手扶住患者臀部，予以适当帮助，协助患者控制下肢与上抬骨盆（图 4-7）。

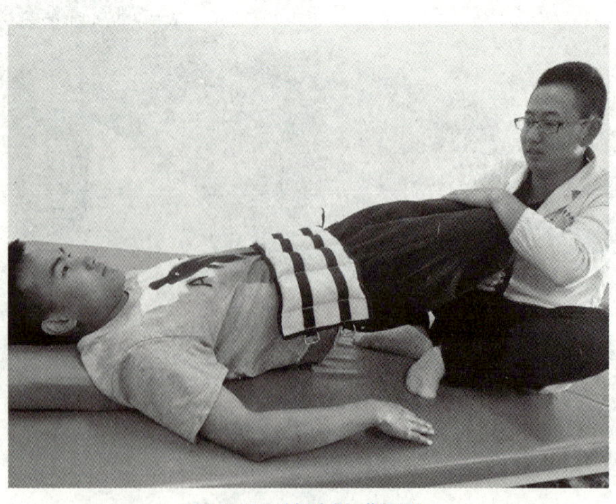

图 4-7 辅助桥式运动

4. 注意事项

（1）患者抬起臀部时尽可能伸髋。

（2）双足平放于床面，足跟不能离床。

（3）患者不能完成时，治疗师可以协助固定患侧的膝部和踝部，当臀部抬起时在膝部向足端加压。

（4）动作完成时双膝关节尽可能并拢，防止联带运动的出现而诱发痉挛。

二、转移活动训练

转移活动训练是患者独立完成各项日常生活活动的基础，包括坐站转换和轮椅、床、坐便之间的转移等。通过转移活动的训练，可预防因身体固定于某种姿势导致的并发症。因此，转移活动训练对于康复治疗的实施及康复效果的实现具有重要的意义。下面以偏瘫和脊髓损伤患者为例介绍转移活动训练的方法。

（一）偏瘫患者坐位与立位之间的转移

1. 独立由坐位到立位（图 4-8）

（1）患者床边坐位，双足着地，两足间距与肩同宽，两足跟落后于两膝，两足摆放时患足稍靠后，以利负重及防止健侧代偿。

（2）双手十指交叉，患侧在上，拇指伸展置于健侧拇指，双上肢向前充分伸展。这个动作能够有效地抑制患侧手指的屈曲、内收痉挛。

（3）身体前倾，重心前移，患侧下肢充分负重。

（4）当双肩向前超过双膝位置时，伸展髋、膝关节，抬臀，双腿同时用力慢慢站起，重心位于双腿之间。

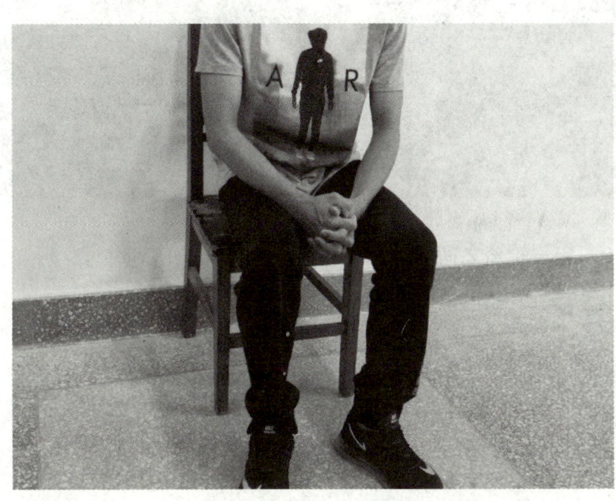

a

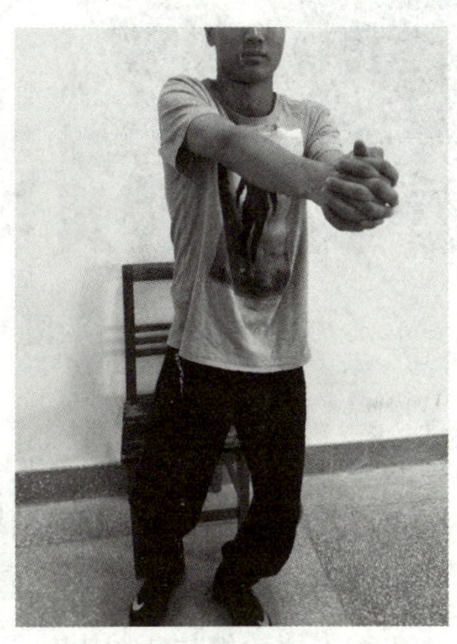

b

图 4-8 独立由坐位到立位转移

2. 独立由立位到坐位

（1）患者背靠床站立，双下肢平均负重，双手交叉握手，双上肢向前伸展。

（2）在保持脊柱伸直状态下躯干前倾，两膝前移，屈膝、屈髋。

（3）缓慢向后、向下移动臀部，平稳坐于床上。

（4）调整好坐位姿势。

3. 独立从椅子或轮椅上站起与坐下 方法同上，但应注意以下几点。

（1）椅子应结实、牢固、椅面硬，具有一定的高度。椅子高些较低些容易站起，初始训练时，应选择较高的椅子。

（2）有扶手的椅子较无扶手的椅子更容易起落，站起和坐下时可利用扶手支撑。

（3）转移过程中轮椅应制动，脚踏板向两侧移开。

（二）床与轮椅（轮椅与座厕、浴盆、地板）之间的转移

1. 偏瘫患者

（1）床与轮椅之间的独立转移（图 4-9）

①患者坐在床边，双足平放于地面上。将轮椅置于患者健侧，与床成 45°角，刹住轮椅手闸，向两侧移开脚踏板。

②患者用健手抓握轮椅远侧扶手，患手支撑于床上，患足位于健足稍后方，双足全掌着地，与肩同宽。

③患者躯干前倾，健手用力支撑，抬起臀部，以双足为支点转动躯干直至背对轮椅，确信双腿后方贴近并正对轮椅后坐下。

④调整坐位姿势，放下脚踏板。

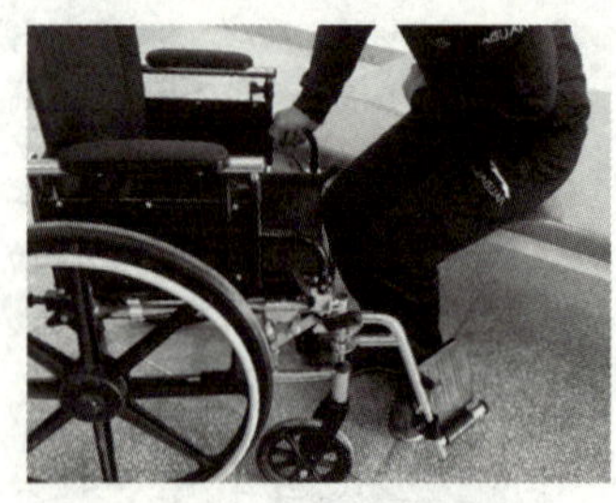
a

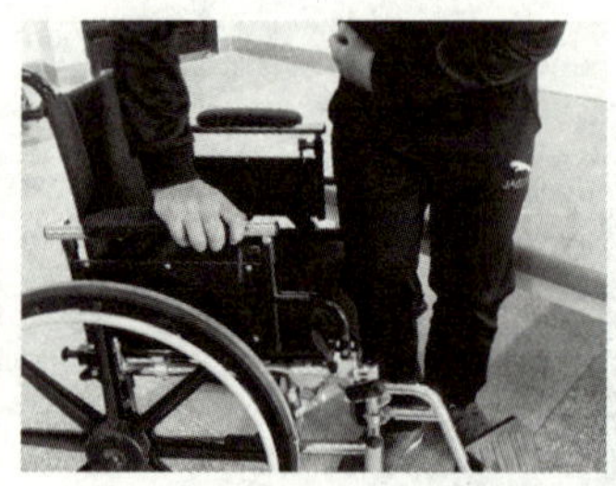
b

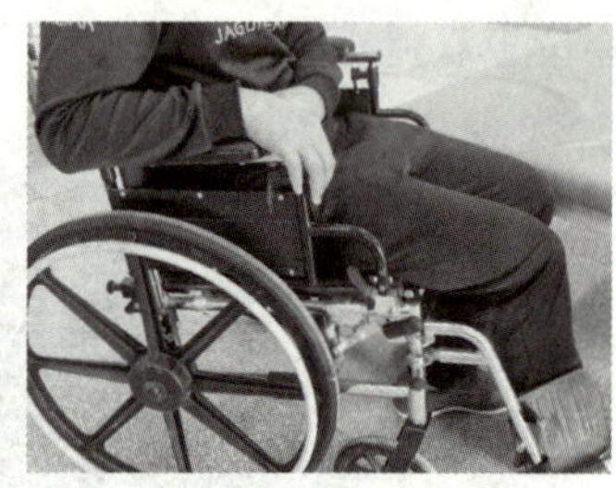
c

图 4-9 床与轮椅之间的独立转移

由轮椅返回病床的转移：与上述顺序相反。

（2）轮椅与座厕之间的独立转移

①患者驱动轮椅正面接近座厕，刹住轮椅手闸，移开脚踏板。

②双手支撑轮椅扶手站起。

③用健手抓住对角线侧座厕旁扶手，然后健足向前迈一步，健侧上下肢同时支撑，向

后转动身体，使臀部正对座厕。

④将患手先由轮椅一侧扶手移到另一侧扶手上，再移到座厕旁另一侧扶栏上，站稳。

⑤脱下裤子，确信双腿后方贴近座厕，慢慢坐下。

由座厕返回轮椅：动作与上述相反。

（3）轮椅与浴盆间的转移

①患者驱动轮椅与浴盆成45°角，健侧靠近浴盆，轮椅与浴盆之间留有一定间隙，以便放置浴板。刹住轮椅手闸，卸下近浴盆侧轮椅扶手，移开脚踏板，双足平放于地面上。

②浴盆中注满水，然后脱下衣裤。

③患者用健手支撑在浴板上，患手支撑于轮椅扶手，同时用力撑起上身，以下肢为轴转动身体，直至双腿后侧贴近浴板，先将患手移到浴板一端，然后向下坐到浴板上。

④患者将两腿先后跨进浴盆，然后移到浴盆中央上方坐好。

⑤患者将身体移入浴盆中。

独立出浴盆：动作与上述相反。

2. 脊髓损伤患者　四肢瘫患者只能完成同一高度之间的转移动作，多数截瘫患者经过训练后能够完成不同高度之间的转移动作。四肢瘫患者可利用滑板帮助完成转移动作。截瘫患者经过训练能够较容易地完成独立转移动作；四肢瘫患者需要具备一定的伸肘功能时方可独立完成。

（1）独立从轮椅到床的成角转移（从右侧转移）

①患者驱动轮椅从右侧靠近床，与床成20°～30°角，刹住轮椅手闸，卸下近床侧扶手，移开右侧脚踏板，双足平放在地面上。

②患者在轮椅中先将臀部向前移动，右手支撑床面，左手支撑轮椅扶手，同时撑起臀部并向前、向右侧方移动到床上。

（2）独立从床到轮椅的成角转移（从右侧转移）

①患者坐于床边，双足平放在地面上，轮椅置于患者右侧床边，与床成20°～30°角，刹住轮椅手闸，卸下近床侧扶手，移开近床侧脚踏板。

②患者右手支撑轮椅远侧扶手，左手支撑床面，同时撑起臀部并向前、向右侧方移动到轮椅上。

（3）独立从轮椅到床的侧方转移（左侧身体靠床）

①轮椅与床平行放置，刹住轮椅手闸，卸下近床侧扶手。

②患者将双腿抬到床上。四肢瘫患者躯干控制能力差，需要用右前臂钩住轮椅把手以保持坐位平衡；将左腕置于右膝下，通过屈肘动作，将右下肢抬到床上；用同样方法将左下肢抬到床上。

③躯干向床侧倾斜，将右腿交叉置于左腿上，应用侧方支撑移动的方法，左手支撑于

床上，右手支撑于轮椅扶手上，头和躯干前屈，双手支撑抬起臀部将身体移动到床上。

用滑板进行侧方平行转移如下。

①同上。

②同上。

③将滑板架在轮椅和床之间，滑板的一端放于患者臀下。

④患者一手支撑于位于轮椅坐垫上的滑板一端，另一手支撑于位于床垫上的滑板一端，抬起上身，将臀部通过滑板移至床上。

⑤转移完毕后撤去滑板。

独立由床返回轮椅转移：与上述顺序相反。

（4）独立从轮椅到床的正面转移

①患者驱动轮椅正面靠近床，距离 30cm，使抬腿有足够空间刹闸。

②四肢瘫患者躯干控制能力差，需要用右前臂钩住轮椅把手以保持坐位平衡。

③将左腕置于右膝下，通过屈肘动作，将右下肢抬到床上；用同样方法将左下肢抬到床上。

④打开轮椅手闸，向前驱动轮椅紧贴床沿，再刹闸。

⑤双手扶住轮椅扶手向上撑起身体，同时向前移动坐于床上，此过程中要保持头和躯干屈曲。

⑥将身体移到床上的合适位置，用上肢帮助下肢摆正，调整坐位姿势。

（5）利用滑板由轮椅向床的后方转移：此方法只适用于椅背可以拆卸或安装有拉链的轮椅。

①患者驱动轮椅从后方靠近床沿，刹闸，拉下椅背上的拉链或卸下椅背。

②在轮椅与床之间放置滑板，滑板的一端置于患者臀下并固定好。

③患者用双手支撑于床面将身体抬起，向后移动坐于床上。

④用双手将下肢抬起移至床上并摆正，调整坐位姿势，最后撤除滑板。

由床返回轮椅：过程与上述相反。

（6）利用上方吊环由轮椅向床的转移（从左侧转移）

①患者驱动轮椅从左侧平行靠近床，刹闸，卸下近床侧扶手。

②患者将双腿抬到床上，再将左手伸入上方吊环，右手支撑于轮椅扶手。

③右手用力撑起的同时，左上肢利用屈肘动作向下拉住吊环，臀部提起，将身体转移到床上。

由床返回轮椅：过程与上述相反。

（7）轮椅到座厕独立侧方转移（从右侧转移）：C_7 以下脊髓损的伤患者可独立完成由轮椅到座厕的转移，方法与从轮椅到床的侧方转移类似，转移前应先脱下裤子。

①患者驱动轮椅使右侧靠近座厕，与之成45°角。

②患者双足平放于地面上，且在膝关节的正下方，以便转移时下肢能承重，卸下轮椅右侧扶手。

③将左手置于轮椅左侧扶手，右手置于座厕旁的扶手上，支撑上抬躯干并向右侧转身。注意转移过程中保持头和肩的屈曲。

④将左手移到轮椅的右侧大轮上，右手支撑于座厕旁的扶手，进一步上抬躯干并向后移动坐于座厕上。

由座厕返回轮椅：过程与上述相反。

（8）轮椅到座厕独立正面转移

①患者驱动轮椅正对座厕，刹住轮椅手闸，移开脚踏板。

②患者两腿分开置于座厕两旁，双手抓握座厕两侧扶手。

③双上肢用力撑起躯干前移，像骑马一样骑在座厕上。

（9）轮椅到座厕独立后方转移：此法适用于双下肢痉挛较重的患者，且轮椅靠背装有拉链。

①患者驱动轮椅从后方靠近座厕，拉下轮椅靠背上的拉链。

②一手置于座厕旁的扶手上，另一手置于座厕的坐垫上，双手向上撑起躯干并向后移动坐于座厕上。

（10）轮椅与浴盆之间独立一端转移：进出浴盆需要上肢有较强的支撑力量，C_7及以下脊髓损伤的患者可独立完成轮椅与浴盆的转移。注意转移前浴盆应注满水，离开前排空水；浴盆底部必须放置防滑垫；浴盆周围的墙上须安装安全扶手。

①患者驱动轮椅靠近浴盆一端，注意轮椅与浴盆要有一定距离以刹住轮椅手闸，此距离须满足双脚能上抬放到浴盆边上。

②用上肢帮助上抬双腿置于浴盆的边沿上，移开脚踏板。

③打开手闸，驱动轮椅直到轮椅前沿并完全贴近浴盆，然后再刹住轮椅手闸。

④患者左手置于浴盆边沿，右手置于轮椅右侧扶手上，上抬臀部向前移动，双腿滑入浴盆中。

⑤将右手移到浴盆边沿上，双手支撑于浴盆，躯干充分前屈。

⑥保持躯干前屈，双手沿着浴盆边沿向前移动，先上抬躯干越过边沿，然后将身体放低进入浴盆中。

由浴盆返回轮椅：过程与上述相反。

（11）轮椅与浴盆之间独立侧方转移（从右侧转移）

①驱动轮椅右侧接近浴盆，与浴盆成30°角。卸下轮椅右侧扶手，移开右侧脚踏板，制动。

②用双上肢帮助将双腿上抬置于浴盆中。

③屈曲躯干，右手置于浴盆远侧边沿，左手置于浴盆近侧边沿，双手用力支撑上抬躯干越过浴盆边沿。

④进一步支撑并转动身体面向浴盆一端，慢慢放低身体进入浴盆中。

（12）轮椅与地板之间的转移：掌握轮椅与地面之间的转移技术，可以丰富患者的生活内容，如使患者能在海滩上下水、在地板上与孩子玩耍等。这项技术也是重要的自救措施，当患者从轮椅上摔下来后，他就能应用此项技术从地板上回到轮椅中。以 T_{11} 完全性脊髓损伤患者为例介绍轮椅与地板之间的转移方法。

①刹住轮椅手闸，卸下扶手。

②将双足放到地板上，移开脚踏板。患者左肘支撑于轮椅靠背，右手支撑于轮椅大轮，抬起上身，左手将轮椅坐垫拉出。

③将膝关节伸直，将坐垫置于两前轮之间的地板上。

④双手支撑于轮椅座位前方以上抬躯干，并将臀部向前越过轮椅的前沿。

⑤逐渐放低重心坐到置于地板上的坐垫上。

（13）地板到轮椅的独立转移

①患者背向轮椅坐在地板上的轮椅坐垫上，刹住轮椅手闸。患者双手支撑于轮椅座位前缘，或重新安好脚踏板，将双手置于脚踏板顶端以支撑。

②用力支撑上抬躯干，注意头、颈要伸展。

③收缩腹肌，下降肩部，向后拉骨盆坐到轮椅上。

④用手将双腿上抬放于脚踏板上。

⑤将坐垫对折，置于大轮和髋部之间的轮椅扶手上，患者双手支撑于大轮上抬身体，坐垫弹向臀下。最后调整好坐姿。

3. 注意事项

（1）独立转移对患者功能水平要求较高，转移过程需注意患者安全。有多种独立转移方法可供选择时，以最安全、最容易的方法为首选。

（2）患者学习独立转移的时机要适当。

（3）床、轮椅等转移用具在构造、位置上要利于患者完成转移活动。比如相互转移的两个平面的高度通常相当、位置应该稳定，两个平面应尽可能靠近。

（4）患者应具备相应的平衡能力。患者没有视野、空间结构等感觉缺损。

（5）患者应熟悉转移活动的周围环境，对自身的功能水平有清楚的认识。

三、自我照顾训练

自我照顾能力的训练是患者或残疾人康复的重要内容，也是一个人回归家庭、重返社会的必经之路。下面以偏瘫患者和脊髓损伤患者为例介绍自我照顾训练方法。

（一）偏瘫患者

1. 更衣训练　双上肢不能配合穿衣动作，常为单手操作，必要时对衣服、裤子、鞋等进行改造。

（1）穿前开襟衣（图4-10）：患者取坐位，先穿患侧，后穿健侧。

①患者健手将衣服置于膝关节上，分清衣服前后、衣领、袖笼等。

②将患手插入同侧衣袖内，用健手将衣领向上拉至患侧肩。

③健手由颈后部抓住衣领拉至健侧肩部，再将健手插入另一衣袖中。

④健手系好纽扣并整理好衣服。

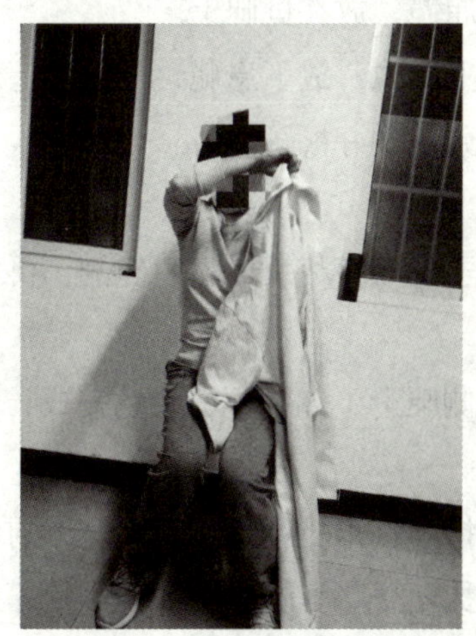

图4-10　穿前开襟衣服

（2）脱前开襟衣：与穿衣相反，先脱健侧，再脱患侧。

①患者健手抓住衣领向上由头脱下患侧衣袖的一半，使患侧肩部脱出。

②健手脱掉整个衣袖。

③健手再将患侧衣袖脱出，完成脱衣动作。

（3）穿套头上衣：患者取坐位，先穿患侧，后穿健侧。

①患者健手将衣服背向上置于膝关节上，分清衣服前后、衣领、袖笼等。

②将患手插入同侧衣袖内，并将手腕伸出衣袖。

③将健手插入另一衣袖中，并将整个前臂伸出袖口。

④健手将衣服尽可能拉向患侧肩部。

⑤将头套入领口并伸出，并整理好衣服。

（4）脱套头上衣：与穿衣相反，先脱健侧，再脱患侧。

①患者健手抓住衣衫后领向上拉。

②衣服在背部从头脱出，随之脱出健侧衣袖。

③最后脱出患侧衣袖，完成脱衣动作。

（5）卧位穿脱裤子

①患者坐起将患腿屈膝、屈髋，放在健腿上。

②患腿穿上裤腿后拉至膝盖上方，以同样的方法穿健腿裤子。

③躺下，蹬起健腿抬起臀部，将裤子提至腰部。

④扣好扣子，系好腰带并整理。

脱的顺序与穿的顺序相反，只需要躺着就可用健脚将患侧裤腿脱下。

（6）坐位穿脱裤子

①取坐位，将患腿屈膝、屈髋，放在健腿上。

②健手穿上患侧裤腿，向上提拉，放下患腿，然后穿上健侧裤腿。

③站起，将裤子提至腰部并整理好裤子。

④坐下并系好腰带。

脱裤子的顺序与上述穿裤子的顺序相反，先脱健侧，再脱患侧。

（7）穿脱袜子

①先将患侧腿交叉放在健侧腿上，如果不能主动完成，可用叉握的双手抬起患腿置于健侧腿上。

②找好袜子上下面，用拇指和食指将袜口张开，身体前倾将袜子套入脚上。

③再抽出手指整理袜底、袜面，将袜腰拉到踝关节处，最后从脚跟处向上拉平整理。

④用同样的方法穿上另一只袜子。

脱袜子比穿袜子简单，动作模式类似。

（8）穿鞋和脱鞋：患者可以像穿袜子那样穿上鞋，但脚要平放在地板上才能系上鞋带。如果穿系带子的鞋，鞋带的穿法应使患者能用单手系鞋带。

（9）注意事项

①患者学习自己穿脱衣服时，健侧肢体应具备基本活动功能，有一定的协调性、准确性和肌力。

②如健侧肢体有关节活动受限疾病时，应将所穿衣服改制成宽松式，以方便患者穿脱，避免强行穿脱引起关节疼痛，或因穿脱困难而使患者失去信心。

③内衣以质软、平滑、穿着舒适、穿脱方便、前开襟的为宜。

④外衣以宽松式为好，纽扣以按扣或尼龙搭扣为宜。

⑤西服应选择光滑衬里，领带为方便易结的“一拉得”或其他饰物。

⑥穿脱裤子时，患者应具备坐位和控制平衡的能力，掌握桥式运动方法，以便能将裤子拉到腰上。裤子腰带可以改造，或用弹力带，或用尼龙搭扣等，也可选用背带挂钩式

裤子。

⑦穿脱鞋袜时应注意选择软底、穿脱方便的鞋子，也可在鞋上安上尼龙搭扣等。

⑧对弯腰有困难的患者，可用简易穿袜器及穿鞋器协助穿脱。

⑨在穿鞋及穿袜子时患者不可用力过大，防止患侧上下肢出现联合反应而影响动作完成。

2. 饮食训练　进食和饮水的过程较为复杂，与咀嚼、吞咽、姿势、体位、体能和情绪密切相关。训练患者独立进食具有重要意义，不但可以减少患者的依赖性，还可以增强其自信心。

（1）进食训练（图 4-11）

①患者靠近桌旁坐下，患侧上肢放在桌子上，以帮助患者进食时保持对称直立的坐姿，将食物放置适当的位置。

②将食物及餐具放在便于使用的位置，必要时碗、盘应用辅助具固定。

③把筷子和调羹放进碗里，夹盛食物后送入口中。

④咀嚼和吞咽食物。

⑤放下进食用具。

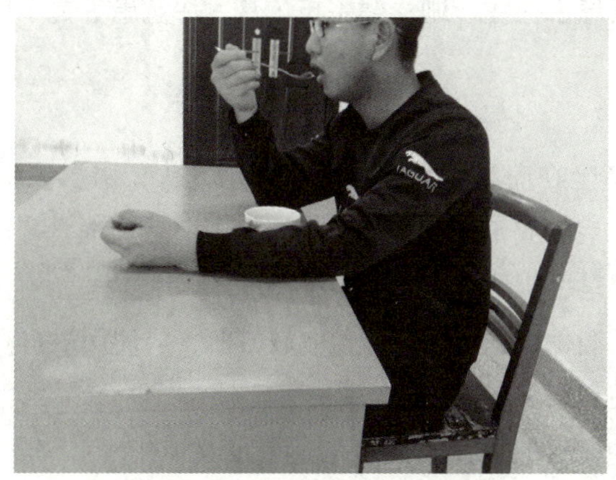

图 4-11　进食训练

（2）饮水训练

①杯中倒入适量的温水，放于适当的位置。

②可用患手持杯，健手帮助以稳定患手，端起后送至嘴边。

③缓慢倾斜茶杯，倒少许温水于口中，咽下。

④必要时可用吸管饮水。

（3）注意事项

①为患者提供良好的进食环境，进食前如有活动的义齿应取下。

②进食时要端坐于桌前，头颈部处于最佳的进食位置。患侧手臂置于向前的位置靠近餐具，手臂正确的位置将帮助患者保持对称直立的坐姿。

③进食时患者应心情放松，注意观察患者的咀嚼能力和吞咽能力，以避免进食时发生呛咳。

④必要时为患者提供防滑垫、万能袖套、合适的刀叉、有把手的杯子、防洒盘子等进食辅助具。如单手用勺进食时，碟子可以使用特制的碟挡，以防止食物推出碟外；为了防止进食过程中碟子移动，可在下面加垫一条湿毛巾、一块胶皮或利用带负压吸盘的碗，以起到防滑作用；为了便于抓握餐具，还可用毛巾缠绕餐具手柄起到加粗作用。

⑤如有可能让患者用健手把食物放在患手中，再由患手将食物放于口中，以训练健、患手功能的转换，最后过渡到学会使用患手。

3. 梳洗及个人卫生训练 偏瘫患者可用健手进行梳洗，完成个人卫生活动。

（1）洗脸、洗手：在水盆内清洁毛巾，拧毛巾时可将毛巾绕在水龙头上用单手拧干。如有条件可在水龙头上装上把手，则便于用单手操作，也可以改造水龙头，如使用按压式水龙头、加长把柄的水龙头等。将背面带有吸盘的刷子固定于洗手池旁，将手在刷子上来回刷洗，清洁健手。亦可将毛巾放在洗脸盆边上进行健手清洗。

（2）刷牙训练：用患手握住牙刷，健手挤牙膏。注意患手置于抗痉挛体位，也可使用经过改造的牙刷。

（3）洗澡训练

①淋浴训练：患者坐在简易洗澡椅上，打开水龙头，水温调至合适后才可以冲洗身体。洗澡过程中可用长毛巾或带长柄的海绵刷涂上肥皂后擦洗后背，肥皂可置于挂在脖子上的布袋里或专用的肥皂手袋里，防止从手中滑落。

②浴缸洗澡训练：当偏瘫患者下肢能控制较好时，可使用浴缸洗澡。

a. 准备好洗浴用品和用水。

b. 坐在紧靠浴缸的椅子上，脱去衣物。

c. 双手托住患侧下肢放入浴缸内，随之放入健侧下肢。

d. 健侧手抓住浴缸边缘或握持扶手，将身体转移到浴缸内，沿浴缸槽缓慢坐下。

e. 洗涤时，可借用手套巾、长柄浴刷、环状毛巾擦洗。

f. 洗浴完毕，走出浴缸。

走出浴缸的过程与进入浴缸的过程相反。

（4）修指甲训练：用一种固定于小木条上的指甲刀，通过两个吸盘固定在一个支持面上，使患者能修剪指甲。也可改造、加大指甲刀以方便患者使用。

（5）如厕训练

①患者站立位，两脚分开。

②一手抓住扶手，一手解开腰带，脱下裤子。

③身体前倾，借助扶手缓慢坐下（或蹲下）。

④便后处理，进行自我清洁。

⑤一手拉住裤子，一手拉扶手，身体前倾，伸髋、伸膝，站立后系上腰带。

如厕时注意事项如下。

①如厕时躯体的功能要达到最基本的要求，如坐位与站立位的平衡、握持扶手、身体转移等。

②尽量让患者采取坐式坐便器。

③教会患者学会控制大、小便，作业治疗师应教给患者和家属相关知识（如控制大、小便的基本方法，导尿管的使用方法等）。

④应就患者穿衣、如厕的环境提出建议和改进的方法，使其能方便地使用洗手间的一切清洁用具。

（二）脊髓损伤患者

1. 进食训练　四肢瘫患者大多不具备抓握功能，需要借助C形夹自助具及改良的日常生活餐具等来完成进食，但要求患者具备肘关节的屈伸功能。C_6 ～ C_7 颈髓损伤的患者经过训练可独立完成进食；C_5 颈髓损伤的患者不能完成，需要他人辅助完成。

（1）改进工具：如在饮食器具上增加、延长或加粗把手等。若患者难以端起茶杯，可改用塑料吸管等，也可使用自助杯、碗、盘。

①盘子的改进方法：在盘子上安装防护装置和防滑垫，对进食动作提供方便或防止倾倒、滑落。

②勺子改进方法：在勺子把手安装一段可以弯曲的不锈钢或塑料制品，将其弯曲成环状，便于在近端掌指关节处固定，以利于患者的抓握，为使用匙、叉等餐具进食提供便利条件。

（2）利用辅助装置：对肌力较弱的患者可使用肌腱辅助夹板或活动上肢辅助器改善患者独立进食的能力。

2. 梳洗训练　截瘫患者上肢功能较好，可独立完成梳洗活动；四肢瘫患者需要他人协助完成梳洗。

3. 更衣训练

（1）四肢瘫患者穿上衣训练：要求衬衫的袖口大，衣袖宽松，布料结实。同时，根据患者的平衡能力和扣紧衬衫所需要的时间来选择穿衣方法。

方法一：

①用一只手的拇指钩住衣服，将衣袖完全穿好至上臂和肩膀。

②身体前倾，使衬衫落到肩后，尽量绕过背部，颈部后伸，用拇指或其余四指钩住衣

领，将衬衫更进一步拉过背部。

③身体前倾，将一肘放在膝上，另一只手沿背后下降，伸进另一袖口，将臂伸直。

④通过抖动穿上衣袖。

⑤坐起，整理衣服。

方法二：

①将衬衫前身打开，后身放在膝上，领子朝下放置。

②双臂伸入衣袖，腕关节伸出袖孔，双手游离，将手放在胸前衬衫下面，将衬衫推至胸部，低头，再将衬衫向上甩过头，当衬衫达到颈背部时，臂伸直，使衬衫落到肩部。

③身体前倾，使衬衫后身沿躯干滑下，整理衣服。

穿衣注意事项：上肢具备一定功能的患者可按正常的方式穿衣。四肢瘫患者双上肢和双手只有部分功能，平衡困难，穿衣时应注意：①采用一定的姿势和方法。②增大衣服尺寸。③选择有伸展性的布料。④改进纽扣，在拉链拉锁上装一个小环。⑤使用加长鞋拔。⑥使用各种类型的长把钳。⑦使用弹性鞋带等。

（2）四肢瘫患者系扣训练：四肢瘫患者双手功能较差，需要借助技巧和自助具完成系扣动作。

①徒手系扣：利用手指的残余功能抓住纽扣和纽扣孔，将纽扣慢慢通过纽孔，系扣时，可用牙齿帮助。

②用尼龙搭扣：用手掌的根部或手指将尼龙搭扣压在一起。

（3）脊髓损伤患者穿裤训练：操作时应维持身体的稳定性；当把裤腰拉过臀部时固定一侧，活动另一侧。穿裤子方法根据脊髓损伤平面不同、个人习惯不同而方法各异。

①截瘫患者坐轮椅穿裤训练

a. 患者坐在轮椅上，双手将一条腿置于另一条腿的膝部上方。

b. 将抬起的一条腿伸入裤腿里，用手钩起裤腰拉过膝部，把脚放在脚踏板上。

c. 重复以上动作穿进另一只裤腿。

d. 然后把一只手伸进一侧裤腰的后侧，另一只手放在扶手板上，重心偏向这一侧，抬起另一侧臀部，同侧手伸进裤腰后侧，把裤腰拉过胯部。注意扶手成为维持平衡的支撑点，帮助患者能抬起臀部。

②截瘫患者坐位穿裤训练

a. 患者坐在床上，把裤子散开放在面前。

b. 把手伸进小腿下面，屈膝，抬起下肢并使其外旋，使脚指向裤口，另一只手张开裤子，用双手把腿穿进裤腿内，再将腿放下。

c. 以同样的方法穿另一条腿。当裤子穿到臀部时，用一只肘支撑着，身体向后倾抬起一侧臀部，把裤子拉过臀部。

③截瘫患者侧卧位穿裤训练

a. 患者侧卧位，用同侧肘部支撑床面，另一只手伸到小腿下，屈膝，把上面的腿拉近身体。

b. 先穿上面腿的裤腿。

c. 以同样的方法穿上另一条裤腿。

d. 最后将躯干左右交替倾斜，分别将两侧裤子拉过臀部。

④脊髓损伤患者系裤训练：四肢瘫患者由于手功能较差，难以把裤腰系紧，为方便系裤，需要改进裤腰。

a. 改用松紧带：松紧带除了具有能把裤子系紧的功能外，还能使裤子易于穿着。

b. 装上拉链：拉锁扣处可加一个指环带帮助拉上拉链，指环带大小应能让拇指通过。患者需要一只手抓住拉锁的基部，另一只手大拇指伸进指环带内，钩起环带向上关闭拉锁。

（4）穿鞋、袜训练

①基本姿势：不同的脊髓损伤患者可以采取不同的姿势。

姿势一：如果患者髋关节活动能力很好，平衡功能较好，可坐在轮椅上向前移动身体，保持稳定性，再利用一只手抬起一侧脚穿鞋、袜。

姿势二：患者坐在轮椅上，把一侧踝部置于另一侧的膝部，保持身体的稳定性，使用双手穿鞋、袜，为防止踝部倾斜滑下，可以用前臂顶住。

姿势三：患者坐在轮椅上，可先将一条腿放在床上，另一条腿屈膝使其踝部置于其腿的膝部，使脚尽可能靠近身体。这种姿势相当稳定，也可以方便患者使用双手穿鞋、袜。

②穿袜方法：要求袜口不能太紧，袜口里面也可缝上一个指环带，方便患者利用指环带撑开袜子。

方法一：用大拇指把袜口打开，将袜子向两侧拉，使其容易套在脚上，当脚掌穿进袜内时，双手大拇指移到袜后部呈钩状，向上拉袜，使袜子通过足跟，再用手拭擦袜子使之易于穿好。

方法二：利用穿袜器穿袜训练。患者可以将袜子撑开套在穿袜器上，再将其套在脚上，然后，可以抽出穿袜器，把袜子向上拉。使用穿袜器时，要求患者具有一定的姿势稳定性，并且双手的功能较好。

③穿鞋方法：要求鞋子大小合适，易于穿脱，或对鞋子进行改进，如在鞋扣上增加一个尼龙搭扣，也可在上面缝上一个指环带，便于扣紧鞋子，或在鞋后面装上一个指环带以助于将鞋穿上，还可借助鞋拔，使患者坐着不用弯腰便可较容易穿鞋。

四、家务活动训练

家务活动包括洗衣、做饭、购物、清洁卫生、财务管理、照料小孩等。训练前，应对患者活动能到达的范围、移动能力、手的活动、能量消耗、安全性及交往能力等家务活动能力进行评定；了解家庭成员组成和环境状况、患者的家庭角色，确定患者和家庭需首要解决的问题，对家务活动进行简化，或改造家庭设施，以适应患者的需要。

（一）偏瘫患者

偏瘫患者一般需要用单手活动技巧来完成家务活动。

1. 单手切菜

（1）将剁板置于防滑垫上。

（2）用剁板上的不锈钢钉固定肉、菜或食物。

（3）单手操作进行切菜活动作业练习。

2. 单手打鸡蛋

（1）用手掌轻轻抓住鸡蛋，轻碰其中心部位打破它。

（2）用拇指和食指将蛋清与蛋壳分开，完成打鸡蛋动作。

3. 单手开启罐头 单手抓住罐头瓶，使用固定在墙上的开瓶器，旋转打开罐头瓶，亦可训练患者使用自己习惯的方法打开瓶盖，如将瓶子用腿夹住，单手拧开瓶盖。

4. 单手扫地、拖地 应用长把扫帚和簸箕。

（1）用患手和躯干夹住簸箕把手。

（2）再用健手持扫帚将垃圾扫入簸箕。

（3）拖地时，先把拖把杆固定在患臂下，然后用健手转动拖把拧干，再用健手持拖把慢慢拖地。

（二）脊髓损伤患者

四肢瘫患者通常需用各种支具或特殊的装置才能完成家务活动训练，如选用气控、颏控、手控的环境控制系统来完成开关电灯、拉窗帘、看电视、打电话等。

1. 简化家务活动

（1）尽可能用双手去做对称性工作。

（2）合理设置操作区，如控制器或开关放在容易触及的地方；尽可能坐着操作，如坐着熨烫衣服、洗物品及准备食物等。

（3）选择多用途的设备和炊具，减少不必要的活动。

（4）选择简单、方便的营养食品。

2. 固定工作位置

（1）每一项工作固定在一定位置，供应品和设备也固定在一个地方。

（2）用手操作的工具需放在正确的位置以便于抓取，如炊具悬挂在可见范围。

（3）避免握持，如使用平底炊具、吸杯等稳定性好的用具，以便腾出双手。

（4）使用带有轮子的小桌移动物品。

3. 注意事项

（1）让患者用替代的方法代偿特殊缺陷。

（3）与患者一起讨论家务活动中的计划安排及家务活动中的安全问题。

（4）指导患者从事家务活动时应正确地分配和保存体能，如把扫帚或刷子的柄加长，这样清扫家院时更方便，使患者不用弯腰就能干活，不会感觉太累。

（5）改造家居环境，为患者的行动提供最大的方便和消耗最小的体能。如屋内设计便于轮椅通行或患者可在轮椅上工作；锅把手可改装成木制或竹片加粗的把手以便抓握，防止烫伤等。

五、社会活动训练

（一）训练目的

1. 创造条件使患者能够与健全人一同学习、工作和参与文体活动，更好地融入社会。

2. 通过参加适宜的职业培训，让患者掌握某一工作技能，如电器修理、电脑操作、手工艺制作等。

3. 文体活动可以使患者身心愉悦，增强康复的信心。

（二）训练内容

1. 作业治疗师应帮助患者积极参与家庭生活，尽可能体现出在家庭担当角色的相应行为和能力。

2. 根据患者的功能状态、个人兴趣和职业需要，与患者及其家属一起讨论，学习新的知识和技能，进行专业培训。

3. 指导患者充分利用闲暇时间，积极参加有益的集体活动，丰富自己的日常生活。

4. 应用所学的交流技巧和手段与他人交往，接触更多层次的人群。

5. 指导训练患者社交中必需的功能活动，如上街购物、交通工具的使用、进餐馆就餐、到公共场所娱乐等。

此外，对有言语障碍的偏瘫患者还应训练其交流能力，使他们掌握用言语、手势、文字、图示等任意一种方式来理解和表达自己的意思，提高与他人的沟通和交流能力。

第三节　临床常见疾病的良姿位

正确卧姿是预防压疮、抑制痉挛、保持肢体良好体位的关键，应在 ADL 训练中保持。作业治疗中常用的体位有卧位、坐位、立位等，治疗过程中，要针对功能障碍特点选择合适的体位摆放方法。如烧伤后患者，从早期开始将体位保持在功能位和抗挛缩体位，以预防瘢痕挛缩导致的畸形或功能障碍。良姿位保持和体位变换应结合进行，卧床患者应每隔

1～2 小时翻身一次，对预防并发症的发生和促进患者的功能恢复有着重要意义。下面介绍几种临床常见疾病良姿位的摆放方法。

一、偏瘫良姿位

偏瘫良姿位是为了防止或对抗痉挛模式的出现，保护肩关节及早期诱发分离运动而设计的一种治疗性体位。偏瘫患者典型的痉挛模式：肩关节内收、内旋、下垂后缩；肘关节屈曲；前臂旋前；腕关节掌屈、尺偏；手指屈曲；下肢髋关节内收、内旋；膝关节伸展；踝关节跖屈、内翻。

偏瘫患者正确的抑制痉挛体位：上肢保持肩胛骨向前，肩前伸，伸肘；下肢保持稍屈髋、屈膝，踝中立位。在卧床期间应采取正确的姿势和体位，以利于今后功能的恢复，同时可避免患者长期卧床造成心肺功能下降，并为将来的功能恢复创造条件。当患者意识清楚，生命体征平稳，病情不再进一步发展 48 小时之后，可以在能耐受的情况下，采取坐位姿势；当患者可以站立时则注意保持良好的立位姿势。下面重点介绍偏瘫患者卧位和坐位的良姿位摆放方法。

（一）卧姿

1. 患侧卧位 患侧卧位是卧位姿势中对患者最有利的体位。患侧卧位可增加对患侧的感觉输入，有利于患侧的功能恢复，同时患侧躯体得到伸展，避免诱发或加重痉挛，使健侧活动能力得以增强。

摆放方法（图 4-12）：头颈稍前屈，患侧肩胛带前伸，肩关节屈曲，肘关节伸展，前臂旋后，腕关节背伸，手指伸展或握一毛巾卷。患侧下肢稍屈髋，屈膝，踝关节中立位。健侧上肢放松处于舒适体位即可。健侧下肢放在患侧下肢前面，屈髋、屈膝，在其下放一枕头防止压迫患侧下肢。躯干稍向后倾，背部放一枕头倚靠其上，取放松体位。

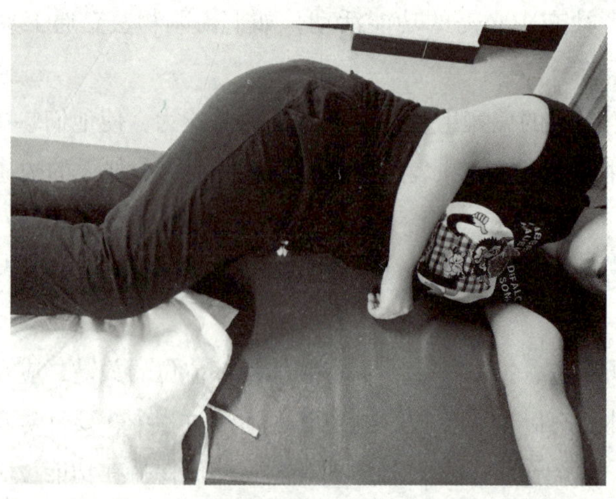

图 4-12 偏瘫患者患侧卧位

2. 健侧卧位　有利于患侧肢体的血液循环，预防患肢浮肿。

摆放方法（图 4–13）：躯干与床面保持直角，背后放一枕头，使其放松。健侧上肢在下，置于舒适放松体位，患侧上肢在上，肩向前伸出，肩关节前屈约 90°，在其下方放一个枕头支持，伸肘、前臂旋前，手伸展或握一个毛巾卷。健侧下肢髋关节伸展，膝关节轻度屈曲平放在床上，患侧下肢髋、膝关节屈曲，置于健侧下肢前，患膝下方放一个枕头，踝中立位。注意患足不可悬空。

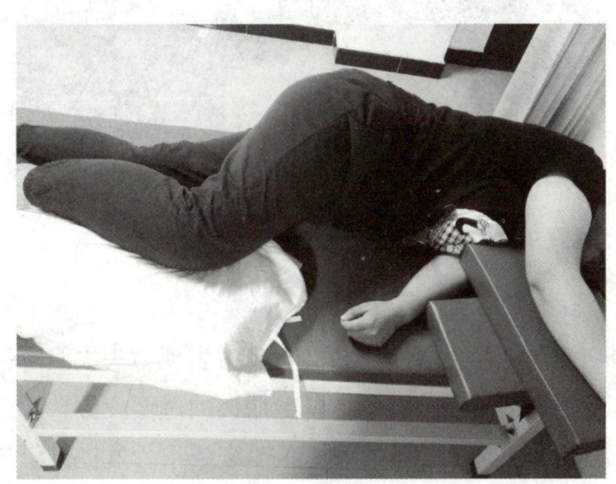

图 4–13　偏瘫患者健侧卧位

3. 仰卧位　痉挛明显时尽量少采取仰卧位。患者仰卧位时受颈紧张性反射和迷路反射的影响，异常反射活动加强，同时在该体位易引起骶尾部、足跟外侧和外踝等处发生压疮。但是患者在卧床期间进行体位变换时需要这种体位与其他体位交替使用，因此要注意仰卧位的正确摆放方法。

摆放方法（图 4–14）：头部置于枕头上，枕头高度适宜，注意不能使胸椎屈曲。患侧骨盆下垫一薄枕，使患侧骨盆向前突，并防止患侧髋关节屈曲、外旋。患侧肩关节和上肢下垫一长枕，使肩胛骨前伸；患侧肩关节稍外展、肘关节伸展、腕关节背伸、手指伸展，平放于枕上。患侧下肢髋关节伸直，在膝关节下垫软枕，保持膝微屈，注意防止膝关节过于屈曲；同时要避免将软枕垫于小腿下方，防止膝过伸或对下肢静脉造成压迫。下肢大腿及小腿中部外侧各放一枕头防止髋关节外展、外旋，踝关节保持背屈、外翻位，防止足下垂。

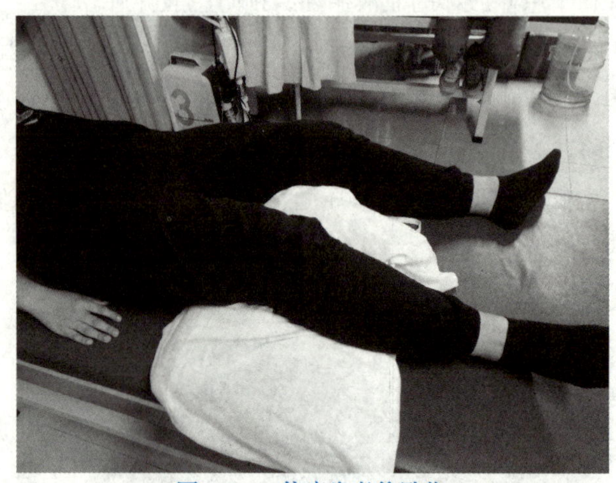

图 4-14 偏瘫患者仰卧位

（二）坐姿

偏瘫患者因身体各部异常姿势及痉挛模式，患者表现为头颈偏向患侧、躯干侧屈、骨盆倾斜的异常坐姿。这种不良姿势容易引起部分肌肉的过度疲劳，而且会逐渐失去平衡甚至跌倒，治疗师必须随时纠正不良坐姿。良好的坐姿要求骨盆提供稳定的支持，躯干保持直立，不论何种方式的坐位都必须掌握两侧对称的原则。

1. 床上长坐位 体位须保持躯干直立、背部伸展，必要时用棉被或抬起的床头充分支撑躯干；确保髋关节屈曲 90°，双下肢伸展，为避免膝关节的过度伸展，可以在膝下垫一小海绵垫；患者双上肢对称置于其身前的小桌上，使患者上肢始终位于患者视野之内，避免患者忽视。

2. 椅坐位 左右两侧肩和躯干需对称，躯干伸展、骨盆直立、髋膝踝三关节保持 90°位，避免髋关节的外展、外旋，小腿垂直下垂、双足底着地。

3. 轮椅坐位 轮椅的规格尺寸要与患者的身材相适应，必要时可利用海绵坐垫来调整轮椅的高度和深度。坐位时保持躯干直立，必要时可借助背板。患侧下肢侧方垫海绵枕，防止髋关节的外展、外旋。为保持上肢处于一个良好的姿位，应给患者所乘轮椅安置轮椅桌板。

轮椅桌板一般根据轮椅规格制作，可以方便装、卸，长度应能够容纳肩屈曲、肘伸展后的上肢为宜。患侧上肢置于轮椅桌板上，能使患肢处于患者的视野之内，避免患者忽视；也可有效地防止肩部的下坠，并保持肩前伸，肘、腕、指各关节伸展，抑制屈肌的痉挛；宽大的轮椅桌板还可以保护患侧上肢不易滑落，方便进食及进行简单的作业活动。

二、脑瘫良姿位

脑瘫患儿的症状非常复杂，因其年龄、障碍部位、肌张力、认知水平、神经发育水平、运动异常状态等的不同，分为痉挛型、手足徐动型、共济失调型等，其中以痉挛型最常见。脑瘫患儿常见的异常姿势归纳如下：头屈曲、伸展、侧屈；躯干过伸展（角弓反张）、屈曲、侧弯；肩关节屈曲、内收、内旋；肘关节屈曲；腕关节掌屈、尺偏、手指屈曲；髋关节屈曲或伸展、内收、内旋（剪刀样改变）；膝关节屈曲或过伸展；踝关节跖屈、内翻。在日常生活中随时注意矫正异常姿势、保持正确体位是预防关节挛缩和畸形的重要手段，治疗师应根据患儿各关节的异常姿势设计出正确的姿势模式。下面重点介绍痉挛型脑瘫患儿体位摆放方法。

（一）侧卧位

侧卧位是脑瘫患儿的主要卧位姿势。侧卧位有利于阻断原始反射，改善痉挛状况，以及患儿姿势和动作的对称。侧卧位时，针对存在非对称姿势的痉挛患儿，应使患儿双上肢在身体前方，双下肢屈曲；也可以在患儿背部加放枕头稳定姿势；还可考虑给患儿使用“耳枕”以稳定头部。

（二）仰卧位

患儿在仰卧位时易出现角弓反张，所以仰卧位使用较少。需要仰卧时可用软枕垫在肩下面，使患儿肩部前倾和内旋，此法可缓解患儿四肢的肌紧张；也可用一个大围巾或宽布条将患儿双肩往前拉，扣在胸前；还可以用一个特制的布套将患儿双手固定在胸前。对角弓反张表现异常强烈的患儿，上述措施效果不明显时，可让患儿躺在吊床上，吊床中间凹陷可使患儿过度伸展的躯干变成屈曲；同时吊床也能控制患儿头部背屈或向侧面旋转的倾向，促使患儿将头部保持在中线位置。如果在床的上方悬挂吸引患儿注意力的玩具，将更有利于患儿的头部保持在中线位置，并刺激患儿将手放到胸前中线位置。

（三）俯卧位

屈肌张力增高的患儿可采取此体位。患儿俯卧在治疗床上，头转向一侧，胸部下方垫楔形垫或枕头，使屈曲的躯干呈伸展位；髋、膝关节呈伸展位；踝关节背屈；上肢伸展。采取此体位时要经常观察患儿的呼吸是否通畅。此体位有利于训练患儿抬头功能，也有利于训练身体各部分姿势对称。

三、脊髓损伤良姿位

脊髓损伤患者急性期卧床阶段，正确的姿势摆放不仅有利于维持脊柱稳定，而且对预防压疮、关节挛缩及痉挛均非常重要，应于发病后立即按照正确体位摆放患者。脊髓损伤患者常见的正确卧位姿势有仰卧位和侧卧位。

（一）仰卧位

1. 头部及上肢体位 头下枕一薄枕，将头两侧固定，需要保持颈部过伸展位时，在颈部垫上圆枕。四肢瘫患者双侧肩胛下垫薄枕使双肩向前，确保双肩不后缩。双上肢放在身体两侧的软枕上，肘伸展，用毛巾卷将腕关节保持 30°～ 45°背伸位，手指自然屈曲，有条件可使用手功能位矫形器。截瘫患者上肢功能正常，采取自然体位即可。

2. 下肢体位 双侧髋关节伸展但不旋转，在双下肢之间放 1 ～ 2 个枕头，以保持髋关节轻度外展，防止发生髋关节屈曲、内收挛缩，并可防止股骨内侧髁和内踝受压。膝关节伸展，膝下可放小枕头，以防止膝关节过伸展。双足底可垫枕，以保持踝关节背屈，预防足下垂的发生，有条件可使用踝足矫形器。足跟下放小软垫，以防止出现压疮（图 4-15）。

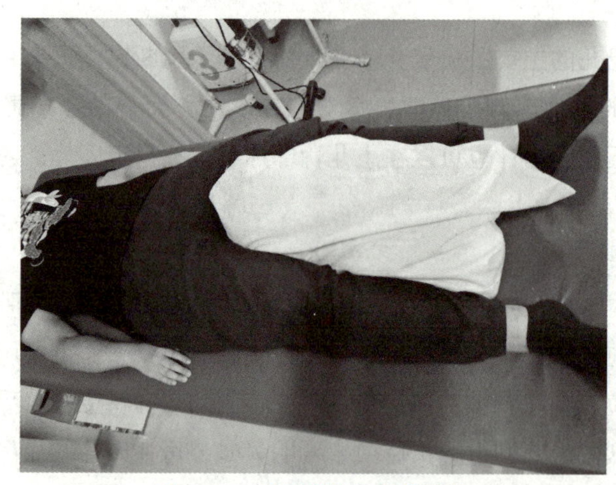

图 4-15 脊髓损伤患者仰卧位

（二）侧卧位

双肩均向前伸，肩关节屈曲。下方上肢的肘关节屈曲，前臂旋后；下肢髋、膝关节伸展。上方上肢伸展位，置于胸前枕头上，腕关节自然伸展，手指自然屈曲；下肢髋、膝关节屈曲位，肢体下垫软枕与下方肢体分开，踝关节自然背屈，踝关节下垫一软枕以防止踝关节跖屈内翻；背部用长枕等给支持以保持侧卧位。注意四肢瘫患者双手应取功能位（图 4-16）。

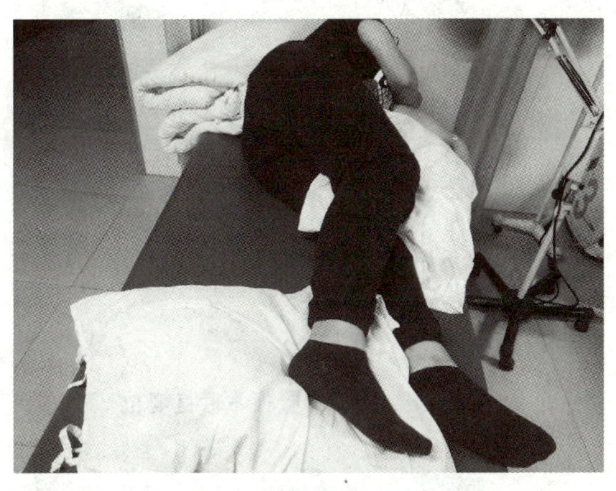

图 4-16 脊髓损伤患者侧卧位

四、人工髋关节置换术后良姿位

（一）术后早期的体位摆放

1. 手术当天，患者仰卧位，在手术侧肢体下方垫软枕，使髋、膝关节稍屈曲，术侧足穿防旋转鞋（丁字鞋），避免下肢外旋，并缓解疼痛（图 4-17、图 4-18）。

2. 手术后 1 ～ 7 天，撤除软垫，尽量伸直手术侧下肢，以防屈髋畸形。保持术侧下肢处于外展中立位，可在双腿间放置三角垫，但须防止手术侧髋关节置于外旋伸直位。为防止患者向对健翻身引起髋外旋，床头柜应放在手术侧。取健侧卧位时，两腿之间垫上软枕，防止髋关节屈曲大于 45°～ 60°。

3. 根据手术入路不同，对体位有不同限制。手术后入路，应避免患髋过度屈曲超过 90°、内收、内旋，特别是屈曲、内收、内旋的联合动作。手术侧方入路和前侧入路，应避免患侧下肢的过度伸展、内收、外旋，特别是伸展、内收、外旋的联合动作。所有患者均应避免伸髋外旋。

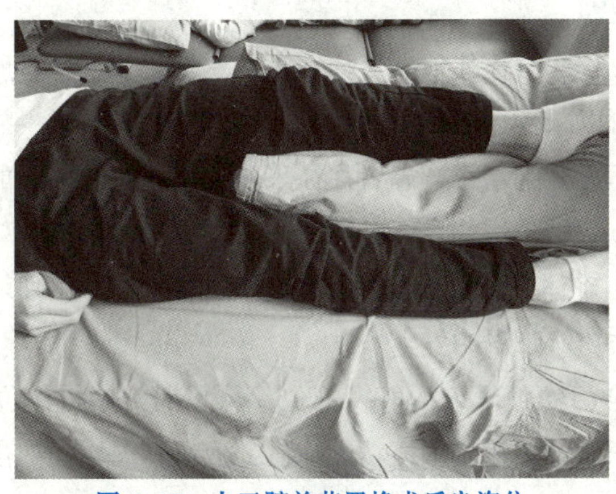

图 4-17 人工髋关节置换术后良姿位

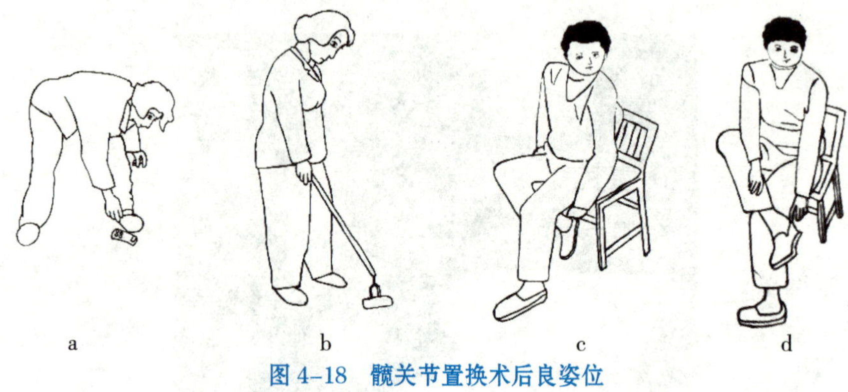

图 4-18 髋关节置换术后良姿位

（二）注意事项

1. 全髋关节置换术后早期，有四种危险而应避免的体位：髋屈曲超过 90°；下肢内收超过身体中线；伸髋外旋；屈髋内旋。

2. 要保持患肢经常处于外展中立位。术后 6 ～ 8 周内屈髋不要超过 90°。

3. 应叮嘱患者术后 6 ～ 8 周内避免性生活，性生活时要防止术侧下肢极度外展，并避免受压。

4. 患者术后日常休息时使用三角垫或枕头使患髋外展是为了防止患肢内收、内旋，该枕头通常使用 6 ～ 12 周，12 周后，髋关节的假髋形成，此时的肌力也足以控制髋关节的稳定。

5. 全髋关节置换术 4 ～ 6 周后，患者髋关节能够完全伸直，屈曲可达 80°～ 90°，轻度内旋（20°～ 30°）和外旋（20°～ 30°），并且可以在忍受的范围内被动外展。

6. 术侧髋关节出现任何异常情况，均应及时与手术医生联系。

五、烧伤良姿位

（一）体位摆放原则

烧伤后组织愈合过程中，往往伴有疼痛和不适感觉，如果患者所处体位能避免创面或植皮部位的紧张，就可以减少疼痛和不适感觉。因此患者为了减少痛苦，通过移动肢体至放松位，使烧伤组织不再受到牵张，患者往往采取长期屈曲和内收的舒适体位，而这种舒适体位最容易导致关节挛缩。烧伤后 24 ～ 48 小时胶原蛋白合成，挛缩开始，应尽早将身体的受累部分维持在正确体位，并进行适当固定，可限制水肿的形成，维持关节活动度，防止挛缩和畸形，预防功能障碍的发生。

根据深度烧伤愈合后瘢痕挛缩的好发部位，从早期开始将体位保持在功能位和抗挛缩体位，以预防瘢痕挛缩导致的畸形或功能障碍。根据不同烧伤部位，体位摆放方法存在差异。

（二）体位摆放方法

伤后48小时之内患者应平卧，休克期过后若存在头面部烧伤，床头应抬高30°左右以利于头面部消肿，1周后恢复平卧。

1. 颈部烧伤　颈前部烧伤时，去枕仰卧保持头部充分后仰（可在颈肩部放一小长枕），预防颈前部屈曲挛缩；颈后或两侧烧伤时，保持颈部中立位，预防颈两侧瘢痕挛缩。

2. 胸部、背部、腋部、侧胸壁、上臂烧伤　上肢充分外展90°，预防上臂与腋部及侧胸壁创面粘连和瘢痕挛缩。

3. 肘部烧伤　上肢屈侧烧伤或环形烧伤时，肘关节保持伸直位；背侧烧伤时，肘关节屈曲70°～90°，前臂保持中立位。

4. 手部烧伤　患者伤后因怕痛往往造成腕关节屈曲，指间关节屈曲和拇指内收畸形。手背烧伤，宜将腕关节置于掌屈位；手掌或环形烧伤，腕关节以背伸为主；全手烧伤时，腕关节微背伸，各指蹼间用无菌纱布隔开，掌指关节自然屈曲40°～50°，指间关节伸直，拇指保持外展对掌位，必要时采用塑料夹板做功能位固定（夜间使用夹板固定，白天取下）。

5. 臀部、会阴部烧伤　保持髋关节伸直，双下肢充分外展。

6. 下肢烧伤　单纯前侧烧伤，膝关节微屈10°～20°，也可在膝关节后侧垫高15°～30°。若膝关节后侧烧伤，膝关节保持伸直位，必要时用夹板做伸直位固定。

7. 小腿伴踝部烧伤　踝关节保持中立位，患者仰卧位，可在床尾放置海绵垫尽量保持踝关节背屈，防止跟腱短缩形成足下垂。

为减轻水肿，减少疼痛，可将烧伤部位抬高，一般用枕头、软垫等将肢体维持在伸展和抗重力位置，也可采用矫形器帮助体位摆放。大面积烧伤患者应每隔2小时变换体位一次，防止压疮，减少肺部感染。

六、注意事项

正确的体位姿势是顺利完成各种日常生活动作的基础，可以有效地避免身体损伤的出现；在损伤发生后也需要通过正确的体位姿势来缓解症状，预防并发症，促进功能的恢复。因此日常生活中无论在卧、坐还是站立时都需要保持身体良好的姿势，并且要定时进行体位变换。

1. 良姿位的摆放应从疾病的急性期开始，以不影响临床救治为前提。

2. 针对瘫痪患者的良姿位，是从治疗角度出发设计的临时性体位，为了防止关节挛缩影响运动功能，必须定时进行体位变换。

3. 在进行体位摆放时，切忌使用暴力牵拉肢体。

4. 保护后枕部、肩胛部、肘、骶尾部、坐骨结节、股骨大转子、膝内外侧、踝内外侧、足跟等骨突处，防止形成压疮。

5. 坐位、立位下良姿位的保持，需要患者具备一定的静态坐位、立位平衡能力。

6. 为达到好的效果，患者需具备遵从简单指令的认知能力。

7. 在任何一种体位下，若患者出现不适症状，应及时做出调整。

[学习小结]

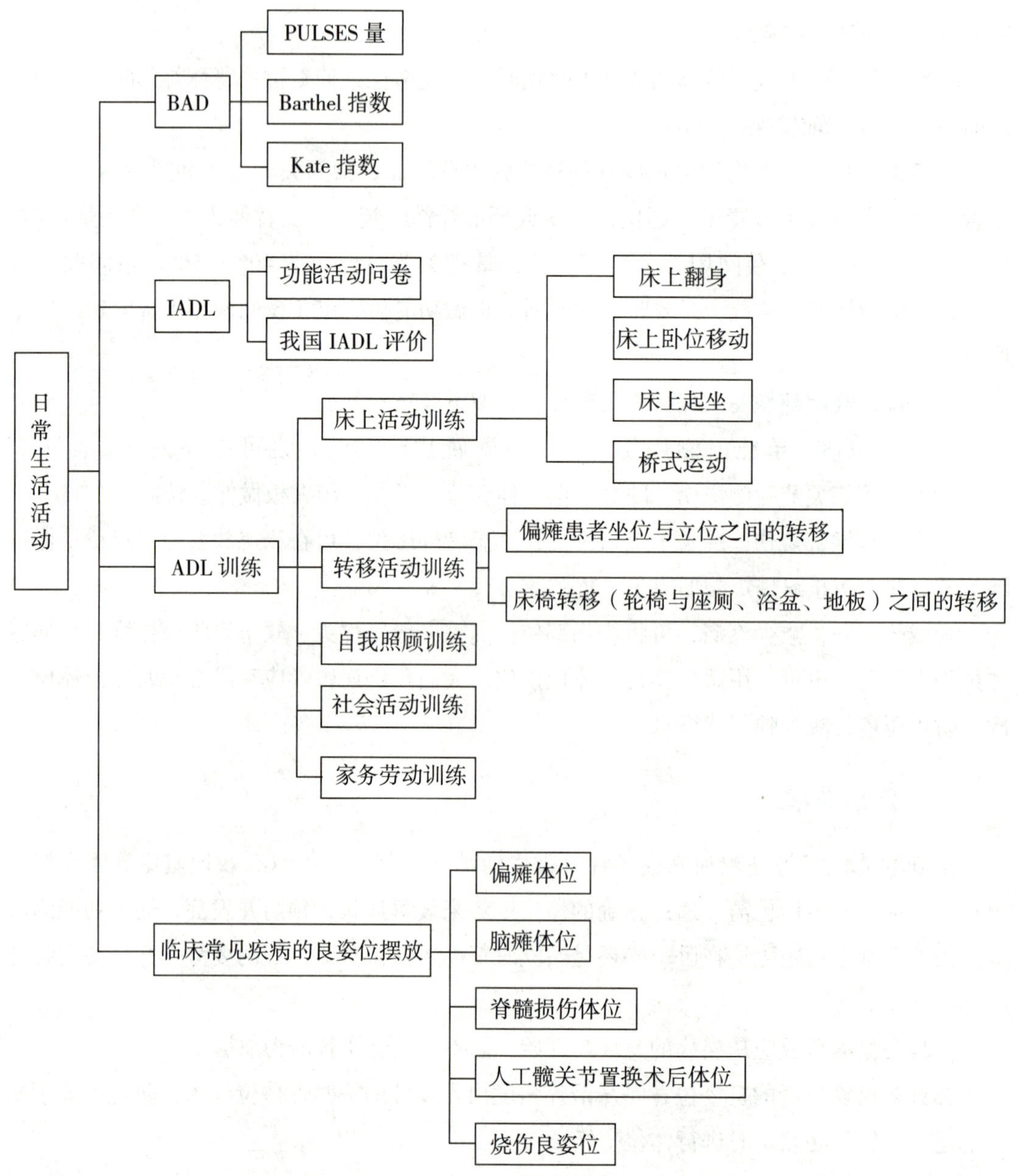

复习思考

一、下列各题的备选答案中，只有一个选项是正确的，请从中选择最佳答案。

1. ADL 具体内容包括（　　）

A. 个人卫生管理　　B. 进食　　C. 家务劳动

D. 转移　　E. 以上皆是

2. 穿 / 脱上衣的动作成分不包括（　　）

A. 使用后折叠好衣服

B. 把患侧上肢和手穿进 / 脱出正确的袖管

C. 把衣领拉到 / 脱到健肩

D. 穿上 / 脱下健侧上肢袖管

E. 把衣领拉到 / 脱到患肩

3. 功能性独立评定内容包括（　　）

A. 括约肌控制　　B. 转移　　C. 自理能力

D. 社会认知　　E. 以上皆是

4. 日常生活活动训练的目的包括（　　）

A. 建立患者的康复意识

B. 改善患者的身体功能

C. 提高患者重建独立生活的自信心

D. 充分发挥患者主观能动性，挖掘患者潜力

E. 以上皆是

5. 偏瘫患者卧位穿脱裤子训练包括（　　）

A. 患者坐于床上将患腿屈膝屈髋，放在健腿上

B. 患腿穿上裤腿后拉至膝盖上方，以同样的方法穿健腿裤子

C. 患者躺下，健腿蹬床抬起臀部，将裤子提至腰部

D. 扣好扣子，系好腰带并整理

E. 以上皆是

二、下列各题的备选答案中，有两个及以上选项是正确的，请从中选择正确答案。

1. 修饰活动一般包括（　　）

A. 梳头　　B. 刷牙　　C. 洗脸

D. 漱口　　E. 转移

2. PADL 评估包括（　　）

A .PULSES 量表　　B. Barthel 指数　　C. Katz 指数分级

D. Frenchay 活动指数　　E. 修订的 Kenny 自理评定

3. 床上活动训练包括（　　）

A. 床上翻身训练　　B. 床上卧位移动训练　　C. 床上起坐训练

D. 单桥运动训练　　E. 双桥运动训练

4. 家务活动训练内容包括（　　）

A. 备餐　　B. 洗衣　　C. 打扫卫生

D. 经济管理　　E. 修饰

5. 烧伤患者的体位摆放方法正确的是（　　）

A. 颈前部烧伤时，患者采取仰卧并去除枕头，使头部充分后仰

B. 颈后部或两侧烧伤时，保持颈部前屈位

C. 肘关节背侧烧伤时，肘关节伸展，前臂保持中立位

D. 手背烧伤时，腕关节宜置于掌屈位

E. 小腿伴踝部烧伤时，踝关节保持中立位

三、名词解释

1. ADL

2. 功能独立性评定

3. 转移活动训练

四、简答题

1. 简述 ADL 的内容。

2. 简述 ADL 的训练原则。

3. 简述良姿位摆放的注意事项。

五、论述题

赵某，女，48 岁，家庭主妇。以右侧肢体瘫痪入院，诊断为左侧基底节脑梗死恢复期，距离发病已 4 个月，病情稳定，右侧肢体瘫痪，肌张力增高，Ashworth 分级评定 2 级，Barthel 指数评分为 58 分。右侧深、浅、复合感觉障碍，右肩关节半脱位，手部肿胀，右足下垂、内翻，在使用辅具的情况下能自主进行短距离步行。患者依赖他人程度大，生活不能自理。

请列举出该患者哪些日常生活活动可能会受疾病影响，并选择合适的评估量表进行评定。

扫一扫，知答案

第五章

认知与知觉障碍的作业治疗

【学习目标】

1. 掌握：认知、知觉及相关类型的概念；认知、知觉障碍的评定与作业治疗方法。

2. 熟悉：常见的认知与知觉障碍。

3. 了解：认知、知觉障碍作业治疗中的注意事项。

第一节　概　述

一、基本概念

认知（cognition）是人们运用和处理所获得的信息进行思考和行动，是认识和知晓事物过程的总称，包括感知、识别、记忆、概念形成、思维、推理及表象过程。认知是理解和认识的技能，是判断和做出决定的能力，是一种全面的认识。实际上认知是大脑为解决问题而摄取、储存、重整和处理信息的基本功能。

认知功能是人们在客观事物的认识过程中对感觉输入信息的获取、编码、操作、提取和使用。认知的加工过程通过脑这一特殊物质实现，因此，认知过程是高级脑功能活动。通常左半球主管语词能力如语言、阅读、书写，也涉及数学能力和分析能力；右半球主管非语词性能力，即与空间合成或概念有关的能力，用形象而不是以词语进行思维。广义的认知包括认知觉和感知觉。

知觉（perception）是通过躯体感觉和大脑反应过程对周围环境的认识，是对事物的整体认识或综合属性的判别。知觉以感觉为基础，但不是感觉的简单相加，而是对各种感觉刺激分析与综合的结果，是大脑皮质的高级活动。

认知障碍（cognitive deficits），即当认知功能因大脑及中枢神经系统障碍而出现异常，称之为认知障碍。如注意、记忆、推理、判断、抽象思维、排列顺序的障碍等，临床上以注意障碍、记忆障碍多见。

知觉障碍（perception deficits）是指在感觉传导系统完整的情况下，大脑皮质特定区域对感觉刺激的认识和整合障碍，可见于各种原因所致的局灶性或弥漫性脑损伤患者。根据损伤部位和损伤程度的不同，知觉障碍可有各种不同的表现形式。临床上以各种类型的失认症、失用症、躯体构图障碍及视觉辨别障碍常见。

二、常见认知及知觉障碍

认知及知觉功能障碍是脑卒中、脑外伤及痴呆患者的常见症状，是导致残疾的重要原因之一。常见认知障碍包括注意力、记忆力、思维、解决问题能力及推理能力障碍等；常见知觉障碍包括失认症、失用症、空间关系障碍、躯体构图障碍等。下面仅介绍几种临床常见的认知与知觉障碍。

（一）注意力及其障碍

1. 概念 注意力（attention）是指人们集中于某种特殊内、外环境刺激而不被其他刺激分散的能力。在确定意识清醒的状态下，首先进行的认知功能检查的项目就是注意力的检查。注意力是其他认知功能的基础，注意力涣散的患者在检查中很难正确理解测试中的指令，无法得到正确的评价结果。

注意力主要是由脑干的上行激活系统和边缘系统及皮质间相互作用而产生的，使人能排除干扰而集中到特定的问题上。大脑皮质具有排除干扰的能力，注意过程的损伤会引起注意力障碍。一般认为，丘脑、内囊后肢及其他的皮质下结构损伤会引起注意障碍，而中脑的网状激活系统的病变引起的注意障碍在临床上比较少见。对注意力的影响，右半球病变比左半球病变要大得多。半侧空间忽略及双侧刺激消失均以右半球损伤为明显。

2. 分类 注意力是一个主动的过程，包括警觉、选择和持续等多个成分，按注意水平可分为五种类型。

（1）重点注意：特殊感觉（视觉、听觉、触觉）信息的反应能力。如上课时注意听讲，认真读书等。

（2）连续注意：连续一段时间注意某项活动或刺激的能力，又称之为集中。它与警觉有关，取决于紧张性觉醒的维持水平，如在公路上开车、看电视、在功能训练中观察患者等，都需要此类注意。

（3）选择性注意：选择有关活动、任务，而忽略无关刺激（如外界的噪声、内在的担心等）的能力。如在客厅里别人看电视，你却在看报纸或做作业。这与有意向选择某项活动有关。

（4）交替注意：两项活动之间灵活转移注意重点的能力。如正在做某项工作时，电话铃响了，你会暂停工作去接电话，然后再恢复工作。

（5）分别注意：对多项活动同时反应的能力，也称之为精神追踪、同时注意。如驾车时，边开车边打电话或听写生字、单词等。

以上五种注意类型能够在意识支配下或自动发挥作用，大多数活动都需要2种以上的注意。有意识的注意一般是缓慢而又费力，需要精力集中并涉及一系列处理过程，如学习新技能、解决某个问题等；而自动注意则较快，涉及平行的处理过程，如展现已知的技能等。

注意力代表了基本的思维水平，这个过程的破坏对其他认知领域有负面影响。轻者表现为不能充分地注意，但对简单的刺激有反应（如声音或物体）；重者不能把注意力从一件事上转到另一件事上，或分别注意同时发生的两件事。

（二）记忆力及其障碍

1. 概念　记忆（memory）是既往经验在脑内贮存和再现的心理过程，包括信息的识记、保持和再现三个环节。当记忆部分或完全失去再现能力，称为遗忘。记忆是一种动态过程。它包括与学习和知觉相关的几种成分，它是处理、贮存和回忆信息的能力，人们在记住某事前必须注意和发觉它。只有很好地接受，记忆才能在中枢神经系统成为永久的改变，以后可在脑中再现。

记忆障碍（memory deficit）表现为不能回忆或记住伤后所发生的事件，但对久远的事情回忆影响不大。虽然记忆力随时间推移可逐步改善，但大多数人仍有严重问题。某种程度记忆障碍可在脑损伤后2年才出现，对个人重返工作岗位和独立生活能力逐步产生影响。

2. 分类　记忆过程：感觉输入→感觉记忆→短时记忆→长时记忆→贮存信息的回忆选择性注意→转化成印象→暂时贮存→译码和加强→从长时记忆贮存中探测和调动记忆过程，开始于感觉的输入。人在执行任务的同时，选择性地注意环境的刺激，信息被转化成印象，进入短时记忆阶段，看作是暂时的贮存，之后进入长时记忆阶段，将信息整理、组织，像档案系统一样，把它放入与其他相关信息的类目中，选择一个与信息类似的译码，从长时记忆中调出所需的信息。

根据记忆时间的长短，记忆可分为瞬时记忆、短时记忆、长时记忆，其中长时记忆又可分为近期记忆和远期记忆；根据信息提取（回忆）过程有无意识的参与，记忆分为程序性记忆和陈述性记忆，陈述性记忆又分为情节性记忆和语义性记忆；根据记忆的内容，记忆可分为形象记忆、逻辑记忆、情绪记忆和运动记忆。各种记忆互有区别又相互联系（图5-1）。有些记忆障碍可仅涉及一段时期和部分内容。

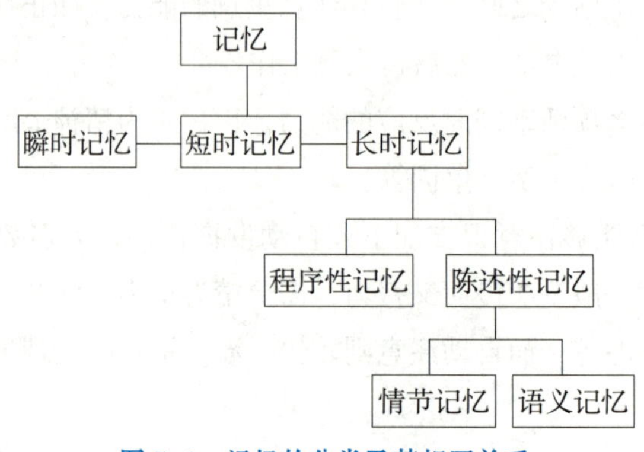

图 5-1 记忆的分类及其相互关系

（1）瞬时记忆：又称感觉记忆，信息保留时间以毫秒计，最长 1 ～ 2 秒。

（2）短时记忆：又称之为工作性记忆，信息保留时间在 1 分钟以内。

（3）长时记忆：信息保留时间在 1 分钟以上，包括数日、数年直至终生。

（4）近期记忆：信息保留时间在数小时、数日、数月以内。

（5）远期记忆：保留时间以年计，包括幼年时期发生的事件。

（6）程序性记忆：又称内隐记忆，是自动地、不需要有意识提取信息的记忆，即对于信息的回忆不依赖于意识或认知过程。如条件反射和运动技巧。

（7）陈述性记忆：又称外显记忆，需要有意识提取信息的记忆，即对于信息的回忆依赖于意识或认知过程。

（8）情节性记忆：与事件整个过程相关信息的记忆，包括发生时间、地点及相关条件背景。如个人亲身经历及重大公众事件。

（9）语义性记忆：有关一般知识、事实、概念及语言信息的记忆。

（三）失认症

1. 概念 失认症（agnosia）是指并非感觉器官功能不全或智力低下、意识不清、注意力不集中、言语困难及对该事物不熟悉等原因，而是由于大脑损伤，不能通过相应的感官感受和认识以往熟悉的事物，但仍可以利用其他感觉途径进行识别的一类症状。

2. 分类 失认症是借助某种感觉来认识事物的能力障碍，是由于大脑皮质功能障碍而使感觉信息向概念水平的传输和整合过程受到破坏所致。常见的失认症有视觉失认、触觉失认、听觉失认等。

（1）视觉失认：指在没有视觉障碍、语言障碍、智力障碍等情况下，却不能通过视觉认识原来所熟悉物品的质、形和名称，包括视物体失认、面容失认、空间失认及颜色失认等。

（2）触觉失认：指触觉、温度觉、本体感觉及注意力均正常，却不能通过触摸识别原已熟悉的物品，不能说出物品的名称，也不能说明和演示物品的功能、用途等。

（3）听觉失认：指没有听力下降或丧失，能判断声音的存在，但不能识别和肯定原本熟悉的声音的意义。

（四）单侧忽略

单侧忽略（unilateral neglect）又称单侧空间忽略、单侧不注意或单侧空间失认，是指对来自损伤半球对侧的刺激无反应，主要以视觉形式表现，也可以表现在近体空间的触觉及空间表象上。表现为以体轴为中心，离体轴越远越容易忽略。多见于右脑顶叶以及颞-顶-枕叶结合部位的损伤，也见于枕叶、额叶及丘脑、内囊等部位的损伤。左侧大脑半球的病变也可以出现忽略症状，但发生率低且很少迁延到慢性期。

单侧忽略与偏盲是性质完全不同的障碍。偏盲是由于视束和视觉中枢受损所致，患者通常了解障碍的存在并主动转头代偿；而单侧忽略的患者不能意识到存在的障碍而无主动代偿动作，即使反复提醒也不能完成。

（五）失用症

1. 概念 失用症（apraxia）是指在意识清楚、无感觉和运动功能障碍，或其不足以影响相关活动的情况下，患者丧失完成有目的的复杂活动的能力。在无肌力下降、肌张力异常、运动协调性障碍、感觉缺失、视空间障碍、语言理解障碍、注意力差或不合作等情况下，不能正确地运用后天习得的运动技能进行目的性运动的运用障碍。

2. 分类 失用症可以表现为双侧或一侧的失用，多见于左侧脑损伤的患者，且常合并失语。临床上将失用症分为意念性失用、意念运动性失用、运动性失用、结构性失用、穿衣失用、步行失用、发音失用、口颜面失用等。现介绍几种临床常见的失用症。

（1）意念性失用：患者失去执行复杂精巧动作和完成整个动作的观念，表现为动作混乱、前后顺序颠倒等。如擦火柴点烟动作，患者可出现用烟去擦火柴盒等错误动作；开门时不知怎么用钥匙。

（2）意念运动性失用：患者能做日常简单的动作，但不能按指令完成复杂的随意动作和模仿动作，患者知道如何做，也可以讲出如何做，但自己不能完成。如令其指鼻，却摸耳朵；嘱其伸舌，却张口等。

（3）运动性失用：患者在无肢体瘫痪，无共济障碍等情况下，失去执行精巧、熟练动作的能力，不能完成精细动作，如写字、穿针、扣衣扣、弹琴等。

（4）结构性失用：是涉及空间关系的结构性运用障碍，表现为缺乏对空间结构的认识，丧失对空间的排列和组合能力。如患者在绘图、拼积木、绘画时往往出现排列错误，上下、左右倒置，比例不适，线条的粗细不等，长短不一，支离分散而不成形。

（5）穿衣失用：患者不能正确按顺序穿衣，穿衣时上下颠倒，正反及前后颠倒，纽扣扣错，将双下肢穿入同一条裤腿等。

（六）躯体构图障碍

1. 概念 躯体构图障碍（body scheme disturbance）指缺乏对自身的视觉和心理印象，包括对自身的感觉，特别是与疾病有关的感觉，不能辨别躯体结构和躯体各部位的关系。

2. 分类 常见躯体构图障碍有左右分辨障碍、躯体失认、手指失认、疾病失认等。

（1）躯体失认：是指识别自己和他人身体部位的能力障碍，表现为不能执行需要区别身体部位的指令。

（2）手指失认：是指在感觉存在的情况下不能识别自己和他人的手指，包括不能命名或指出被触及的手指。

手指失认很少单独出现。当双侧手指失认同时合并左右分辨障碍、失写、失算时称为格斯特曼综合征（Gerstmann syndrome），与优势半球角回损伤有关，故又称角回综合征。

（3）疾病失认：是一种严重的躯体构图障碍，患者否认、忽视或不知道瘫痪的存在及其程度，表现为对瘫痪漠不关心或完全否认。严重者常伴有偏身感觉缺失、单侧空间忽略及智力和记忆的损害，影响患者对障碍的理解和治疗效果。一般当疾病开始恢复时疾病失认会逐渐消失。

（七）图形－背景分辨困难

1. 概念 图形－背景分辨困难（difficulty in figure-ground identification）是指不能忽略无关的视觉刺激和选择必要的对象，故不能从背景中区分出不同的形状，不能从视觉上将图形与背景分开，表现为不能从抽屉中找到要寻找的物品，不能找到轮椅的车闸等。

2. 分类 常见的图形－背景分辨困难有空间定位障碍、地形定向障碍、物体恒常性识别障碍和距离与深度知觉障碍。

（1）空间定位障碍：是指不能了解和解释物体在空间的位置，表现为不能理解含有方位词的指令（如上、下、前、后及内、外等），不能处理物与物之间的方位关系。

（2）地形定向障碍：是指不能理解和记住两地之间的关系，无论是否使用地图均无法从一地走到另一地，表现为不能从治疗室回到病房，找不到回家的路，在熟悉的环境中迷路，也不能描述所熟悉的路线或环境特征等。

（3）物体恒常性识别障碍：是指不能观察或注意到物品形状上的细微变异，不能鉴别形状相似的物体，或者不能识别放置于非常规角度的物品。

（4）距离与深度知觉障碍：是指患者在判断物体距离及深度上有困难。

三、认知与知觉功能评估

（一）目的

认知觉问题抽象复杂，治疗师应根据一系列系统性的步骤评估患者的认知问题，从筛选评估到特定评估，找出患者存在的问题，分析导致认知觉问题的原因，判断患者尚存的和潜在的代偿能力及障碍程度、康复潜能。

（二）方法

1. 标准化测验　可以提供客观、可靠的数据及重复记录的认知觉功能水平。包括筛查评估（screening examination）和特定评估（specific examination）。

常用的认知觉功能筛选评估方法包括简明智能测验（mini-mental screening examination，MMSE）、神经行为认知状况测试（neurobehavioral cognitive status examination，NCSE）及MoCA认知测试（Montreal cognitive assessment）等。

2. 功能活动行为观察　适用于评估因认知障碍而影响患者的日常生活独立能力，或不符合标准化测验要求的患者。通过功能活动行为观察，可留意患者做一些基本的自我照顾性活动时的注意力、记忆能力、定向力、学习动机、应变能力及判断力等；也可利用日常生活问卷来向家属获得患者更多日常生活能力的资料。

治疗师应把标准化测验结果与功能活动行为观察到的情况进行综合分析，正确把握患者的实际情况。

四、认知与知觉训练策略

（一）训练原则

认知功能障碍的作业训练应遵守如下原则。

1. 训练计划个体化　在治疗前应先评估认知功能，确定认知障碍的类型、程度等，根据结果制订相应的、具体的训练计划。

2. 治疗由易到难，循序渐进　当患者有进步之后再逐渐增加治疗时间和难度。

3. 训练环境要适宜　刚开始训练时应注意选择安静、避免干扰的环境，以后逐渐转移到接近正常生活或正常生活的环境中练习。

4. 对患者及家属的宣教与指导　由于认知康复的长期性，必须教会患者及其家属一些能长期在家中进行的实用性训练方法，并鼓励患者和家属积极参与。

已经有研究结果肯定了康复训练可以增加及增强细胞与细胞之间的神经网络及正确的神经传导，并显示脑损伤后开始康复训练越早，认知功能恢复就越好。

（二）训练策略

认知康复训练分为功能性恢复和功能代偿（适应性）两大策略。

1. 恢复性策略（recovery strategy）　通过进行系统性认知训练，改善某种特定的功能，恢复已丧失的基础认知技能，如采用功能法（functional approach，FRA）或技能法（skill）、训练转移法（transfer of training approach，TA）、感觉统合法（sensory integration approach，SI或SIA）、神经发育疗法（neurodevelopmental treatment，NDT）等。

2. 代偿性策略（compensatory strategy） 通过教会患者利用未受损的感觉通路来代偿某感觉通路上的认知缺陷，主要采用功能代偿和环境适应的手段。如针对患者在日常生活的活动能力进行直接的技能训练，学习代偿方法，加强练习受影响的日常生活功能，克服残损，增强学习能力，学会运用重复性的步骤及程序性记忆或代偿技巧。

第二节　注意障碍的作业治疗

一、注意障碍的评定

注意是有意识作业的基础，在不同程度上受到运动、知觉、认知行为的影响，临床上没有专用检查注意的方法。注意障碍的评定是指在神经心理学测试过程中，通过视觉、听觉测验被试者注意的选择性、持续性及转移的灵活性，或通过测试信息处理的速度和效率来进行评定。

（一）视跟踪和辨别

1. 视跟踪 让患者注视某一光源，测试者将光源做左、右、上、下移动，观察患者视觉随之移动的能力。每个方向评 1 分，正常 4 分。

2. 形状辨别 让患者分别复制一根垂线、一个圆、一个正方形和一个大写字母 A。每项评 1 分，正常 4 分（图 5–2）。

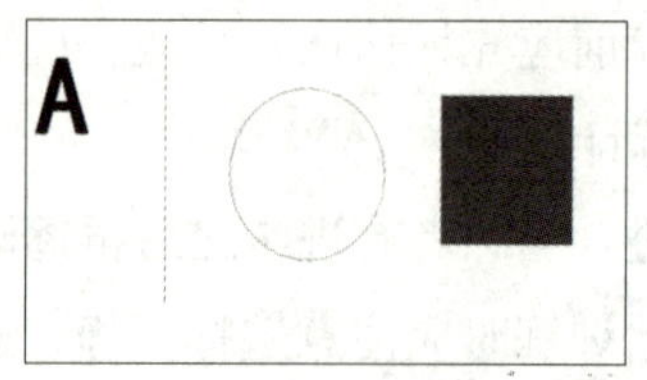

图 5–2　形状分辨

3. 划消测验 常用于注意持久性的检测。临床上有不同类型的划消测验，如数字、字母或符号的划消等。字母划消测验（图 5–3）：每行有 52 个英文字母，共 6 行，让患者以最快的速度准确地删除字母中的 C 和 E。每行有 18 个要删除的字母，随机地分散在每行字母中，100 秒内删错多于一个为注意有缺陷。

EUHNKCVAUYFEJCECEHXSFENUCENBEKVCIUXVXKEHAEQTFEPOZXEC
JCYEUFESALCEKNELKACYEUYENCYCVBEAOIEVMEVKCUHECHUIEHAN
SEJCOKEHXSEUHNKCVACYFENUCENEHCEQTFEPOZXECBEKVCIUEVXK
KCVAEYBEJCBCEUHNEHXSFENUCENXKEHGEQTFEPOZXECBEKVCIUGE
UYGEJCECEHXSFENEUHNKCVACIUCVXKEHGEQTFECPOZXECENBEKVC
JEUHCNKCVAUEYCMEHXESENUCENBEKVCIFUCXEHCVXKEHEQTFEPOZ

图 5–3　字母划消测验

4. 连线测验　检查注意和运动速度，因简单易行，故被广泛使用。连线测验包括两种类型。其中，A 型：一张纸上印有 25 个小圆圈，并标上数字 1 ～ 25，要求患者尽快地将数字按顺序用直线连接 25 个圆圈，即 1-2-3-4-5……-24-25。B 型：一张纸上印有 13 个 1 ～ 13 的数字，另外还有 12 个标有 A ～ L 的字母，要求患者尽快地将 1-A-2-B-3-C……12-L-13 连接起来，以完成的时间评分（图 5-4、5-5）。

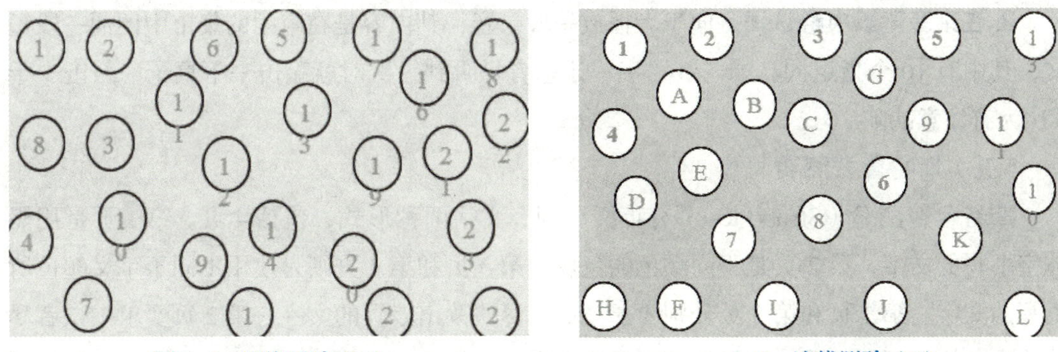

图 5-4　连线测验（1）　　5-5　连线测验（2）

一般认为，A 型主要反映大脑右半球的功能，反映较为原始的知觉运动速率；B 型反映大脑左半脑的功能，除了包括知觉运动速率之外，还包括了概念和注意转换等能力。连线测验主要检查注意和运动速度，因简单易行，故被广泛使用。

（二）数或词的辨别

1. 听认字母　测试者在 60 秒内以每秒 1 个的速度读无规则排列的字母，其中有 10 个为指定的同一字母，让患者每听到此字母时拍击一下桌子。正常应拍击 10 次。

2. 数字顺背和倒背测验　采用韦氏智力测验中数字倒背和顺背测验。顺背由 12 位数字组成，倒背由 10 位数字组成，每部分由易到难排列。任何一项初试背得正确，便可继续进行下一项；如果初试出现错误便进行同项的二试，若两试均失败，则停止该部分测验。两部分念出数目的速度均按每秒钟一个数字，不得将长数目分组念出（因分组容易记忆）。

3. 词辨认　向患者播放一段短文录音，其中有一定数量的指定词，如“红”字，让患者每听到一次“红”字就敲击一下桌子。如短文：“傍晚，我穿着红外套骑着红色的自行车放学时，看到晚霞将天空染得红彤彤的，我向红色的天空望了一眼，看到了几只飞翔的鸽子。回到家里，我的姐姐小红穿着一条红裙子，头上束着一条红发带，在客厅的红地板上跳舞。她告诉我说要去红树林剧场表演，就骑上我的红自行车走了。”敲击次数少于 8 次为有注意缺陷。

（三）听跟踪

让患者闭目听铃声，将铃在患者左、右、前、后和头上方摇动，让患者指出铃所在的位置。每种位置评 1 分，少于 5 分为异常。

（四）声辨认

1. 声认识 向患者播放一段录音，含有重复出现的电话铃声、钟表滴答声、门铃声和号角声等，其中号角声出现 5 次。患者每听到一次号角声就敲击一下桌子，少于 5 次为有缺陷。

2. 在杂音背景中辨认词 向患者播放一段录音，其内容是在喧闹的集市中朗诵一段短文，其中有 10 个指定词。如“红”字，让患者每听到一次时就敲击一下桌子，敲击少于 8 次为有注意缺陷。

（五）斯特鲁普测验

斯特鲁普测验（Stroop test）有英文单词、文字两种形式，包括 4 页。第 1 页是用黑体字书写的文字，第 2 页是不同颜色的色块，第 3 页和第 4 页则是使用不同于字义颜色所书写的文字。第 1 页和第 3 页分别要求被试者尽快读出该页的文字；第 2 页要求被试者尽快读出色块的颜色；第 4 页的任务则是要求患者尽快读出书写文字所用的颜色，分别记录读字或命名颜色所用的时间。第 4 页的测试被认为是测验被试者的选择性注意。

（六）日常专注力测验

日常专注力测验（test of everyday attention ，TEA）是唯一有正常参考值的专注力测验。TEA 只评定选择性及警觉性的专注系统，将日常活动作为测验项目，如通过不同的声音或指示灯，在无和有背景噪声中分辨双向电梯的位置；在电话簿中查阅指定的一组电话号码，边数数边查阅电话、核对彩票等内容。TEA 测试可以预测右脑偏瘫的康复结果。

二、注意障碍的作业治疗

注意障碍是认知康复的中心问题，注意障碍的及时纠正有助于记忆、学习、交流、解决问题等认知障碍的有效治疗，也是临床其他作业治疗方法顺利开展的基础。

（一）信息处理训练

1. 兴趣法 利用患者有兴趣的物品和用熟悉的活动刺激患者注意的保持，如使用下棋、打牌、电脑游戏、专门编制的软件、虚拟的应用程序等。

2. 示范法 治疗师应用语言提示结合示范动作，以多种感觉方式将要做的活动展现在患者眼前，有助于患者知道集中注意的信息。如进行日常生活活动训练时，一边让患者看到示范者的示范动作，一边讲解多种要领，使患者视觉、听觉同步调动，加强注意。

3. 奖赏法 用词语称赞或其他强化刺激，增加所希望的注意行为出现的频率和持续的时间。希望的注意反应出现之后，立即给予奖励。治疗中常采取代币法，即在 30 分钟的治疗中，训练者每 2 分钟记录一次患者是否注意治疗任务，连续记录 5 日作为行为基线。当患者能注意时就给予代币，每次治疗中患者得到的代币数要达到给定值才能换取患者喜爱的物品。当注意改善后，训练者逐步提高上述的给定值。治疗师可准备一些毛绒玩具、糖果、水果、卡通贴纸、明信片等作为小奖品，奖励给注意持续时间达到一定阶段的患者，激发患者的训练热情。

4. 电话交谈 在电话中交谈比面对面谈话更易集中患者的注意力。由于电话提供的刺激有限，治疗师可采用电话分机与患者分处两室进行交谈，也可鼓励患者与不同住的家人、朋友、亲友打电话聊天。打电话之前指导患者将要交谈的内容列简要提纲，随时查看提纲以免跑题。

（二）以认知技术为基础的训练

1. 猜测游戏 方法如下。

（1）先利用两个透明玻璃杯和一个乒乓球，在患者的注视下由测试者将两个杯子依次反扣在桌上，其中一个杯子反扣在球上，让患者指出哪一个杯子中有球，反复数次；无误差后改用两个不透明的杯子，让患者指出球在哪一个杯子里，反复数次。如无错误，改成三个杯子和一个球，方法同前，以此类推，有进步后可以改为更多的杯子或更多颜色的球，让患者指出哪一种颜色的球在哪一只杯子里。

（2）同样是两只杯子反扣在桌上，其中一只反扣在乒乓球上，然后移动其中一只杯子的位置，再让患者指出球在哪一只杯子里。成功后，杯子增加至三只，每次移动任意一只杯子的位置，再让患者指出球在哪一只杯子里。

（3）先让患者观察桌子上的苹果、橘子、草莓三种水果，然后用三只同样大小、形状相同的纸盒分别反扣住这三种水果，让患者指出某一种水果在哪一个盒子里。

2. 删除作业 如字母删除、线条删除、图形删除等，训练注意和运动速度。此法简单易行，故被广泛使用。方法如下。

（1）在 16 开白纸上写几个大写的汉语拼音字母（亦可依患者文化程度选用数目字、图形），让患者用笔删去训练者指定的字母。改变字母的顺序和规定要删除的字母，反复进行数次，成功后改用两行印得小些的字母，以同样的方式进行数次。随着治疗的进展，可进一步增加训练的难度，如改为三行或更多的字母、纸上同时出现大写和小写字母、穿插加入以前没出现过的字母等（图 5-6）。

EUHNKCVAUYFEJCECEHXSFENUCENBEKVCIUXVXKEHAEQTFEPOZXEC
JCYEUFESALCEKNELKACYEUYENCYCVBEAOIEVMEVKCUHECHUIEHAN
SEJCOKEHXSEUHNKCVACYFENUCENEHCEQTFEPOZXECBEKVCIUEVXK
KCVAEYBEJCBCEUHNEHXSFENUCENXKEHGEQTFEPOZXECBEKVCIUGE
UYGEJCECEHXSFENEUHNKCVACIUCVXKEHGEQTFECPOZXECENBEKVC
JEUHCNKCVAUEYCMEHXESENUCENBEKVCIFUCXEHCVXKEHEQTFEPOZ

图 5-6 字母删除作业

（2）线条删除作业，如图 5-7。

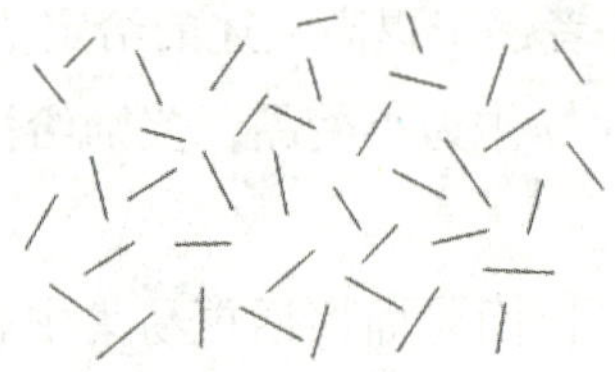

图 5-7 线条删除作业

（3）图形删除作业，如图 5-8。

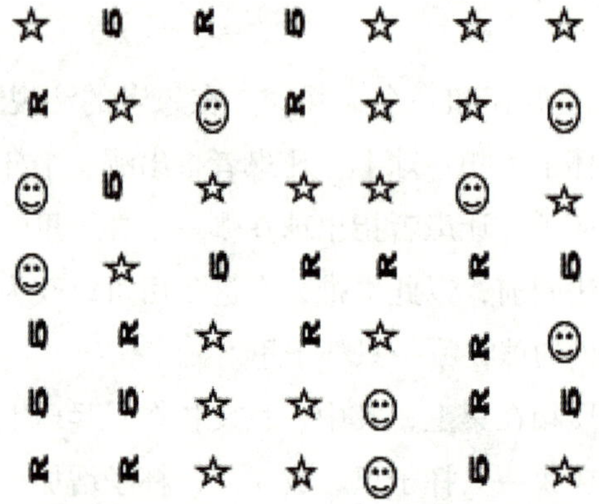

图 5-8 图形删除作业

3. 时间感训练 给患者秒表，要求按训练者指令开启秒表，并于 10 秒内自动按下秒表；以后延长至 1 分钟，当误差小于 1 ～ 2 秒时改为不让患者看表，开启后心算到 10 秒停止；然后时间可延长至 2 分钟，当每 10 秒中误差不超过 1.5 秒时，改为一边与患者讲话，一边让患者进行上述训练，要求患者尽量不受讲话的影响分散注意。

4. 数目顺序训练 方法如下。

（1）让患者按顺序说出或写出 0 ～ 10 之间的数字，或给患者 11 张写有 0 ～ 10 数字的字卡，让他按顺序排好，反复数次。

（2）上述方法成功后改为按奇数、偶数或逢 5 的规律说出或写出一系列数字，如“2-4-6-8……”“5-10-15-20……”数字可以从小到大，或从大到小反复训练，还可以训练加减法、乘除法以增加难度。

（3）训练者提供一系列数字中的头四个数，从第五个数字起往后递增时每次加一个数目如“3”等，让患者继续进行，每次报出加后之和，如“1-4-7-10……”反复数次。成功后改为每次递增时从原数上乘以另一数值或除以另一数值。

（三）分类训练

操作方式多以纸笔练习形式进行，要求患者按指示完成功课纸上的练习，或对录音带、电脑中的指示做出适当反应。内容可分为连续性、选择性、交替性及分别性注意训练，以提高患者不同程度的注意力。分类训练的目的是提高患者不同程度的注意力。

1. 连续性注意障碍的训练　方法如下。

（1）删除作业、连线作业。

（2）数秒数。可以在练习前先调整一下你数数的速度。一边数一边看着手表的秒针走动，1 秒数 1 下，在 1 分钟结束的时候刚好数出“60”，也可以 1 秒数 2 ～ 3 下。

（3）数字顺背、倒背训练。治疗师以每秒 1 个的速度读出数字串，要求患者复述，逐渐增加数字串的长度，多次反复练习。熟练之后要求患者逆向复述数字串。

（4）连续减 7 训练。如提问患者“100−7=？”“再减 7=？”“再减 7=？”……切记不可以问“100−7=？”“93−7=？”。

（5）倒数一年有多少个月、倒背成语。

（6）听音乐、朗读或竞赛性活动，如击鼓传花、下棋等。

2. 选择性注意障碍的训练　方法如下。

（1）取 10 张纸片，每张纸片上面都写上一个汉字或字母或一个图形，字迹应清晰；用极短的时间仔细看它们 10 秒，然后转过身，凭着记忆把所看到的字写下来；紧接着，用另 10 张纸片重复这一练习。

（2）治疗师在 60 秒内以每秒 1 个的速度念无规则排列的字母，其中有 10 个为指定的同一字母，让患者每听到此字母时拍击一下桌子。

（3）播放一段背景嘈杂的录音，找出要听的内容，如门铃声、鸟鸣声或鼓声，并数出指定声音出现的次数。

3. 交替性注意障碍训练　方法如下。

（1）删除作业：给出一组随机排列的数字，要求患者依次删除偶数；在操作过程中突然改变命令，要求患者删除奇数；相隔数秒后再次改变命令，删除偶数，反复改变指令直至作业完成（图 5-9）。

563639812934812589491
274386567219878425894
912743865243625894981
258949127671812589491
274386568129342743851
258548125894912743861
258949127438656894912
743865672198784272198
712589491274

图 5-9　数字删除作业

（2）扑克牌分类：要求患者将 20 张扑克牌按颜色、图形或大小分类，操作过程中随时改变命令。

（3）如看电视时要求患者每间隔一定时间切换一次频道；朗读报纸时要求患者每读完一段在纸上记录所用的时间。

4. 分别性注意训练 方法如下。

（1）听写字母或汉字，听写短文。

（2）拼图或下棋作业时与患者谈论时事。

（3）声光刺激。三种颜色的光源依次闪亮，治疗师同时随机说出红色、蓝色或黄色等，要求患者听到的颜色与灯光闪亮的颜色一致时，敲击桌面一次。

（四）电脑辅助法

电脑游戏等软件对注意的改善有极大的帮助，其通过丰富多彩的画面、声音提示及主动参与（使用特制的键盘与鼠标），能够强烈吸引患者的注意，根据注意障碍的不同成分，可设计不同程序，让患者操作完成。如模拟产品质量检验软件，即可训练注意、警觉性、视知觉等。电脑辅助认知康复训练（CACR）软件可分为两种不同类型的干预方法：特殊活动方法（the task specific approach）和分等级方法（the hierarchical approach）。

1. 特殊活动方法 针对某一特殊的认知障碍编写程序给予训练。如有注意问题的患者接受训练注意的程序软件，通过训练达到改善注意之目的。

2. 分等级方法 按循序渐进的方式从基本训练开始逐步过渡到更复杂的认知功能。如用CACR软件开始接受注意力训练，然后升级到视空间和视知觉训练，同时伴有记忆再训练，最后进行复杂的解决问题项目训练。

在使用电脑游戏软件训练时，应注意下列问题：①当患者缺乏训练动机，对记忆力、注意力训练不感兴趣时，可为患者专门制订一个评分表，记下训练得分，让患者在训练期间看到进步。②应用图示来维持患者的正性动机。③把同一个项目分段或拆开成多个练习，直到得分显示90%～100%的改善，不要轻易转换治疗项目，不要轻易扩大刺激量。④将训练与每个患者的独特需求和靶目标的评估结合起来，将电脑训练与家中熟悉的生活活动结合起来。

三、注意事项

注意障碍康复是认知康复的中心问题，虽然它只是认知障碍康复的一个方面，但是只有纠正了注意障碍，记忆、学习、交流、解决问题等，认知障碍的康复才能有效地进行。训练中应注意如下问题。

1. 训练前要确定患者是否注意到治疗师的口令、建议、提供的信息或改变的命令，必要时可要求患者重复命令。

2. 应用丰富多彩的功能性活动治疗。

3. 选择安静的环境，避免干扰，逐渐转移到接近正常的环境中训练。

4. 当患者注意改善时，逐渐增加治疗时间和难度。

5. 鼓励患者家属参与训练，使其在非训练时间应用所学到的技巧督促患者。

6. 注意训练的同时，应兼顾记忆力、定向力、判断力及执行功能等。

第三节　记忆障碍的作业治疗

记忆是过去的经验在人脑中的反映。由于记忆功能的存在，使人们能够利用以往的经验和学习新的知识。当记忆部分或完全失去再现能力，称为遗忘。

一、记忆障碍的评定

1. 韦氏记忆量表　是应用较广的成套记忆测验，也是神经心理测验之一，在我国已标准化，需要专业人员进行测试，测试时间较长。

韦氏记忆测验可用于 7 岁以上儿童及成人。有甲乙两式，便于前后比较。测试内容包括 10 项分测验，分测验 A ～ C 测长时记忆，D ～ I 测短时记忆，J 测瞬时记忆，MQ（记忆商数）表示记忆的总水平（表 5–1）。本测验也有助于鉴别器质性和功能性记忆障碍。

表 5–1　韦氏记忆表测试项目内容与评分方法

测试项目	内容	评分方法
A. 经历	5 个与个人经历有关的问题	每回答正确一题记 1 分，最高 5 分
B. 定向	5 个有关时间和空间的问题	同上
C. 数字顺序关注 （A）顺数从 1 到 100 （B）倒数从 100 到 1 （C）累加从 1 起，每次加 3 ～ 49	限时记错、记漏或退数次数，扣分 同（A） 同（A）	分别按记分公式算出原始分 同（A） 同（A）
D. 再认	每套积分卡片有 8 项内容，呈现给受试者 30 秒后，让受试者再认	根据受试者再认内容与呈现内容的相关性分别记 2、1、0 或 –1 分，最高分 16 分
E. 图片回忆	每套图片中有 20 项内容，呈现 1 分 30 秒后，要求受试者说出呈现内容	正确回忆记 1 分，错误扣 1 分，最高得分为 20 分
F. 视觉提取	每套图片有 3 张，每张上有 1 ～ 2 个图形，呈现 10 秒后让受试者画出来	按所画图形的准确度记分，最高为 14 分
G. 联想学习	每套卡片上各有 10 对词，读给受试者听，然后呈现 2 秒后，停 5 秒，再读每对词的前一词，要求说出后一词	5 秒内正确回答 1 词记 1 分，联想中有困难和容易两种，3 遍测验的容易联想分相加后除以 2，与困难联想分之和即为测验总分，最高分为 21 分

续表

测试项目	内容	评分方法
H. 触觉记忆	使用一副槽板，上有 9 个图形，让受试者蒙着眼用利手、非利手和双手分别将 3 个木板放入相应的槽板中。再睁眼，将各木板的图形及其位置默画出来	计时并计算正确回忆和位置的数目，根据公式推算出测验原始分
I. 逻辑记忆	3 个故事包含 14 个、20 个、30 个内容，将故事讲给受试者听，同时让其看着卡片上的故事，念完后要求复述	回忆每一内容记 0.5 分。最高分为 25 分和 17 分
J. 背诵数目	要求顺背 3 ~ 9 位数，倒背 2 ~ 8 位数	以能背诵的最高位数为准，最高分分别为 9 分和 11 分，共计 20 分

2. 记忆单项能力测定 较为实用，可由康复专业人员进行测试，也可由患者自评。缺点：不够简便，且低于 60 分的记忆障碍很难评定准确。

3. Rivermead 行为记忆能力测验（Rivermead behavioral memory test，RBMT） 是最常用的专门化评估量表，侧重于评定日常记忆能力，可信度与效度较高，患者比较容易完成。Rivermead 行为记忆测验有儿童、成年共 4 个版本，每个版本有 11 个项目。

（1）记住姓和名：让患者看一张人像照片，并告知照片上人的姓和名，延迟一段时间后让他回答照片上人的姓和名。

评分：不能回答或回答错误者 0 分；仅答对姓或名者得 1 分；姓和名均答对者 2 分。

（2）记住藏起的物品：准备一些梳子、铅笔、手帕、水果等物品，当着患者的面藏在抽屉里、柜子里或盒子里，然后与其共同进行一些其他活动，结束之前问患者上述物品放于何处。

评分：正确指出所藏地点得 1 分；找不到为 0 分。

（3）记住预约：告诉患者，测试者将闹钟定于 20 分钟后闹响，让他在闹钟铃响时提出一个预约，如向测试者问“你能告诉我什么时间再来测试吗？”

评分：在闹钟响起时能正确提出问题者得 1 分；否则得 0 分。

（4）记住一段短的路线：让患者看着测试者手拿一本书在屋内走一条分 5 段的路线：椅子→门→窗前→在书桌上放下书→椅子→再从书桌上拿起书递给患者，患者照做。

评分：5 段路线全部记住得 1 分；否则 0 分。

（5）延迟后记住一段路线：方法同（4），但不立刻让患者重复，而是延迟一段时间再让患者重复此段路线，延迟期间可进行其他测试。

评分：全部记住并能重复者得 1 分；否则 0 分。

（6）记住一项任务：观察方法（4）中患者放书的位置对不对。

评分：立即重复和延迟重复任务时书放的位置都对得 1 分；否则 0 分。

（7）学一种新技能：找一个可以设定时间、月、日的电子表或计时器，让患者学习如何确定月、日、时和分的方法，先由测试者示范操作1次，然后按复位键，取消一切设定，再由患者尝试操作3次。

评分：3次内操作成功者得1分；否则0分。

（8）定向：问患者下列问题：①今年是哪一年？②本月是哪一月？③今日是几号？④今日是星期几？⑤现在我们在哪里？⑥我们在哪个城市？⑦您多大年纪？⑧您是哪年出生？⑨现在国家总理的名字是什么？⑩谁是现届的国家主席？

评分：①～⑦全对得1分；否则0分；⑧～⑩项答案供参考，不计入总分。

（9）患者回答问题：问患者（8）中的③今日是本月的几号？记下对、错。

评分：正确者得1分；否则0分。

（10）辨认面容：给患者出示5张人物照片，每张看5秒，逐张问其是男是女、成人还是小孩。然后看10张人物照片（其中包括5张刚才看过的），再挑出来。

评分：全部挑对得1分；否则0分。

（11）认识图画：让患者看10张用线条绘制的物体画，每次看一张，每张看5秒，然后说出每一幅画中的物品名称；延迟数分钟后再从20幅画中挑出刚看过的10张。

评分：全部挑对得1分；否则0分。

以上11题满分共12分，正常人总分为9～12分，脑部有损伤时至少3项不能完成，总分0～9分。

4. 临床记忆量表　主要用于成人（20～90岁），有甲乙两套，测试内容包括5个分测验：指向记忆、联想学习、图像自由回忆、无意义图形再认、人像特点回忆。

评定方法：将5个分测验的粗分分别查对“等值量表分表”换算成量表分，相加即为总量分表。根据年龄查总量表分的等值记忆商数（MQ）。记忆障碍的评定主要从言语记忆和视觉记忆两方面进行。记忆商的等级和百分数见表5-2。

表5-2　记忆商数（MQ）的等级和百分数

记忆商		130以上	120～129	110～119	99～109	80～89	70～79	69以下
等级		很优秀	优秀	中上	中等	中下	差	很差
有文化部分	百分数	1.9	8.0	18.0	46.4	17.1	5.9	2.6
	人数	26	107	242	619	228	78	34
无文化部分	百分数	2.4	8.1	15.1	49.1	17.9	5.7	1.7
	人数	19	65	122	396	145	46	14

二、记忆障碍的作业治疗

记忆康复是一个自然渐进过程，不能从头开始、凭空而起，而是强化仍留在记忆中的东西，试图促进建立新的脑功能系统。记忆康复过程中还应考虑特异性。作业治疗包括内部法和外部法。内部法包括无错性学习和助记术；外部法包括信息存储和环境适应。

（一）内部法或内部对策

内部法是在患者某方面已有明显缺陷的情况下，在其本身内部以另一种损害较轻或较好的功能去记住新信息的方法。如果患者的语言性记忆较差就鼓励他用形象性记忆，反之亦然。

1. 无错性学习 即在学习过程中没有错误的学习。正常人可能从错误中学习或吸取教训，在以后的努力学习中避免再犯错误。但是片段性记忆障碍者不能记住自己的错误，也难以纠正错误。如果行为是错误的，患者在从事这种行为活动中有可能会强化它。因此，应保证严重记忆障碍者要强化的行为是正确的。例如，在词汇学习中，应给予正确的意思，避免猜测，以防出现错误。

2. 助记术 助记术是有助于学习和回忆已学过知识的技术，也是一个使人们更有效地组织、储存和提取信息的系统。常用助记术包括言语记忆法、视形象技术、书面材料的学习等。言语记忆法适用于右大脑半球损伤或形象记忆较差者；视形象技术适用于左大脑半球损伤或言语记忆差的患者。下面介绍几种临床常用的助记术方法。

（1）首词记忆法：也称为关键词法，常用于罗列事物的记忆，属于言语记忆法。此法通常是将所罗列的各项事物的第一个字、词摘出，编成自己容易记忆的顺口溜。为了发挥联想记忆的作用，某些“头词”可用谐音字或“形象描述字词”替代。如把“天天练习，不要偷懒，做作业要勤快，美好的结果就会到来”四句话的头一个词编成“天不作美”一句容易记的话。

（2）编故事法：属于言语记忆法，即让患者按照自己的习惯和喜爱将要记住的信息编成一个他自己熟悉的故事来记忆，通过语义加工，让患者为了记忆而产生一个简单故事，在这个故事中包括所有要记住的内容。

（3）图像法：也称之为视觉意向，属于视形象技术，是将要学习的字词或概念幻想成图像。这是记住姓名的好方法，如何将一个人的形象、独特的面容特征和名字结合起来，有助于记住名字。对遗忘症患者而言，此方法优于其他方法。

（4）联想法：也称视觉意向法或关联法，属于视形象记忆。当试图回忆一件事或一个事物时，即想到有关的信息，或将新学的信息联系到已存在和熟悉的记忆中，在大脑里产生一个印象有助于记住，通过联想可加强记忆。联想有语义的，如手杖和拐杖；有听觉的，如香和响；有视觉的，如申和甲等。

（5）层叠法：属于视形象记忆技术，它将要学习的内容化成图像，然后层叠起来。如要记住雪茄、青蛙、苹果、酒这组单词，要求学习者想象：在一只大青蛙的嘴里含着一只大雪茄，这只青蛙坐在一个又红又亮的苹果上，而苹果正好放在一瓶昂贵的法国酒上。要求学习者记住这幅图像而不是单词。

（6）现场法：即通过创建一幅房子的视觉图像来帮助记忆，属于视形象记忆。如一个人想记住买汽水、薯条和肥皂，可以想象屋子里的每个房间，看见在厨房里汽水溢出来洒到地板上，在卧室里薯片洒落在床旁，在浴室里、浴缸中布满了肥皂泡泡。在百货商店里，可以想象在屋子里漫步，并且看到了每个房间里物品的情景。

（7）倒叙法：即倒回事件的各个步骤，找到遗漏的物品或回忆一件事，为视形象记忆技术。如不慎将购物清单留在家里，通过想象购物清单写在什么纸上、在纸上的具体位置、写清单当时的情景等，均有助于回忆起购物清单的具体内容，免除了再回家取购物清单之苦。

（8）PQRST 法：即预习（Previewing）、提问（Questioning）、评论（Reviewing）、陈述（Stating）和测试（Testing）的英文缩写，为记忆书面材料的一种完整、理想的学习方法，即理解性记忆。

（9）信息检索法：主动浏览要记住的材料，确定主题、重点或背景；自发地把注意焦点转移到不同的刺激点上；注意并重复要学习的信息；将新信息与熟悉的事物联系起来，学会归类或组合；把一些信息编成押韵诗帮助记忆。

（二）外部法或外部对策

利用身体外在辅助物品或提示来帮助记忆障碍，适用于功能性记忆障碍。

1. 信息存储法

（1）日历本：如将来某日需做一件事，可在该日期的日历页上折起一角，以便到达当日时提醒患者。大的每日格内可记事的月历也有类似的作用；小月历上用彩色笔做标记亦可，但效果较差。

（2）日记本：可帮助患者记住过去的事。若每日所占的版面较大还可以写上有关的细节，要教会患者给日记本编上页码，并在最后一页上做索引以便查找。日记本放置的地点要恒定。

（3）备忘录：选用每星期一小本的最好，要训练患者养成每日必翻备忘录的习惯，以查找需要做的事。

（4）时间表或日程表：拟出一个组织好的活动时间表，包括治疗和休息在内。用一移动的标记沿着进展的方向移动，或用铅笔将已做完的事删去，让患者配合戴一能定时发出信号的电子表，教患者每次表响时查时间表上相应时间还有什么事要做。时间表以大而醒目为好。

（5）明显标志：用大的地图、大的数目字、大的箭头和鲜明的标志指引常去的地点及路线。

（6）照片：使用较大的照片将人的姓名和有关事件记在照片背面并写上日期。本法由于同时具有形象和言语提示，信息较多而易于回忆。

（7）记忆提示工具：包括清单、标签、记号、录音机提示等。对于那些忘记物品放在家中何处，不知道哪间房属于自己的记忆障碍者而言，这是一个有效的方法。

2. 环境适应法 通过环境重建，满足记忆障碍患者的日常生活需要。

（1）家用电器的安全：电水壶、电饮具、电灯等家用电器可设计自动关闭装置以避免发生危险。

（2）避免常用物品遗失：如把眼镜架系上线绳挂在脖子上，把手机、电子助记产品别在腰带上以预防遗失。

（3）简化环境：物品放置井然有序，突出要记住的事物。重要的物品如钱包、钥匙、雨具放在显眼固定的地方，以提醒出门时不至于遗忘；或门上贴大的名字或颜色鲜艳的标签，简化环境，突出要记住的事等。

3. 计算机的应用 实际上是环境适应和外在记忆辅助工具在高新技术方面的延续。如把患者10个重要成员的照片贴在特殊电话按键上，每个按键编上程序，要打电话给其中某人，按贴着照片的按键即可，省却了记住电话号码；患者家中和照顾中心或主要帮助者之间提供可视电话连接；提供给患者一个大的红色帮助按键，以便呼叫照顾中心或亲戚。

总之，内部和外部提示方法需要治疗师充分了解患者的兴趣、动机、情绪及情感、意志与决心等；患者的体能和文化程度也应充分考虑。如把一个笔记本给一个文盲的患者是无用的，给一个右侧偏瘫患者则不能写。

三、注意事项

在临床治疗中，让患者学会并应用上述记忆方法并不是难事，但是脑损伤患者很难自发地使用它们。为了有效地应用记忆方法，应注意以下几点。

1. 在采用视觉意向时，应让患者看到纸上或卡片上的图画，而不是单纯依靠想象。
2. 用两种方法比单用一种方法学习更有效。
3. 要学习的信息应与患者日常所需有关。
4. 患者家人、朋友也应采用助记方法教会患者新信息，鼓励患者去学习。
5. 成功时应给以强化，如口头表扬等。

第四节　失认症的作业治疗

临床常见的失认症包括触觉失认、视觉失认、听觉失认、身体失认、空间关系辨认障碍等。

一、触觉失认

触觉失认（tacticle agnosia）是指不借助其他感官，仅凭触摸不能认识原来熟悉物品的质、形和名称，也不能说明和演示物品的功能和用途等。

（一）分类

1. 质地觉失认　不能将触觉综合成质地觉。

2. 形态觉失认　不能将个别的触觉综合成形状知觉。

3. 实体觉失认　不能仅凭触摸辨识物品名称。

（二）评定

1. 质地觉评定　用不同原材料制成形状、大小、薄厚相同的布料，令患者闭目触摸。

2. 形态觉评定　用木制的不同形状的模型块，让患者闭目触摸。

3. 实体觉评定　给出大小、形状、质地各不相同的几种物品，让患者闭目触摸后说出名称，如钢笔、曲别针、卡片等。

（三）作业治疗

1. 先用粗糙物品沿患者手指向指尖移动，待患者有感觉后用同样的方法反复进行刺激，使他建立起稳定的感觉输入。

2. 反复触摸不同粗细的砂纸、棉、麻、丝、毛等布料，先睁眼后闭眼。

3. 利用其他感觉如视觉或健手的感觉，帮助患肢体会其感觉。

4. 让患者反复触摸需要辨认的物体，然后将此物和其他几个物体放入不透明的箱中，让患者从中取出先前辨认过的物体。反复练习几次成功后，改让患者看图片，按图在箱中找出实物。

二、听觉失认

视觉失认（auditory agnosia）是指能判断声音的存在，但不能识别和肯定原本熟悉的声音的意义。听觉失认常与其他言语障碍相伴发生。

（一）分类

1. 知觉辨别性声音失认　不能准确地区别声音，在环境中不能选择相同的声音；不能在声源物的图中正确选择答案。如鼓声和鸟鸣的不同。

2. 联合性声音失认 不能把声音与相应发声物相联系。在环境中可以选择相同的声音，但不能在声源物的图片中正确选择答案。

3. 语音认识不能 不能领悟口语，虽获音波刺激，但不明语意，似听外语。听－理解、复述、听－指、记录讲话均不能，但自发语、阅读、书写、抄写均可以。

（二）评定

1. 声音配对。

2. 在声源物的图片中找答案。

3. 听音乐跟唱。

（三）作业治疗

1. 建立声与发声体之间的联系 治疗师吹一个口哨，患者吹另一个口哨，然后让他将口哨的图片与写有口哨字样的图片配对。

2. 分辨发声和不发声体 让患者细心听（不让看）吹口哨的声音，然后让患者从画有锤子、水杯、闹钟、口哨的图片中认出口哨。

3. 声－词联系 用录音带提供猫叫、狗吠、鸟鸣等声音，让患者找出与叫声一致的动物的词卡。

4. 声辨认 从发“啊”音开始，让患者对着镜子模仿此音，数次后，出示一张写有“啊”字音的字卡，再令患者模仿此音；下一步加入元音“衣”“噢”“喔”，分别出示相应的字卡。一旦建立了声－视联系，治疗师用录音带提供声音，让患者分辨上述字。

三、视觉失认

视觉失认（visual agnosia）是指视觉感受存在，但不明了所见物的意义。包括物体失认、颜色失认、面容失认等。

（一）物体失认

物品失认是指有视觉感受，但不知其为何物。

1. 评定

（1）相同物品配对，如别针、钥匙、钢笔等各2个，混在一起，让患者把相同物品分开。

（2）按物品用途分组，如钥匙－锁、牙刷－牙膏。

（3）指物呼名或按口令指物。

（4）按指令使用物品，如“戴眼镜”等。

2. 作业治疗

（1）对常用、必需及功能特定的物品通过反复实践进行辨认。

（2）提供非语言的感觉－运动指导，如通过梳头来辨认梳子。

（3）教会患者注意物品的某些特征。

（4）鼓励患者在活动中运用感觉，如触觉、听觉等。

（5）必要时可在物品上贴标签以提示患者。

（二）颜色失认

颜色失认（colour agnosia）是指有视觉体验，能分辨各种颜色不同，但不能辨认颜色种类。

1. 评定

（1）颜色匹配：可正确完成。

（2）按指令指出不同颜色：不能完成。

（3）呼出颜色名称：不能完成。

（4）轮廓着色：不能完成。如给画上的香蕉涂色错误。

2. 训练方法可用检查中的各项对患者进行训练。

（三）面容失认

面容失认（prosopagnosia）是指能认识面孔，也能鉴别个别特征，但不认识以往熟悉的人是谁。

1. 评定　给出熟悉人的照片，令患者指出相应的称谓名字。

2. 作业治疗

（1）按年龄顺序将某人的照片进行排列比较，帮助辨认。

（2）让患者从不同场景、不同角度、与不同人合影的照片中寻找他熟悉的人。

（3）教患者根据人的特征如发型、声音、身高、服饰等辨认。

四、躯体失认

躯体失认（somatic agnosia）是指患者不能认知、辨识自己的器官、肢体名称及位置。

（一）躯体（器官）失认

1. 评定

（1）按指令触摸躯体的某些部位，如“请指你的鼻子”，不能正确地完成。

（2）模仿检查者的动作，可能有错误。

（3）拼接躯体 / 面部的图板拼图，不能完成。

（4）画人像，不能完成。

（5）回答问题，如“手在胳膊的下面吗？”可能回答错误。

（6）按指令出示手指，常出现错误。

（7）令说出检查者所触患者手指的名称，出现错误。

（8）令说出检查者或图片上手指数目，出现错误。

（9）说出某两指间的手指数目，出现错误。

（10）令患者模仿治疗师所做的手指动作，不能正确模仿。

以上检查应在睁眼、闭眼两种情况下进行。睁眼正确，闭眼错误，为轻型失认。

2. 作业治疗

（1）感觉 - 运动法，即令患者自己用粗糙的布擦拭治疗师所指的身体部位。

（2）让患者按命令模仿治疗师的动作，如“用右手摸你的左耳”“左手放在右膝上”等。

（3）在活动中鼓励运用双侧肢体或患侧肢体，强化正常运动模式。

（4）当治疗师触及患者身体的某一部分时，让患者确定是哪一部分。

（5）让患者按照“让我看你的手”或“触摸你的膝盖”的指令动作。

（6）练习组装人体模型拼板。

（7）用粗布有力地摩擦患侧前臂、手和手指的背侧和掌侧，至少 2 分钟，接受的刺激必须有一定的强度，在操作中可先睁眼体会，再闭眼说出手指名称。

（8）由于身体的表象须反复刺激才能在大脑皮层中再现，所以作业活动必须能使患者的指尖、指腹得到外界反复刺激，如按键盘、弹琴训练。

（9）让患者主动或被动地用手抓握木制的椎体，以对手指的掌面施加一个压力，压力的大小取决于物品的轻重。同时可移动手中的物品使产生摩擦感，至少 2 分钟。

（二）左右失认

1. 评定

（1）按指令完成动作如“请指你的左膝”“请摸一下我的右手”，不能正确完成。

（2）指出人体模型或图画的方位，出现错误。

2. 作业治疗

（1）治疗师给患者触觉、本体觉的输入，还可在利手腕部加重量。

（2）对有困难的活动给予提示，如更衣动作，将一侧袖子或裤腿与对应肢体做上相同标记，以便于患者完成。

（3）做一些反复强调左右差别的活动，如“让我看看你的右手”“把你的左脚抬起来”等。

五、空间关系辨认障碍

空间关系辨认障碍是指对空间的物与物、自己与物品间的关系、距离、方位辨认困难。

（一）辨认障碍

辨认障碍是指在物品的大小、颜色、方位、顺序等改变后，患者不能辨认。

1. 评定

（1）将外形相似的几种物品放置于桌面上，令患者辨认，如牙刷、钢笔、吸管等。异常：患者判断错误或延时。

（2）将一物品以不同方式呈现，让患者辨认，如上下颠倒放置。异常：患者判断错误或延时。

2. 作业治疗

（1）将不同形状的积木做匹配训练。

（2）按功能将物品分类。

（3）在完成前面 2 项作业前，让患者触摸所有物品，增加触觉刺激。

（4）摆动一个悬挂的几何形物品让患者辨认，使患者感觉物品在空间形状、位置的变化。

（5）对外形相似的物体通过示范其用途以强化识别。

（6）物品在垂直状态下最容易辨认，所以在放置物品时最好直立。

（7）重要的、不易分开的东西做标记或贴标签。

（8）将物品分类保存在相对固定的位置。

（二）图形 – 背景区分障碍

图形 – 背景区分障碍是指不能从视觉上将图形与背景分开。

1. 评定

（1）Ayres 图形 – 背景测试：异常：不能在 1 分钟内从测试图中正确指出 3 个物品。

（2）功能性测试：从白布上取出毛巾，从盘中拿起勺子，指出衣服上的扣子等。

2. 作业治疗

（1）将物品放于桌面上，让患者按指令指出。物品数目可逐渐增加。

（2）用颜色与衣服底色完全不同的纽扣。

（3）楼梯的第一级与最末一级用不同颜色标出。

（4）抽屉内、床头柜上只放少数最常用的物品，对其中用得最多的用鲜明的颜色标出。

（5）让患者从一行混有大写和小写的字母中，挑出大写的 A。

（6）让患者根据短裤、短上衣、长袖或短袖衬衣等标志将一堆衣服分类。

（三）空间关系辨认障碍

空间关系辨认障碍是指不能感知物与物、自己与物之间的关系。

1. 评定

（1）让患者用指针在钟面上表示时间，表示不正确。

（2）完成点阵作业。在设有 36 个孔的木板上按指定的位置插上小木棍。异常：位置差错。

2. 作业治疗

（1）让患者完成含有空间成分的活动，如“请把门后的椅子拿来”“请站在桌子与床之间”。

（2）让患者把几种物品放置在房间的不同位置，离开房间，然后返回，再指出或说出它们的准确位置并逐一取回。

（3）用家具设一迷宫，让患者从入口走到出口。

（4）用积木搭构一个立体模型，让患者仿制。

（5）让患者将一些折纸物品、积木、动物形状的木块、木钉盘等构成三维立体的情景模型。

（四）地形方位辨认困难

患者不能理解和记住地点之间的关系，因而在地理关系上迷失方向，即不能找到从一地到另一地的路径与方向。如患者不能从治疗室顺利回到病房，不能从花园走回室内。

1. 评定

（1）让患者画一个自己熟悉的地区图并描述出路径，不能画出者为异常。

（2）将患者领到某治疗室后让他自己回到病房，带领他多次走过后仍迷路者为异常。

2. 作业治疗

（1）用标记标出路径，教患者辨认（标记物可用图片、文字、物品等），掌握后逐渐取消。如在患者每日必经的路上，用鲜明的色点等标志做路标，多次实践，患者可能记住，然后再减少甚至取消色点。

（2）告诉患者及家属存在的问题，外出时随身带着写有姓名、地址、电话的卡片，以防走失。

（五）深度和距离辨认障碍

深度和距离辨认障碍的患者判断距离和深度有困难。如要坐下时坐不到椅子上，倒水时杯子已满仍倒个不停，上下楼梯时迈步不知深浅等。

1. 评定

（1）让患者伸手取物。异常：伸手不够、过度或迟疑。

（2）向杯中倒水。异常：水溢出或倒在杯外。

2. 作业治疗

（1）尽可能多地使用触觉。如移乘前，先让患者伸手探查距离及高度，倒水前用手摸杯边等。

（2）上下楼梯时让患者练习用足探知上一级和下一级台阶。

（3）在治疗室内设一迷宫，中途的路上放一木板让患者越过；另一处挂一绳索，让患者弯腰低头才能通过；让患者从入口走到出口。

（4）让患者练习将足恰好放在绘制在地板上的足印中。

（5）让患者练习用足探一活动台阶的高矮，并准确地将足放于其上。

第五节　单侧忽略的作业治疗

一、单侧忽略的评定

脑损伤急性期时即应注意观察患者有无忽略的表现。有忽略者通常可表现为头、眼偏向健侧；忽略站在患侧的人等。对单侧忽略患者的评定包括书面评定和日常行为观察等。

（一）书面评估

针对单侧忽略的书面评定方法较多，临床常用的有二等分线测验、删除试验、自由画检查、临摹测验等。

1. 二等分线测验　在一张白纸上平行排列3组线段，每组6条，长度10～20cm不等。线段通常放在患者的中间位置，患者垂直坐立，嘱其用健手持笔在每条线段的中点做一标记，每条线只能画一个标记，中点偏移距离超出全长的10%者为异常（图5-10）。

偏离百分数=（测出左侧半 — 实际左侧半）/实际左侧半 ×100%

异常标准：向左偏离百分数＞1.16%，向右偏离百分数＜2.51%。

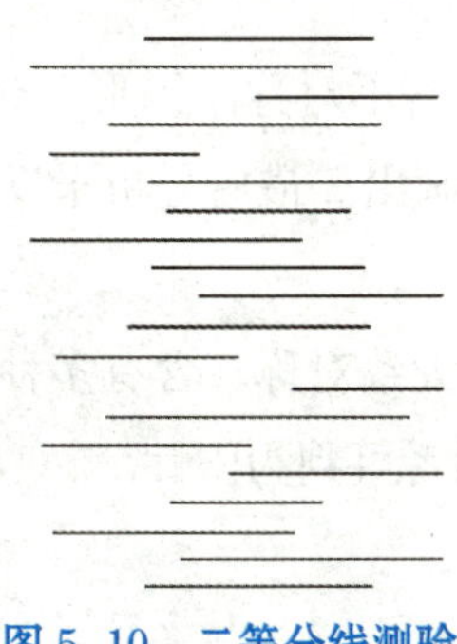

图5-10　二等分线测验

2. 删除试验　将随机分布的40条短线逐一删除，左侧一条未删除即可定为单侧空间忽略。另外可使用图形、字母等组成各种频度和密度的图进行删除（图5-11）。

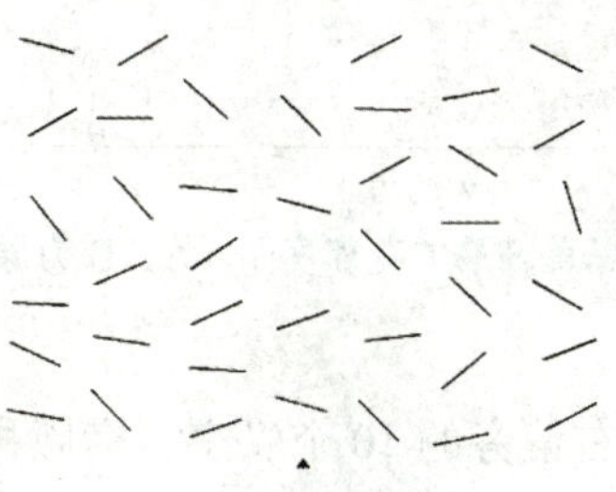

图5-11　删除试验

3. 二点发现试验 纸上有间隔 20cm 的两个点，置于患者正前方。首先令患者口答纸上点数，回答正确后用直线连接两点。正确完成为阴性；如回答错误，检查者指出这两个点，提示后可连接，为轻度阳性；给提示仍无法连接者，为重度阳性。

4. 自由画检查 选择大致左右对称的图形让患者自由画出，如钟表（图 5-12）、房子、人脸等。

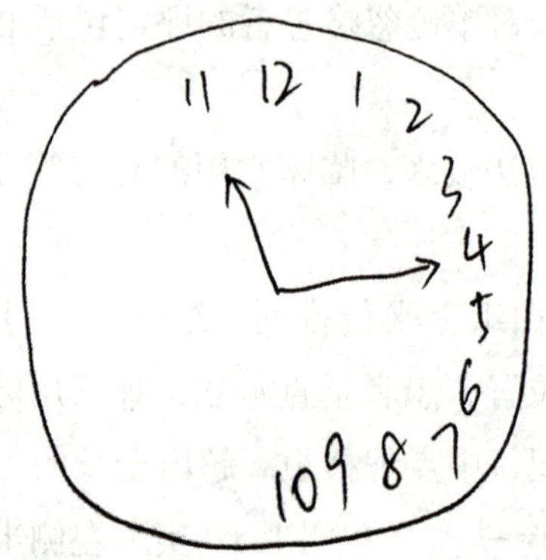

图 5-12 单侧空间忽略患者画的钟表

5. 反向画图试验 给出一个左右不对称的图形，让患者以两种方式画出：首先临摹；然后在头脑中将图形反转，凭印象画出。最后分析未反转与反转的两个图中所遗漏的问题是知觉障碍还是行为障碍。

6. 临摹试验 让患者临摹左右大致对称、含有多种因素的图形，如花、人体、立方体（图 5-13）。在临摹中出现笔画遗漏者可判为阳性。

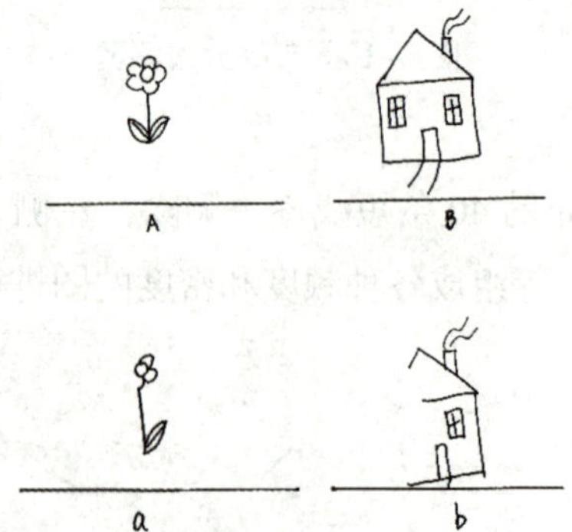

图 5-13 单侧忽略患者临摹的花和房子（A、B 为原图；a、b 为临摹画）

7. 字体试验 给出含有左右偏旁的 10 个汉字，横版排列，令患者读出或抄写。若有遗漏笔画或偏旁者为阳性。

（二）日常行为观察

1. 日常行为观察和 ADL 评估量表　单侧忽略明显影响患者的日常生活活动能力，单侧忽略患者常见日常忽略行为见表 5-3。

表 5-3　单侧忽略患者常见日常忽略行为

日常生活活动	忽略行为
坐姿	不能独立保持稳定的坐姿 坐位时躯干向健侧倾斜 脸偏向健侧，眼睛（视线）只注视健侧 不能注意到患侧肢体放置位置不正确 与人交谈时不目视对方，忽略站在其患侧的人
进食	忽略患侧的餐具及餐具内患侧的食物
修饰	剃须、梳头、洗脸、刷牙、洗澡时忽略患侧部分 化妆和佩戴首饰时遗漏患侧
更衣	穿衣困难，漏穿患侧衣袖，找不到患侧袖口 漏穿患侧的鞋、袜等
如厕	忽略位于患侧冲水把手、纸篓
轮椅与转移	转移时遗忘患侧肢体 忽略制动其患侧的轮椅手闸；或忽略抬起或放下患侧脚托 驾驶轮椅时撞到患侧的人或障碍物
行走	忽略患侧行人及建筑物，走过位于其患侧目标或迷路
阅读与书写	读横排的文字时漏读患侧的文字或漏写患侧偏旁
游戏活动	在象棋、围棋等游戏活动中不使用患侧的棋子或不把棋子放在患侧棋盘，也忽略对手来自患侧的攻击。在插花时只插健侧
行为特征	乐观、不注意自己的障碍（忽略、偏瘫） 否认瘫痪，在病房中照顾其他患者

2. 日常行为检查　轻症的患者在临床上可无明显表现，不易察觉。但许多患者在 ADL 中会出现问题，如梳头仅梳半边、进餐时仅吃盘中半边的菜等，因此仅做书画检查是不够的。

二、单侧忽略的作业治疗

（一）感觉输入法

浅感觉：对忽略侧肢体的皮肤进行冷、热触觉刺激。

深感觉：主动或被动活动忽略侧肢体，或在患者的注视下，用健手摩擦其忽略侧手。

视觉：训练患者对忽略侧有意识地扫描，面对镜子自画像、梳洗等。

（二）改善功能的作业活动

1. 交叉促进训练 在患肢近端有一些活动时，可将手放在有滑轮的滑板上，在桌面做越过中线的环形活动。

2. 拼图 拼图块放置在忽略侧；插木钉时所有木钉均放置在左侧；将数字卡片放置在患者前方，让患者由右至左读出数字，读正确后，将其顺序打乱并全部移到左侧，再让他读；让患者删除几行字母中指定的字母，有漏删时让他大声地读出漏删的字母并再删去。

3. 患侧单眼遮盖 遮盖忽略侧的眼睛可以提高患者对患侧物体的注意水平。

4. 暗示 形式与任务方式必须相一致才能达到最大效果。阅读文章时给予视觉暗示，在忽略侧用彩色线条标出或用手指指出做标记。书写时给予运动暗示，在桌面上或膝上间歇移动左手（主动或被动）。

5. 躯干旋转 为减轻左侧空间忽略，以往考虑的方法是头转向左侧，但这种方法不如躯干向左侧旋转更有效。此法可用于基本动作训练及步行训练。

6. 激发警觉 用蜂鸣器，5～20 秒鸣响一次，以提醒将注意力放在左侧，提高全身警觉。

7. 口头回忆法 亦称关键词法。在 ADL 训练中，将复杂的动作分解，让患者记住每一活动的各个步骤，活动前先背出步骤，以知道动作过程。

8. 注意忽略侧 与患者讲话时站在忽略侧；日用品、电视机等放在忽略侧，让患者注意。

9. ADL 训练 从进食开始，逐步增加更衣、转移、驱动轮椅等练习。如在地面上贴胶带纸，使患脚踩在胶带纸上进行步行练习，以提醒患者注意患侧等；患者取轮椅坐位或床边坐位时注意保持正确坐姿，纠正躯干向患侧或后方倾斜；利用姿势镜进行坐位、站立、转移、驱动轮椅及步行练习，对忽略侧产生积极影响。

10. 患侧上肢的使用 用患肢或双手交叉进行跨中线作业活动等。

（三）环境适应与功能代偿方法

1. 环境调整 餐桌上或楼道左（或右）侧用红线做上标志；进餐时与周围人使用不同的餐具；把所需物品（如食物、衣服、电话等）放在患者能注意到的空间范围内；把易碰撞和易伤患者的物体防止放置在健侧。

2. 功能代偿方法 如为减轻左侧空间忽略，可躯干向左侧旋转，此方法可用于基本动作及步行训练。

第六节　失用症的作业治疗

失用症是由于不能正确地运用后天习得的技能运动，在没有瘫痪的情况下不能执行有目的的运动的运用障碍。临床常见的失用症包括意念性失用、意念运动性失用、运动性失用、结构性失用和穿衣失用。上述类型很少孤立出现，一般多种类型同时存在。临床失用症多见于左侧脑损伤，常合并失语。

一、临床表现

（一）意念性失用

意念性失用是指意念中枢受损以致动作的逻辑顺序紊乱，表现为患者失去执行复杂精巧动作和完成整个动作的观念，如动作混乱、前后顺序颠倒等。

1. 症状不局限在某侧肢体或个别上肢或下肢，多为两侧性的。动作错乱可表现在身体的各个部位。

2. 不能口述动作过程，但能模仿检查者动作，即动作计划是从外部呈现的。

3. 能正确完成简单动作，但不能制订动作计划，程序错乱。程序越复杂，进行越困难。

4. 组合动作部分省略。如冲糖水时，正常动作顺序为取糖→入杯→倒水→搅拌，但患者表现为直接向糖中倒水。

5. 组合动作部分合并。如冲糖水时，患者表现为边取糖边做搅拌动作。

6. 执行动作不完整。如火腿肠未切断就往嘴里放。

7. 执行动作过于夸张。如令患者脱掉外衣，患者表现为将其他衣服也同时脱掉。

8. 动作有空间和反向错误。如搅拌糖时手上下动，拔插座时手向下按。

9. 做事常表现心不在焉。

10. 纠正错误动作时表现无耐心。

（二）意念运动性失用

意念运动性失用是指患者能做日常简单的动作，但不能按指令完成复杂的随意动作和模仿动作，知道如何做，也可以讲出如何做，但自己不能完成。

1. 能正确口述动作，但执行困难，常感到手不听使唤。

2. 能在自然情况下完成动作，但不能完成指令性动作。如令患者开口，可能表现为用力闭眼；若给患者一个苹果，便自然张嘴去咬。

3. 自己知道执行动作中的错误，但无所适从。

4. 启动困难，不知所措。

5. 重复动作，无论给任何指令，患者均以相同动作执行，难以从一项活动转向另一项活动。

6. 将身体的一部分当物品使用。如刷牙动作，患者表现为用手指代替牙刷。

7. 不能模仿动作。

8. 空间方位错误。如用正确的身体部位在不正确的空间方位完成动作，或上下、左右位置相反。

9. 执行动作中的错误，动作变形、动作简化等。

（三）运动性失用

运动性失用是指患者失去执行精巧、熟练动作的能力，不能完成精细动作。

1. 常表现在一侧肢体的失用，并以上肢为主，甚至只见一部分肌肉群的运动功能障碍。

2. 动作的困难程度与动作的简单或复杂程度无关。

3. 动作笨拙，做精细运动时更容易暴露，如弹琴、编织等。

（四）结构性失用

结构性失用是指空间分析和对某一活动进行概念化的能力障碍，导致患者缺乏对空间结构的认识，丧失对空间的排列和组合能力。如在绘图、拼积木、绘画时出现排列错误，上下、左右倒置，比例不匹配，线条粗细不等，长短不一，支离分散而不成形。

1. 临摹、绘制、构造二维和三维的图或模型有困难。

2. 不能将某些结构的物体各个成分连贯成一个整体。如在看到锅、生米和水时，可能知道自己要做饭，但却不能完成做饭这一动作。

（五）穿衣失用

穿衣时上下颠倒，正反及前后颠倒，纽扣扣错，将双下肢穿入同一条裤腿等。

二、失用症的评定

临床上失用症多采用实际观察法、Goodglass 失用试验等评定方法。Goodglass 失用试验中制订一系列动作要患者去做，先让患者按命令做；如果不能完成，再模仿治疗人员的动作；如果还不能完成，再提供实际的物体去尝试。失用症可以是双侧也可是单侧，应对身体两侧进行检查。

1. 执行不及物动作

（1）面部：闭眼、开口、露齿、伸舌、舔唇、吹口哨、鼓腮、咳嗽等。

（2）颈部：低头、仰头、左右转头等。

（3）肢体：关节各个方向活动、敬礼、再见、握拳、吸烟、踢球、搭腿等。

（4）躯干：鞠躬、左右转身等。

（5）动作转换：拍腿－握拳－立掌、指天花板－指地板－指鼻子等。

2. 执行及物动作

（1）单一物品使用，如用牙刷刷牙、用梳子梳头等。

（2）复数物品系列操作，如沏茶、装信封等。

（3）更衣动作。

（3）结构动作，如画几何图形（如平面图、立体图、物品），纸板或火柴拼图，积木造型、木钉板模型。

三、失用症的作业治疗

（一）意念性失用、意念运动性失用

1. 给予触觉、本体觉、运动觉的输入，且贯穿在动作前及整个过程中。

2. 治疗师握患者的手去完成动作，在纠正错误动作时不仅要通过语言，更要用动作帮助指导。如患者用牙刷梳头，此时治疗师应握着患者的手，将牙刷从头慢慢移到口部，并教给患者做刷牙动作。

3. 把语言命令降到最低程度，必须要口头指令时，应注意说话的语气及方法。如制动轮椅手闸时，不应说“把手闸关上”，而应说“请注意一下你的手闸”。

4. 鉴别失用症的种类对治疗十分重要，如全身失用，应将活动分解成小的部分，分别进行训练。

5. 完成日常生活活动最好在相应的时间、地点和场景中进行，如穿衣在起床时进行。

6. 在患者做动作前闭上眼睛想象动作，然后睁眼尝试完成。

7. 在患者完不成动作时给予必要的支持，告诉他“没有完成动作并不是你不会做，而是动作太难”。可把动作改为简单些的，不使患者感到难堪，当患者成功后给予鼓励。

（二）运动性失用

1. 在进行特定的活动前，给予本体觉、触觉、运动觉的刺激，如在制动轮椅手闸前，可将肢体做所需范围的关节活动。

2. 尽量减少口头指令。

（三）结构性失用

1. 指导患者完成桌面上的二维、三维作业，并逐渐增加其复杂性，例如增加所使用的积木数量或使用不同形状和大小的积木。

2. 在患者进行一项结构性作业前，先让患者用手触摸该物，进行触觉和运动觉的暗示。

3. 在患者操作时，治疗师可提供触觉和运动觉的指导。如组合螺钉、螺母，治疗师可手把手完成动作，根据完成情况减少帮助。

4. 分析动作成分，确定完成有哪些困难，在完成过程中，提供辅助技术，可用逆行链锁法，先完成部分，再完成全部。

5. 找出完成某项任务的关键环节。如完成组装任务时，要把配件按一定顺序摆放或将配件按顺序做出标记。

（四）穿衣失用

1. 鼓励患者自己穿衣，提供声音和视觉暗示，在穿衣的全过程中治疗师始终要给予触觉和运动觉的指导，当有进步后可减少或不用指导。如某个步骤出现停顿或困难，可重新给予指导。

2. 穿衣前让患者用手去感受衣服的不同重量、质地、变换不同的穿衣技巧，目的是迫使患者使用受累侧肢体。

3. 找出穿衣动作的一些表面特征，怎样变换能够使患者完成动作。例如，是一次给一件还是给许多件，哪一种方法更容易使患者穿上衣服。

4. 使用功能代偿的方法。利用商标区分衣服的前后；用不同颜色做标记区分衣服的上下、左右；系扣有困难者可采用由下而上的方法，先系最后一个，逐渐向上对扣，如仍然完不成，可找相同颜色的扣子和扣眼匹配；用手指触摸的方法系扣和检查是否正确。

5. 告诉患者及家属穿衣困难的原因，交给他们一些实用技术；对伴有失认、失用症的患者，应向他们讲解有关知识，让他们了解该障碍对日常生活活动的影响；鼓励他们独立完成日常活动，但必须提醒他们注意安全。

[学习小结]

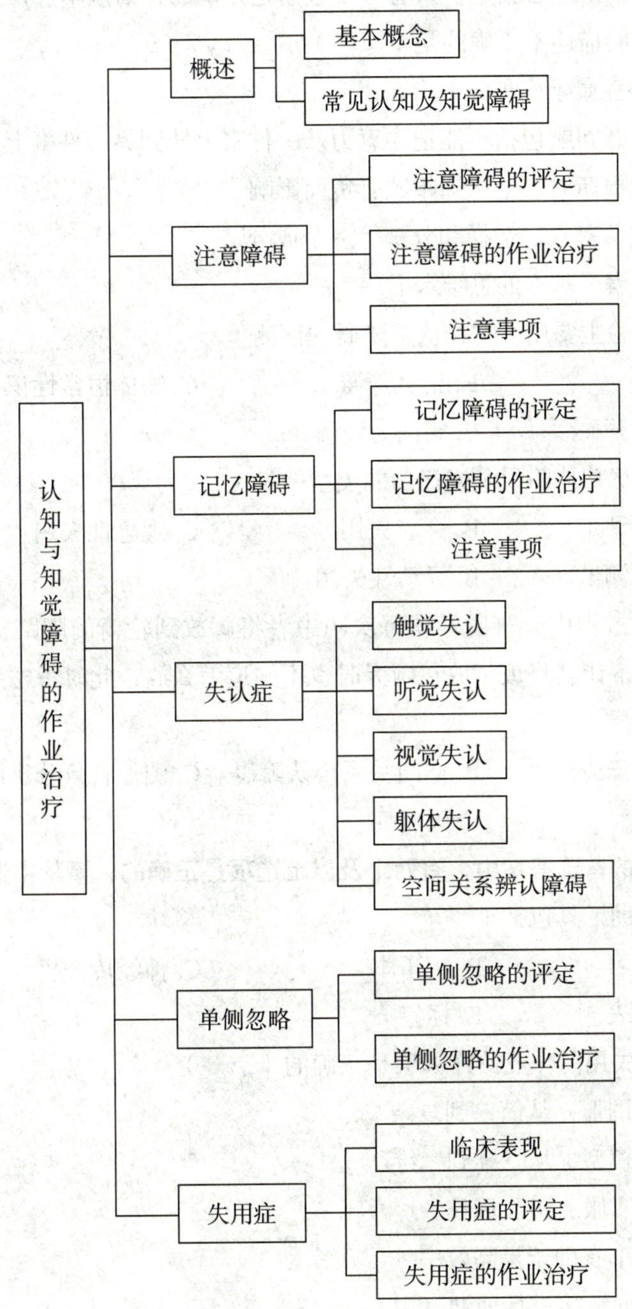

认知与知觉障碍的作业治疗
概述
基本概念
常见认知及知觉障碍
注意障碍
注意障碍的评定
注意障碍的作业治疗
注意事项
记忆障碍
记忆障碍的评定
记忆障碍的作业治疗
注意事项
失认症
触觉失认
听觉失认
视觉失认
躯体失认
空间关系辨认障碍
单侧忽略
单侧忽略的评定
单侧忽略的作业治疗
失用症
临床表现
失用症的评定
失用症的作业治疗

复习思考

一、下列各题的备选答案中，只有一个选项是正确的，请从中选择最佳答案。

1. 关于注意力的描述不正确的是（　　）

A. 单侧忽略症属于一种注意力障碍

B. 严重的注意问题包括不能把注意力从一件事上转到另一件事上

C. 注意力的损坏对其他认知领域有负面影响

D. 注意力包括警觉、选择和分辨等多个成分

E. 注意力代表了基本的思维水平

2. 二等分线测验主要用于哪种认知障碍的评测（　　）

A. 单侧忽略　B. 记忆障碍　C. 物体恒常性识别障碍

D. 推理功能障碍　E. 定向力障碍

3. 用于判断记忆功能障碍及记忆功能类型的是（　　）

A. 单侧忽略评定　B. 穿衣失用　C. 观念性失用

D. 韦氏记忆测试　E. 运动性失用

4. 在康复治疗过程中，家属发现每次叫患者将脚放到轮椅的脚踏板上时，患者总是表示不知道做什么，让其将饭勺放在碗旁时也不知道怎么放，此时考虑患者最有可能存在（　　）

A. 形态辨认障碍　B. 空间关系辨认障碍　C. 图形背景分辨困难

D. 失认症　E. 失用症

二、下列各题的备选答案中，有两个及以上选项是正确的，请从中选择正确答案。

1. 外在记忆辅助工具包括（　　）

A. 无错性学习　B. 记事本　C. 神经传呼机

D. 活动日程表　E. 标签

2. 关于结构性失用的作业治疗哪项是正确的（　　）

A. 复制几何图形，从简单到复杂

B. 复制结构模型，从三维到二维

C. 练习裁剪衣服、组装玩具

D. 提供说明书有助于提高效率

E. 可应用逆向链接进行辅助

三、名词解释

1. 认知障碍

2. 知觉障碍

3. 注意力
4. 记忆障碍
5. 失认症
6. 单侧忽略
7. 失用症

四、简答题

1. 简述记忆的过程。
2. 简述认知功能障碍的康复训练原则。
3. 简述注意障碍治疗时的注意事项。
4. 试述躯体失认康复评定与治疗方法。

扫一扫，知答案

扫一扫，看课件

第六章 感觉统合失调的作业治疗

【学习目标】

1. 掌握：感觉统合、感觉统合失调的概念；感觉统合治疗的原则、感觉统合治疗的方法。

2. 熟悉：异常行为表现；感觉统合失调器具评定；各种标准化感觉统合失调评定量表。

3. 了解：感觉统合治疗理论。

第一节 概 述

一、感觉统合

（一）概念

感觉统合（sensory integration，SI）是一个信息加工过程，是大脑将从各种感觉器官传来的感觉信息进行多次组织分析、综合处理，做出正确决策，使机体和谐有效地生活、学习。脑干是影响感觉统合发育最重要的部位，感觉统合发育关键期在 7 岁之前。

感觉统合失调（sensory integration dysfunction，SID）是指大脑不能有效地组织处理从身体各感觉器官传来的信息，导致机体不能和谐地运转，最终影响身心健康，出现一系列行为和功能障碍。

（二）感觉系统

感觉统合包括触觉、本体觉、前庭觉、视觉、听觉、嗅觉、味觉等各种感觉的统合。其中，触觉、本体觉、前庭觉系统是生存所需要的最基本且最重要的三大主干感觉系统。

1. 触觉系统 触觉感受器位于皮肤内。

（1）基本功能：触觉的基本功能是防御性反应和辨别性反应。防御性反应能保护自身免受伤害，本能地逃避刺激；辨别性反应有助于判断肢体位置及外部环境中物体的各种物理性质等，对动作运用能力的发展起重要作用。触觉系统是人类最基本、作用最广泛的感觉系统。

（2）触觉活动效果：快速点状轻触皮肤可提高人体警觉性，大面积缓慢深度用力刺激皮肤可镇静安神、调节情绪。

触觉失调包括触觉反应过高（触觉防御）、过低（触觉迟钝），触觉辨别障碍，动作运用障碍。

2. 本体觉系统 本体觉感受器位于肌肉、肌腱和关节内。

（1）基本功能：感知身体位置、动作和力量，觉察身体；感知和辨别肌肉伸展或收缩时的张力，调节四肢活动力度，控制关节位置、关节活动方向和速度。另外，本体觉系统还具有记忆功能，能增加运动反馈信息，以及调节大脑兴奋状态，平静情绪，增加安全感。

（2）本体觉活动效果：缓慢、有节奏地挤压关节可以安抚情绪；轻快、变奏的关节活动可以提高警觉性；抗阻活动及爬、跳、跨、钻、绕等越过障碍物的活动所产生的本体觉信息比被动活动效果大得多，有利于儿童处于觉醒状态、发展动作计划能力、姿势控制和平衡能力。

本体觉失调包括本体觉反应低下、本体觉寻求、本体觉辨别障碍、本体觉防御。

3. 前庭觉系统 前庭觉感受器位于内耳，包括三对互成直角的半规管，以及与之相通的球囊和椭圆囊，感受头部位置变化。

（1）基本功能：前庭觉系统提供头的方位信息，在潜意识中探测头部、身体与地心引力之间的关系，在脑干部位统合各系统的感觉信息，发挥多种神经系统功能。如调节身体及眼球的活动，维持肌张力、姿势和平衡反应，分辨运动方向和速度，建立重力安全感，稳定情绪，参与视觉空间加工处理、听觉－语言加工处理等活动。

（2）前庭觉活动效果：任何牵涉到头部的活动都能产生前庭觉信息。快速、大幅度、短暂活动，前庭觉刺激强烈，具有兴奋作用；慢速、小幅度、持续性活动，前庭觉温和，具有镇静作用。

前庭觉失调包括前庭反应过高（前庭防御，即重力不安全感、对运动厌恶反应）、过低（前庭迟钝），前庭分辨障碍，运动运用障碍。前庭觉失调可影响多种感觉系统，如声音定向（听觉系统）、左右大脑功能分化和发展（本体觉系统）、视空间感（视觉系统）等。

4. 视觉系统 视觉感受器位于视网膜。

（1）基本功能：包括眼球的基本运动技能（注意、注视、扫视、跟随、前庭－眼反射、调节与辐辏)、视觉动作整合(手眼协调、手部精细动作)、视觉分析技巧(图形分析、记忆、专注力等)、视觉空间能力、帮助建立人际关系和沟通(如目光接触、情感表达等)。

(2)视觉刺激效果:红色、橙色、黄色令人亢奋;绿色、蓝色、紫罗兰色、粉红色令人放松;鲜艳、发光、移动、突然出现、陌生的物体,比暗色、静止的物体更容易吸引人注意。

视觉障碍包括视觉防御、视觉迟钝、视觉寻求、眼球运动基本技能障碍、视觉分辨障碍、大脑对视觉信息的解读障碍。

5. 听觉系统 听觉感受器位于内耳的耳蜗。

(1)基本功能:包括声音分辨、记忆、对声音和语言的理解、空间定向、判断声音距离感等功能。

(2)听觉刺激效果:节奏缓慢、旋律柔和、悠扬动听的音乐使人镇静;节奏鲜明的音乐使人振奋;突然出现的声音易吸引人注意;重复、持续、熟悉的声音容易被人忽视。

听觉障碍包括听觉反应过度、听觉反应低下、听觉寻求、听觉辨别障碍、听觉过滤能力障碍、听觉记忆能力障碍。

(三)感觉统合与儿童发育

1. 感觉统合的发展历程 感觉统合是一种与生俱来的神经功能,是儿童发育的重要基础。在感觉统合从低级到高级、从原始到成熟的逐步发展和演变的自然过程,儿童各方面功能也随之同步发展。感觉统合与儿童发育过程、大脑学习的发展历程可以分为以下四个阶段。

(1)感觉通路建立:个体具有正确接受、筛选、调整及封闭感觉刺激功能。

(2)感觉动作发展:触觉、本体觉、前庭觉的整合,促进了包括身体形象感觉、双侧协调、动作计划和动作执行、肌张力、对地心引力的安全感、母子情感依恋、眼动控制、姿势控制、平衡等感觉动作发展。感觉动作是个体对外界刺激做出适应性反应不可缺少的要素,是儿童发育的基石。

(3)知觉动作技能发展:三大主干感觉加上视觉或听觉信息整合,对所见、所闻赋予了意义,并将所获得的经验信息储存、累积于大脑,促进视感知、空间概念、手眼协调、有目的的精细活动、身体协调活动及听说、模仿等知觉技能发展。

(4)认知学习的产生:所有感觉系统信息整合形成了脑的整体功能,产生了认知学习。视觉与听觉之间互相赋予意义,促进抽象思维和认知能力的发展。专注力和组织能力使个体可以接受入学教育。自尊、自制、自信的性格有利于个体良好的人际关系。身体双侧分离和左右大脑半球功能专责化使大脑发挥最大功能。

2. 感觉统合的循环过程 感觉统合是从一个感觉输入到行为输出、反复循环的信息加工过程。大脑在同一时间内接收来自身体及环境多种感觉信息后（感觉输入），先在脑干等部位进行信息筛选、调整及封闭等处理（感觉调节），然后丘脑等边缘系统结构对所输入感觉信息进行辨别（感觉分辨），大脑皮层进行行动计划和安排、形成动作指令（动作运用），最后输出行为完成指令（适应性反应）。大脑将接受的新信息与储存于记忆中的以往经验信息进行比较，而行为输出中所产生的信息又会反馈给大脑，大脑能正确地指挥身体做出适当的反应。感觉输入是大脑活动原动力，行为输出是大脑接受刺激作用的结果。

3. 感觉统合的层次 包括感觉调节、感觉辨别和感觉基础性运动三个方面。

（1）感觉调节：大脑根据身体和环境的需要对所接收的感觉信息进行正确调节和组织，能以恰当的行为方式做出适当反应，大脑将警觉状态调整在理想的水平以应对日常生活的挑战。

（2）感觉辨别：大脑利用前馈和反馈信息对所接收的感觉刺激的质和量进行分辨，改变和调整运动计划，正确对外做出反应。正常感觉辨别功能是身体构图充分发展的基础。触觉、本体觉、前庭觉系统准确辨别在姿势控制、双侧协调性和顺序性动作的发展中具有重要意义。

（3）感觉基础性运动（动作运用）：包括姿势控制和动作运用，是指大脑对环境做出反应前所进行的一系列行动计划、安排及动作执行过程。动作运用需要三个步骤：动作概念形成（知道要做什么），动作计划（知道如何去做），执行动作（将动作指令传达到身体相关部位，完成动作）。

二、感觉统合失调

（一）病因

儿童感觉统合失调是生物、心理、社会等因素共同作用的结果。

1. 孕期及新生儿期的不良因素 母亲在孕期吸烟、饮酒、服药（如抗癫痫药、抗过敏药、抗生素等）、情绪紧张、过度劳累或过度静养，孕期有病毒感染（如感冒、麻疹、风疹、肝炎、水痘等），高龄产妇等；妊娠期高血压、先兆流产、严重呕吐、妊娠合并症；新生儿期不良因素包括早产、过期产、胎吸、产钳助产、胎位不正、脐带绕颈、低出生体重、新生儿窒息等。

2. 婴幼儿期的不良因素 脑损伤、反复高热、惊厥、脑炎、脑膜炎、癫痫、智力低下等。

3. 不良儿童养育方式和不良环境因素 儿童的家庭结构不完整、儿童间交往接触少、运动不足、口腔肌肉缺乏锻炼、心肺功能差、语言表达差是导致感觉统合失调的重要原因；居住环境的限制、家人的过度保护和缺乏爬行经验等可限制儿童活动范围和方式，从而影响儿童统合功能的协调发展，易导致感觉统合失调的发生。

4. 父母自身因素的不良影响 父母的个性特征、忽视对孩子的照管和情感沟通交流等可影响儿童心理健康，可导致感觉统合失调。父母年龄偏大、儿童的亚临床铁缺乏症，也可导致感觉综合失调的患病率增高。

（二）感觉统合失调分型

1. 感觉调节障碍 机体不能对所接收的感觉信息进行正确调节组织，表现出害怕、焦虑、负面固执行为、自我刺激、自伤等不恰当行为反应。所有感觉系统都可以发生调节障碍。

（1）感觉反应过高及感觉防御：机体对同一感觉刺激反应明显较一般人快速、强烈或持久，逃避刺激。

（2）感觉反应低下（感觉迟钝）：机体对同一感觉刺激的反应明显较一般人低下和缓慢，需要更大强度和更长时间的刺激才能发生行为反应。

（3）感觉寻求：机体因不能满足感觉需求而不断地寻求更强或更长时间的感觉经验，表现为动个不停、爬高爬低、故意跌倒等。

2. 感觉辨别障碍 大脑不能正确地诠释所接收的感觉信息，或信息处理时间过长，影响了机体对环境的反应。所有感觉系统都可以发生辨别障碍。触觉、本体觉、前庭觉分辨障碍者无法完成分级、平滑、协调的运动；视、听辨别障碍者看不明、听不懂。

3. 感觉基础性运动障碍（动作计划及运用障碍） 个体不能正确地处理与运动计划相关的感觉信息，在行动计划和安排上存在缺陷，包括动作运用障碍和姿势控制障碍。

表现在患儿或不能形成动作概念（缺乏活动动机），或不能计划动作（想做而做不到），或无法有效执行动作指令（适应性反应），导致个体学习技巧性活动困难，动作笨拙，动作不连贯，不会玩新游戏，不会做新的手工活动，眼－手协调性差，球类技能差，进食技能发育不完善，言语障碍，不会正确使用表情等。

（三）临床表现

1. 触觉功能失调

（1）触觉防御失调：婴儿期护理困难，更换尿布、衣服时异常哭闹不安，不喜欢被人拥抱，不喜欢面对面靠在肩上抱，喂养困难，添加辅食困难，拒绝含橡胶乳头甚至母亲的乳头，易诱发恶心、呕吐，睡眠障碍，入睡困难等；以排斥方式来对外来刺激，如惊弓之鸟忙于避免或应对任何触碰，情绪不稳定、易激惹、容易大发脾气或有攻击性；在人多拥挤的环境中显得特别紧张，与人擦身而过时容易感到不安，特别讨厌别人在视线范围以外突然接触；注意力分散，不愿跟人近距离接触，影响学习和社交发展；对水特别敏感，即使衣服沾到水也会感到极不舒服；不喜欢洗头、洗脸，拒绝触摸脸、嘴唇，特别是口腔内，不愿亲吻；害怕手部接触胶水、颜料、粉笔或胶带等黏性物质，特别爱洗手，不喜欢别人帮剪指甲，逃避用手，手功能较差；穿着讲究，避免接触某些衣服，不肯穿袜，拒绝穿衣或坚持穿长袖、长裤，避免暴露皮肤；严重偏食、挑食。

（2）触觉迟钝：对于触觉刺激反应低下，被人触摸不易察觉，分辨不清被人碰摸到哪里，需要用力拍打才有感觉，拿东西时常掉落地上，不能察觉天气变化，经常口含食物不咽下，喜欢刺激性食物，痛觉不敏感，打针或外伤时不哭闹；过度渴望某些特定触觉刺激，过分依赖自己专用的小物品，不能离开某些毫无意义的安慰物；过分喜欢摸别人或物品，或需要父母特别多的抚摸；喜欢扭动嘴唇，扯头发，咬指甲、铅笔、橡皮擦、衣服等。

2. 前庭平衡功能失调

（1）前庭防御：对移动产生厌恶反应或重力不安全感。不愿尝试移动性活动，旋转时容易失去平衡，甚至恶心呕吐；不喜欢会移动玩具，不喜欢低头倒立、翻跟头、打滚等活动；拒绝乘电梯，上下车、移动座位、上下斜坡、上下楼梯等动作非常缓慢；坐在车内害怕加速拐弯，极易受惊吓，容易晕车。

过分注意自己与地心引力关系，以防跌倒而造成注意力不集中；害怕跌倒、双脚离地，努力想办法用脚踩到地面或支撑物；畏高、不喜欢玩举高高游戏；在高处显得特别恐慌，避免从高处向下跳；有过度的恐惧感和不安全感，经常要求熟悉的成人协助扶走。

（2）前庭觉迟钝：对前庭刺激传导不通畅，对前庭刺激吸收不足或已丢失。好动，寻求更多刺激，易跌倒，易分散注意力。

（3）两侧协调及手眼协调活动障碍：粗大、精细运动发育落后。婴儿期没有爬行阶段，协调活动能力差，动作僵硬，不会抛接球，不会在跑动中踢球，不能跟同伴一起玩踢球等动作快速、连续的活动，跨越中心能力差，不会侧跳，容易绊倒。使用笔、剪刀较同龄儿差，不能建立惯用手。

3. 本体觉功能失调　本体觉失调影响肌力、认知的发展，无防御反应，容易发生危险。表现体弱无力，身体形象认识差，粗大、精细活动时用力不当，力度时大时小，分不清轻重，不怕痛；姿势控制不稳，易疲劳，常喜欢靠在支撑物上，站无站姿、坐无坐相；上下楼梯困难，或用足击打台阶；身体动作幅度大，力度控制不良；执笔忽重忽轻，书写困难，容易折断铅笔，字迹浓淡不均，字体大小不等，字体混乱；感觉回馈差，容易碰撞及撞跌环境中的物件、墙壁等，喜欢被紧紧包住的感觉；方向感差，容易迷路、走失，闭上眼睛容易摔倒，怕黑暗环境。

4. 视知觉失调　视知觉可与本体感觉、前庭觉、触觉等系统失调合并出现，导致手眼不协调，视觉空间认知困难，注意力不集中。目光对视差，目光回避，开灯入睡困难，害怕强光；常眯眼、斜眼、搓眼或遮住一眼看东西，用力眨眼或侧头看东西；视物易疲劳，抱怨字体模糊或有双重影像，厌恶阅读，经常跳读、漏读；写字偏旁部首颠倒，字体大小不一，不能整齐地写在格子内；视物追踪差，不能双眼同时注视移动的物体，如不会玩弹弹球游戏；拼写困难，空间概念差，不能理解上下、前后等概念；经常错误判断物体与环境的距离，撞到家具或踏错脚步等。

5. 听知觉失调 听觉防御表现为对普通的声音反应过度，总感觉相当难受，即使长期听到的声音也无法习惯。对电话铃声等日常生活中的声音反应过度，常抱怨声音刺耳；讨厌嘈杂的环境，孤僻、不合群；不喜欢有特殊声音的玩具，睡眠时很容易被很小的声音惊醒；无法在有背景声音的环境下从事活动，易分心。

听知觉迟钝时“听而不闻”，对很大或突然发出的声音无反应，无法找出声音来源；常自言自语，或用嘴巴、手、脚制造怪声；运动时会不同寻常地突然增加语言能力；无法分辨近似音，咬字不清，高低音掌握困难，唱儿歌节拍掌握不好；听觉理解差，经常听不懂别人所说的话，被叫到名字时常没有反应，跟人说话时常用“啊”或“不知道”或常不作答复，社交情绪有障碍。

6. 动作计划障碍 动作计划是指学习新的技能时，大脑设计组织并执行不熟悉动作顺序的能力。动作计划障碍时表现为日常生活能力低下，如不会穿衣、扣纽扣、系鞋带、洗手、上厕所等，或动作过慢；过于依赖家长，常惹事，打翻杯、碗等，从凳上跌落等；不能与同龄儿童一起玩游戏，如跳绳、跳格子、踢球、拍球等；与人合作性差，顽固，坚持用自己的方式做事；做事懒散、行动迟缓、没有效率等，入学后完成作业困难。

三、感觉统合治疗理论

1. 中枢神经系统具有可塑性 大脑的结构和功能具有终生可塑性，可塑性并非一定要有中枢神经系统结构上变化。年龄越小可塑性越大，尤其在7岁以前。

2. 发育的连续性 儿童成长过程中所发展的每一阶段的行为表现，都为下一阶段更高级的行为发育提供基础，行为功能从低级向高级发展，感觉统合功能不断地发育成熟。

3. 大脑既分工又整体地发挥功能 大脑高低级皮层之间呈互动发展，大脑低层次部分是高层次部分的发育基础，高层次统合功能有赖于低层次的结构和感觉动作经验。大脑皮质的功能有赖于脑干提供充分的信息。

4. 适应性反应 每个人与生俱来就具有目标导向行为，能在接触外部环境后做出恰当的反应，从而学到新的经验。这种成功应对环境挑战的反应，即为适应性反应。

适应性反应的特点：反应具有恰当性，是个体主动参与下的自然反应，反应带来成功感，成功感对个体所带来的正面影响可以促进儿童的全面发育。适应性反应有等级之分，最低级反应是指个体被动地接受刺激，最高级反应是指个体可以成功地应对各种环境的挑战。

5. 内驱力 人类有内驱力参与有意义的感知运动，寻求有益的感觉输入，以发展和促进自我指导和自我实现的能力。

第二节　感觉统合失调评定

感觉统合失调表现为行为障碍，但有行为障碍表现不一定就有感觉统合失调。感觉统合评定应与神经运动功能评定、智力测验、气质问卷、既往诊断等结果结合，综合分析，可从异常行为表现、器具评定及量表评定等多方面进行。所有感觉系统都可以发生感觉统合失调。

一、异常行为表现

在患儿穿脱衣、用餐、游戏及学习等活动中进行多次行为观察并填写记录分析，以初步判断是否存在问题。行为观察只是大体的判断，准确的评定需要标准化评定量表。

（一）ADL 中表现

1. ADL 动作笨拙　穿脱衣服、扣纽扣、戴手套、坐着穿脱鞋、系鞋带、站立或坐着穿脱裤子等动作过慢或笨拙；拒绝接触某些衣服，如不肯穿袜子、拒绝穿衣服，或坚持穿长袖衣裤以免暴露皮肤。

2. 接触困难　不喜欢被人触摸、拥抱，尤其不喜欢被触摸脸、口周，特别是口腔内，不愿亲吻；不喜欢洗脸、洗头，害怕手部接触黏性的胶带、胶水、颜料等，不喜欢剪指甲、洗手；不易察觉别人的触摸，对于碰触分辨不清位置，需要用力拍打才能取得注意或过分喜欢别人的触摸及用力地触摸别人；喜欢扭动嘴唇，扯头发，咬指甲、铅笔、橡皮擦、衣服等。

3. 进食困难　婴儿时喂养困难，辅食添加困难，拒绝含橡胶奶嘴甚至母亲的乳头，容易诱发恶心、呕吐；儿童进食时容易掉饭粒，使用筷子方法不正确，将水倒入杯中困难，整理餐具困难；严重偏食、挑食，不愿吃绵软、黏腻、坚硬等质地的食物；经常口含食物而不吞咽，或喜欢刺激性强的食物等。

4. 过度依赖家长　需要父母特别多的搂抱、抚摸，常打翻杯子、碗，乱扔撕扯玩具或衣物等；经常惹事，破坏物品，从高处或台阶上跌落等。

5. 抗拒乘坐交通工具　抗拒乘坐交通工具或电梯，上下车、移动坐位、上下斜坡及楼梯等；动作非常缓慢，上下楼梯困难，或用足击打台阶；方向感差，害怕双脚离开地面，不喜欢玩举高高游戏，在高处时特别恐慌；不愿尝试移动性游戏，如秋千、旋转木马、摇篮，旋转时特别恐慌甚至呕吐；厌恶低头、倒立、翻跟头、打滚、旋转等动作或游戏。

（二）游戏时的表现

1. 协调性活动能力差，动作僵硬。如不会抛接球，不会在跑动中踢球，不能跟同伴一起玩踢球等动作快速、连续的活动。

2. 不能与同龄儿童一起玩游戏，如跳绳、跳格子、踢球、拍球等。

（三）学习困难

1. 读写异常，数字排列异常等。

2. 身体动作幅度大，力度控制不良，执笔忽轻忽重，书写困难，容易折断铅笔，字迹浓淡不均，字体大小不等，字体混乱等。

3. 视物容易疲劳，抱怨字体模糊或有双重影响，厌恶阅读，经常跳读、漏读。

4. 写字偏旁部首颠倒，数字容易写成反向，不能整齐地写在格子内，完成作业困难。

二、器具评定

1. 小滑板 患儿对小滑板滑行方向的控制、操作滑板时手的灵活性及在滑板上的情绪表现等都有助于判断是否存在问题（图 6–1）。

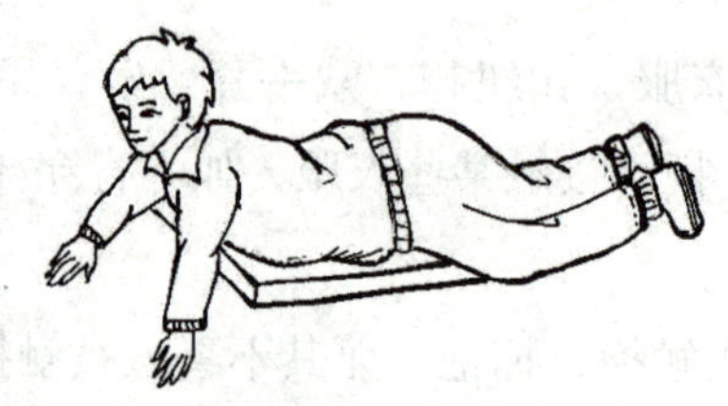

图 6–1 小滑板

2. 巴氏球 测试患儿前庭平衡能力和重力安全感的重要器具。

（1）俯卧巴氏球：如头不能抬起，双手紧紧扶住球体或恐惧害怕，全身紧张僵硬，则表示身体和地心引力的协调不良。

（2）仰卧巴氏球：如头部不能稳定在正中位置，容易左倾或右倾，便会使身体向同一方向滑落，提示儿童的前庭平衡能力发展不足。

3. 跳袋或袋鼠跳 身体平衡能力差、手脚协调不良的患儿，出现身体前倾、双脚跟不上的情况，容易摔倒。

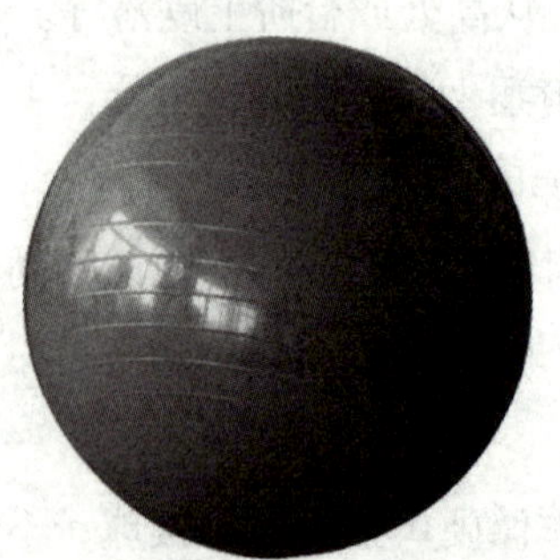

图 6–2 巴氏球

三、标准化量表评定

1. 儿童感觉统合能力发展评估量表　是目前国内常用的标准化评估量表，由家长填写，按“从不、很少、有时候、常常、总是如此”5级评分。“从不”为最高分，“总是如此”为最低分。量表由58个问题组成，分为前庭失衡、触觉功能不良、本体觉失调、学习能力发展不足、大年龄儿童的问题5项。适用年龄3～12岁。

通过量表评定，可准确判断患儿有无感觉统合失调及其失调程度和类型，根据评定结果制订出感觉统合训练方案。

2. 婴幼儿感觉功能测试量表　此量表适用于4～18个月的婴幼儿，有较好的信度和效度，但个别项目与评定者经验关系较大。

3. 感觉问卷　适用于从出生到青少年、成年。不同年龄段有不同的量表，用于评定感觉调节功能。

注意：由家长填写的评定量表，结果可能与实际情况有出入，需要进一步对儿童进行观察，并结合其他测试结果做出客观的评定。

第三节　感觉统合失调的治疗

感觉统合治疗由感觉经验和成功的适应性反应组成。治疗师借助于特定的活动以一对一的方式为儿童实施治疗，通过控制感觉输入的种类、剂量，为儿童提供正面的感觉经验，引导做出成功的适应性反应。

感觉统合治疗适用于所有感觉统合失调的人群，包括脑瘫、唐氏综合征、注意力缺陷、多动障碍、智能障碍、语言障碍、发育迟缓、自闭症等全面发育障碍者。该治疗不仅适用于儿童，也适用于成人。

一、目的及原则

（一）目的

通过感觉统合治疗，促进大脑发育成熟，使大脑能有效地处理来自环境与身体的感觉信息，继而做出与环境需要相适应的反应，最终帮助儿童提高兴趣及专注力、组织能力和学习能力。

（二）治疗原则

1. 以儿童为中心　治疗者掌握治疗目标，提供适当的感觉刺激并控制感觉输入量，给患儿做出适当反应的时间和机会。对于正确的表现要及时表扬，并随时根据患儿的反应对活动进行适当调整。妥善使用肢体语言、对话、暗示指导帮助，而非指导患儿如何做出反应。尊重、协助患儿建立自信心，用耐心培养患儿兴趣。培养良好习惯，给患儿主动选择和参与设计活动的机会，因势利导。

2. 具有针对性 治疗方式、强度、时间和频率个性化。通过详细评定，确切掌握患儿感觉统合问题、各方面的发育水平、ADL 能力和学习能力，按照感觉系统障碍逐项分析存在的问题，理顺感觉统合障碍与行为症状之间的关系，从而确定感觉刺激的种类和剂量。活动器材要能提供多样刺激，能够搭配出不同的活动，以及在一个活动中能够提供视觉、听觉和活动的多样刺激。

3. 激发儿童兴趣 所选择的治疗活动要能够激发患儿的兴趣，使患儿主动尝试各种活动，活动的难度应适合儿童的发育水平，让患儿觉得“有点难又不太难”，享受挑战的乐趣并得到适当的刺激，感觉每一次活动都能够在快乐中结束。

4. 全面性治疗 以动态与静态活动、粗大与精细活动相结合为原则，通常以 3 ∶ 2 比例搭配，既保存适当体力，又能接受全面刺激。利用治疗活动为患儿尝试错误、失败和成功的机会，以改善大脑整合感觉信息的能力，最终提高学习、自理能力。

二、感觉统合治疗

（一）治疗流程

1. 全面感觉评定 明确患儿在感觉接收、调节、感觉辨别、姿势控制，以及动作计划和行为组织功能方面是否存在障碍，逐项描述所存在的感觉统合问题，明确感觉统合失调类型，理顺感觉统合障碍与行为表现之间的关系。

2. 根据评定结果制订治疗策略 明确感觉统合问题层面（包括感觉调节层面、感觉分辨层面和动作运用层面），制订解决策略，如运用哪些感觉刺激、设计哪些治疗性活动等，必须在实施治疗前做出决策。

3. 制订治疗计划 治疗计划包括治疗目标和治疗方案。治疗目标如减轻感觉防御、减少自我刺激、改善姿势控制和身体认知等，最终改善自理、学习、社交、游戏等功能；治疗方案包括治疗目的、活动内容、治疗时间、治疗频度、注意事项等。

制订治疗计划是感觉统合治疗实施的核心部分，直接关系到治疗效果。需根据评定结果制订治疗计划，根据治疗情况动态调整治疗计划。

4. 实施治疗 严格按照治疗计划实施治疗，配合患儿的心理辅导，并进行家长咨询，取得家长的配合。每次治疗结束后，都要引导患儿进行精细活动及认知学习，并协助整理训练器材等，每次感觉统合治疗都要在快乐的气氛中结束。

5. 治疗效果评定 3 个月治疗后，需要进行再次评定，目的是了解治疗效果，提出下一步治疗意见，调整治疗方案。

（二）治疗设施器械

感觉统合治疗活动多数可以同时提供多种感觉刺激，而感觉统合训练的设施是感觉统合治疗的载体，在治疗中起着非常关键的作用。此外，感觉统合治疗是随时随地都可以进行的，生活中许多唾手可得的器具和活动都可作为感觉统合治疗的活动项目，如跳绳、踢毽子、跳方格、跳皮筋、打沙包、玩沙子、抓石子等。

1. 滑行类器材　包括滑板、滑梯、斜坡滑板等。感觉输入包括前庭觉、本体感觉、触觉和视觉。患儿可坐、卧、站、跪于滑板上做各种活动，如静态飞机式、青蛙蹬、乌龟爬行（仰卧）、俯卧旋转、牵引滑行、滑板过河、在滑板上水平推球等。滑板提供的感觉刺激形式多样且丰富，是公认的最有效的感觉统合治疗器具。滑梯宜角度30°，高度50cm左右，常将滑梯与滑板结合起来使用。

治疗作用：可强化前庭系统功能，促进双侧统合，促进身体保护性伸展反应行为的成熟，强化身体形象，有利于注意力集中。

2. 悬吊类器材　包括秋千（方板、椅型、柱状、南瓜型）、圆筒吊缆、横抱筒吊缆、网状吊缆等。可给予前庭觉、本体感觉、触觉和视觉的输入。患儿以坐、卧、站、跪等各种不同的姿势在悬吊器材上，治疗师协助做前后、左右、旋转运动。

治疗作用：可促进前庭觉刺激，抑制紧张性迷路反射；提高平衡、姿势控制及动作运用能力；强化触觉系统，纠正触觉防御；提高手眼协调能力和注意力。

3. 滚动类器材　如彩虹筒（图6-3）、阳光隧道等。感觉输入包括前庭觉、触觉和本体感觉。让患儿俯卧在彩虹筒内，颈部用力支撑头部，以保护头部不撞在彩虹筒壁上。治疗师轻轻推动滚筒，可来回小幅度转动，也可先向一个方向慢速转动若干圈，稍作停顿后，再向相反方向转动若干圈。此外，患儿还可俯卧在彩虹筒外，由治疗师扶着患儿的双脚做前后晃动，鼓励患儿双臂伸展，努力抬起头颈部。患儿可在阳光隧道内爬行，爬行时可轻轻转动隧道，让患儿在滚筒中体会手、肘、肩、膝关节等关节点固有感觉输入。

治疗作用：提高姿势控制及平衡能力，强化运动计划能力，促进身体协调，强化身体形象的概念。

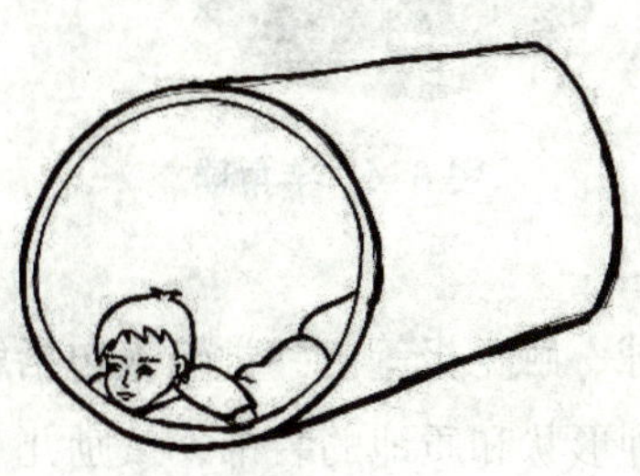

图6-3　彩虹筒

4. 球类器材 包括巴氏球、皮球等。感觉输入有前庭觉、本体感觉和触觉。患儿俯（仰）卧巴氏球；坐上巴氏球，巴氏球滚压；俯卧巴氏球抓物；趴地推球；对墙壁打球；在球池中做各种运动。

治疗作用：增强身体与地心引力之间的协调；提高运动计划能力；提高注视能力、手眼协调能力，强化身体形象；提高对移动物体控制和运用的能力。

5. 平衡类器材 包括平衡台、独脚椅、旋转浴盆、平衡木等。感觉输入包括前庭觉、本体感觉、触觉和视觉。患儿可静坐或跪立于晃动的平衡台上，双人扶持并摇晃平衡台；患儿俯卧于平衡台上，在摇晃的平衡台上匍匐前进；患儿在平衡台上蹲起；患儿站在平衡木上，可借助护栏，双脚交替向前行进；患儿坐在独角椅上做踢腿运动；坐、蹲、站或俯卧旋转浴盆。

治疗作用：提高前庭感觉功能，控制重力感；发展平衡能力；强化身体形象，建立身体协调及双侧统合；增强腰腹肌及下肢肌力，提高视觉空间、眼动控制及视觉运动协调能力。

6. 弹跳类器材 包括蹦床、羊角球（图 6-4）、袋鼠跳等。感觉输入包括前庭觉和本体感觉。患儿可在蹦床上双脚并拢跳起，并使小腿后屈，足跟踢至臀部；双手抱球跳跃；2 人一组进行抛接球游戏；投球入篮；坐在羊角球上，双手紧握手把，双脚蹬地向前跳：站在跳袋中，双手提起袋边，双脚同时向前跳。

治疗作用：抑制感觉防御；矫治重力不安全感和运动计划不足；发展下肢力量及上下肢协调；锻炼跳跃能力，强化姿势控制和身体双侧统合；稳定情绪。

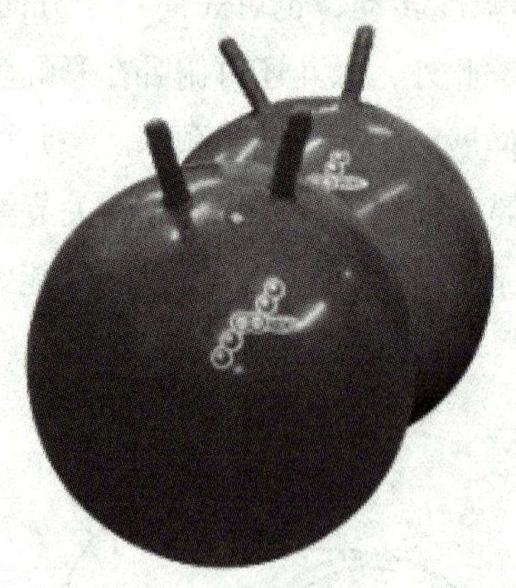

图 6-4 羊角球

7. 触觉类器材 包括触觉球、触觉板等。感觉输入包括触觉和嗅觉。器械表面有特殊设计的软质颗粒和香味，有多种形状和质地的装饰，鼓励儿童赤足在触觉板上行走，触摸及感受触觉球，熟练后可以配合取物、扔物活动或与其他器具配合使用。

治疗作用：提供丰富的触觉和嗅觉刺激；减轻触觉防御；提供触觉分辨能力；稳定情绪。

8. 重力类器材　包括重力背心、弹力背心、重力被等。感觉输入有本体感觉和触觉。走路摇晃、注意力不集中、自我刺激的儿童穿上重力背心或盖上重力被，每次 20 分钟左右，间隔 2 小时可重复使用。

治疗作用：强化本体觉及触觉；稳定情绪；提高注意力。

（三）治疗活动

1. 被动多感觉输入

适应证：婴儿、严重运动功能及感觉调节障碍的儿童。

器材：巴氏球、浴巾、秋千、软刷、手套、小毛巾、小振动棒等。

感觉统合刺激：用不同材质的小毛巾、软刷等刷擦皮肤，用小振动棒振动肌肤，关节挤压，在巴氏球上蹦跳，用浴巾或床单摇晃儿童，同时进行视听觉的刺激。注意按照本体觉→触觉→前庭觉或触觉→本体觉→前庭觉的顺序操作。对有触觉防御或其他感觉防御的患儿可采取强压和本体觉输入；对有重力不安全感者以提供增加本体觉和直线前庭觉的活动为主；对移动有厌恶反应者以提供直线运动（平衡觉）和主动抗阻力运动（本体觉）的活动为主。每次 2 小时，每周 6 次。

2. 触觉功能训练

（1）海洋球池活动（图 6–5）

适应证：触觉防御或迟钝、孤独症、身体协调不良、多动症。

器材：海洋球池。

感觉统合刺激：将儿童放入海洋球池中进行站立、行走、爬行、翻滚、跳跃等各种动作。应注意儿童对各种感觉的喜爱、固执和排斥。每次 30 分钟，每周 2 ～ 3 次。

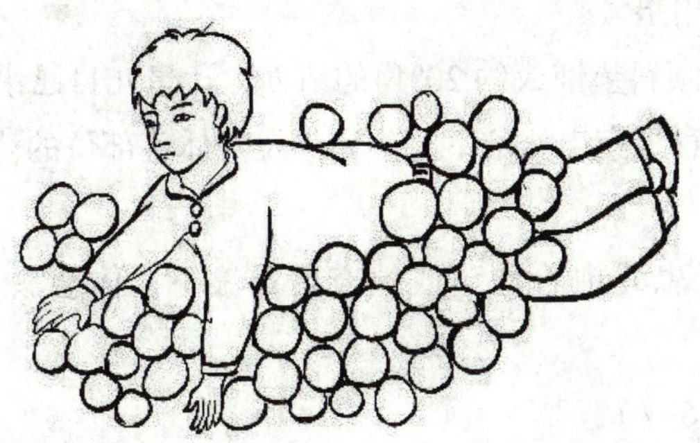

图 6–5　海洋球池活动

（2）巴氏球活动

适应证：触觉防御或迟钝、身体协调不良、多动症、孤独症。

器材：巴氏球。

感觉统合刺激：患儿俯卧于巴氏球上，伸展双臂支撑于地面，治疗师抓患儿小腿前后推拉或左右移动，双手着地可产生手部触觉及本体觉，促进手腕控制及动作计划能力。或由他人辅助坐在巴氏球上左右倾斜、上下跳跃，可刺激前庭平衡觉及本体觉，训练患儿保护性伸展反应。巴氏球滚压背部利于改善触觉防御或迟钝。俯卧巴氏球用手抓物有助于保持身体平衡，强化手眼协调、运动计划的能力，有助于语言及自我控制能力的提高。每次20～30分钟，每周3～4次。

（3）手脚印活动（图6–6）

适应证：触觉防御或迟钝、身体协调不良。

器材：水彩颜料、面粉、彩色纸、塑胶垫或地板等。

感觉统合刺激：让儿童光着手脚沾上面粉或彩色颜料，手脚着地，将手印或脚印印在不同质地的彩纸或塑胶垫、地板上等。本活动可以增加触觉刺激，减低触觉防御；位置移动能刺激本体觉，增强动作计划及手眼协调或手脚协调的能力。

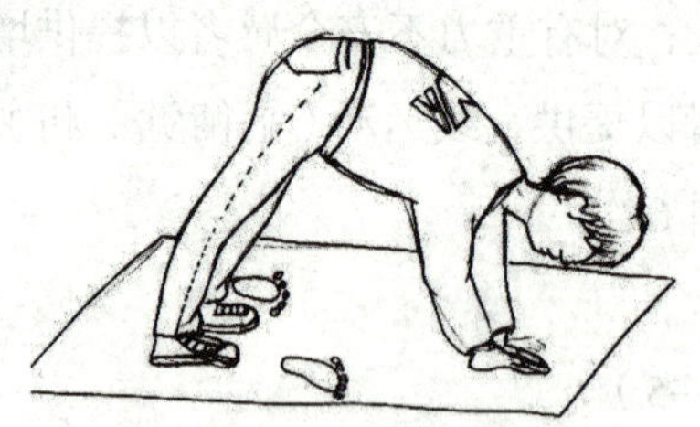

图6–6　手脚印活动

（4）倾斜垫上滚动

适应证：触觉防御或迟钝、身体协调不良。

器材：倾斜垫或三角垫。

感觉统合刺激：将倾斜垫铺成约20°角的斜面，让患儿自己沿斜面滚下。提醒其滚下时手脚与头的配合。注意观察患儿滚下时的姿势及身体各部位的协调情况。每次20分钟，每周3～4次。

延伸活动：也可让患儿抱着枕头或填充玩具滚下，体会头、手、脚同时收缩时的感觉。

（5）寻宝活动（图6–7）

适应证：触觉防御或迟钝、感觉调节障碍。

器材：小玩具、沙子、豆子或米粒等。

感觉统合刺激：将患儿喜欢的小玩具埋藏在装有沙子、米粒或豆子的桶中，鼓励患儿伸手将埋藏的玩具找出来。本活动能够提供触觉刺激及训练动作计划能力等。

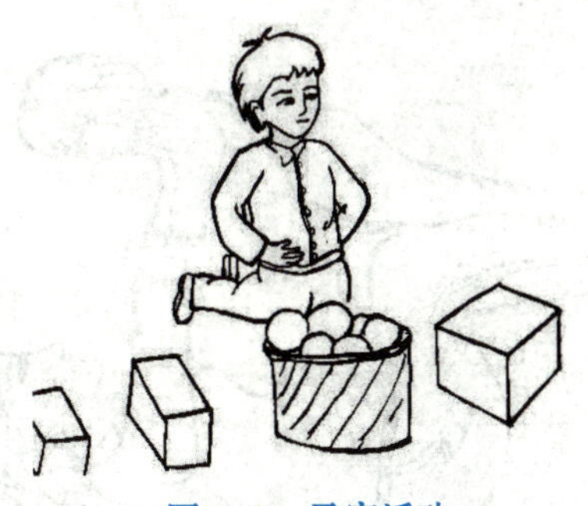

图 6-7　寻宝活动

（6）突出重围活动（图 6-8）

适应证：触觉防御或迟钝、本体觉迟钝、身体协调不良。

器材：橡皮筋、弹力绷带、弹性塑胶袋等。

感觉统合刺激：在患儿身上均匀地缠上橡皮筋、弹力绷带或弹性塑胶袋等，鼓励患儿行走、滚动数分钟后，引导儿童如何松绑。本活动可提供触觉及感觉调节的机会，并提供本体觉刺激，强化儿童身体位置及控制能力。

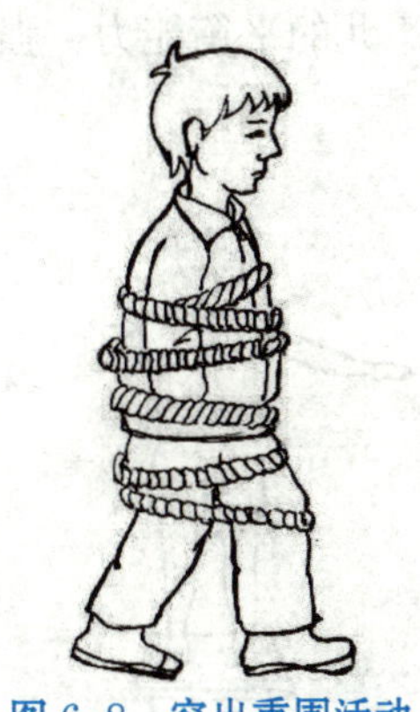

图 6-8　突出重围活动

3. 前庭觉功能训练

（1）“飞机飞”活动（图 6-9）

适应证：多动症、孤独症、身体协调不良。

感觉统合刺激：治疗师抱住患儿胸腹部，使其呈俯卧姿势，伸直双臂做前、后、左、右各向摆动，也可将患儿慢慢举起做上下升降与摆动活动；或治疗师仰卧位屈髋、屈膝，双臂上举，将患儿托举于手上和屈起的小腿上，慢慢上下及前后摆动。本训练能够有效地提供本体觉和前庭觉刺激，提高身体形象的认识，稳定情绪，提高社交能力。

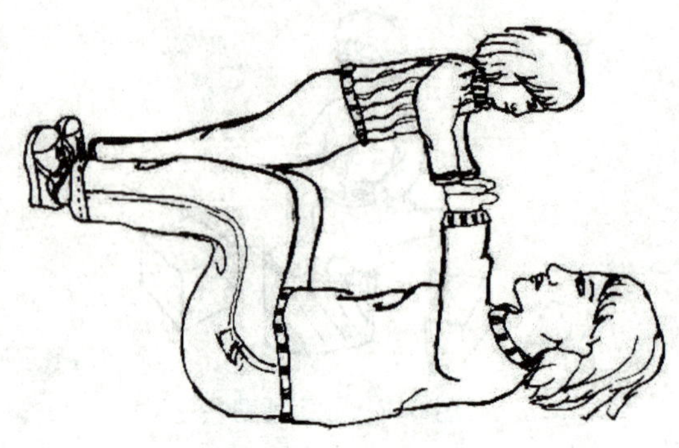

图 6-9 飞机飞活动

（2）平衡台活动（图 6-10）

适应证：多动症、身体协调不良、本体觉及前庭觉控制不良。

器材：平衡板、平衡台、球、篮筐、旋转浴盆等。

感觉统合刺激：患儿跪或坐在平衡台上，双人扶持并摇晃平衡台；或患儿俯卧于平衡台上，在摇晃的平衡台上匍匐前进；或患儿在平衡台上做蹲起等。本活动能够有效提高前庭感觉功能，控制重力感，促进患儿的平衡能力，强化身体形象，增强腰腹肌及下肢肌力，建立身体协调及双侧统合。

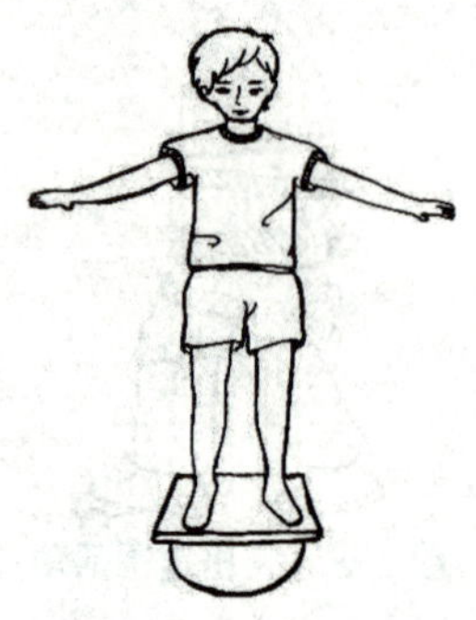

图 6-10 平衡台活动

（3）球上爬行（图 6-10）

适应证：手眼协调障碍、身体协调不良。

器材：巴氏球。

感觉统合刺激：患儿俯卧于巴氏球上，伸展双臂，治疗师抓住其小腿前后推拉或左右移动，可刺激前庭、平衡觉及本体觉，训练保护性伸展反应。双手着地行走，可产生大量手部触觉及本体觉，促进手腕控制及动作计划能力；爬行可锻炼手眼协调性及身体的线性关系；不同姿势下的球上运动有利于改善姿势控制及肌张力。

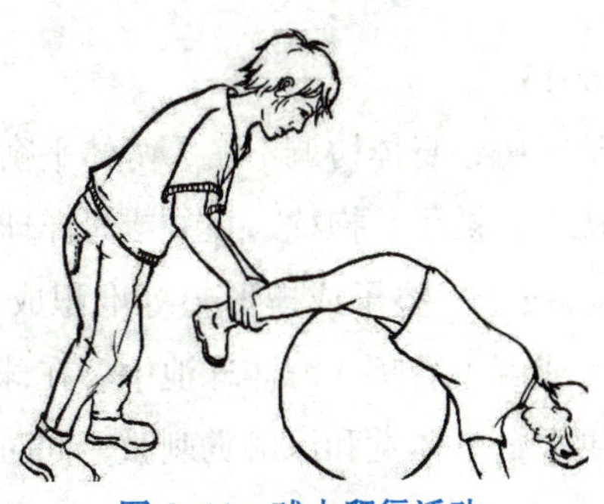

图 6-11　球上爬行活动

（4）摇小船（图 6-12）和跷跷板

适应证：多动症、孤独症、身体协调不良。

感觉统合刺激：治疗师与患儿相对屈膝而坐，脚掌相对，治疗师拉住患儿双手前后左右摇晃，边唱边玩摇小船游戏，或让患儿双脚踏至治疗师膝部，轮流进行坐起与仰卧间转换的跷跷板游戏，能够促进控制重力感，提高前庭觉刺激，发展儿童平衡能力，并强化身体形象，增强腰腹肌及下肢肌力。

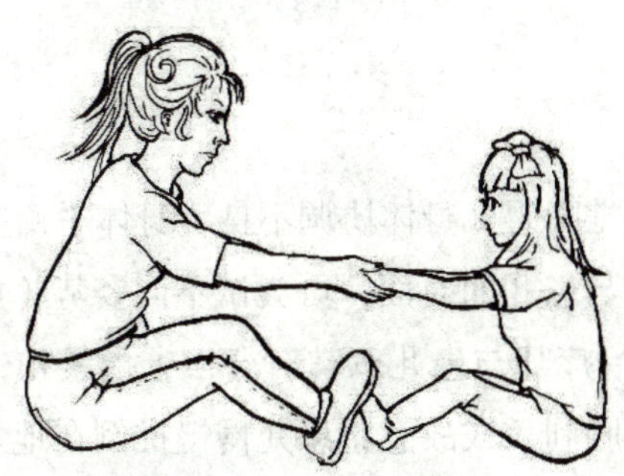

图 6-12　摇小船活动

（5）投球

适应证：触觉防御、身体协调不良、手眼协调不佳、身体平衡差。

器材：巴氏球、羊角球、小皮球、平衡板、平衡台、蹦床、篮筐等。

感觉统合刺激：患儿坐在晃动的巴氏球或平衡台上，将手中的小皮球投掷到篮筐中，或双手抓住羊角球的把手在原地上下跳动，前后左右移动或旋转，并将手中的球投掷到篮筐中。在平衡台或平衡板上移动、球上弹跳能够提供大量前庭觉及本体觉刺激，向篮筐中投掷皮球可训练患儿手眼协调性及空间概念，跳动练习有利于动作计划及身体双侧协调能力的提高。

4. 本体觉功能训练

（1）翻越障碍活动（图 6–13）

适应证：本体觉、深触觉障碍，身体协调不良，身体平衡差。

器材：地垫、楔形垫、枕头、被子、抱枕、豆袋或海洋球池。

感觉统合刺激：将枕头、被子、垫子或楔形垫等堆积成小山，鼓励儿童在上面翻滚或从小山中爬出；帮患儿正（或倒）着爬入海洋球池中，在球池中翻滚、爬行、跳跃、爬进、爬出等。此类活动可提供大量本体觉和深触觉刺激，同时能够训练双侧协调及动作计划能力等。

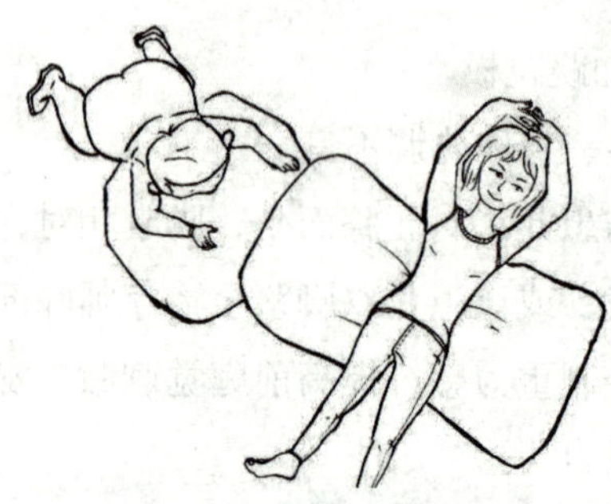

图 6–13 翻越障碍活动

（2）不倒翁活动

适应证：本体觉、深触觉障碍，身体协调不良，身体平衡差。

感觉统合刺激：治疗师与患儿面对面，可尝试不同姿势（如双膝跪位、单膝跪位、四点跪位或前后脚站立等），治疗师与患儿双掌对合，十指紧扣，双方慢慢用力互推，治疗师引导患儿保持不倒，取得胜利，或故意将患儿慢慢推倒在地。不同的姿势能让患儿感受不同的身体位置、本体觉及姿势控制，并能训练肌力。推倒的过程能训练平衡反应，强化上身肌力和下半身的肌耐力。

（3）大力士摔跤活动

适应证：本体觉、深触觉障碍，身体协调不良，身体平衡差。

感觉统合刺激：患儿与治疗师或陪护在跪位或站立位等姿势下玩摔跤游戏。在不同姿势下进行摔跤，需要在努力控制姿势的同时用力扭动身体。该活动能提供强烈的本体感觉，有利于身体形象的认知和动作计划等。

5. 视知觉训练

（1）保龄球活动（图 6–14）

适应证：注意力不集中、手眼协调性差、身体协调不良，身体平衡差。

器材：保龄球。

感觉统合刺激：患儿盘膝而坐，将小型球门放在对面，距离患儿 1.5m 左右。鼓励患儿将各种颜色的塑料水果、积木、玩具皮球等滚向或投向球门内，并计算成功瞄准的次数。逐渐增加难度，如增加距离和改变角度，或采用半跪或手肘支撑位，甚至边跑边用脚踢球入门的方式。滚球入门能够训练视觉能力及眼球的追踪能力，促进手眼协调及视觉空间位置的发展。采用不同姿势完成任务能增加本体觉及姿势控制能力等。

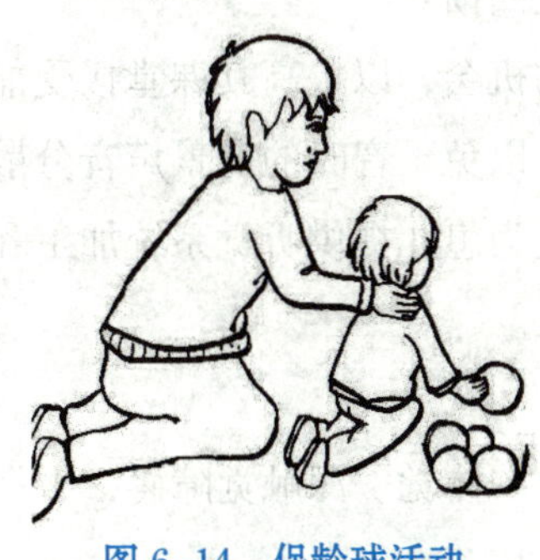

图 6-14　保龄球活动

（2）光感追踪

适应证：注意力不集中、手眼协调性差。

器材：激光笔或手电筒。

感觉统合刺激：在光线较暗的室内，治疗师手持激光笔或手电筒照在墙壁或天花板上，慢慢移动，引导患儿用眼睛追踪光线，并保持头部不动，重复 4 ～ 5 个来回，或让患儿也手持激光笔或手电筒，照着追踪治疗师的光线。改变照光路线，如从一点突然跳到另一点、三角形、“8”字形、“口”字形、“之”字形等，增加难度。光感追踪能够促进眼球随意运动能力及追踪能力的发展；用手指追踪光线有利于综合本体觉及视知觉；由一点跳往另一点的视觉追踪是抄写能力的主要基础；双手持激光笔过中线活动能促进双侧协调与惯用手的建立（图 6-15）。

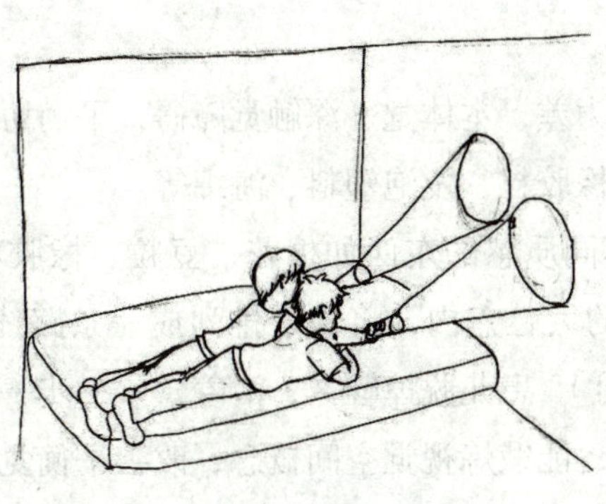

图 6-15　光感追踪活动

6. 听知觉训练 分为恢复性治疗和代偿性治疗，其中恢复性治疗需要专业人员处理。

（1）为患儿提供一个安静、活动量较少的空间工作、学习和治疗。

（2）拍其肩膀或叫其名字，以提供听觉信息。

（3）在学校、工作场所和家中要求与他人相互检查或重述重要的观点。

（4）利用多感官（如书写或口语）的方式指引或表达自己的思想。

（5）借助电脑提供即刻视觉回馈。

（6）提供课前浏览新内容的机会，以提高其课堂接受能力。

（7）不鼓励使用录音设备，以免录音时的背景声音分散注意力。

（8）给予适当的休息时间，为患儿提供听觉系统加工和重新组合的机会。

7. 动作计划训练

（1）花样滑行活动

适应证：姿势控制能力差，本体觉、深触觉障碍，平衡协调性控制不良。

器材：滑板、斜坡滑梯、豆袋等。

感觉统合刺激：患儿俯卧于滑板上，双臂伸展，按指令向指定方向旋转滑行、停止运动、从斜坡上滑下、边滑边向指定方位投掷豆袋等物；按照患儿需要以坐、跪等不同姿势滑行。俯卧伸展姿势可增加头、颈、背部肌肉张力，提高姿势控制能力。旋转及在滑板上运动能增加前庭觉的刺激。游戏活动有利于手动作计划及视觉－动作整合的提高（图6–16）。

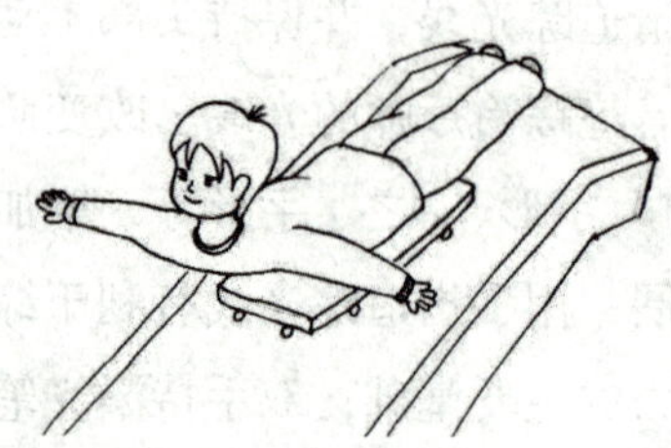

图 6–16 花样滑行活动

（2）跨越障碍活动

适应证：姿势控制能力差，本体觉、深触觉障碍，平衡协调性控制不良。

器材：棉花、鞋盒、橡胶粒、发泡塑料、海绵等。

感觉统合刺激：将不同质感的东西如棉花、豆粒、橡胶粒、硬体海绵、发泡塑料等分别放入 8 ～ 10 个不同的大鞋盒内，将盒子排列成一条路线（直线或 S 形等），盒间距 10cm 左右（不必完全相同）。患儿脱掉鞋袜，沿着盒子一步一个地行走。本游戏能够有效促进动作计划能力的发展，能锻炼视觉空间概念，改善平衡觉及眼脚协调，并能为双足提供丰富的触觉刺激。

8. 协调性训练

（1）两侧协调及手眼协调训练

①拍球

适应证：姿势控制能力差，本体觉障碍，手眼协调性及平衡协调性控制不良。

器材：皮球、触觉治疗球。

感觉统合刺激：患儿坐着、站着用双手拍球；用惯用手拍；左右手轮流交替拍；双手交叉拍；边拍边走路或转圈。可选触觉治疗球（即凹凸面）代替增加触觉刺激。注意患儿身体左右摆动时，治疗师扶其骨盆减低身体摆动。拍球能提供本体觉及触觉刺激，提高手眼协调性及双侧协调能力，边拍球边走路能训练动作计划能力、视－动整合功能。

②飞人玩球

适应证：姿势控制能力差，本体觉障碍，手眼协调性及平衡协调性控制不良。

器材：皮球、触觉治疗球、蹦床。

感觉统合刺激：患儿站在蹦床上边跳边玩抛接球游戏，可以有效地训练本体觉、前庭觉，提高身体协调性能力与手眼协调能力（图 6–17）。

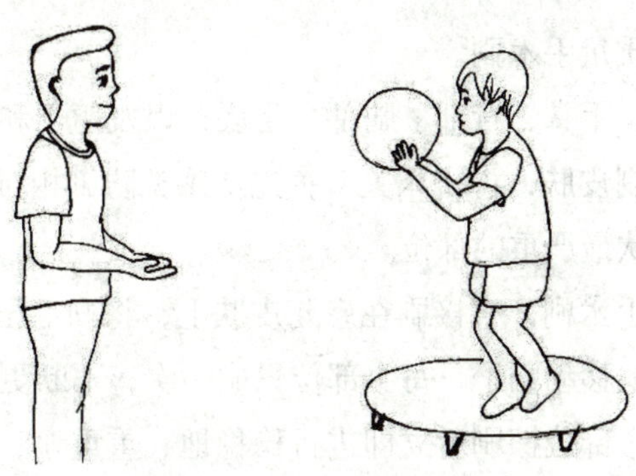

图 6–17　飞人玩球活动

（2）精细协调性训练

适应证：手部小肌肉活动不灵活，手指力量不足，手部触觉不敏感，手眼协调性差。

器材：胶泥、橡皮泥、各种珠子、不同大小的球、拼接棒、面粉、包装用泡泡塑料袋、泡沫剃须膏等。

感觉统合刺激：用胶泥、橡皮泥、面粉团等捏出各种不同形状的小玩偶；让患儿将包装用的泡泡塑料纸上的泡泡捏破；用彩绳将不同孔径的大小珠子穿成串；用泡沫剃须膏在镜子上涂抹画自己。挤泡泡、泥塑等活动可以训练手指力量、手眼协调能力、双手协调能力等，并能提供触觉刺激，减轻触觉防御及提高触觉分辨能力。镜子上画自己可以锻炼手眼协调能力，并能认识自己身体等。

（四）辅助治疗

1. 感觉餐单 根据患儿的感觉需求而精心设计一天的活动量和流程，包括一天、一周甚至一个月的餐单，如同关注患儿饮食营养要均衡一样，认真对待儿童的感觉“营养”需求。感觉菜单为患儿提供实用的、治疗量适中的、精心设计的个人家庭活动方案，将以感觉为基础的活动与日常生活科学地结合在一起。

（1）目的：调节感觉失调，使患儿能正确接收感觉信息，促进感觉统合，并使患儿建立理想的兴奋状态适应环境，减少自我刺激或自伤的行为，最大限度减少注意力分散，使患儿能集中精力学习和社交，达到促进发育的目标。

（2）方法：制作感觉菜单需要考虑多种要素，包括时间、空间、活动的可调性，患儿的兴趣和治疗团队的接受能力。如每项活动的持续时间、活动与活动之间的时间间隔、训练环境的安排、训练器材的选择、活动流程的调整、活动与活动之间的合理搭配等。

2. Wilbarger 治疗法 适应于年龄在 2 个月以上、生命体征平稳的感觉防御障碍患儿。

（1）治疗机制：治疗性深触压皮肤和挤压关节，短时间内向大脑输入大量触觉和本体觉信息，调节大脑觉醒状态，镇静安神，改善感觉防御。

（2）方法

①工具：柔软的高质量手术刷。

②治疗部位：手臂、手掌、背部、腿部、足底，以及躯干和四肢关节。

③操作顺序：先擦刷皮肤，再挤压关节；先从感觉防御相对较轻的部位开始，通常从下肢开始，最后处理症状最严重的部位。

④刷擦方法：手拿手术刷，直接刷在患儿皮肤上，将刷毛压下去，先顺着汗毛生长方向，缓慢、连续、均匀地移动刷子，每个部位只刷一次，不断更换擦刷部位。

⑤关节挤压法：每个部位擦刷后立即进行稳稳地、重重地、有节奏地挤压关节 8～10 次，可挤压四肢大关节、脊柱关节和小关节，也可以鼓励患儿做跳跃、翻滚、俯卧撑等动作。

⑥治疗频率：每 90 分钟至 2 小时治疗一次。

3. 水疗 以水为媒介，利用不同成分、温度和压力的水，以不同的形式作用于人体，以预防和治疗疾病、提高康复效果的方法。患儿在水中进行活动和学习，一边娱乐一边治疗。水疗既能促进心肺功能、提高肌力、增强体能，有利于姿势控制、人际关系、情绪和 ADL 能力全面发展，又能够使患儿在寓教于乐中获得全面丰富的感觉经验。

（1）治疗机制：水疗能为患儿提供多种感觉信息，使水疗获得具有类似于感觉统合治疗的效果。由于水的流动性和水流方向的不断变化使皮肤感受器始终处于敏感状态，从而不断向中枢系统传输触觉信息及温度觉信息。患儿在重力和浮力的作用下所进行的任何平面、角度与任意姿势的运动都能够产生丰富的前庭觉信息。前庭觉失调的患儿在水中进行姿势的控制更有利于提高前庭觉统合加工能力。水疗中水的流动性、压力的抗阻运动，以及水对皮肤的触觉感受器的挤压，都可以产生与陆地截然不同的本体觉。在水中组织球类活动、小游戏等有利于患儿组织计划、专注力、认知学习、沟通和社交能力的发展。

（2）方法

①水中运动池：治疗浴池可采用水泥瓷砖建成，或为橡胶气垫式的简易泳池，多为圆形，深度为 0.60 ～ 1.05m。

②水中运动：让患儿进入水中，站在平行杠内，水面达到患儿能够站稳的高度即可，双手抓杠练习行走或治疗师从不同方向推水浪或用水流冲击患儿身体，使其保持身体平衡。而在水中最好的协调性运动就是游泳，开始可以让患儿在一个固定位置进行原地游泳动作，以后逐渐过渡到患儿能完全独立进行游泳运动。

4. 眼动控制

（1）治疗机制：视觉运动技能包括视觉注意、固视、扫视、追视、旋转运动、集合等技能。在中枢神经系统的正确支配下，视觉与前庭、本体觉系统密切配合，促使视觉快速、连续从环境中获取信息。前庭觉 – 眼球 – 颈之间相互联系互为影响的三角关系，使个体在凝视静态目标时能做到稳定头颈、双眼固视在目标物。个体在追视移动目标时，双眼随头颈平稳地移动而跟踪目标物。前庭系统向视觉系统提供空间定位和空间定向信息，产生“空间视知觉”。前庭觉、本体觉与视觉系统的整合，协调头、眼和身体的运动。在前庭 – 视觉 – 颈部本体觉的三角关系中，任何一方功能受损都会影响到三角关系的稳定性。

（2）方法

①持续注视和追视训练：患儿坐在或俯卧在旋转训练器或旋转木马上，治疗师顺时针或逆时针旋转训练器，引导患儿在旋转器上保持平衡。旋转结束后，引导患儿进行水平、垂直、前后、对角线等轨迹注视，或由治疗师持一玩具在患儿面前无规律变换位置，引导患儿跟踪注视玩具，在患儿面前的不同距离放置两个玩具，一个距眼 30cm，另一个距眼 50 ～ 90cm，引导患儿进行交替注视。

②立体视觉和动态视觉训练：患儿坐在秋千、滑板或旋转木马上，在患儿能够接受的情况下较大幅度地摇晃或旋转秋千、滑板，并引导患儿持续注视治疗师持有的玩具。

③手眼协调性训练：让患儿在蹦床上弹跳，治疗师与患儿在弹跳中玩抛接球的游戏。引导患儿练习一边跨越障碍物，一边拿取目标玩具，或是引导患儿在黑板上跟随治疗师的轨迹进行线条跟踪绘画。

5. 口面部感觉运动

（1）治疗机制：口腔内包括触觉、本体觉、嗅觉、味觉等丰富的神经支配，所以口腔可以发生反应低下、反应过高、感觉寻求等导致的各种感觉调节障碍、运动障碍和心理行为问题等，如吞咽、吸吮、呼吸失协调等口腔各器官的运动功能障碍，而口腔的感觉和运动障碍也会并发一系列与口部相关的心理行为问题。口面部的感觉运动治疗有助于增强大脑对口腔结构的意识，促进口腔感知正常化，并进一步提高全身感觉统合功能。

（2）口面部感觉运动

①体位及姿势：标准的治疗体位是端正的坐姿，此体位有利于患儿正确接收前庭觉和本体觉反馈，促进患儿与治疗师之间的沟通和学习。

②方法：使用棉签棒、振动棒、压舌板、硅胶奶嘴、硅胶磨牙器，以及戴上橡皮手套的手指或各类质感的食物等为工具，以合适的力度按摩口腔各个部位，提高口部感觉调节能力和辨别功能等。此外，使用口哨、各种硅胶磨牙器、不同型号的吸管、各种食物等工具进行游戏和进食，能够让患儿接受口腔内器官和发声器官的活动练习，从而提高唇颊、舌、软腭等器官的活动度，以及发声器官的协调性活动能力。

[学习小结]

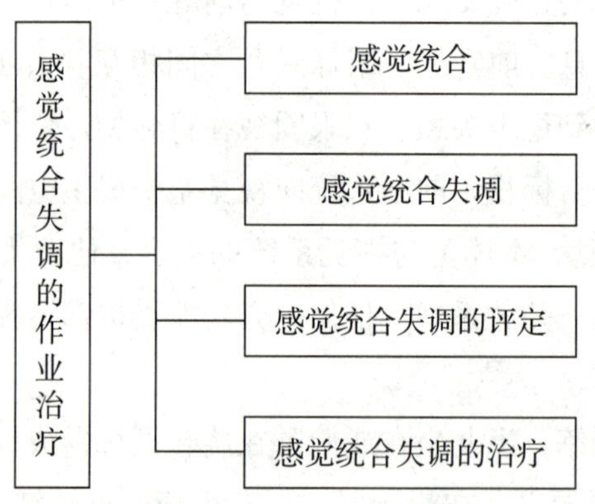

复习思考

一、下列各题的备选答案中，只有一个选项是正确的，请从中选择最佳答案。

1. 关于注意缺陷多动障碍康复治疗的描述正确的是（　　）

A. 关节松动术　　B. 等速训练　　C. 感觉统合训练

D. 功能性电刺激　　E. PNF 方法

2. 感觉调节障碍包括（　　）

A. 触觉迟钝　　B. 触觉防御　　C. 对移动的厌恶反应

D. 重力不安全感　　E. 以上都是

3. 婴儿拒绝爬行，换尿片或衣物时都会尖叫、大哭，他最可能有下列哪一项问题（　　）

A. 感觉寻求　　B. 触觉防御　　C. 触觉分辨障碍

D. 感觉迟钝　　E. 感觉基础性运动障碍

二、下列各题的备选答案中，有两个及以上选项是正确的，请从中选择正确答案。

1. 感觉统合包括下列哪些感觉（　　）

A. 前庭觉　　B. 嗅觉　　C. 本体觉

D. 视觉　　E. 听觉

2. 感觉统合失调有哪几种类型（　　）

A. 感觉调节障碍　　B. 前庭调节障碍　　C. 感觉辨别障碍

D. 触觉防御　　E. 感觉基础性运动障碍

三、名词解释

1. 感觉统合

2. 感觉统合失调

四、简答题

1. 临床上，感觉统合失调主要表现在哪些方面？

2. 试述感觉统合失调的康复评定方法。

扫一扫，知答案

扫一扫，看课件

第七章 辅助技术

【学习目标】

1. 掌握：辅助技术的概念、作用及应用程序和原则；各种辅助器具的临床应用。

2. 熟悉：辅助技术的分类。

3. 了解：辅助技术临床应用的注意事项。

第一节 概 述

辅助技术是康复医学的重要内容，在全面康复中发挥着越来越重要的作用，目前，辅助技术已成为全面康复和现代康复的重要手段。

一、概念

辅助技术（assistive technology，AT）是指为改善功能障碍者所面临的问题而构想和利用的装置、服务、策略和实践。它包括三方面的内涵：①技术：器具及使用方法。②服务：适配服务和供应服务。③系统：包括研发、生产、供应、服务和管理。常用的康复辅助技术可概括为辅助器具（assistive technology device，ATD）和辅助技术服务（assistive technology service，ATS）。

1. 辅助器具 2004年国家标准《残疾人辅助器具分类和术语》中残疾人辅助器具（technical aid）的定义为："残疾人使用的，特别生产的或一般有效的，防止、补偿、减轻、抵消残损、残疾或残障的任何产品、器械、设备或技术系统。"

2. 辅助技术服务 协助身心障碍者在选择、获得或使用辅助器具过程中的服务，包括研发、购买、使用和改造等。辅助技术服务内容包括：评定功能障碍者的辅助需要；选择、设计、制造和修理辅助器具；与其他作业治疗项目合作，开展技术服务；培训功能障碍者及其家属和服务人员。

二、辅助器具的分类

（一）辅助器具分类

1. 按使用功能分类 残疾人辅助器具分类的最新国际标准为国际标准化组织（International organization for Standardization，ISO）的《Technical aids for persons with disabilities –Classification and terminology》（ISO9999：2002，IDT）（ISO9999：2007），我国以ISO9999：2002为蓝本作为国家标准，即《残疾人辅助器具分类和术语》（GB/T16432–2004），该标准按辅助器具的功能分为11个主类、135个次类和741种辅助器具。11个主类如下。

（1）用于个人医疗的辅助器具（04）。

（2）技能训练辅助器具（05）。

（3）矫形器和假肢（06）。

（4）个人生活自理和防护辅助器具（09）。

（5）个人移动辅助器具（12）。

（6）家务管理辅助器具（15）。

（7）家庭和其他场所使用的家具及其适配件（18）。

（8）通讯、信息和讯号辅助器具（21）。

（9）产品和物品管理辅助器具（24）。

（10）用于环境改善的辅助器具和设备、工具和机器（27）。

（11）休闲娱乐辅助器具（30）。

注：括号内为该类辅助器具的国际编码。

该分类方法的优点：每一类辅助器具都有自己的6位数字代码，且是唯一的，通过代码就能反映出各种辅助器具在功能上的联系和区别，有利于统计和管理。

2. 按使用环境分类 《国际功能、残疾和健康分类》按照辅助器具的使用环境分为以下几类。

（1）日常生活用辅助器具。

（2）移动和运输用辅助器具。

（3）交流用辅助器具。

（4）教育用辅助器具。

（5）就业用辅助器具。

（6）文体及娱乐用辅助器具。

（7）宗教和精神活动实践用辅助器具。

（8）私人和公共建筑物用辅助器具。

优点：使用方便，针对性强，对康复医生书写辅助器具建议较实用。

缺点：分类方法比较笼统，不能反映这些辅助器具的本质区别。如有些辅助器具可在多环境下使用。

3. 按使用人群分类

（1）视力残疾辅助器具：如助视器、盲杖、盲人智能阅读机、导盲器等。

（2）听力残疾辅助器具：如助听器、电脑沟通板、文字语音转换器、遥控闪光门铃、振荡“闹枕”及视觉呼叫器等。

（3）言语残疾辅助器具：如语言训练器具、会话交流用具等。

（4）智力残疾辅助器具：如认知图片、认知玩具、启智用具等。

（5）精神残疾辅助器具：如手工作业辅助器具、感觉统合辅助器具、卫星定位监护系统等。

（6）肢体残疾辅助器具：如假肢、矫形器、轮椅等。

（7）老年人辅助器具：如老花镜、手杖、轮椅等。

这种分类方法使用方便，但不能反映出辅助器具的本质区别。大多康复训练器材属于通用辅助器具，而并不局限于上述某类人群使用。

（二）辅助技术服务分类

根据美国1998年辅助科技法的内容，辅助技术服务包括六个项目。

1. 对功能障碍者的辅助技术服务需求评估。

2. 辅助器具的取得，包括采购、租用或其他途径。

3. 与辅助器具使用有关的服务，如选择、设计、安装、定做、调整、维护、修理和替换等。

4. 整合医疗、介入或服务的辅助器具资源。

5. 为使用者提供辅助器具的使用训练或技术协助。

6. 为相关专业人员提供辅助器具使用的训练或技术协助。

三、辅助技术的作用

辅助技术在一定程度上消除或抵消了残疾者的功能缺陷，使其克服了自身功能障碍的不足之处，在某种意义上消除了残疾人重返社会的物理障碍，对于实现残疾者的平等、参与社会起到了很大程度的辅助作用。

1. 提供保护和支持 如矫形器可用于骨折的早期固定和保护，对于骨折断端的愈合起到保护和支持作用。

2. 代替和补偿 如下肢假肢可代替所丧失的下肢支撑能力，助视器、助听器可补偿视听功能，从而起到很大程度的帮助作用。

3. 提高运动功能，减少并发症　如轮椅、助行器等可以提高行动和站立能力，减少长期坐位下及卧床造成的全身功能衰退、压疮和骨质疏松等并发症。

4. 提高生活自理能力　日常生活用辅助具和自助具能够提高衣、食、住、行、个人卫生等方面生活自理能力，提高生活质量。运动能力的增强、独立程度的增加、心理状态的改善可使病伤残者平等地参与家庭与社会生活、娱乐及工作，提高整体生活质量。

5. 提高学习和交流能力　助听器与书写、阅读、电脑、打电话等自助具可提高学习和与他人交流的能力。

6. 增加就业机会，减轻社会负担　如截瘫患者借助轮椅和其他辅助具可以胜任一定的工作，创造社会价值和自身价值。

7. 改善心理状态　患者可借助辅助器具重新站立和行走，脱离终日卧床的困境，平等与人交流，提高患者生活的勇气和信心，改善精神心理状态。

8. 节省体能　助行器具的使用减少了步行时的体能消耗。

9. 节约资源　可缩短住院时间，减少人力、财力、物力的浪费。

四、应用程序及原则

（一）应用程序

康复辅助器具选配应由专业人员进行严格评定、使用前后训练、必要环境改建、安全指导和随访。不适当的辅助器具或使用不当不仅造成资金浪费，还可能导致残疾加重，甚至带来严重的安全问题。所以，康复辅助器具需要进行严格管理并规范流程，以便最大限度地发挥辅助器具的功能和减少不必要的浪费。

1. 功能评定　功能障碍不同，所需使用的辅助器具也不同，进行辅助器具选配前一定要进行系统的评定，了解使用者的目前功能及预后情况，以选择最适合的辅助器具。当然，并不是所有的评定都由作业治疗师完成，也可以由康复治疗组的其他成员完成相应的工作。其评定内容包括：运动功能评定、感觉功能评定、认知功能评定、心理功能评定、情绪行为评定、环境评定等。

2. 辅助器具处方　主要考虑辅助器具的类型、尺寸、材料、使用范围。如需购买，需包含辅助器具的名称、型号、尺寸、材料、颜色、承重、其他配件、特殊要求等。如需制作，则需提供辅助器具的名称、尺寸、材料、承重、其他配件、特殊要求、图纸等内容。此外，还要考虑使用者的意愿、操作能力、安全性、重量、使用地点、外观、价格等问题。

3. 选配前训练　在不同的辅助器具配置前应对患者进行有针对性的系统训练，以利于日后更好地应用辅助器具。训练内容根据功能评定结果选择，如肌力、耐力训练、ROM

训练、平衡训练、转移训练、感觉训练、认知训练、心理治疗等。

4. 制作或选购 辅助器具制作或选购时需考虑的因素包括制作的时间、体位、使用者的耐受程度、配装过程、安全性、是否符合人体功效学和生物力学原理、制造商的信誉、维修保养等。最好能提供样品并试用，以便伤残者选择最喜欢且适合的产品。

5. 使用训练 训练应包括穿戴或组装、保持平衡、转移、驱动、利用辅助器具进行日常生活活动等内容。部分辅助器具的使用训练详见本书相关章节。

6. 使用后评定 配备辅助器具并进行适当训练后应要进行再次评定，以了解是否达到了预期的功能、使用者能否正常使用、是否需要进行改良、有无安全方面的顾虑等。经过评定，如使用者可以安全独立地使用辅助器具，可交付使用并给予使用保养指导和建议；如果达不到功能需要，则需要对辅助器具进行改装；如果存在环境方面的限制而影响使用，应进行环境改造并进行环境适应训练；如果不能独立使用而完全需要他人护理，则应教会护理者正确的使用及保养方法。

7. 随访 辅助器具交付使用后应根据产品情况定期进行随访，了解在使用过程中存在的问题及是否需要跟踪处理。随访可以上门服务的形式进行，也可以委托社区康复人员或通过电话、问卷等进行。

（二）使用原则

1. 代偿与适应 通过代偿与适应的方法，利用辅助技术完成日常活动活动。

2. 节省体能方法 通过合理的应用辅助技术，减少体能消耗，预防并发症的发生。

3. 学习理论 通过学习正确应用辅助技术，易于使用辅助器具。

4. 因人而异 应考虑如下个人情况。

（1）动作因素：包括患者随意动作能力、不随意动作能力、固定姿势与摆位需求、续发无意义动作、动作麻痹、肌肉张力过低、僵直、手足徐动、震颤等。

（2）认知因素：包括患者认知能力、学习障碍、注意力缺陷、感觉 / 知觉困难、记忆问题、抽象推理能力、问题解决能力等。

五、注意事项

1. 辅助技术选配应考虑患者或残疾者是否能学习并正确应用，辅助器具或技术方法应简单、易用且易于掌握。

2. 辅助器具应符合功能需要，美观、安全、耐用；使用方便，易操作；轻便、舒适；价格合理；购买维修方便。

3. 治疗师应了解市场上的辅助器具，分清普通产品与高科技产品的用途与价值；了解市场上专用辅助器具的使用方法，以便指导患者如何使用；了解辅助器具在各类层面的服务；了解在何种情况下需要或不需要辅助技术服务。

第二节　自助具

一、概念

自助具（self help devices）是利用患者残存功能，在不需要借助外界能源的情况下，单靠患者自身力量就可以独立完成 ADL 而设计的一类器具。大部分自助具与上肢功能和 ADL 有关。

二、穿衣自助具

1. 系扣器　适用于手精细功能欠佳的患者，如颈段脊髓损伤或偏瘫患者。系扣器可帮助患者插入纽扣孔，钩住纽扣并旋出纽扣（图 7–1）。

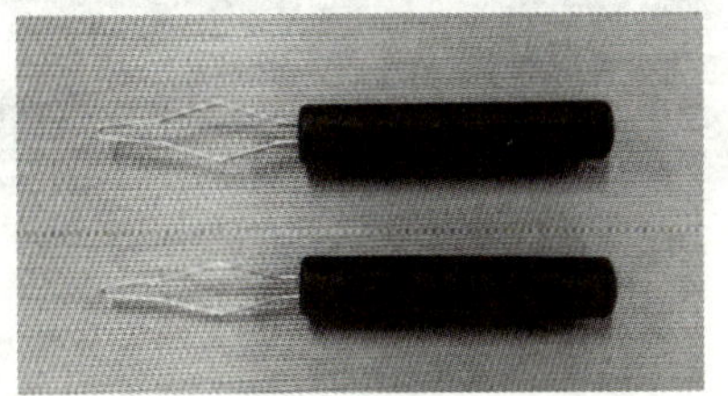

图 7–1　系扣器

2. 穿衣棒　适用于手粗大功能尚可而关节活动度受限者，坐位平衡较差而不能弯腰的患者，肢体协调障碍等患者。棒端有 L 形钩，可拉上衣服并可推下衣服（图 7–2）。

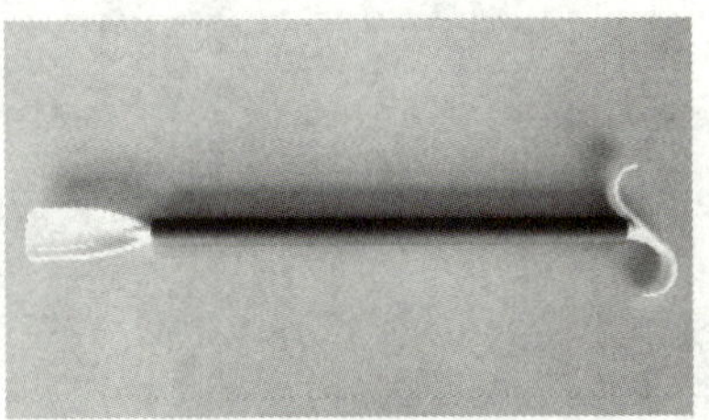

图 7–2　穿衣棒

3. 穿袜自助器　适用于躯干活动障碍、手精细功能障碍、肢体协调障碍等患者。将袜子翻卷向上套入自助器外，将脚伸入自助器内，向上抽出自助器时袜子即套在脚上（图 7–3）。

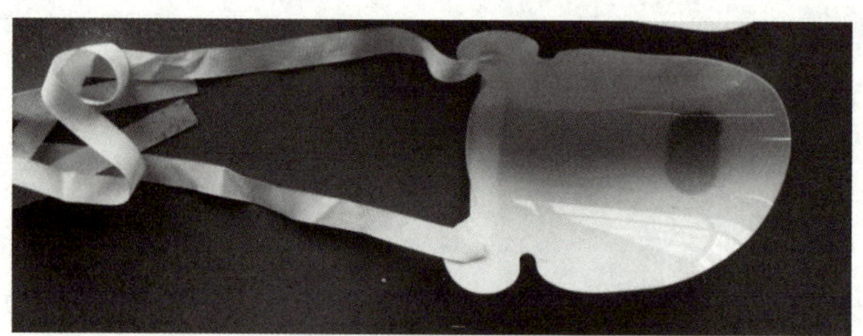

图 7-3 穿袜器

4. 拉链环 适用于手精细功能障碍、肢体协调障碍等患者。拉链环为一拉锁舌孔内的环，以便手指抓捏功能不佳的患者将手指伸入环内拉动拉锁（图 7-4）。

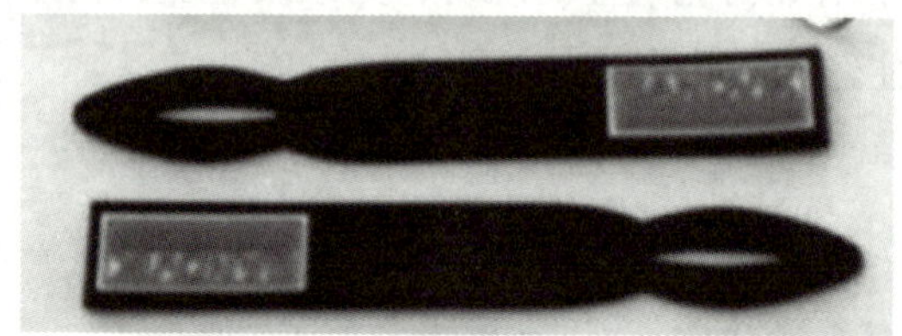

图 7-4 拉链环

三、进食自助具

1. 弹性筷子 在筷子上加装弹簧片，松手后由于弹簧片的张力而筷子自动分离。适用于手指肌力弱、不能自行释放筷子患者，或仅能完成抓握而不能主动伸指的偏瘫或高位截瘫患者（图 7-5）。

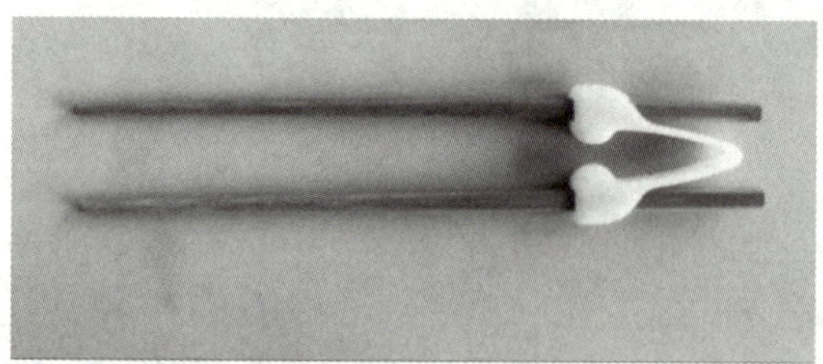

图 7-5 弹性筷子

2. 把手加粗的勺子 加粗把手易于抓握，适用于手指屈曲受限或握力较弱的患者。也可将勺子插入一个小的球体中或插入一个小圆木柱中（图 7-6）。

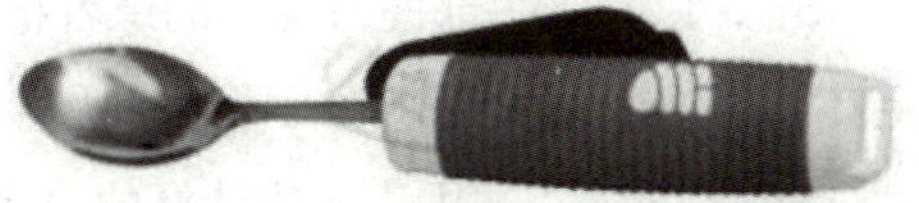

图 7-6　把手加粗的勺子

3. 弯曲成角的勺子　适用于手功能受限或匙、叉与碗碟无法达到正常角度时可通过餐勺的角度补偿手腕活动受限带来的进食困难（图 7-7）。

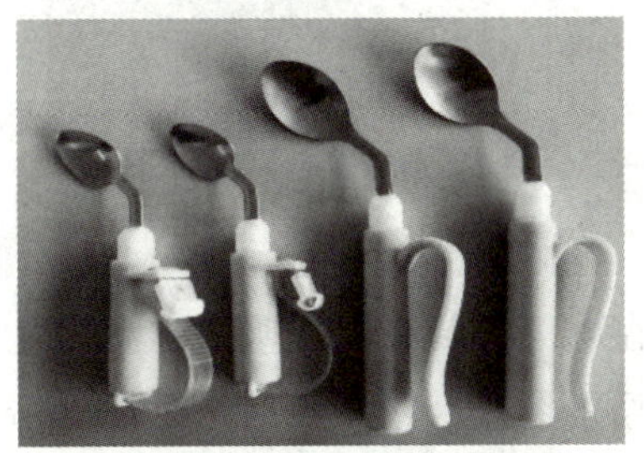

图 7-7　弯曲成角的勺子

4. 多功能叉、匙　尖端可当叉用，后部可当匙用，可避免频繁更换叉、匙的麻烦（图 7-8）。

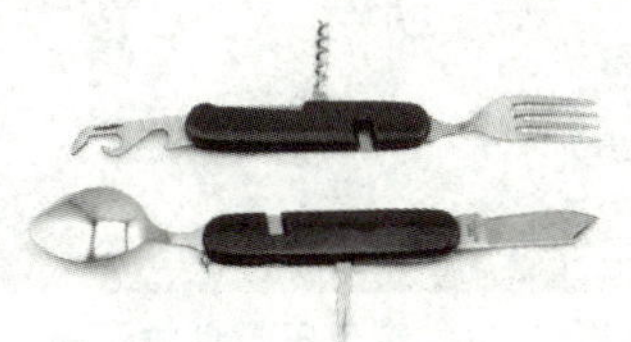

图 7-8　多功能叉、匙

5. 碟挡和杯类

（1）碟挡可防止食物被推出碟外。分隔凹陷式的盘子可将盘中菜分开，其边缘深陷而近垂直，容易用勺取物（图 7-9）。

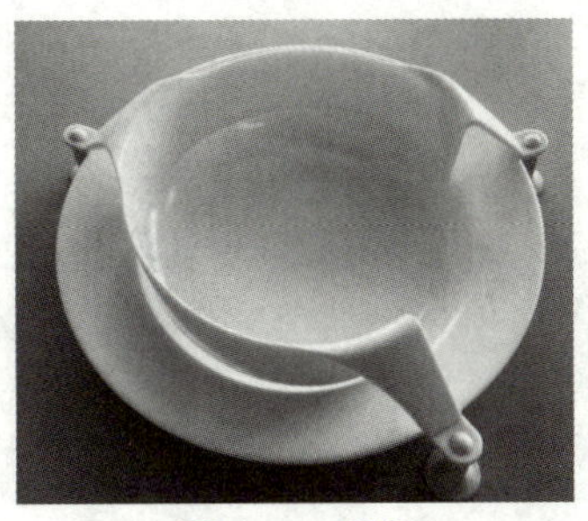

图 7-9　碟挡

（2）带C形箍固定于杯缘上，以利于手部握力交叉的患者把持，用时四指一起穿入C形中空部分。将吸管夹固定在杯的边缘，从夹中插入吸管（吸管的长度和形态可以根据需要进行调整），以便患者吸取杯中的液体，适用于无法持杯的患者（图7–10）。

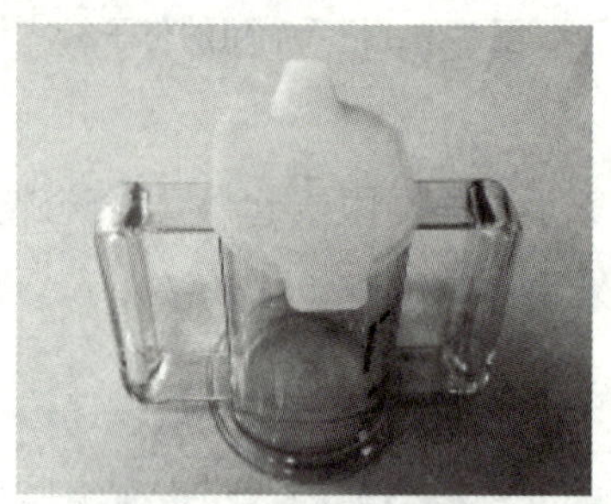
图7–10 带C形箍杯子

6. 带负压吸盘防洒碗 在碗下部装有负压吸盘，可防止碗被推动，使碗更具有稳定性，且碗的一侧上端较高，易于挡住食物。适用于手功能障碍者或单手操作进食的患者（图7–11）。

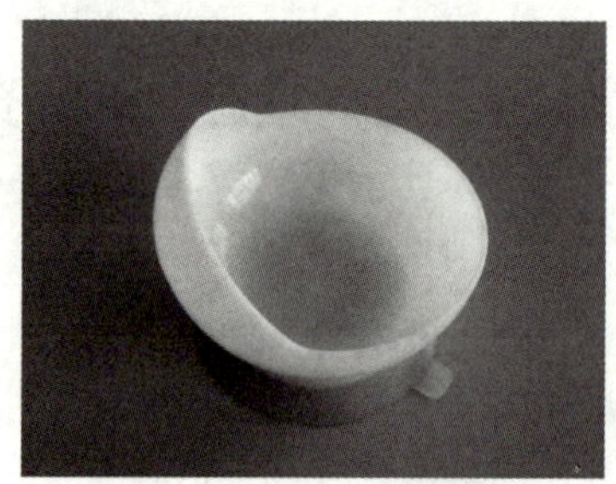
图7–11 带负压吸盘防洒碗

7. 特殊类型刀具 手指力弱，不能以食指掌面下压刀背切物时，可以借助整个手和臂的力量进行切割。T形锯刀：利用垂直而加大的压力和成锯状的刀克服切割困难。“工”字形摇切刀：不仅可以利用握力，还可以利用向两边摇动的力进行切割。“L”字形刀：可用手握住把柄进行摇动。锯刀：可利用手和臂的力量克服切割中的困难（图7–12、图7–13）。

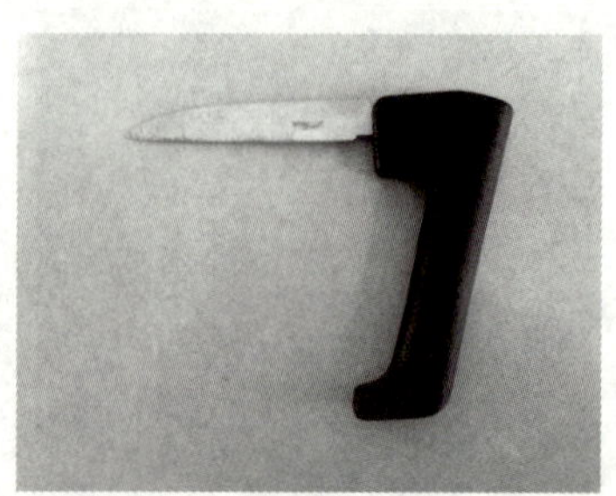
图7–12 特殊类型的刀具（1）

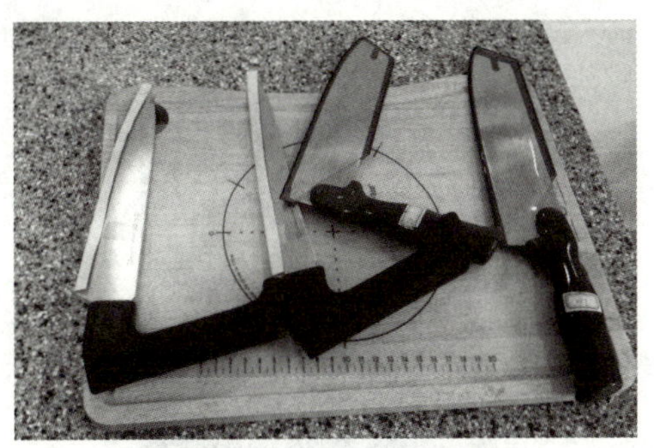

图 7-13　特殊类型的刀具（2）

四、如厕自助具

1. 小便器　适用于体力低下、下肢无力或关节活动受限的患者，平衡功能不佳的患者，在床上及轮椅上进行小便者（图 7-14、图 7-15）。

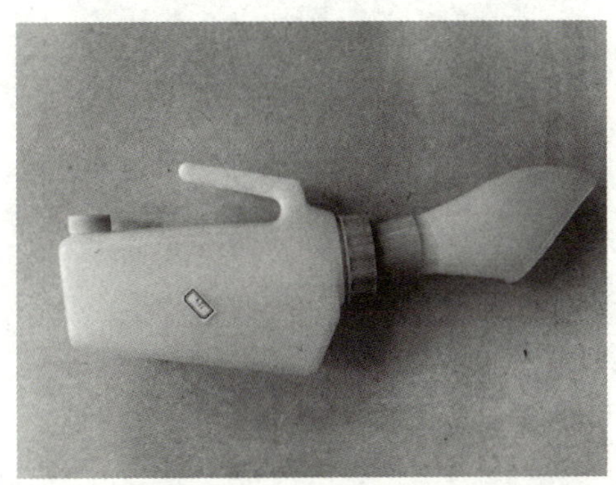

图 7-14　小便器（1）

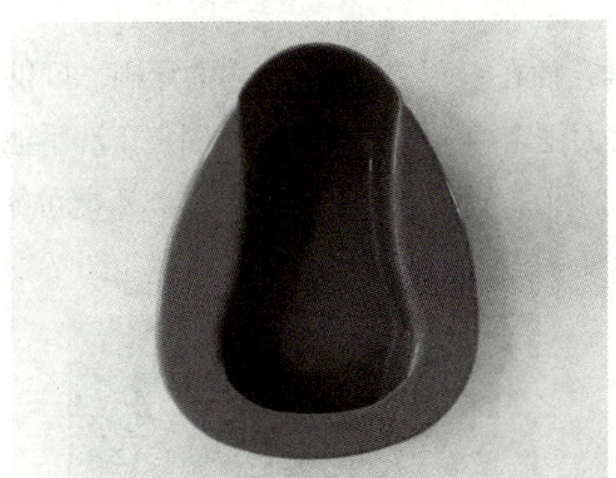

图 7-15　小便器（2）

2. 加高坐垫　用于加高坐便器，适用于坐轮椅者转移或下肢关节活动受限的患者。

3. 安装扶手　适用于平衡功能不佳的患者和下肢无力的患者（图 7-16）。

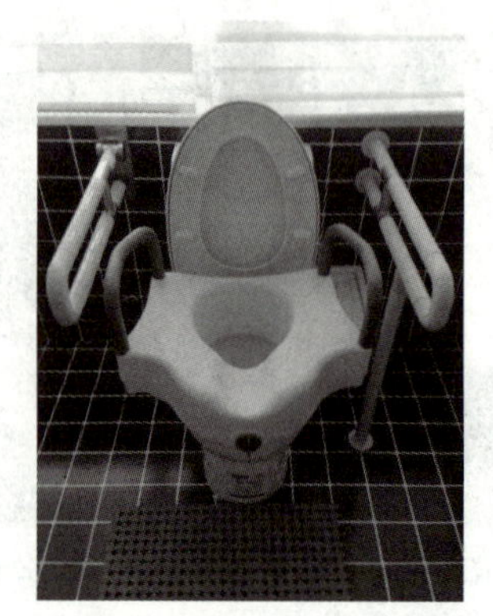

图 7-16　加高坐便器、安装扶手

4. 厕纸夹　适用于上肢关节活动范围受限的患者或下肢无力而不能使臀部抬离坐便器座的患者（图 7-17）。

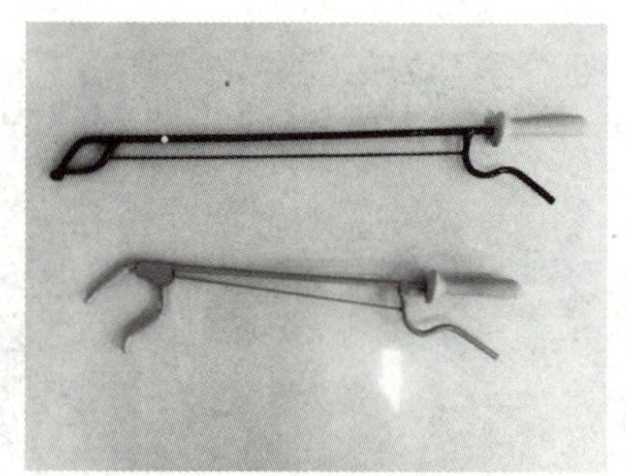

图 7-17　厕纸夹

五、个人卫生自助具

1. 清洁卫生类自助具　插在 C 形夹 ADL 套内的牙刷，可供手指无力抓握者使用。带吸盘的刷子，其刷子背后面固定两个橡皮吸盘，可固定于洗手池旁，手指可在刷上来回刷洗。带有 C 形把的电动剃须刀，适用于手指功能不佳，不能可靠使用电动刀的患者。将 C 形箍固定于剃须刀上，以便手指抓握功能交叉患者抓握（图 7-18）。

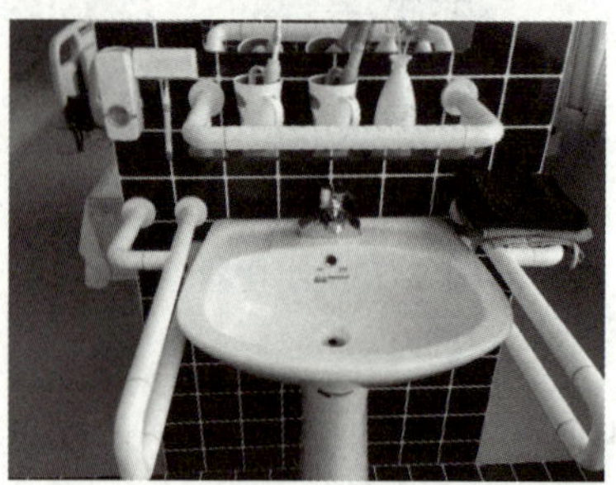

图 7-18　清洁卫生类自助具

2. 镜梳类自助具　将梳子手柄延长，弯曲一定角度，适用于肩和上肢活动范围受限，手不能达到头部的患者（图 7–19）。

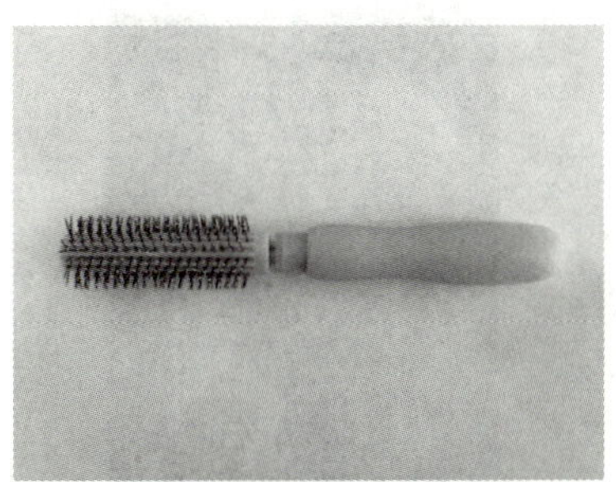

图 7–19　镜梳类自助具

3. 剪指甲器　适用于手功能障碍患者，如偏瘫、手外伤等。将剪指甲器增加底座的重量可以增加自身的稳定性，使患者易于操作。

4. 洗澡刷　患者借助水温控制阀用单手操作带有软管的水龙头沐浴，用戴延长手柄和角度的海绵擦或刷，可刷擦难于刷到后背部（图 7–20）。

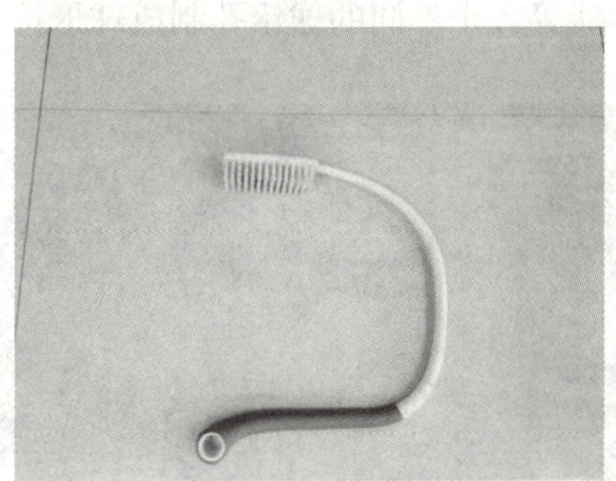

图 7–20　洗澡刷

5. 洗澡椅　用于适用于体力低下、下肢无力或关节活动受限的患者及平衡功能不佳的患者（图 7–21）。

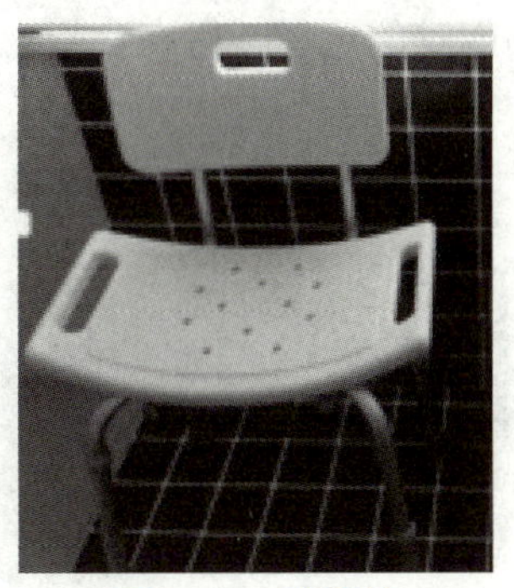

图 7–21　洗澡椅

6. 浴缸及转移板 对于沐浴困难的患者，可备用专用浴缸或沐浴床，浴缸中应放置防滑垫，池内外附有牢固的扶手及转移板等自助具（图 7-22）。

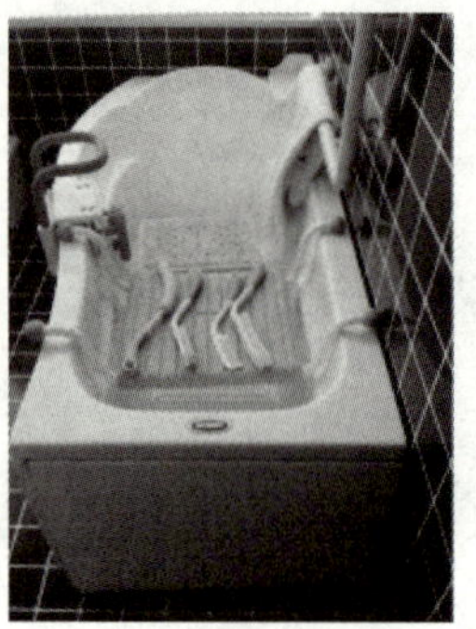

图 7-22 浴缸及转移板

六、书写、阅读自助具

1. 书写辅助器具（图 7-23） 简易打字自助器可由 C 形夹再插入一带橡皮头的铅笔制成。持笔器、增重笔可由热可塑性材料制成，适用于一边握笔有困难的患者握笔。视患者抓握能力不同，可用乒乓球等大小不同的球铅孔制成球形握笔器。

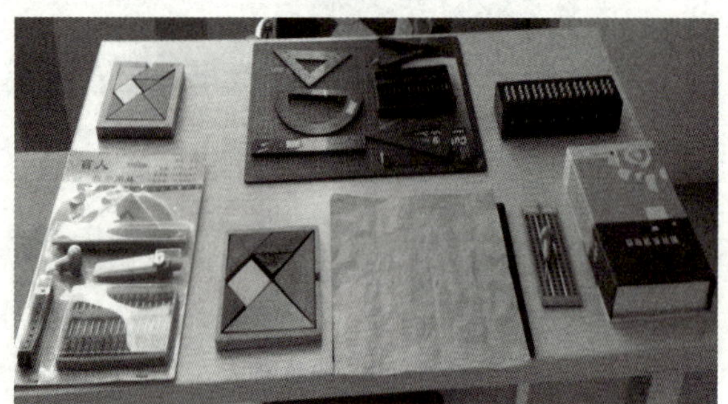

图 7-23 书写辅助器具

2. 翻页器 简易翻页器可由 C 形夹再插入一带橡皮头的铅笔制成，可用腕关节控制翻动书页。手功能不灵活、翻书困难的患者，可在食指上套白洁橡皮指套有助于翻书（图 7-24）。

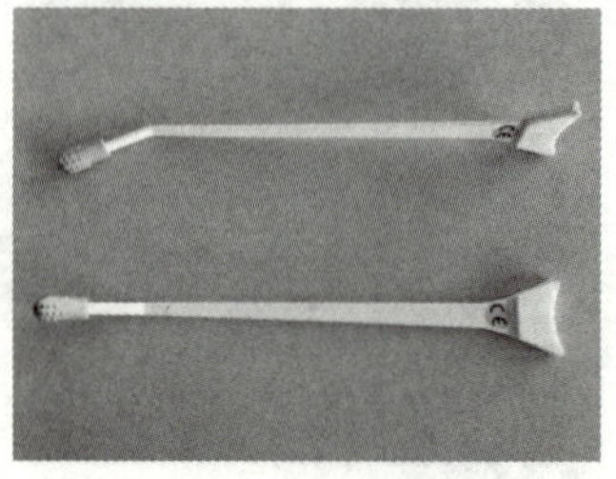

图 7-24 翻页器

3. 打电话辅助器具　适用于无法手握听筒而上肢存在部分或全部功能的患者（图 7–25）。

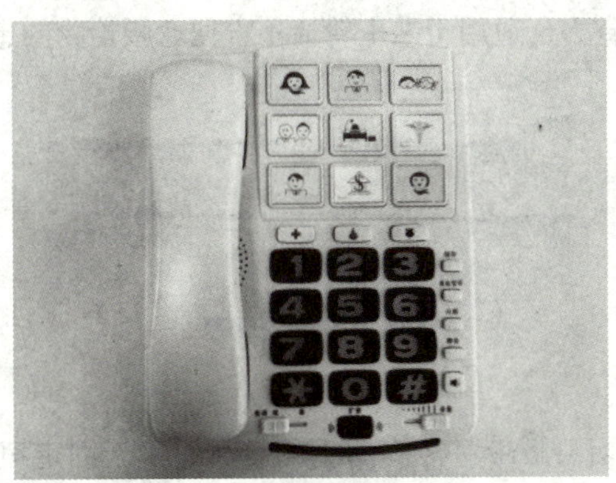

图 7–25　打电话辅助器具

4. 床上阅读器、菱形眼镜　菱形眼镜可供长期卧床不起的患者阅读用。此类患者双目仰视天花板，难于看书和电视，此镜通过棱镜折射原理，可以让患者看到放于床脚侧的电视等物（图 7–26）。

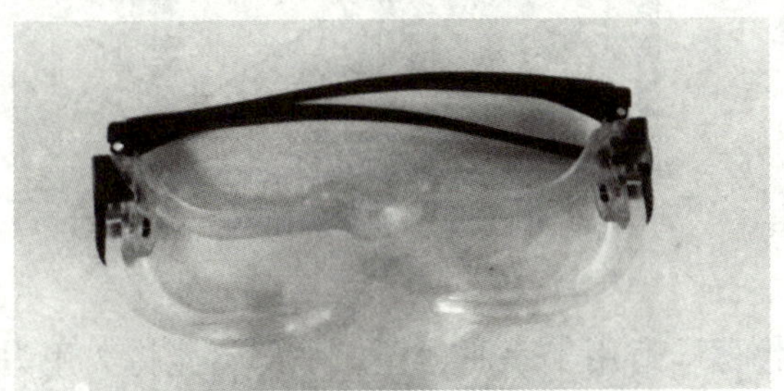

图 7–26　床上阅读器、菱形眼镜

5. 沟通板　适用于严重认知障碍或言语障碍的患者（图 7–27）。

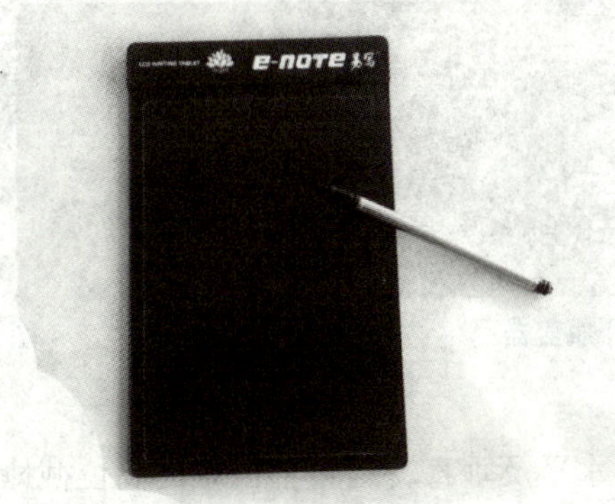

图 7–27　沟通板

七、其他自助具

1. 拾物器 便捷、省力，适用于乘坐轮椅不方便弯腰拾物的患者（图 7–28）。

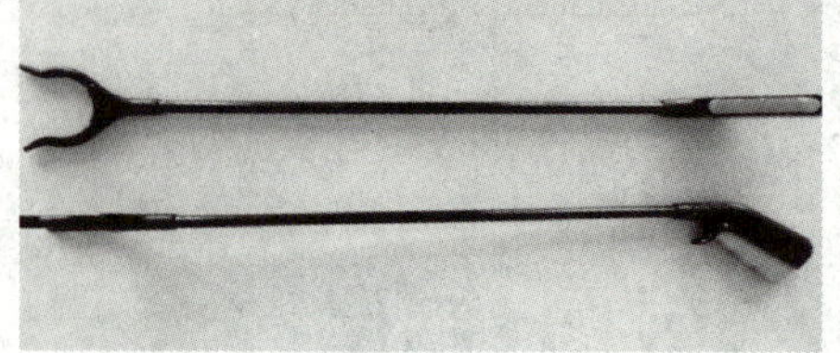

图 7–28 拾物器

2. 特制砧板 特制切菜板带有竖直向上的钉子，用于固定蔬菜，边缘可装直角形挡板，防止蔬菜滑出（图 7–29）。

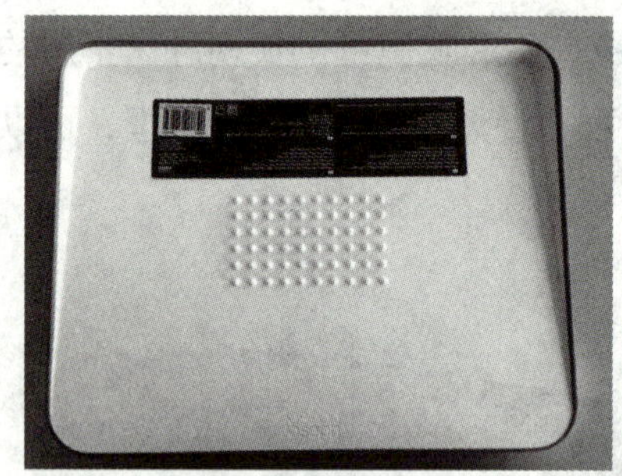

图 7–29 适特制砧板

3. 开瓶盖器、开锁器 适用于手肌力差，手部不能持久用力的患者（图 7–30、图 7–31）。

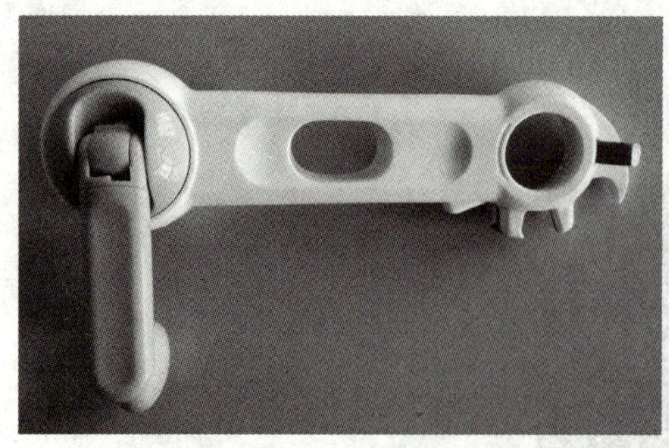

图 7–30 开瓶盖器

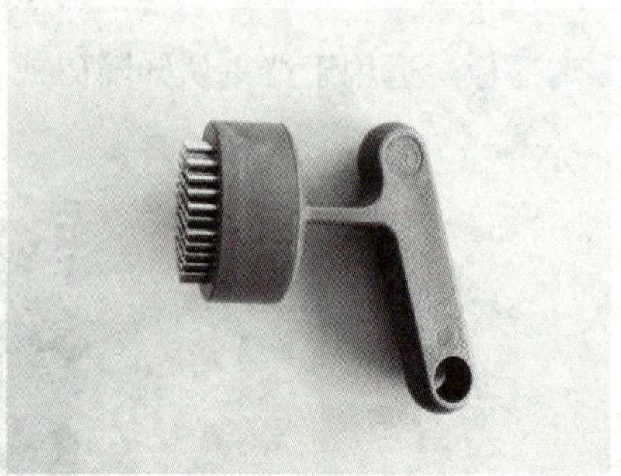

图 7–31 开锁器

4. 转移系统 适用于水平及垂直转运转移困难的高位截瘫患者，以及不方便自行转移的患者（图 7–32）。

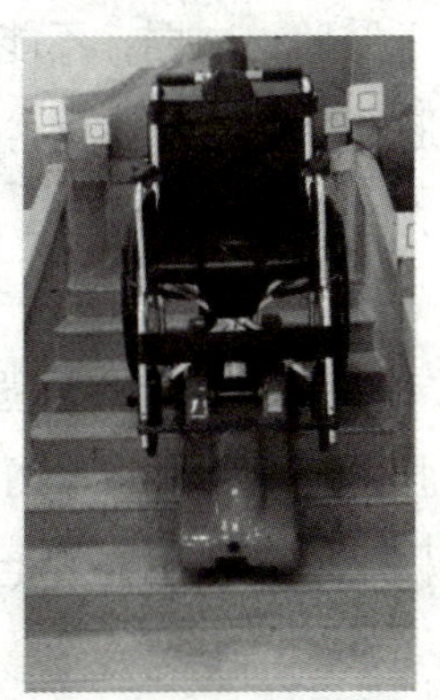

图 7-32　转移系统

5. 环境控制系统　用于四肢瘫痪或其他重度残疾的患者，如中心控制系统、声控系统、信号控制系统等。

第三节　助行器

一、概述

助行器应用是康复医学的一项重要治疗手段。随着科技的发展，有关助行器的研究及制作有了较大发展，各种类型的助行器层出不穷，给患者的选择与使用带来了方便，同时也为患者生存质量的提高提供了极大的支持和帮助。

（一）概念

助行器（walking aids）是指支撑体重、保持平衡和行走的器具，也称为步行辅助器，包括大而稳定的助行架、小而不稳定的单足手杖等。

对于各类截瘫患者和下肢肌肉功能损伤及肌力衰弱的老年人，为了自由地站立和行走，助行器是不可缺少的康复设备。根据治疗需要，治疗师需要为患者及下肢功能障碍者配备合适的助行器。

（二）分类

根据助行器的结构和功能，可分为两大类，即杖类助行器和助行架。

1. 杖类助行器　小巧、轻便，但支撑面积小、稳定性较差，包括手杖、肘杖、前臂支撑拐、腋杖、多足拐杖和带座拐杖。

2. 助行架　比较笨重，但支撑面积大、稳定性好，包括标准型助行架、轮式助行架、助行椅及助行台。

（三）作用

1. 减轻下肢负荷，支持体重 下肢肌力减弱，不能支撑体重或因各种关节疾病致关节疼痛不能负重时，助行器可减轻下肢负荷，支持体重，具有替代作用。

2. 保持身体平衡 对于存在平衡功能障碍的患者，助行器能增加其支撑面，有保持其身体平衡的作用。

3. 训练增强肌力 带垫式拐杖对于上肢伸肌有增强肌力的作用，为了减轻下肢负重，上肢需用力下压，间接对上肢肌肉肌力训练有增强作用。

4. 缓解疼痛，改善步态 对于因下肢疼痛不能行走或步态异常者，助行器可有效地缓解疼痛，改善或纠正步态异常。

5. 辅助移动及行走 轮椅可辅助患者转移及移动，杖或助行架可扩大行走时的支撑面，增加步行时的稳定性，辅助行走。

6. 其他 缓解骨性关节炎、骨折、软组织损伤引起的疼痛；脊柱侧弯或肢体变短时代偿畸形；偏盲或全盲时用作探路器；提醒他人保护自己，以免受到意外伤害。

（四）使用原则

1. 使用前全面评定 了解患者一般情况，如身高、体重、年龄和全身情况，以及疾病诊断、病情程度和进展情况等；重点评定患者平衡能力、下肢承重能力、下肢肌力、步态和步行功能、上肢肌力及手的握力与抓握方式等；了解患者的生活环境、生活方式及个人对助行器的要求，如助行器的款式、重量、颜色等。

2. 明确应用目的及使用环境 应考虑室内、室外、载物、提供座位等的应用目的，符合环境要求，充分考虑家居面积、斜坡、楼梯、通道及地面情况等。

3. 需有认知能力 患者应有学会正确使用助行器的能力，能认识到应用助行器时可能存在的危险及遇到危险时能做出相应的调节和应对，能注意或发现助行器的缺陷。

4. 定期检查 使用前检查助行器是否有伤痕，折叠关节、调节钮、脚端橡胶帽和脚轮是否完整牢固，以保证安全；定期对助行器及附件进行检查，及时发现问题，及时更新，避免意外及危险的发生。

二、杖类助行器

杖类助行器是一类单个或成对使用的助行器具，包括手杖、肘拐、腋拐、前臂支撑拐等类型。优点为小巧、轻便；缺点为支撑面积小、稳定性稍差。

（一）手杖

手杖是最常见的助行器，症状较轻的下肢功能障碍者常借助手杖辅助行走，但它提供的稳定性和支撑力最差。

1. 分类 可分为单足手杖和多足手杖。

（1）单足手杖：按长度是否可以调节分为长度不可调式和长度可调式；按把手形状分为钩形、“丁”字形、斜形、铲形、球头、鹅颈形杖等。

单足手杖只有一个支撑点，由于提供支撑与平衡作用较少，稳定性较差（图 7-33），适用于握力好、上肢支撑力强的患者。

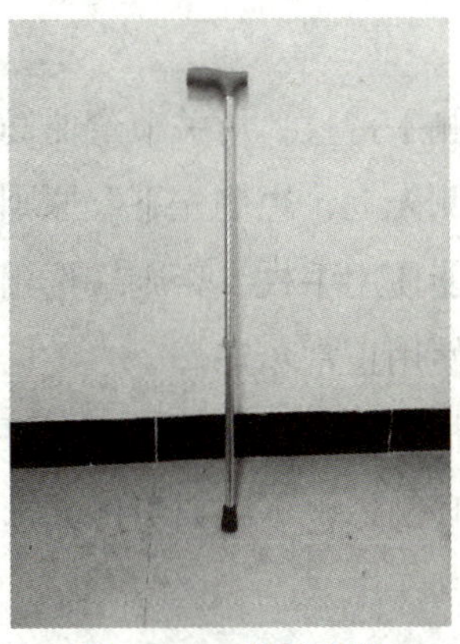

图 7-33 单足手杖

（2）多足手杖：包括三足手杖和四足手杖。三足手杖有 3 个支撑点，能提供比单足手杖较好的支撑与稳定性；四足手杖有 4 个支撑点（图 7-34），支撑面积较大，可以提供较好的稳定性，但当行走在不平路面时，容易造成摇晃不稳的现象。

三足手杖适用于对平衡能力稍差、借助单足手杖不安全的患者；四足手杖适用于平衡能力差、臂力较弱，或上肢患有震颤麻痹，或使用三足手杖安全不够的患者。

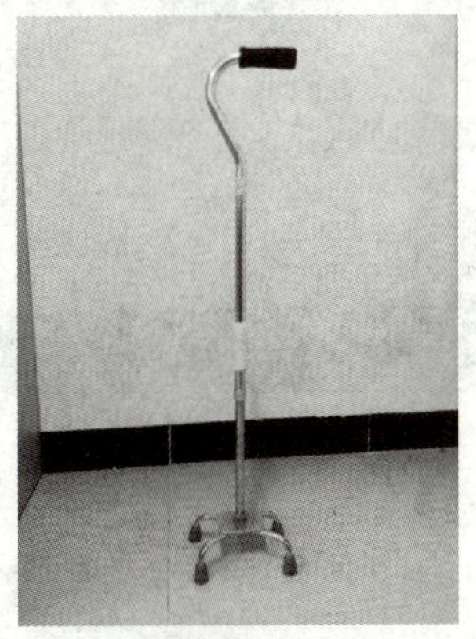

图 7-34 四足手杖

2. 测量方法

（1）无站立困难的患者：患者站立位，体重平均分布于双下肢，双眼平视前方，身体无倾斜，肩臂自然放松，上肢自然下垂，肘关节略屈曲；去除不可调的手杖套头，将把手置于地面，使手杖足朝上，把手着地垂直靠于患者身侧，在与患者尺骨茎突水平处手杖上做标记，然后将多余部分锯去，再把套头套回。如为可调节手杖，直接按上述标准进行调节。

（2）站立困难的患者：患者仰卧位，双手置于身旁，手杖高度即为尺骨茎突到足跟距离再加 2.5cm（预留鞋后跟的高度）。持杖站立时肘应略屈 30°左右。

3. 注意事项

（1）在使用手杖过程中，健侧手持杖，肘关节弯曲 20°～ 30°，双肩保持水平。

（2）上下楼梯时应遵循“健侧先上，患侧先下”原则。

（3）腕和手应能支持体重才能使用手杖，否则应选用前臂支撑拐。

（4）行走时目视前方，鼓励使用正常步态。

（5）为避免患者利用四足手杖负重时靠在杖上求得平衡，走路时，手杖不能靠身体太近；为避免手杖着地负重时向内倾倒，也不应离身体太远。

（二）肘拐

肘拐是带有一个手柄、一个立柱和一个向后倾斜的前臂支架的助行器，因支撑架上部的肘托托在肘部的后下方，故命名为肘拐。肘拐可以支持和加强腕部力量，为下肢提供较大支持，当力量和平衡严重受累时导致步行不稳定，手杖无法提供足够稳定的患者，可选用肘拐辅助行走（图 7–35）。

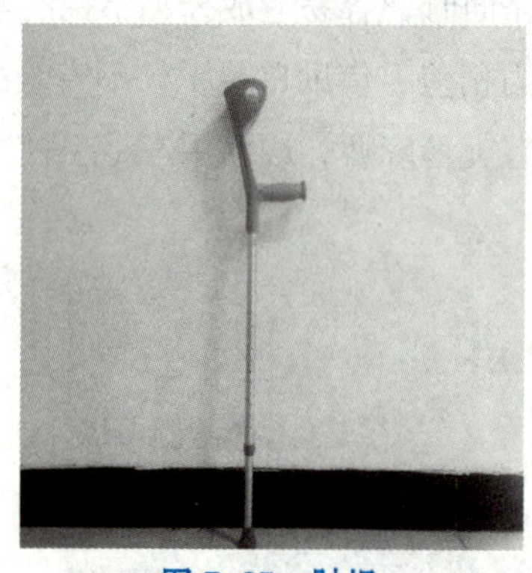

图 7–35　肘拐

1. 测量方法

（1）手柄到地面的长度测量：把手位置确定同手杖。

（2）手柄至前臂托的长度：为腕背伸，手掌面至尺骨鹰嘴的距离。

2. 注意事项

（1）肘拐使用时相对较笨拙，患者需要反复练习使用。

（2）患者上肢应有良好的力量，以便使用时支持体重。

（3）前臂套应松紧适宜，过紧会使肘拐难于移动，太松则容易脱落。

（4）前臂套应保持在肘与腕之间中点稍上方，过低会导致支撑力不足，太高则可影响肘关节活动甚至损伤尺神经引起相应症状。

（三）前臂支撑拐

前臂支撑拐是一种带有一个特殊设计的手柄和前臂支撑支架的助行器，适用于下肢单侧或双侧无力而腕、手又不能承重的患者，如类风湿关节炎、上下肢均损伤等（图7-36）。

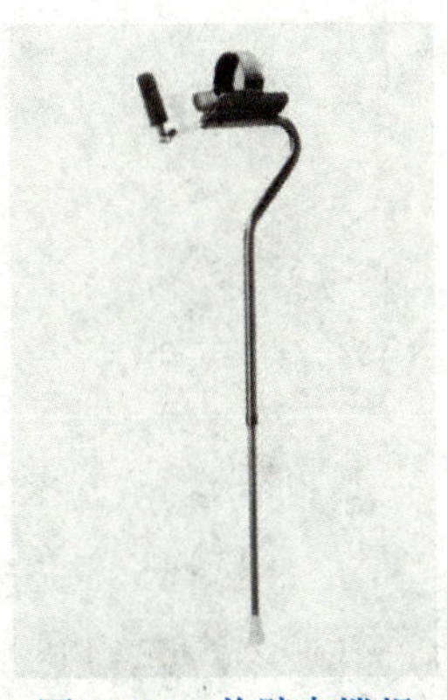

图7-36　前臂支撑拐

1. 测量方法

（1）立位测量：患者站直，体重平均分布于双下肢，目视前方，肩臂放松，尺骨鹰嘴到地面的距离即为前臂支撑拐的长度。

（2）卧位测量：测量足底到尺骨鹰嘴的距离加2.5cm。

两种测量方法测出的长度均应与托槽垫表面到套头之间的距离相当。

2. 注意事项

（1）使用时患者将手从托槽上方穿过，握住把手，前臂水平支撑在托槽上，承重点应在前臂。

（2）托槽前沿到手柄之间要有足够的距离，避免尺骨茎突受压；注意托槽不能太向后，以免长期使用压迫尺神经。

（3）站立及行走时不能将前臂支撑拐放在离身体前方太远处，否则会导致站立不稳。

（4）使用时，由于前臂部分的影响，遇到危险时不能迅速扔掉，会妨碍手的保护性伸出导致平衡失调。在无监护下行走之前应确认患者已具有充分的平衡和协调能力。

（四）腋拐

腋拐是较常用的助行器，对减轻下肢负荷和维持身体平衡具有较好的作用（图7-37）。任何原因导致步行不稳定，且手杖或肘拐无法提供足够稳定者均可选用腋拐。如脊髓灰质炎后遗症、胫腓骨骨折、骨折后因骨不连而植骨后等致单侧下肢无力而不能部分或完全负重者；截瘫、双髋用石膏固定或用其他方法制动时致双下肢功能不全、不能用左右腿交替迈步者。

优点：外侧稳定性好，能起到较好的平衡作用，为负重受限者提供功能性行走，适合上下楼梯时使用。

缺点：使用不当易产生腋下压迫，致腋窝内血管、神经受损；相对笨重，在拥挤的地方使用存在安全问题。

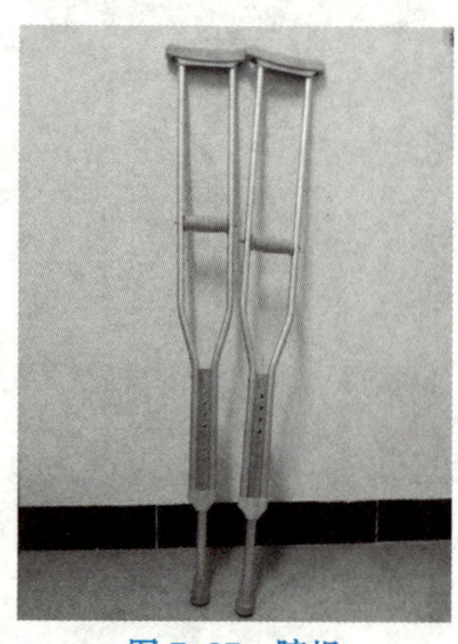

图 7-37　腋拐

1. 分类　分长度固定式与长度可调式两种。固定式不能调节长度，一般为木制；可调式长度可调，临床使用方便。

2. 测量方法　确定腋拐长度的方法很多，简单的方法有以下几种。

（1）身高乘以 77%。

（2）身高减去 41cm。

（3）站立时，从腋下 5 cm 处量至小趾外 15 cm，站立时大转子的高度为把手位置，也是手杖的长度及把手位置，量时患者应穿常用鞋站立。

（4）如患者下肢或上肢有短缩畸形，可让患者仰卧位，下肢穿上鞋或佩戴矫形器，上肢放松置于身体两侧，将腋杖轻轻贴近腋窝，在小趾前外 15cm 与足底平齐处为腋拐最适当的长度，肘关节屈曲 25°～ 30°，腕关节背伸时的掌面为把手部位。测量时应注意腋垫顶部与腋窝之间应有 5cm 或 3 横指的距离，过高会有臂丛神经受压迫的危险；太低则不能抵住侧胸壁，难以稳定肩部，并且易致走路姿势不良。

3. 使用方法

（1）迈至步：是开始步行时常使用的方法，具有步行稳定、实用性强的特点，但速度较慢，尤其适用于道路不平及拥挤的场合。

①两支腋拐同时向前迈出。

②腋拐支撑并向前摆身体使双足迈至双腋拐落地点附近。

（2）迈越步：多在迈至步成功后开始应用。具有步幅较大、速度较快、姿势较美观的特点，适用于路面宽阔及人少的环境。

①行进时双侧拐同时向前方迈出。

②腋拐支撑，身体重心前移，下肢向前摆动，双足迈至拐杖着地点前方位置着地。

③双拐向前伸出取得平衡。开始训练时全身弯曲易出现屈膝导致跌倒，故应反复练习，加强保护。

（3）四点步：步行稳定性好，但速度较慢，步态接近正常步行，适用于恢复早期骨盆肌上抬有肌力的患者。

①先伸出左侧腋拐。

②迈出右足。

③再伸出右侧腋杖。

④最后迈出左足。

（4）腋拐三点步：步行速度快，稳定性良好。适用于一侧下肢患病且不能负重的患者。

①先将两侧腋拐同时伸出先落地。

②然后迈出不能负重的足。

③最后将对侧足伸出。

（5）腋拐两点步：常在掌握四点步行后训练，稳定性不如四点步，但步行速度比四点步快。

①一侧腋拐和对侧足同时伸出作为第一着地点。

②另一侧腋杖和另一侧足再向前伸出作为第二着地点。

4. 注意事项

（1）上肢和躯干必须要有一定的肌力。为固定上肢来支撑体重，需要背阔肌、斜方肌、胸大肌、肱三头肌等用力；为使腋拐前后摆出，需要三角肌用力；为牢固握住把手，需要前臂屈肌和伸肌及手部屈肌用力。

（2）上臂应夹紧，控制身体的重心，避免身体向外倾倒。

（3）腰部应保持直立或略向前挺出的姿势，不能向后弯。

（4）拐杖的着地点应在脚掌的前外侧处，肘关节维持弯曲 20°～ 30°以利于手臂的施力，手腕保持向上翘的力量。

（5）腋垫应抵在侧胸壁上，通过加强肩和上肢得到更多的支持，正常腋拐与躯干侧面应成 15°的角度。

（6）使用腋拐时着力点是在手柄处，而不是靠腋窝支撑，以避免伤及臂丛神经。

三、助行架

助行架是一种由双臂操作的框架式助行器，包括轻型助行架、轮式助行架、助行椅、助行台等。

（一）轻型助行架

轻型助行架是双臂操作助行器中最简单的形式，又称讲坛架或Zimmer架，是一种没有轮子的三边形金属框架，依赖手柄和支脚提供支撑。有的助行架带有铰链结构，可以左右侧交替推向前移动，故称为交互式助行架。当同时合并上肢无力时，患者使用交互式助行架时可不必提起整个架子，只需将助行架两侧交替推向前方（图7-38）。

1. 适用对象

（1）需要比杖类助行器更大支持的单侧下肢无力或截肢者。如下肢骨性关节炎、关节置换手术后或股骨骨折愈合后的患者。

（2）全身或双下肢肌力差或不协调，但又需要独立站立者。如偏瘫、不完全性脊髓损伤、多发性硬化症、脑脊髓膜炎恢复期患者等。

（3）需要广泛支持，以帮助活动和建立自信心的患者。如心肺疾病患者、因患病长期卧床的老年人等。

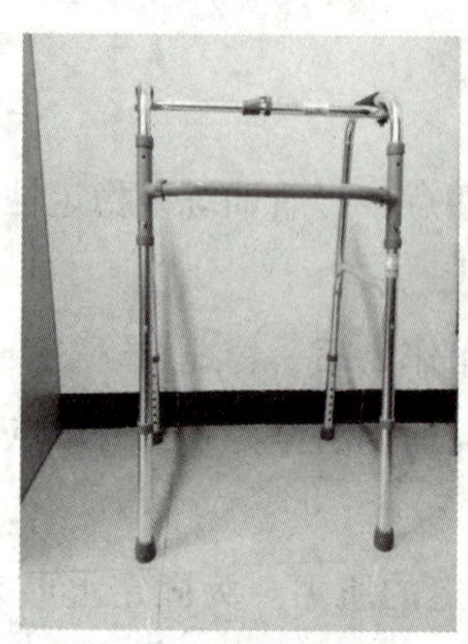

图7-38 轻型助行架

2. 使用方法

（1）基本步态：提起助行架放在前方一上肢远处；向前迈一步，落在助行架两后腿连线水平附近，通常先迈弱侧下肢；迈另一侧下肢。

（2）负荷步态：先将助行架向前；然后负重下肢向前，注意迈步下肢的落足点不能越过架子两后腿的连线。

（3）部分负重步态：助行架与部分负重下肢同时向前移动；健侧下肢迈至助行架两后腿的连线上。

（4）迈至步：先将助行架的两侧同时前移；将双足同时迈至前移后的助行架双后腿连线处。

（5）恢复早期交互式助行架四点步：将一侧助行架向前移；迈对侧下肢；移对侧助行架；移另一侧下肢。

（6）恢复后期交互式助行架四点步：一侧助行架及其对侧下肢向前移动；另一侧助行架及其对侧下肢向前移动。

3. 注意事项

（1）患者迈步腿不要迈得太靠近助行架，以免向后倾倒。

（2）助行架应放在前方位置，离太远，四足不能牢固地放在地面上承重，助行架易于倾倒，扰乱患者平衡。

（二）轮式助行架

轮式助行架是指带有轮子的双臂操作助行器，又称滚动助行架。这种助行器前方两足各有一个轮子。轮式助行架有几种不同的变型，有的有座，有的带有携物的篮子，有的只有带轮的三条腿，有的还带有手闸。

1. 适用对象

（1）凡需用助行架而不能用无轮型者均可采用前轮轮式型助行架。

（2）衰弱的老人和脊柱裂患者使用轮式助行架时需要较大的空间才能使用。

（3）三轮型轮式助行架在步行中不需要提起支架，行走时始终不离开地面，易于推行移动，但只适用于具有控制手闸能力的患者（图 7-39）。

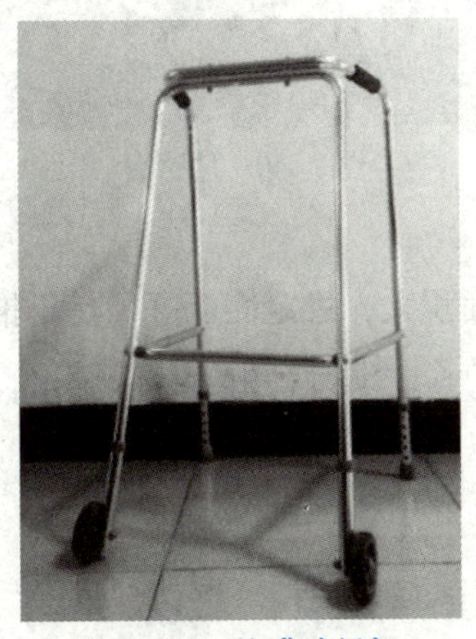

图 7-39 轮式助行架

2. 使用注意事项

（1）应用非常简单，但大多数轮式助行架在有限的空间内难以操作，因此运用时应选较大的空间。

（2）患者应学会使用手闸并具有控制手闸的能力以免下斜坡时发生危险。

（3）因路面常不平整，户外应用时应特别小心。

（三）助行台

助行台是一种带有前臂托或台、轮子的助行支架，又称为前臂托助行架或四轮式助行架。前臂托助行架是附有托槽的、齐胸高的变型助行架，常装有滑轮。有轮的站立辅助器也是齐胸高的助行架的变型，前方有垫好的平台，行走时前臂可放在平台上（图 7–40）。

1. 适用对象

（1）上、下肢均受累，合并腕与手承重不能的患者。

（2）下肢功能障碍需要使用助行架或前臂支撑拐，但又合并上肢功能障碍或不协调的患者。

（3）前臂支撑拐不适用的前臂明显畸形的患者。

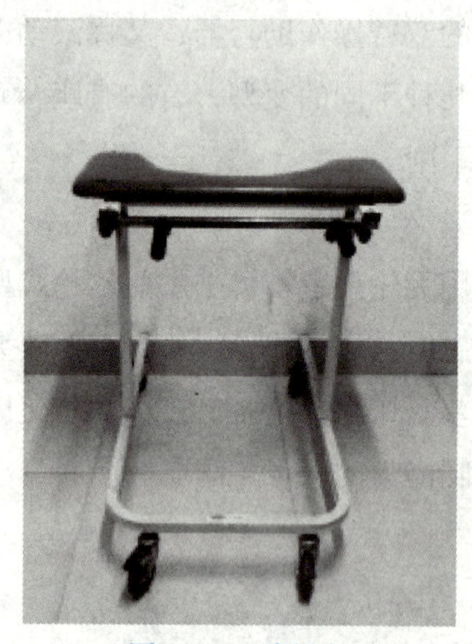

图 7–40　助行台

2. 注意事项　助行台支撑面积大，稳定性能好，易于推动。使用时，将前臂平放于支撑架上，利用助行台带动身体前移。助行台由于比较笨重，在有限的空间内和户外操作时比较困难，因此需要反复训练以达到熟练运用的程度。

第四节　轮　椅

随着社会文明的进步与发展，轮椅已不仅是肢体病伤残者的代步工具，更重要的是借助于轮椅使步行功能减退或丧失者在生活和工作中实现自理，也使他们获得心理方面的平衡与康复。严格来讲，轮椅不属于助行器，但因其作用与助行架相似，主要为一些残疾人或其他行走困难者代步之用，故在本章一并介绍。

一、概述

（一）概念

轮椅（wheelchair，WC）为常用辅助移动工具之一，是步行功能减退或丧失者和（或）为了减少活动时能量消耗者的常用代步工具。对于下肢截肢者，轮椅发挥着与假肢相同的作用。

（二）分类

依照不同的标准，轮椅有不同的分类方法。通常将轮椅分为普通轮椅、电动轮椅和特形轮椅三大类。目前临床上常用的轮椅包括以下几种。

1. 普通手动四轮轮椅　较为常用，装有一对大轮和小轮，脚踏板高度可调，适合大多数体弱病残者。

2. 多功能手动轮椅　扶手高度可调可拆卸，脚踏板可翻转或拆卸，靠背角度及高度可调，主要适合高位截瘫或双下肢残疾者使用。

3. 单手驱动式轮椅　一传动轴安装在两驱动轮间，手圈驱动装置安装在其中一后轮上，因此可用单手操纵轮椅，适合偏瘫患者使用。

4. 电动助力轮椅　一对电动助力装置安装在驱动轮轴心，患者只需稍加用力就可使轮椅获得较大的驱动力，适合上肢肌力较弱或运动功能较差的患者。

5. 电动轮椅　装有蓄电池，可以反复充电。用手控盒通过电控系统控制两个直流电机，分别驱动两个大轮，能自如地前进、后退和转弯。适合体弱、病残者在室内或在庭院近距离内使用。

6. 座便轮椅　座位上有开孔，下面置有便盆，可随时取放。适合高位截瘫和由各种疾病导致大、小便失禁的患者使用。

7. 可躺式轮椅　可躺式轮椅的靠背高度至乘坐者头部，可以放至水平位，同时脚踏也可自行抬起，使靠背、坐垫和脚踏板架三者在同一水平面，形成如同一张床。靠背枕部备有软垫，适宜枕靠，乘坐者可以随时躺下休息。此种轮椅对老年人和体弱多病者非常适宜。

8. 体育运动轮椅　这是专为残疾人运动员设计研制的轮椅，适合下肢残疾者从事体育竞赛活动。此类轮椅主要有竞速轮椅、排球轮椅、篮球轮椅等。

二、轮椅的选择

（一）适应证

轮椅使用者通常是那些因残疾不能步行、行动不便或遵医嘱不能负重行走的患者。以下几种情况需要选用相应的轮椅。

1. 步行功能减退或丧失者 截肢、下肢骨折未愈合、截瘫、其他神经肌肉系统疾患引起双下肢无力、严重的下肢关节炎症或疾病等致患者步行功能减退，即使借助拐杖或其他助行器也无法步行，应考虑选用轮椅。

2. 非运动系统本身疾病但步行对全身状态不利者 严重的心脏病或其他疾患引起全身性衰竭等患者，因双下肢不适宜负重，应遵医嘱使用轮椅代步。

3. 中枢神经疾患使独立步行有危险者 痴呆、单侧空间失认等智能和认知能力障碍的脑卒中后遗症患者，颅脑损伤后有类似症状者，严重帕金森病或脑瘫难以步行者应选用轮椅。

4. 慢性病患者和体弱者 可借助轮椅重新返回工作岗位，甚至参加各种社会活动和体育运动。

（二）轮椅的结构和部件

普通轮椅一般由轮椅架、轮、刹车装置、椅座及靠背五部分组成（图 7-41）。

（1）轮椅架：是轮椅结构的核心部分，可分为固定式和折叠式两种。固定式强度和刚度均较好，结构简单；折叠式在折叠后体积较小，便于携带。

为了方便使用者上下轮椅，两侧扶手可以为活动式的，可以取下，方便乘坐或离开轮椅，待坐好后再装上。为确保乘坐者安全，脚踏板和座位处均配有束带。

（2）轮：轮椅上通常装有一对大轮和一对小轮。大轮的外侧都装有手环，使用者双手推动轮环可以使轮椅移动行进。轮胎有实心轮胎和充气轮胎两种。实心轮胎多用于进出温度变化较大的浴室或铺有地毯的房间等使用环境；充气轮胎对于凹凸不平的路面，有避震作用，使用者坐得较舒适，故较常用。由于轮椅架本身没有减震结构，为了乘坐舒适，目前已生产出低压宽胎轮椅。小轮装在有竖轴的叉架上，是辅助支承，载荷较轻，可以随行走方向自由转动。

（3）刹车装置：普通轮椅的刹车装置较简单，均采用制动手把刹住大轮。使用者在上下轮椅或在坡道上停留时，均需将轮椅刹住。短制动手把有利于患者进出轮椅，但制动时比较费力，为了制动时省力可以接长制动手把。

（4）椅座：椅座对于长期使用轮椅者非常重要，它直接与乘坐者接触，应具有均匀分散压力的特性和良好的吸湿性及透气性。椅座的高、深、宽取决于患者的体型，坐垫应软硬适中，能让患者乘坐舒适，过硬或过软都会使臀部压力集中于坐骨结节或其周围，长时间压迫可使该处软组织产生压疮。常用的坐垫有普通泡沫坐垫、高弹力太空棉垫、羊剪绒垫、成形泡沫塑料坐垫、聚合凝胶坐垫、气囊坐垫等。

（5）靠背：承托乘坐者的背部，可分固定和可调角度的。按其高度可分为低靠背、中靠背、高靠背、高靠背加头托。低靠背不妨碍肩胛骨活动，允许患者躯干有较大活动度，但要求对躯干平衡和控制有一定的能力；高靠背对躯干平衡和控制不好者较为实用。

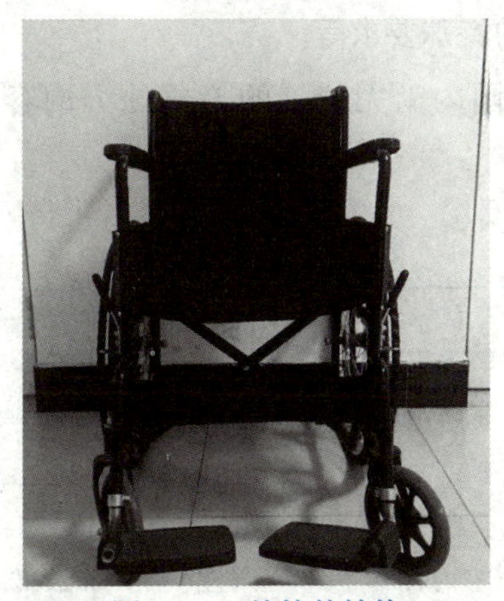

图 7-41 轮椅的结构

（三）轮椅部件的尺寸选择

选择一部轮椅，需要考虑到各种因素，如患者残疾和功能障碍程度、年龄、爱好、经济状况、居住及工作环境等。轮椅尺寸的合适与否，特别是座位宽窄、深浅与靠背的高低，以及脚踏板到坐垫的距离是否合适都影响到轮椅的合理使用。

1. 座宽 指轮椅两侧扶手侧板之间的距离。坐好后，臀部与轮椅座位两内侧面之间的距离应各有 2.5cm 间隙为宜。座位过窄，不但使患者上下轮椅不便，还容易擦伤患者皮肤，甚至挤压股骨周围而产生压疮；座位过宽则使乘坐者驱动轮环十分困难。

2. 座长 指靠背到座位前缘之间的距离。当乘坐者坐好后，腘窝部与座位前缘的间隙应以 6.5cm 为宜。座长过短会使坐骨结节承重太大，容易在坐骨结节处产生压疮；座长过长又会使座位前缘压迫腘窝部小腿的上端而影响血液循环，并易致皮肤擦伤。

3. 靠背的高度 靠背的高度应根据乘坐者的坐高及躯干功能情况而定。靠背越低，上半身及双臂的活动越方便；靠背越高，乘坐者越稳定。一般情况下，若伤残者躯干机能是完好的，靠背上缘高度应在乘坐者腋下约 10cm 为宜。

4. 坐垫与脚踏板之间的距离 乘坐者坐好后，双脚放在脚踏板上，腘窝处大腿前端底部约有 4cm 不接触坐垫。坐垫与脚踏板的距离过小，可使大腿前端与坐垫离开的部分过长，造成坐骨结节承重过大；坐垫与脚踏板距离过大，乘坐者的脚不能够踏上脚踏板，双脚失去依托而自由摆动，很容易导致碰伤。

（四）轮椅处方

轮椅处方（wheel chair prescription）是康复医师、治疗师等根据残疾者的年龄、疾病及损伤程度、健康状况、转移能力、生活方式等开具的订购轮椅处方。开具轮椅处方前首先要了解使用者的运动功能、感觉功能、认知功能及对使用轮椅的态度、能力等，并对使用者测量身体，最后由康复医师、治疗师、护士及轮椅使用者、家属等共同商议确定轮椅的类型、规格及对某些部件的特殊要求等。

轮椅处方的内容：目前国内尚无统一的轮椅处方内容与格式，轮椅处方举例（表7-1）。

表 7-1 轮椅处方举例

姓名		性别		年龄		职业	
住址				联系电话			
残疾类型							
使用者	成年人、儿童、幼儿、下肢截瘫者						
轮椅类型	普通型、前轮驱动型（室内）、单手驱动型（左、右）、下肢截肢用轮椅、竞技用轮椅						
驱动方式	手动（双轮、单轮：左、右） 电动（手控、颊控、颏控、气控） 其他						
座席	宽度　cm；高度　cm；深度　cm						
大轮	规格　cm，轮胎（充气，实心）						
脚轮	规格　cm，轮胎（充气，实心），脚轮锁（要，不要）						
靠背	普通型，可拆卸式，后倾靠背（半倾、全倾） 可开式靠背（要、不要），头托（要、不要）						
手轮	规格　cm；普通型、推把（水平、垂直、加粗）						
扶手	长扶手、短扶手；可卸式（是，否）、扶手垫（要，不要）						
脚托	固定式、抬起式、分开式、可卸式、左右（分别、共用）； 脚跟环（要、不要）、脚踝带（要，不要）、脚缓冲器（要，不要）						
腿托	横跨两侧式、两侧分开式						
车闸	凹口式、肘节式、延长杆（右　cm，左　cm）、运动用可卸式						
颜色	轮椅架（　）色；座位（　）色						
附属品	坐垫　背靠垫　扶手垫　轮椅桌　安全带						
特记事项：							
处方者：	日期　年　月　日						

三、轮椅的使用训练

（一）坐姿与维持

乘坐者在轮椅中应保持躯干直立、两侧对称、安全舒适、功能最好的姿势。某些姿势异常患者还需要定制特殊的轮椅座位或座位系统来校正坐姿。

1. 骨盆支撑 是支撑整个身体的关键。良好的骨盆支撑要求座席的高度、宽度、深度适宜。严重的畸形或肌张力异常者往往不能平均分布压力，不能提供良好的支撑，需定制特殊的座椅和各种坐垫来维持坐姿，并随生长、体重和体型的变化对座位进行调整。耐力较差者可使用多体位轮椅，实现在同一轮椅上工作和休息。

2. 上肢支撑　适宜的扶手和扶手垫不仅可使上肢置于舒适位置，通过上肢负重减少对坐骨的压力，还有助于保持正确的姿势和维持平衡。选用特殊扶手还可使上肢固定于特定的功能位。

3. 下肢支撑　良好的支撑可以保护下肢，维持正确的体位和最佳平衡。适宜的脚托高度为：先把脚托降低，使足跟刚刚开托面，然后再上抬 1.3 ～ 1.5cm。脚托过高，屈髋角度大，体重过多地压在坐骨结节处；脚托过低，双失去承托，易发生摆动而受伤，且腘窝处完全承受小腿及脚的重量而易发生压疮。下肢水、外伤及膝关节僵硬者需用可抬起的脚托支架，内收肌张力过大者还需使用外展支架。

4. 背部、头部及胸部支撑　适宜的靠背高度能保证使用者姿势良好，防止疲劳。躯干平衡和控制不良者（如脑瘫、高位截瘫等），以及身体虚弱的老年人需使用高靠背轮椅来支撑；必要时使用胸垫和胸带等支持胸部。

（二）减压训练

减压训练的目的是预防压疮。由于久坐轮椅者坐骨结节等处压力很大，从乘坐轮椅的第一天起就应掌握减压动作并养成一种习惯。减压方法有多种，治疗师应根据乘坐者的功能和能力，指导患者进行有效的减压训练；减压动作应两侧交替进行，间隔 30 分钟左右减压一次。

（三）轮椅转移技术

轮椅转移技术包括轮椅与床、椅子、坐便器、浴盆等之间的转移。转移动作可以先站立再转换方向，可以直接滑动完成，详见本书第四章第二节“转移活动训练”相关内容。根据动作的独立程度可分为独立转移、部分帮助转移和全部帮助转移，帮助量取决于患者和帮助者的能力、体力、转移的距离和频率、认知能力及两者之间的配合程度，并随患者能力和完成情况的改善而逐渐减少。完成一项转移动作有多种方法，只要适合患者即可，不一定越复杂越好。

（四）轮椅操作技术

1. 平地驱动轮椅　驱动轮椅时先将车松开，身体向后坐直，目视前方。驱动轮椅的过程分为驱动期和放松期。

驱动期：双上肢后伸，稍屈肘，双手握紧手轮的后半部分，上身前倾的同时双上肢向前推动手轮并伸直肘关节。

放松期：当肘关节完全伸展后松开手轮，上肢自然放松下垂于大轮的轴心位置。

上述动作重复进行，完成向前驱动轮椅的过程。为了提高轮椅的行驶速度，应注意在轮椅上的姿势，掌握好躯干、上肢和手指运动的协调。无论在轮椅前进还是后退的行驶中，通过控制手轮即可完成转换方向。单侧动轮椅价格昂贵，操作难度大。使用电动轮椅，尤其使用颏部控制、气动控制、声音控制等特殊控制方式的轮椅，还应对患者进行专门使用训练。

偏瘫等一侧功能障碍的患者也可以使用普通轮椅，利用健侧的上下肢来驱动轮椅。方法：先将健侧脚托抬起使健足着地，健手握住手轮向前推动轮椅，健足向前踏出，健侧的手足配合控制前进的速度和方向。

2. 平衡点与大轮平衡技术 推轮椅者用脚向下踏倾倒杆的同时双手下压手把使轮椅后倾，在后倾的过程中双手承受的重量逐渐减少，当轮椅后倾约 30°时双手负重最小，此位置称为平衡点。

大轮平衡技术：指由大轮支持，脚轮抬起悬空并保持平衡的一种技巧，是使用轮椅者完成上下坡路、上下台阶、越过障碍物、在不平整的路面行驶等技能操作的基础，也是使用轮椅在社区通行的基本技能。即使不能把脚轮拾得较高或抬起后只能维持很短时间，也会给乘坐者带来很大的方便。

大轮平衡技术分为准备、启动、保持平衡 3 个步骤：①准备动作：头稍后仰，上身挺直，两臂后伸，肘微屈，手抓手轮，拇指放在轮胎上。②启动：先将手轮轻轻向后拉，然后快速向前推，脚轮离地。③保持平衡：调整身体和手以维持平衡，即当轮椅前倾时上身后仰，同时向前推手轮；当轮椅后仰时上身前倾，同时向后拉手轮。

进行大轮平衡训练时先将患者置于平衡位置，练习向前驱动时轮椅向后倾，向后驱动时轮椅向直立位运动，直到在监护下能维持大轮平衡并最终掌握这一技巧。训练时应注意保护，以免向后翻倒造成危险。

3. 驱动轮椅上下台阶（独立） 当轮椅使用者掌握大平衡技术后即可开始。用该方法可在社区完成上下马路镶边石、越过障碍物和浅沟等动作。

方法：使轮椅面对台阶并离开数厘米远；利用大轮平衡技术抬起脚轮并置于台阶上；前轮倒退到台阶边缘，将双手置于手轮的适当位置，用力向前推动轮椅到台阶上。下台阶时先将轮椅退到台阶边缘；在控制下转动大轮缓慢下降到台阶下，最后使脚轮落下。

注意：在刚开始训练时必须有人监护。

4. 驱动轮椅上下坡道（独立） 训练时需掌握两手同步用力推或拉，并学会灵活使用车闸，以便失控时尽快把轮椅刹住。

5. 推轮椅上下台阶（或马路镶边石） 上台阶（或马路镶边石）有两种方法：一是面向台阶，用脚踩下倾倒杆使轮椅向后倾倒，把脚轮放在台阶上，继续向前方推动使大轮靠近台阶，再上抬大轮即可；二是把轮椅背向台阶，推轮椅者抬起脚轮，将轮椅退到台阶下，双手同时用力上提即可。

下台阶（或马路镶边石）有两种方法：一是面朝前方，先使轮椅后倾，然后边向后拉动轮椅边使大轮缓慢落到地面，再缓慢放下脚轮；二是面朝后，推轮椅者自己先下台阶，把轮椅倒退到台阶边缘，使大轮缓慢倾斜从台阶上落下，再抬起脚轮向后方移动，使脚轮落到地面，然后转向前行。

6. 推轮椅上下坡道　在推轮椅上坡时一定要朝前方；下坡时让乘坐者面朝后，并控制好大轮速度，尤其是在较陡的坡道。若坡道的斜度较小，也可让患者面朝前，此时推轮椅者要握紧手推把，控制大轮的速度。

7. 推轮椅上下楼梯　推轮椅上下楼梯时应两人完成。

上楼梯时，先把轮椅推至楼梯口，并转为背向楼梯；后倾轮椅使大轮接触到第1级楼梯，上方的帮助者握紧手推把，另一帮助者面对患者，双手分别握住两侧扶手前部的下方（注意：不能抓脚轮和脚托，以防二者脱落），两人同时用力使轮椅在楼梯上逐级滚动。

下楼梯时将轮椅正对楼梯，后倾轮至平衡点并向前推到楼梯边缘，与上楼梯时同样控制轮椅，两人同时用力使轮椅逐级滑落。

四、注意事项

1. 轮椅使用前的准备　推动轮椅前先确认乘坐者的手未放在车轮上，肘部未伸出扶手外，脚已经放在脚托上，躯干不稳定者已经系好安全带，还要了解路面情况并告诉乘坐者。

2. 正确使用轮椅　使用折叠式轮椅时应正确打开与收起。打开轮椅时双手掌分别在两侧扶手下方的横杆上同时向下用力，使座席自然展开（不可抓住两侧扶手用力向两边推拉）。收起时先将脚托抬起，双手握住座席前后的中心线同时向上提拉，使轮椅自然折叠。在不使用轮椅时应打开车闸。推动折叠的轮椅或在不平的地面推轮椅时应抬起脚轮，仅大轮着地。抬起脚轮时用脚踩倾倒杆同时双手下压手推把，以防倾倒杆折断。在推动轮椅中避免脚轮方向与大轮方向垂直，以免翻倒动。不可快速推动轮椅进行嬉耍。把轮椅装到汽车的行李箱时要水平放置，轮椅上不可放置其他物品。

3. 环境改造　为方便轮椅出入，应在台阶处修建防滑的坡道并在侧面安装扶手。操作轮椅最理想的坡道角度为5°。上肢功能正常者一般可独立驾驶轮椅上下的坡道。即使由他人推动轮椅，安全的坡道角度为35°。

4. 适合性检验　使用轮椅前要进行适合性检验，要求乘坐时臀部两侧与座位的内侧面应有1～2横指的间隙；膝后下方小腿部与座位的前缘应有约4横指的距离；腘窝处大腿不接触坐垫，应有2横指的距离。

5. 验收后使用　新购买的轮椅应先进行验收，长期使用轮椅者应定期对轮椅进行检查与保养。

第五节 矫形器

一、概述

矫形器是预防和治疗残疾、促进伤病恢复、充分发挥肢体功能的治疗器具。随着临床医学及康复医学的发展需要，近代高分子材料学、生物力学、电子学等高科技的高速发展，矫形器的制作及运用也有了快速进步。

（一）矫形器的概念

矫形器（Orthosis）是在人体生物力学的基础上，作用于人体四肢或躯干，用于改变或代偿神经、肌肉、骨骼系统的功能或结构的体外装置。

1992 年国际标准组织（ISO）将 1972 年美国国家假肢矫形器教育委员会提出的统一矫形器命名方案为国际标准，逐渐在各国推广普及。2004 年，国家市场监督管理总局参照 ISO 9999-2002 国际标准，制定了我国矫形器新的国家标准（GB/T16432-2004），见表 7-2。

表 7-2 矫形器统一命名及缩写

中文名称	英文名称	缩写
骶髂矫形器	sacro-iliac-orthosis	SIO
腰骶椎矫形器	lumbo-sacral orthosis	LSO
胸腰骶椎矫形器	thoracic-lumbo-sacral orthosis	TLSO
颈椎矫形器	cervical orthosis	CO
颈胸椎矫形器	cervical-thoracic orthosis	CTO
颈胸腰骶椎矫形器	cervical-thoracic-lumbo-sacral orthosis	CTLSO
手矫形器	hand orthosis	HO
腕矫形器	wrist orthosis	WO
腕手矫形器	wrist-hand orthosis	WHO
腕手手指矫形器	wrist-hand-finger orthosis	WHFO
肘矫形器	elbow orthosis	EO
肘腕矫形器	elbow-wrist orthosis	EWO
肘腕手矫形器	elbow-wrist-hand orthosis	EWHO
肩矫形器	shoulder orthosis	SO
肩肘矫形器	shoulder-elbow orthosis	SE

续表

中文名称	英文名称	缩写
肩肘腕矫形器	shoulder-elbow-wrist orthosis	SEWO
肩肘腕手矫形器	shoulder-elbow-wrist-hand orthosis	SEWHO
足矫形器	foot orthosis	FO
踝足矫形器	ankle-foot orthosis	AFO
膝矫形器	knee orthosis	KO
膝踝足矫形器	knee-ankle-foot orthosis	KAFO
髋矫形器	hip orthosis	HO
髋膝踝足矫形器	hip-knee-ankle-foot orthosis	HKAFO

（二）矫形器的分类

1. 按装配部位分类　分为上肢矫形器、下肢矫形器、脊柱矫形器。

2. 按治疗阶段分类　分为临时用矫形器、治疗用矫形器、功能代偿矫形器。

3. 按基本功能分类　分为固定性矫形器、保持用矫形器、矫正矫形器、免荷式矫形器、步行用矫形器、牵引式矫形器等。

4. 按制作主要材料分类　分为塑料矫形器、纤维制品矫形器、金属框架式矫形器、石膏矫形器、皮革矫形器等。

5. 按所治疗疾病分类　分为儿麻矫形器、脊柱侧弯矫形器、先天性髋关节脱位矫形器、骨折矫形器、马蹄内翻足矫形器等。

（三）治疗作用

1. 固定和保护　矫形器可通过对受损或疾病肢体的保护及固定，缓解肌肉痉挛，促进炎症、水肿的吸收，减轻疼痛，促进病变的愈合。

2. 稳定与支持　矫形器可通过对肢体及关节异常活动的限制，维持骨、关节、脊柱的稳定性，改善或恢复肢体功能。

3. 预防与矫正畸形　通过矫形器的限制，预防潜在的畸形发生和发展；通过三点力作用原理矫正肢体已出现的畸形；矫正性矫形器一般适用于儿童和青少年。

4. 代偿功能　矫形器的外力源装置可对肌力较弱者给予助力；代偿已瘫痪的肌肉的功能；矫形器使关节置于功能位，维持其正常的功能与运动。

5. 免负荷作用　应用承重矫形器，能部分或完全免除肢体或躯干的承重，促进组织修复，促使病变愈合。

6. 抑制痉挛　通过控制关节运动，抑制肌肉反射性痉挛。

二、矫形器的制作

低温热塑板材具有良好的可塑性，其方便制作、制作简单快速、容易加工和修改、易于佩戴等特性使之在临床中得到广泛应用，逐渐代替了过去以皮革、金属为主的矫形器。康复治疗师常选用低温热塑矫形器作为辅助治疗手段。

（一）低温热塑性材料特性

低温热塑性材料是一种特殊合成的高分子聚酯，低温下（60 ～ 80℃）即可以塑化，一般加温 5 分钟就可以软化，在肢体上直接塑型，无须石膏造模，多用于上肢矫形器的制作。

1. 透明性 指材料的透明度。有的材料没有色素，在加热前呈白色，加温后变成透明状，便于塑形时能直接观察和制作。

2. 记忆性 指将已塑型的板材重新放入热水中后，板材可平整地恢复到塑型前的形态。记忆性可以允许低温热塑板材多次在患肢上塑型，方便矫形器修改或重复使用。

3. 塑型性 指软化后的板材与肢体轮廓容易吻合的程度。材料的塑型性越好越容易与肢体吻合，尤其适合于面部塑型和形态较复杂部位的塑型，也非常适合疼痛部位的塑型。塑型性好的材料抗牵拉差，操作时拉力要小。

4. 牵拉性 是指材料软化后能够被牵拉延长的特性，一般情况下，牵拉性越好的材料对牵拉的阻力越大。

5. 抗指压 指材料软化后，是否容易留有手指的压痕及压痕的深浅程度。抗指压特征也是区别材料质地的指标之一，当使用容易受压的材料时，操作时应避免长时间的握捏或按压，以免影响矫形器的整体效果。

6. 透气性 有孔低温热塑板上置有众多网眼，因此具有较好的通气性，可增加皮肤通气、散热、排汗的功能，防止皮肤红肿、瘙痒。

7. 黏附性 是指材料加热后材料自身的黏贴或与皮肤黏贴的特性。通过材料自身黏贴的特点，可以不用任何黏胶剂而将各部分连接在一起，可提高矫形器的局部强度。但是，黏附性太高容易造成材料自黏而不易分开，影响制作，因此通常选择中等黏性的材料，也可通过涂抹滑石粉来降低其黏附性。

8. 加热时间 是指材料放入热水后使其充分软化所需要的时间，一般温度在 60 ～ 80℃时，加热时间约为 3 ～ 5 分钟。加热时间不够，会出现材料内部没有软化的情况；加热时间过长，会使材料变性，影响矫形器的使用寿命。

9. 冷却时间 是指材料从软化到塑型直至硬化的时间。材料的冷却时间一般是 3 ～ 5 分钟，如果需要延长冷却时间，可利用弹性绷带包裹塑型部位以保持热量。如果需要缩短冷却时间，则采用冷水冲洗的方法加快其固化。

10. 板材颜色　在治疗中，一般采用肤色和白色等与皮肤相近颜色的矫形器。但是，鲜明的颜色能吸引患儿，使其主动穿戴；对有认识功能障碍的患者，红色和蓝色材料矫形器能增强患者对患肢的视觉关注，有利于患肢参与功能训练。

（二）制作程序

1. 取肢体纸样　轮廓图是模拟肢体外形，描绘出肢体线条的图形。矫形器板材的样式需根据轮廓图获取，它是制作低温热塑矫形器的基础。在取得矫形器板材样式之前，需要根据患者肢体形状绘制轮廓图，以轮廓图为依据，绘制出符合要求的矫形器纸样。

2. 加热及塑型　沿纸样图剪下纸样，在患者肢体上试样并进行必要的调整，将调整好的纸样置于板材上，用记号笔画出其样式，然后用大力剪将板材裁剪好，将裁剪好的板材放入水箱中，待软化后取出，平整地放于桌面上，用干毛巾将板材擦拭干净，当操作者自身感觉不烫时再放置于患者治疗部位上进行塑型。对大型矫形器，必须用宽绷带将矫形器固定，以使矫形器更好地塑型，紧贴肢体。

3. 修整、边缘打磨　当矫形器的基本形态完成后，边缘应充分软化后剪裁，通过塑料板材的自缩性能使边缘光滑，必要时用布轮机磨平，以避免矫形器边缘的毛刺、锐角等刺激皮肤引起疼痛，甚至伤及皮肤。

4. 配置免压垫　免压垫是指放在免压部位，减少局部压力的一种软性材料。硅树脂橡胶、泡沫塑料及其他软性材料都可以用来制作免压垫。免压部位主要是骨突处、神经的表浅部位、伤口及疼痛部、受累关节等。免压垫应略大于免压部位，厚度一般为 5mm，通常为椭圆形，如果必须是长方形垫，应将四个边角剪成椭圆形。

5. 附件

（1）支架：为牵引关节的支撑装置，也称托架，由钢丝、铝合金条等制作。

（2）弹性材料：有橡皮筋、钢丝、弹簧等，其弹力可作为矫形器的外动力，以帮助肢体的被动运动或牵引。

（3）铰链：可支持关节运动或限制关节的活动范围。铰链作为动态结构能协助关节做各项运动以助于关节进行运动训练。

（4）手指配件：连接手指的辅助件，如指套、指钩、指帽及导线等。

6. 安装固定带　固定带能使矫形器附着于肢体上，通常情况下选择尼龙搭扣固定带或帆布固定带。需要根据矫形器的长度和肢体部位确定固定带安装的位置。

安装固定带时应注意：固定带直接接触皮肤，使患者感受到压力均匀、稳定；固定带不应影响所期待关节的运动；固定带应避开关节和骨突起部分；固定带压力应适度，避免影响血液循环；固定带穿脱应方便，颜色应尽可能与矫形器颜色近似。

三、常用低温热塑矫形器

（一）上肢矫形器

上肢矫形器是用于整体或部分上肢的矫形器（图 7-42）。

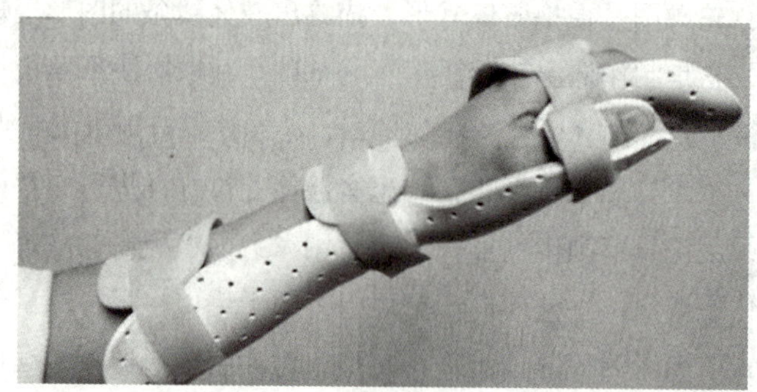

图 7-42　上肢矫形器

1. 基本功能　通过外力保持肢体的功能位；预防和矫正畸形；防止肌肉和关节挛缩；补偿降低或丧失的肌力；保护功能，促进病变的修复及愈合。

2. 种类

（1）肱骨骨折矫形器：对肱骨进行固定，适用于肱骨干中段骨折。骨折较轻的患者，可不跨关节固定，但较严重的肱骨骨折，需将肩、肘关节同时固定，肘关节置于功能位，进行较长时间的制动固定

（2）肘功能位固定矫形器：形状为背侧开口朝向掌侧的 U 形矫形器，可将肘关节固定于功能位（屈曲 90°位）。适用于肘关节手术后、肘部软组织损伤、肘部骨折及肘关节不稳的患者。作用：保护肘关节，限制关节活动及矫正肘关节畸形。

（3）铰链式肘屈曲矫形器：由在上臂及前臂运用低温热塑材料制作成开口朝向掌侧的 U 形状箍，再由肘关节铰链将连接而成。适用于肘关节挛缩、关节不稳、肘关节损伤、肘关节术后训练、肌力低下等。

（4）腕手功能位矫形器：由前臂托和手部共同组成，将腕关节固定于 30°，拇指外展对掌位、掌指关节、指间关节屈曲位。作用：使腕关节与手指保持在功能位。适用于周围神经麻痹，弛缓性或痉挛性瘫痪，腕关节骨折，肌腱损伤、腕关节挛缩，腕关节烧伤等。

（5）长手套式矫形器：近似于管形矫形器。作用：将腕关节制动，桡、尺骨远端固定，保持腕关节在功能位、拇指关节对掌位。适用于急性腕关节炎、腕扭伤、桡骨、尺骨远端及腕骨骨折、桡骨茎突炎、舟骨骨折等。

（6）抗痉挛矫形器：由前臂为开口朝向背侧的 U 形臂托和手掌托组成，使腕关节背伸 10°～30°，诸指分开微屈。若患者肌张力太高而无法操作，可以选择相近的正常人手

作为模型，塑好型后再根据患手情况进行修改。穿戴时需先将手腕及手指缓慢伸展，待松弛后再戴上矫形器。作用：对抗手屈肌痉挛，降低屈肌张力。适用于脑卒中、脑瘫、颅脑损伤等痉挛型患者。

（7）锥状握矫形器：由前臂部和手掌部组成，前臂部分为开口朝向桡侧的U形臂托，手掌部为锥状，锥状体尺侧粗而桡侧细，穿戴时手掌处在抓握的状态。作用：在手部肌肉放松的情况下，支持手弓于休息位。适用于臂丛神经损伤、四肢瘫痪、偏瘫等弛缓性麻痹或手部屈曲挛缩的患者。

（8）背侧腕伸展矫形器：固定于手臂背侧，开口朝向掌侧，使掌指关节及手指进行无障碍的主动屈曲运动的矫形器。作用：保持腕关节功能位，尤其适合掌侧面有伤口的患者装配。适用于桡神经损伤、臂丛神经损伤、肌腱损伤、多发性肌炎、偏瘫等，也可作为伸腕肌麻痹助动矫形器的基础。

（9）掌侧腕伸展矫形器：位于前臂及腕关节掌侧，将腕关节固定于背伸位，开口朝向背侧，前端不超过掌横纹，不影响掌指关节和指间关节活动。作用：在不影响手指活动的情况下，维持腕关节于功能位。适用于伸腕肌麻痹、腕关节损伤、桡骨茎突炎、偏瘫等。

（10）拇掌指关节固定矫形器：矫形器的拇指部位为管形，大鱼际部位有开口，穿戴时拇指应从矫形器开口套上去，然后使用固定带固定在手掌部。作用：制动大鱼际部，保持拇指在对掌功能位。适用于基底部骨性关节炎、急性掌指关节炎、拇指韧带损伤、正中神经麻痹、烧伤等。

（11）掌指关节屈曲矫形器：适用于正中神经、尺神经损伤造成的掌指关节过度伸展等患者。作用：利用橡皮筋的弹力辅助掌指关节的屈曲运动。

（12）短对掌矫形器　适用于内收肌挛缩、大鱼际肌损伤、拇指挫伤、腱鞘炎等患者。作用：将拇指与食指保持在对掌位，防治拇内收肌挛缩。

（13）指关节固定矫形器：包括指箍、指伸展固定矫形器、指屈曲固定矫形器、掌指关节固定矫形器等。此类矫形器制作容易，使用方便。作用：制动第2、3、4、5指，有利于组织修复，同时还可对过伸或过屈的手指进行矫正。适用于指关节损伤、指骨骨折、指关节炎、屈指肌腱挛缩、手指畸形等。

（14）槌状指矫形器：适用于急性牵拉引起的远端指间关节肌腱附着处的撕裂伤。作用：固定远端指间关节，使远端指间关节置于过伸位、近端指间关节轻度屈曲位，有利于肌腱愈合。

（15）指关节伸展辅助矫形器：适用于屈指肌腱挛缩、指关节屈曲畸形。作用：增加近端和远端指间关节的活动度。

（16）指关节屈曲辅助矫形器：适用于指关节伸肌挛缩、手指鹅颈样畸形等。作用：借助橡皮筋的弹性辅助指间关节屈曲。

（二）下肢矫形器

下肢矫形器是用于整体或部分下肢的矫形器（图 7-43）。

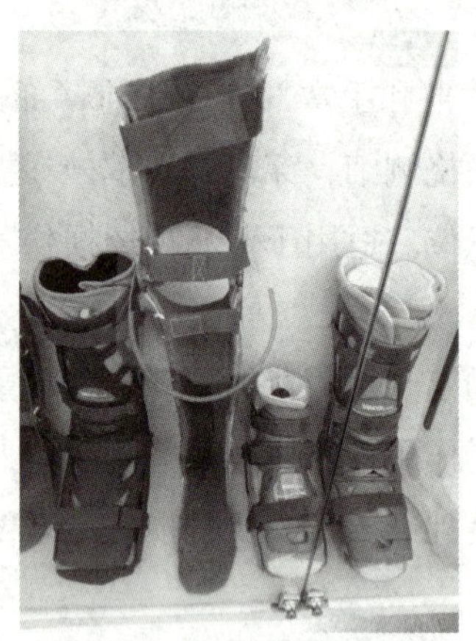

图 7-43　下肢矫形器

1. 基本功能　保护衰弱或疼痛的肌肉、骨骼；维护关节的正常对线和正常活动范围；预防和矫正肢体畸形；减轻或者完全免除患肢的承重负荷；代偿麻痹肌肉功能，部分改善行走步态；减轻肢体承重，促进骨折愈合等。低温热塑材料制作的下肢矫形器主要是保持肢体及关节的对线，维持下肢关节功能位置，或者临时性地固定肢体。

2. 种类

（1）髋关节固定矫形器：是采用低温热塑板材加热软化后直接在患者一侧的髂腰部至大腿部塑形制成的静止式髋外展矫形器，包括大腿部和髂腰部两部分。作用：对髋关节术后或轻度损伤者起到一定的保护或外展体位的作用。

（2）铰链式髋关节矫形器：为动态式矫形器。作用：在不影响髋关节屈伸度的情况下控制髋关节内收和外展的幅度，适用于痉挛型脑瘫、髋关节损伤等。

（3）膝关节固定矫形器：为静止式矫形器，可制作成管形或 U 形，其中 U 形方便穿脱，有利于训练。作用：稳定及制动膝关节，矫正膝关节畸形。

（4）铰链式膝关节矫形器：属于动态式矫形器，包括低温热塑材料制成的大、小腿后托及膝关节铰链、双侧的支条等部分。作用：根据功能不同可分为锁定关节及活动关节。稳定、支撑膝关节或限制膝关节活动范围时需锁住膝关节铰链，行走训练及限制膝关节伸展、屈曲活动范围以保护受损关节时需打开膝关节铰链。

（5）踝足矫形器：分为后片式踝关节固定矫形器、前片式踝关节矫形器及管形矫形器。由低温热塑材料制作的踝足矫形器强度低，不能用于成年患者的站立行走。其使用目的是将踝关节置于功能位，适用于足下垂或足部轻微骨折的患者，也可用于矫正小儿踝关节的内翻、外翻畸形。

（6）铰链式踝足矫形器：属于动态式矫形器，多是在前片式踝足矫形器的基础上，在踝关节处安装了铰链，使踝关节具有背伸、跖屈的运动功能。作用：可在运动训练时对踝关节进行保护与支撑。

（三）脊柱矫形器

脊柱矫形器根据脊柱的不同作用部位分为颈椎矫形器、胸腰骶矫形器、腰骶矫形器三大类（图 7–44）。

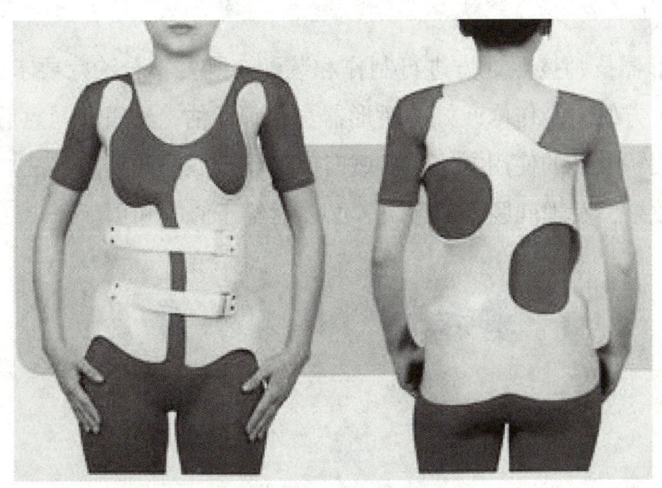

图 7–44　脊柱矫形器

1. 基本功能　限制脊柱运动，辅助稳定脊柱病变关节；减轻局部疼痛；减少或免除脊柱承重，促进病变愈合；支持麻痹的脊柱肌肉；预防或矫正脊柱畸形；矫正躯干畸形等。

2. 种类

（1）颈椎矫形器：为限制全部或部分颈椎运动的矫形器，又称围领或颈托。采用低温热塑材料塑造，分为不带颌托的和带有颌托两种。不带颌托的矫形器接触面相对较小，能对头颈部的屈、伸活动进行限制，但对头颈部的旋转运动没有限制。带颌托的矫形器接触面较大，既限制头颈部的屈、伸活动，也限制头颈部的旋转运动。适用于颈椎病、颈椎脱位、颈椎骨折、颈椎术后、颈部软组织损伤等。

（2）胸腰骶矫形器：由前、后两片组成，借助固定带将前后两片连接形成与躯体相吻合的箍，上端与腋下方相平，下端固定骨盆并延长至髂前上棘的外侧。作用：使胸椎处于伸展位，并限制胸腰椎或腰椎上部的躯干伸展运动，从而可使脊柱稳定。适用于胸腰椎压缩性骨折、胸腰椎结核、强直性脊柱炎、胸腰椎术后等。

（3）腰骶矫形器：外形及制作方法类似于胸腰骶矫形器。作用：限制腰椎的各方活动，利用腹压帮助支撑体重，并可减轻腰椎前凸等。适用于腰椎体滑脱、腰部椎间关节病、腰椎间盘突出症、退行性脊柱病等。

四、注意事项

矫形器临床适用于骨与关节损伤，中枢性疾病（如颅脑损伤、脑血管意外、小儿脑瘫），周围神经及肌肉疾病，烧伤等疾病或损伤。临床应用时需矫形外科医师、康复医师和矫形器制作人员密切合作，全面评定，根据评定结果确定矫形器处方。在矫形器制作装配前应对患者进行肌力、关节运动范围、协调能力等多方面训练，为使用矫形器创造较好的条件。

矫形器由矫形器技师按照处方进行制作和装配，既要符合治疗要求，又要穿着舒适、轻便、透气，穿脱方便。制作修改好的矫形器交医师评估，经医师同意后交给患者正式穿戴，并向患者讲明矫形器的使用方法、穿戴时间、出现问题的处理方法。注意定期随访检验矫形器的使用效果，发现问题及时解决，必要时给予修改和更新。

第六节 压力治疗

一、概述

（一）概念

压力治疗（pressure therapy；compression therapy）又称加压疗法，指通过对人体体表施加适当的压力，预防或抑制皮肤瘢痕增生、防治肢体肿胀、促进截肢残端塑形、防治下肢静脉曲张及预防深静脉血栓等的治疗方法。我国于 20 世纪 80 年代开始应用压力治疗抑制烧伤后瘢痕增生，并取得了显著疗效。

（二）治疗作用

1. 抑制瘢痕增生，预防和治疗增生性疤痕，促进瘢痕成熟。
2. 促进血液和淋巴回流，减轻肢体水肿。
3. 预防和治疗因增生性瘢痕所导致的挛缩和畸形。
4. 促进截肢后残肢尽早塑形，利于假肢的装配和使用。
5. 预防长期卧床者下肢深静脉血栓的形成。
6. 预防和治疗久坐或站引起的下肢静脉曲张。

（三）适应证

1. **增生性瘢痕** 各种原因所致的瘢痕，包括烧伤后增生性瘢痕和外科手术后瘢痕。

2. **各种水肿** 各种原因所致的肢体水肿，如外伤后肿胀、手术后下肢肿胀、偏瘫肢体肿胀、下肢静脉曲张性水肿等。

3. **截肢残端塑形** 防止残端肥大皮瓣对假肢造成影响。

4. 预防性治疗 烧伤21天以上愈合创面形成的增生性瘢痕及关节挛缩和畸形；长期卧床引起的下肢深静脉血栓；久坐或久站引起的下肢静脉曲张。

（四）禁忌证

1. 感染性创面 加压不利于创面愈合，甚至导致感染扩散。

2. 脉管炎 急性发作时加压会加重局部缺血，使症状加重，甚至造成肢体坏死。

3. 下肢深静脉血栓 加压可能造成血栓脱落危险，脱落栓子可导致肺栓塞或脑栓塞。

二、压力治疗方法

（一）常用方法

压力治疗的常用方法包括绷带加压法和压力衣加压法。在使用压力衣加压前，应先使用绷带进行加压，多配合压力垫和支架等附件以保证加压效果（图7-45）。

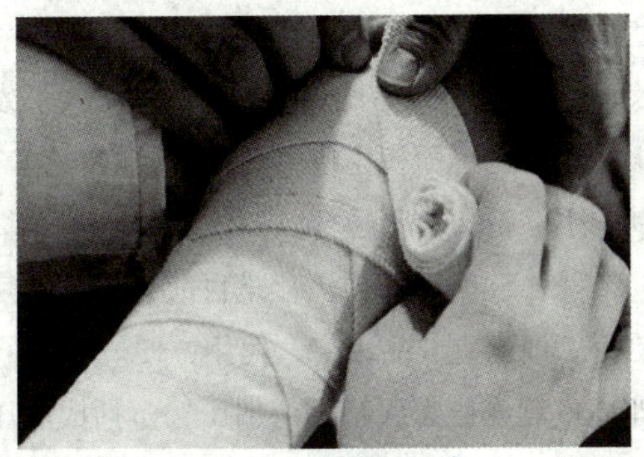

图7-45 绷带加压法

1. 绷带加压法 即通过使用绷带进行加压，可分为弹力绷带加压法、自粘绷带加压法、筒状绷带加压法及硅酮弹力绷带加压法等。

（1）弹力绷带加压法：弹力绷带为含有橡筋的纤维织物，按需要做成各种样式。使用时根据松紧和肢体运动情况需要4～6小时更换一次。开始时压力不要过大，适应后再加压力，至患者可耐受为限。治疗初愈创面时，内层要敷1～2层纱布，以减轻对皮肤损伤。

适应证：早期瘢痕因存在部分创面而不宜使用压力衣者。

使用方法：肢体包扎时，由远端向近端缠绕，均匀做螺旋形或“8”字形包扎，近端压力不应超过远端压力；每圈间相互重叠1/3～1/2；末端避免环状缠绕。压力以绷带下刚好能放入两指为宜。

优点：价格低廉，清洗方便，易于使用。

缺点：压力大小难以准确控制，可能会导致水肿，影响血液循环，引起疼痛和神经变性。

（2）自粘绷带加压法：用于不能耐受较大压力的脆弱组织，可在开放性伤口上加一层薄纱布后使用。

适应证：主要用于手或脚部早期伤口愈合过程中。对于2岁以下儿童手和脚部的早期伤口愈合，自粘绷带能提供安全有效的压力。

使用方法：与弹力绷带加压法基本相同。以手为例，先从各指尖分别向指根缠绕，然后再缠手掌部及腕部，中间不留裸区以免造成局部肿胀，指尖部露出以便观察血运情况。

优点：可尽早使用，尤其适合残存部分创面的瘢痕，对儿童手部或足部可提供安全有效的压力。

缺点：压力大小难以控制，压力不够持久。

（3）筒状绷带加压法：绷带为长筒状，有各种规格，可直接剪下使用，根据选择尺寸的不同，提供不同的压力。用于可承受一定压力的伤口表面。

适应证：主要用于使用弹力绷带和压力衣之间的过渡时期。

优点：使用简便，尺寸易于选择，尤其适合于3岁以下生长发育迅速的儿童；单层或双层绷带配合压力垫对相对独立的小面积瘢痕组织疗效较好。

缺点：压力不易控制、不够持久，不适合长期使用。

（4）硅酮弹力绷带加压法：硅酮和压力治疗是目前公认的治疗烧伤后增生性瘢痕的有效方法，可将两者结合使用。现已有成品市售，使用方便。

2. 压力衣加压法 即通过制作压力服饰进行加压，包括成品压力衣加压法、量身定做压力衣加压法、智能压力衣加压法等。

（1）量身定做：压力衣加压法利用有一定弹力和张力的尼龙类织物，根据需加压的位置和肢体形态，通过准确测量和计算，制成头套、压力上衣、压力手套、压力肢套、压力裤等。

优点：压力控制良好，穿戴舒适，合身。

缺点：制作程序较复杂，制作时间长，成本高，外形不如成品压力衣美观。

（2）智能压力衣加压法：智能压力衣也属于量身定做压力衣的一种，但制作工序智能化，应用专门的软件及硬件进行制作。智能压力衣加压法是目前较新的压力治疗方法。

优点：可量身定做压力衣，制作方便，节省了制作时间可利于早期使用，合身性更佳，外形美观。

缺点：制作成本高，价格较贵。

（3）成品压力衣加压法：即通过使用购买成品压力衣进行压力治疗。若选择合适，其作用同量身定做的压力衣。

优点：做工良好，外形美观，使用方便及时，不需量身定做，适合不具备制作压力衣条件的单位使用。

缺点：选择少，合身性差，尤其严重烧伤肢体变形者难以选择适合的压力衣。

3. 附件　在进行压力治疗时需要配合使用某些附件以保证加压效果，同时尽量减少压力治疗的不良反应。

（1）压力垫（pressure padding）：即加于压力衣或绷带与皮肤表面之间，用以保持凹面或平面疤痕均匀受压或增加局部压力的物品。由于人体形状不规则，需在穿压力衣时配置压力垫以达更好的治疗效果。

常用材料：海绵、泡沫、塑性胶、合成树脂、合成橡胶、硅胶、热塑板等。

（2）支架（splintage）：即置于压力衣或绷带下面，用于保护鼻部、前额、双颊、耳郭、鼻孔、掌弓等部位免于损害或变形的支托架。

常用材料：低温热塑板材。

（二）应用原则

1. 早期应用　压力治疗应在烧伤创面愈合后、尚未形成瘢痕之前开始，加压治疗开始时间越早，临床治疗和预防效果越好。一般来说，10天内愈合的烧伤多不用压力疗法；10～21天愈合的烧伤应进行预防性加压包扎；21天以上愈合的烧伤必须进行预防性加压包扎；削痂植皮后的深Ⅱ度、Ⅲ度烧伤需进行预防性加压包扎。

2. 合适压力/有效压力

（1）合适压力：压力治疗理想的压力为24～25mmHg（有效压力10～40mmHg），接近皮肤微血管末端的压力。若压力过大，皮肤会缺血而溃疡，压力过小则影响治疗效果。四肢压力可适当加大，躯干、头面部、儿童压力应适当减小。一般单层压力衣最多只能达到20mmHg左右，要达到足够的压力应用双层或加压力垫。临床研究表明，临床上使用10%缩率的压力衣，内加9mm厚的压力垫可取得较为理想的效果。

（2）有效压力：是指在不同体位或姿势下，压力始终保持在有效范围。如腋下为最易发生瘢痕严重增生的区域，当上肢自然下垂或肩关节活动时，作用在腋部的压力会明显下降，因此需要应用“8”字带保证活动时有足够的压力。其他活动范围较大的关节周围需使用橡皮筋等来维持有效的压力，如髋关节周围。压力衣使用一个月后，压力可能会下降50%，应定期调整以保证有足够的压力。

3. 长期使用　增生性瘢痕从创面基本愈合开始，持续加压至瘢痕成熟，至少需半年到1年时间，一般需1～2年甚至3～4年的时间。长期使用指每天应用的时间长，每天应保证23小时以上有效压力，只有在洗澡时才解除压力，每次解除压力的时间不应超过30分钟。

（三）不良反应及处理

1. 皮肤损伤　绷带或压力衣可对瘢痕造成摩擦，导致皮肤损伤，出现水疱和局部溃烂，尤其是新鲜瘢痕易出现这种情况。

处理方法：可在绷带或压力衣下加一层纱垫，四肢可用尼龙袜做衬，以减少压力衣和皮肤之间的摩擦。出现水疱后，抽出其中液体，涂以碘伏。只有破损严重或创面感染时才解除压力。

2. 皮肤过敏 敏感者可能对织物过敏，发生皮疹或接触性皮炎。

处理方法：可加一层棉纱布预防，过敏严重者应考虑其他方法加压。

3. 皮肤瘙痒 在加压开始的 1 ～ 2 周局部皮肤可能会出现瘙痒，这可能与织物透气不良、皮肤出汗、潮湿、化学纤维刺激等有关。

处理方法：一般无须特殊处理，瘙痒可在压力作用下减轻。

4. 肢端水肿 因近端使用压力而导致肢体远端血液回流障碍，造成远端肢体水肿，如压力臂套可导致手部肿胀。

处理方法：如近端压力较大，远端亦应加压治疗，如穿戴压力手套或压力袜。

5. 发育障碍 见于儿童，国外及我国香港均有压力治疗影响儿童发育的报道，如颌颈套引起下颌骨发育不良而后缩。此外，如果压力使用不当（如未使用支架保护），可引起手掌弓的破坏、鼻部塌陷、胸廓横径受损出现桶状胸等。

处理方法：预防为主，使用压力垫和支架保护易损坏部位，如鼻部、耳部、手部等。

三、常用压力衣及附件

（一）压力衣

1. 常用压力衣（图 7–46）

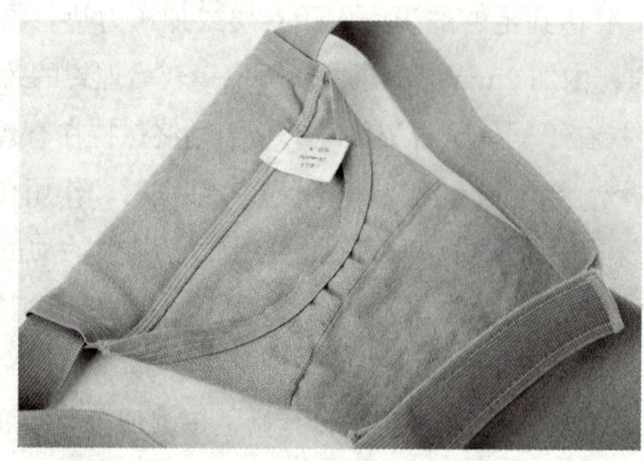

图 7–46 压力衣

（1）压力头套：是目前最常用的头部加压方法。头面部瘢痕增生是影响烧伤患者容貌和心理的重要因素，瘢痕控制和压力治疗的有效实施是头面部烧伤作业治疗的重要部分。头面部是人体最不规则的部位，应用弹力绷带难以有效地实施压力治疗，量身定做的压力头套可提供有效的压力。

适应证：头面部及下颌部烧伤或其他原因所致的瘢痕。

特点：由左右两片缝合而成，对头面部提供有效的压力，测量及画纸样比较复杂但缝制容易。

注意：开始穿戴时间不宜过长，可从每天 8 小时开始，逐渐增到 12 小时甚至 24 小时；如需留出眼、口鼻位置则可在相应位置裁出，注意开口尺寸应小于实际尺寸；应配合压力垫及支架使用以增加加压效果并预防面部畸形。

（2）压力上衣：躯干烧伤虽不如肢体烧伤和面部烧伤常见，但往往面积较大。躯干呈椭圆形，软组织丰富，压力治疗效果不如肢体的压力治疗效果好，可使用压力上衣或压力背心。

适应证：躯干烧伤或其他原因所致的瘢痕；腋部或前臂近端靠近肩部的瘢痕。

特点：压力上衣由前后两片和袖子组成，测量及画纸样相对复杂，缝制容易，压力较难控制到理想范围。

注意：肩关节活动时会影响腋部压力的大小，故在控制腋部瘢痕时应使用“8”字带；用于肩部瘢痕时衣服拉链应有足够的长度，以保证肩部有足够的压力。

（3）压力臂套：上肢是较易遭受烧烫伤和其他外伤的部位，上臂和前臂形状较规则，呈圆柱形，最易加压，压力容易控制且治疗效果较好。压力臂套包括上臂套、前臂套和全臂套。

适应证：上肢烧伤、手术或其他原因所致的瘢痕；上肢肿胀；上肢截肢残端塑形。

特点：由两片组成，制作容易，穿戴方便，压力易于控制。

注意：如需较大压力，应与压力手套同时应用，以预防手部肿胀。

（4）压力手套：为最常用的压力衣。手部烧伤发生率最高，畸形率最高，对功能影响最大，早期处理不当会遗留严重的功能障碍。压力治疗是预防及治疗手部肿胀、抑制瘢痕增生、预防关节挛缩和脱位最有效的方法，应尽早实施，并持续足够长时间。

适应证：各种原因所致手部瘢痕及肿胀。

特点：压力手套由手背、手掌、拇指及手指侧面的贴组成，易于测量及画纸样，但缝制困难。

注意：为方便穿戴，应加拉链，拉链应放于手掌尺侧以减少对手部活动的影响；指尖暴露以便观察血运情况；注意指蹼及虎口等易发生瘢痕增生和挛缩部位的加压；配合压力垫和外部橡皮筋使用。

（5）压力裤：为控制臀部、会阴部和下肢瘢痕常用的压力衣。

适应证：各种原因所致的臀部、会阴部及下肢瘢痕；下肢肿胀。

特点：由两个前片和两个后片缝合而成，制作相对简单。

注意：会阴部需配合压力垫使用，外加橡皮筋以保证有效的压力；臀部应根据体形进行适当调整，女性应避免压力导致臀部下垂。

（6）压力腿套：与上肢一样，腿部也是易于进行压力治疗的部位。压力腿套包括大腿套、小腿套和全腿套。

适应证：烧伤、外伤或手术所致下肢瘢痕；下肢肿胀；下肢静脉曲张的预防和治疗；下肢截肢残端塑形；下肢深静脉血栓的预防。

特点：由两片组成，制作容易，使用方便，压力易于控制，加压效果好。

注意：膝关节处应使用压力垫和外部橡皮筋，以保证有效压力；如压力较大，远端亦应加压；大腿部分应有足够的长度，以防止步行时压力腿套下滑。

（7）压力袜：为最常用的压力衣之一。足部是肿胀的易发部位，也是瘢痕的常见部位。

适应证：烧伤、外伤或手术所致的小腿下部、足踝部瘢痕；足部肿胀；下肢静脉曲张的预防和治疗；下肢深静脉血栓的预防。

特点：由左右两片或足底部、前部和后部三片组成，测量及缝制容易，画纸样较为复杂。

2. 注意事项

（1）设计制作：①压力衣应覆盖所有需要加压的瘢痕，至少在瘢痕区域外 5cm 范围。②关节附近或跨关节的瘢痕，压力衣应延伸过关节并达到足够的长度，不妨碍关节运动，也不致压力衣滑脱。③缝制过程中，应避免太多接缝，特定区域加双层或使用尼龙搭扣固定以减少压力衣的牵拉能力。④皮肤对纯合成的弹力纤维材料过敏而影响穿戴时，应换用其他加压方法。

（2）穿戴：①未愈合的伤口，在穿压力衣之前，应用敷料覆盖，以避免弄脏压力衣。②穿压力衣之前用油膏和止痒霜、洗剂擦洗，避免瘢痕瘙痒和搔抓后引起皮肤破损等问题，适当的压力可减轻瘢痕处瘙痒。③穿戴压力衣期间发生局部水疱，尤其是新愈合伤口或跨关节区域，可提前放置衬垫材料预防，应注意保持干净并用非黏性无菌垫盖住，只有伤口感染时才停止使用压力衣，否则应持续穿戴。④洗澡和涂润肤油时，可除去压力衣，但须在半小时内穿回。⑤每个患者应配 2 ～ 3 套压力衣，每日替换、清洗。⑥穿脱时，避免过度拉紧压力衣，可先在手或脚上套一塑料袋，再穿上肢或下肢部分会比较容易。

（3）保养：压力衣应每日清洗以保证足够的压力；清洗前应浸泡 1 小时后清洗；应采用中性肥皂液用温水洗涤、漂净，轻轻挤去水分，切忌过度拧绞；洗衣机洗涤时，应将压力衣装于洗衣袋内，避免损坏压力衣；压力衣应于室温下自然风干，切勿用熨斗熨干或直接曝晒于日光下；晾干时应平放而不要挂起；定期复诊，检查压力衣的压力与治疗效果，当压力衣变松时，应及时行进行收紧处理或更换新的压力衣。

（二）压力垫和支架

1. 应用原理　按 Laplace 原理，压力与曲率有关。在张力一定的情况下，不同的弹力纤维其张力恒定，曲率越大，压力越高。人体分为球体（头、臀、乳房）与柱状体（四肢、躯干）两种，表面并非标准的几何体，需使用压力垫来改变局部曲率，以增加或减少局部压力。

2. 注意事项　压力垫的大小与形状应视瘢痕情况而定，既应覆盖瘢痕表面，也要考虑活动等因素的影响，不宜太大，也不能太小，太大使压力减低，太小则活动时不能完全覆盖住瘢痕。压力垫的外部应加用棉质套，以减少过敏。压力垫应有独立的固定系统。

（1）尺寸：压力垫应完整地覆盖整个瘢痕。大面积瘢痕区，使用整块压力垫；相隔较远的散在瘢痕，可使用碎片；增生性瘢痕，应盖住边缘外 3 ～ 4mm；瘢痕疙瘩，为避免向外生长，应盖住边缘 5 ～ 6mm。

（2）身体凸、凹面问题：曲率半径很小的骨性突起应避免太多的压力，如尺、桡骨茎突。凹面应将其充填并确保压力垫完全与瘢痕接触，应在顶部建起垫子，使瘢痕真正受压。

（3）适合度与韧度：压力垫与体表维持完整接触的能力称为适合度，韧度是指维持形状与抵抗疲劳的能力。韧度是压力垫的重要特点，是能否对瘢痕产生足够压力的标志。适合度与韧度是对立统一体，不同材料在此方面各有所长。柔软的材料有较好的适合度，多用于快速反应、位于关节附近、活动较多部位的增生性瘢痕；质韧的材料对于远离运动区的瘢痕疙瘩效果较好。

（4）动力因素：跨过活动关节的压力垫应考虑不妨碍关节活动。如在肘关节腹侧放置压力垫，应剪一个“V”字形切口，以便屈曲时不受阻；在背侧应垂直剪开，以便牵拉伸肘时活动不受限。

（5）边缘斜度：采用斜度不同的边缘对瘢痕压迫的效果不同。斜度小的边缘处压力最大，可放置压力衣开口处，该处压力衣产生压力较弱，衣、垫有互补作用；边缘斜度大的垫下压力均匀，边缘处压力衣接触不到皮肤，避免了正常皮肤组织受压。

（6）固定：固定方法由压力垫放置位置决定。如背部用尼龙搭扣，在需要活动关节周围用扣带或弹力绷带，也可根据患者的喜好及接受水平决定。常用固定方法有尼龙搭扣、扣带及外用弹力绷带等。

（7）穿戴：支架应光滑服帖，不应产生局部压迫，必要时可加用衬垫；定期清洁，保持局部卫生；穿戴位置正确。

[学习小结]

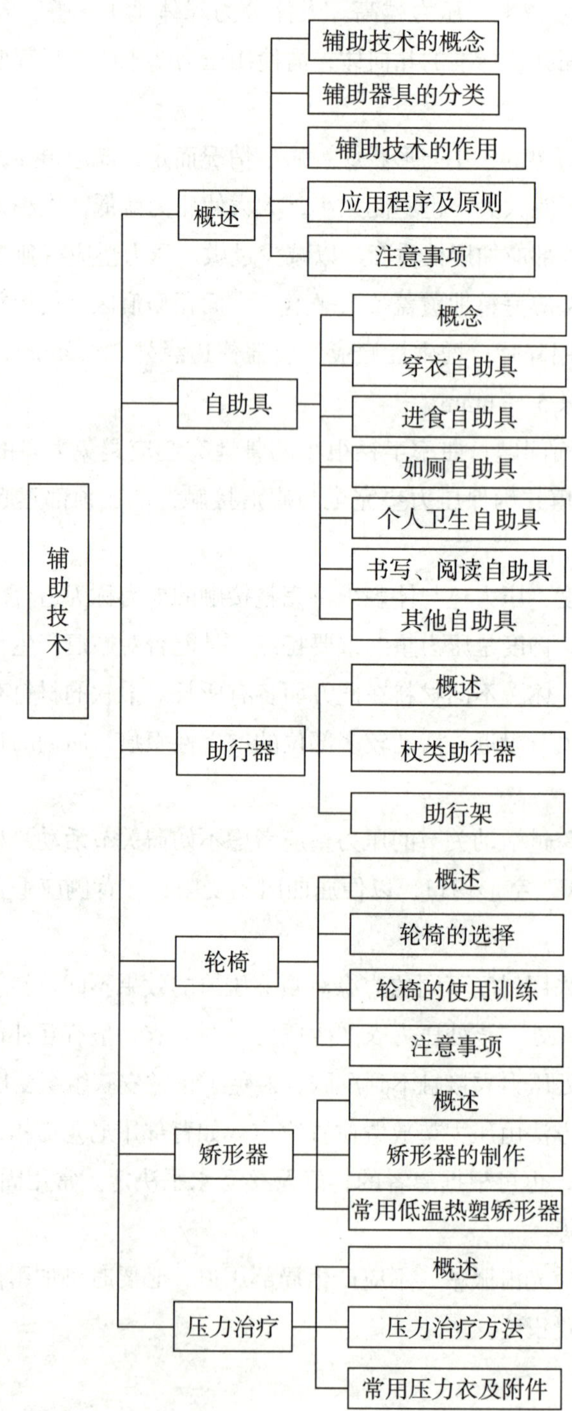
辅助技术
概述
辅助技术的概念
辅助器具的分类
辅助技术的作用
应用程序及原则
注意事项
自助具
概念
穿衣自助具
进食自助具
如厕自助具
个人卫生自助具
书写、阅读自助具
其他自助具
助行器
概述
杖类助行器
助行架
轮椅
概述
轮椅的选择
轮椅的使用训练
注意事项
矫形器
概述
矫形器的制作
常用低温热塑矫形器
压力治疗
概述
压力治疗方法
常用压力衣及附件

复习思考

一、下列各题的备选答案中，只有一个选项是正确的，请从中选择最佳答案。

1. 弹性筷子适用哪类人群（　　）

A. 下肢功能障碍　B. 腕关节屈伸不能　C. 手伸展能力差

D. 手的屈曲能力差　E. 肩关节屈曲能力差

2. 三足手杖适用对象，描述准确的是（　　）

A. 平衡能力稍差、借助单足手杖不安全的患者

B. 单侧上肢功能障碍的患者

C. 平衡能力差的患者

D. 单侧空间忽略的患者

E. 单侧截肢的患者

3. 轮椅的座宽测量方法为：坐好后，臀部与轮椅座位两内侧面之间的距离应各有多少间隙为宜（　　）

A. 1cm　B. 2.5cm　C. 3.5cm

D. 0.5cm　E. 4cm

4. 低温热塑矫形器软化温度一般控制在（　　）

A. 60 ～ 80℃　B. 50 ～ 60℃　C. 80 ～ 90℃

D. 90 ～ 100℃　E. 40 ～ 60℃

二、下列各题的备选答案中，有两个及以上选项是正确的，请从中选择正确答案。

1. 辅助技术包括（　　）

A. 技术　B. 服务　C. 研发、生产

D. 供应　E. 服务和管理

2. 下列属于低温热塑矫形器材料特性的是（　　）

A. 记忆性　B. 塑形性　C. 牵拉性

D. 抗指压　E. 黏附性

三、名词解释

1. 自助具

2. 助行器

3. 矫形器

4. 压力治疗

四、简答题

1. 辅助技术的作用。

2. 助行器的作用。
3. 手杖高度的测量方法。
4. 矫形器的治疗作用。
5. 腋杖的长度测量方法。
6. 辅助器具使用原则。

扫一扫，知答案

扫一扫，看课件

第八章 职业康复与社区作业治疗

【学习目标】

1. 掌握：职业康复、社区作业治疗、无障碍环境的概念；职业评定的内容；社区作业治疗的内容；社区环境评定的内容。

2. 熟悉：职业训练方法；社区作业治疗方法；环境改造的应用。

3. 了解：职业康复、社区作业治疗及环境改造中的注意事项。

第一节　职业康复

随着社会经济的发展与科学技术的进步，越来越多的伤残者或伤病者渴望回归并贡献社会，成为社会财富的创造者。职业康复水平的高低反映了一个国家或地区康复的整体状况。

一、概述

（一）职业

职业（vocation）是指利用专门的知识和技能，参与社会经济活动，为社会创造物质和精神财富，获取合理报酬作为物质生活来源，同时满足精神需求的工作。

1. 特点

（1）由人类需求和职业结构决定社会分工不同。

（2）由知识和技能决定职业的内在属性不同。

（3）创造财富，获得合理报酬。

（4）满足个人物质及精神生活。

2. 分类　我国在 1986 年首次颁布了中华人民共和国国家标准《职业分类与代码》

（GB6565-86），在1992年将我国近万个工种并为分属46个大类的4700多个工种。1998年12月我国编制完成《中华人民共和国职业分类大典》，并于1999年5月正式颁布实施，把我国职业划分为8个大类、66个中类、413个小类、1838个细类。其中细类为最小类别，即职业。1999年我国制定了《劳动力市场职业分类与代码（LB501-1999）》，并于2002年进行了修改。新标准《劳动力市场职业分类与代码（LB501-2002）》将职业分6个大类，56个中类，236个小类，17个细类。

（二）职业康复

职业康复（vocational rehabilitation，VR）是指综合利用药物、器具及疗养护理等手段，使伤残人员的肢体、器官和智能等全面或部分恢复，通过职业训练恢复工作能力，通过医疗康复和职业康复，使伤残人员能重返工作岗位，达到经济独立，生活自理。

职业康复是一个协调的、系统的专业服务过程，成功就业的最有效方法是认识到现有或潜在的工作困难，尽早进行职业康复。职业康复训练与一般康复训练有所不同，职业康复训练侧重于与就业或工作相关的身体功能恢复，对患者的身体和心理功能有更高要求。

1. 目的及作用 职业康复所提供的康复服务是为达到最大限度的独立和就业而设计的，提倡全面融入和参与到社会中去。

（1）目的：职业康复的目的是帮助伤残者恢复独立生活、学习和工作的能力；获得和维持合适的工作；在工作上有所晋升，提高生活质量；预防再次损伤。其最终目的使病、伤、残者获得并保持适当的工作，促进其参与社会。

（2）治疗作用

①强化躯体功能：提高肌力和耐力，改善活动能力，增强躯体功能。

②改善心理功能：调节伤残者情绪，增强信心，获得成就感和自我认同感。

③培养良好的工作行为：使伤残者遵守工作纪律和规章制度、正确处理与领导和同事关系、团结协作等。

④提高就业或再就业能力：通过VR训练可提高职业操作技术能力、找工作技巧和面试技巧等。

⑤获得并保持工作：使患者就业或再就业，并能维持适当的工作。

⑥预防再次损伤：对患者进行人体工效学和工作环境改造等方面的指导，预防工作中受伤或再次受伤。

2. 工作内容 1985年，国际劳工组织在《伤残者职业康复的基本原则》第3版中规定的职业康复内容为：掌握伤残者的身体、心理和职业能力状况；就伤残者职业培训和就业的可能性进行指导；提供必要的适应性培训、心理功能的调整及正规的职业培训；引导从事适当的职业；提供需要特殊安置的就业机会；提供伤残者就业后的跟踪服务。

我国残疾人的职业康复主要在残联和民政系统内进行，伤病后的职业康复在卫生系统和劳动保障系统内进行，职业康复的内容主要包括职业评定、职业训练、就业咨询和职业指导、工作安置等。

（1）职业评定：包括工作分析、功能性能力评估、工作模拟评估和工作行为评估等。

（2）职业训练：包括模拟工作能力强化和现场工作强化训练等。

（3）职业培训：通过培训使病伤残者掌握新的职业技能，如编织等手工艺制作培训、电脑培训、文员培训、木工培训、金工培训等。

（4）职业指导：通过建立职业康复档案、提供劳动市场信息、提出就业建议、工作环境改造指导、职业健康指导和跟踪服务等，使康复后的伤残者重返工作或再就业。

（5）工作安置：提出工作调整建议或转换工作岗位建议是协助工人安全返回工作岗位的一个重要项目。岗位安置包括复工安置和再就业安置。

治疗师帮助伤残者确定康复需求、资源和程序，为独立生活和发展职业能力提供咨询和技能培训。治疗师在职业康复中的职能：收集教育、职业、医学和社会心理方面的信息，了解伤残者目前状况、兴趣和能力；提供和协调各种分析意见，伤残者根据信息选择职业；帮助伤残者设计独立生活和职业追求计划；明确从事与伤残者个人的兴趣和能力一致的职业技能、知识和训练；制订个性化方案，列出达到伤残者工作目标所需要的步骤；为获得工作线索，提供劳动市场信息和其他资源；追踪伤残者的工作情况，帮助伤残者维持该工作。

3. 职业康复原则

（1）平等原则：平等是 VR 的最基本原则，不分民族、种族、性别、职业、病种，每个人都有工作的权利和接受职业康复服务的权利。

（2）实用原则：所有康复训练内容应符合现实情况，具有可操作性，能真正解决实际就业问题。

（3）个体化原则：要因人而异，根据伤残者的个人兴趣、职业兴趣、个人特长/技能、社会/社区资源、单位安置意向等来制订个体化 VR 方案。

（4）全方位服务原则：VR 服务不仅是提高病伤残者的工作技能或帮助病伤残者就业，更不是简单的职业调查和咨询，而是通过各种 VR 服务，帮助病伤残者保持工作和预防职业性伤害等。

4. 职业康复程序

（1）个体评估和计划制订：治疗师与伤残者面谈、笔试和在真实或模拟的工作环境中进行实际操作性的评估，根据评估结果制订针对性的康复计划。

（2）综合性服务：给予伤残者咨询、教育、职业培训、作业治疗、物理治疗、认知训练、言语治疗和辅助技术（AT）的应用。

（3）工作安置：包括在职培训或试工、工作发展、求职训练、辅助就业、永久性的工作安置和就业后的跟踪服务等。

（三）伤残人士就业方式及影响因素

1. 我国伤残人士就业方式 残疾人就业方式主要包括集中就业、按比例就业、个体就业、灵活就业等；工伤职工主要采取工伤保护性就业等方式。

（1）集中就业：残疾人在各类福利企业、盲人按摩医疗等单位劳动就业。

（2）按比例就业：依据《中华人民共和国残疾人保障法》的规定，机关、团体、企业事业组织、城乡集体经济组织，应当按照一定比例安排残疾人就业，并为其选择适当的工作和岗位。各省、市、自治区、直辖市人民政府可以根据实际情况规定具体比例。

（3）个体就业：残疾人从事独立的生产、经营活动，取得劳动报酬或经营收入。

（4）灵活就业：个人或通过一定的组织来参与社区的便民利民服务及社区公益性劳动。其所从事的主要岗位包括保洁、保安、车棚管理和报刊收发等工作。

（5）工伤保护性就业：原用人单位按国家工伤保险政策规定，有责任妥善安排工伤职工从事力所能及的工作，不得因工伤而解雇伤残职工。

2. 影响伤残者就业的因素 主要包括伤残者身体状况、文化水平状况、社会保障状况及当地经济发展状况。其中，伤残者身体状况和文化程度是影响伤残者就业的主要原因。

（1）个人因素：指伤残者个人身体和心理功能，包括身体功能、就业信心、自我约束能力、伤残程度、个人工作上的性格特征、职业技能掌握熟练程度、就业意愿等。

（2）社会因素：指大环境下对于伤残者就业的影响，包括地区社会经济发展状况（如失业率）、社会各种偏见和歧视、政府政策和用人单位的接纳程度等。

（3）环境因素：指上下班过程中和工作场所中的环境因素，包括有没有无障碍设施和个体对工作场所的适应等。环境障碍包括移送路径不畅、进入建筑的门和在门内运动受限、缺乏改造的器具和设备。

二、职业评定

职业评定（vocational evaluation）是对伤残者能否参与工作或工作能力高低的评估，通过体能、智能、心理和职业适应性等评估伤残者的作业水平和适应工作的可能性，并为职业指导、训练和职业康复计划的制订提供依据。

职业评定是从伤残者的职业兴趣、能力和职业潜力开始。职业检查内容包括：①你能做原来的工作吗？②对原来的工作进行调整和使用辅助技术后你是否能回到原来的工作岗位？③你的哪些技巧可以用于其他工作？④哪些康复训练或其他服务有助于你成功就业？通过找出个体的强项和弱项来确定所需的服务，帮助伤残者设立目标和制订康复计划，判断VR潜力。

（一）评估内容

服务对象不同，职业评估的内容也有所不同。伤残者职业评估的内容主要包括身体功能评估、心理行为评估、职业适应性评估；针对已工作过的功能障碍者，职业评估的内容主要为工作分析、功能性能力评估、工作模拟评估等。在我国，残疾人的职业评估主要在民政部门或残联专门机构进行。本章主要介绍在卫生或工伤康复机构所进行的职业评估。

1. 工作分析（job analysis）　收集工作职位信息，找出各种工作细节，以及包含的相关知识、技巧和完成工作任务所需的能力，根据人体功能、工作范畴、机器/工具、物料和产品、才智和性格特征之间的关系进行系统的分析。

（1）分析目的

①逐步分解所指定的工作任务：如室内清洁工的工作任务主要包括清扫、倒垃圾、拖地、擦玻璃、擦桌子等。

②找出具体的工作要求：如从事室内清洁工的工作，要有一定的站立行走能力和耐力、手抓提能力、上肢的力量（提举、搬运）、上肢活动度、灵活性、认知功能等。

③确定导致人体工效方面压力的原因：可能与工作方法、工作场所设置、工具使用或设备的设计有关。清洁工人的主要工作压力来自重复性弯腰、手部持续抓握等。

④分析改良设备需要、工作方法或工作场所：使伤残者工作更加安全、有效。如清洁工人使用吸尘器等电动工具可减少腰部再受伤及腰痛风险，使用符合人体工效学手把工具可减轻手部劳损（如腕管综合征）的发生。

（2）分析方法

① GULHEMP工作分析系统：GULHEMP分别代表的内容：G——一般体格情况、U——上肢功能、L——下肢功能、H——听力、E——视力、M——智力、P——人格特征。每一部分代表一个功能区域。每部分都分7个级别，从完全适合（1级）到完全不适合（7级），如表8-1。

通过该方法可以很容易完成七部分中工人能力和工作要求之间的比较。如仓库工人必须具备的最低要求：体格情况（2）、上肢功能（3）、下肢功能（4）、听力（4）、视力（3）、智力（4）和人格特征（4）。

表 8-1 GULHEMP 工作分析内容

	一般体格情况（G）	上肢功能（U）	下肢功能（L）	听力（H）	视力（E）	智力（M）	人格特征（P）
1	适合重体力工作，主要工作包括经常性的挖掘、提拉、攀爬	适合大力提拉物体至肩部或以上水平，主要工作包括挖掘、推或者拖拉重物，如可驾驶很重的汽车，如推土机	工作中可以持续跑步、爬、跳、挖掘、推。如可驾驶重拖拉机和推土机	对于任何职业来说，听力都很好	对于任何职业来说，在没有眼镜的帮助下能够看得很清楚，包括即使因为工作原因需要很好的视力	IQ130 或以上，或具备：①优秀语言技巧，口语和书写能力。②灵活性、有创造性地解决问题的能力。③高级（或适合的）教育水平。④领导能力的技巧和经验	稳定，可肯定行为；能够利用智慧才能做出快速和合理的决定；自我尊重；良好的判断，做出逻辑上的决定和与他人相处，充满活力取得良好成绩；能推动他人做到最好
2	适合体力工作，包括偶然发生的、类似G1的重体力工作，能够交班工作	适合大力提拉物体至肩部或以上水平，挖掘、推或大力拖拉，适合体力工作，适合偶然在U1中出现的重体力工作	适合重体力劳动，可以完成偶然出现在L1水平的站立、跑步、爬、跳和推	能够适合任何职业，且敏锐听力不是就业的主要要求	对于任何职业来说，在佩戴眼镜的情况下能够看得很清楚，除了工作的要求需要很好的视力外	IQ110 ～ 129，或具备：①良好的语言技巧，口语和书写。②灵活性、有创造性地解决问题的能力。③比一般学历更高的学历，有能力根据工作接受高水平训练	类似P1，但可能在生产力或人际关系上有问题，导致某种程度上受限；在适合的情况下能稳定执行某方向发展
3	除了重体力工作外适合所有的职业，有可能恶化（如因为经常交班工作而导致就餐不规律或休息不够）	适合中等强度提拉或装载工作，如可驾驶轻型卡车	适合中等体力劳动，包括推拉和挖掘（较长时间的脚部用力有可能出现疲劳），如能驾驶轻型货车	能够就业，即使有中度听力丧失	使用一个眼睛的视力已可以应付工作，没有要求需要两眼的视力	IQ90 ～ 109，或具备：①一般语言技巧。②一般教育水平。③有能力较快学习一般工作要求	总体上可靠和一致；很好地承担责任，但是仅仅局限于个人工作，而不是在一个管理能力层面；由个性或性格上原因晋升上受到限制；这是一般员工的分类

续表

	一般体格情况（G）	上肢功能（U）	下肢功能（L）	听力（H）	视力（E）	智力（M）	人格特征（P）
4	适合轻便工作，有规律的工作时间和就餐时间	单侧残疾，允许有效率的轻体力工作	严重的单侧残疾或者少于双侧残疾，允许有效率的久坐或轻便的工作	能够听清楚，虽然有严重的听力丧失，但不妨碍	在佩戴眼镜的情况下使用一个眼睛的视力已可以应付工作，除了近距离的工作；没有快速进行性疾病	IQ80 ～ 89，或具备：①能够阅读和书写日常材料。②能够学会简单的日常工作。③智力方面有可能出现恶化	需要鼓励和（或）指引；没有很好地承担责任，对压力过度反应，有时在伙伴或同事之间产生矛盾
5	适合受限制的工作或者兼职工作，有身体残疾的工人在家工作或在外工作	双侧残疾或者完全的单侧残疾，仅仅允许几个粗大或相对低效率的移动，允许担任受限制的或兼职的工作（有残疾的工人）	双侧或严重单侧残疾，允许相当部分工作效率低的移动和允许受限制的工作，只适合久坐的工作	功能上完全聋，但没有额外的症状且能够看懂唇语	在佩戴眼镜的情况下使用一个眼睛的视力已可以应付工作，有快速进行性疾病	IQ70 ～ 79，或具备：①有口语和书写的障碍。②读写能力受限严重。③明显的智力减退，如非常差的记忆能力	需要更多的鼓励，指引和监督；无法抵抗不一般的压力；没有很好地适应改变；工作产生力仅仅局限于熟悉的工作；需要保护性监督
6	仅仅适合自我照顾	可以进行部分处理，或许能够自我吃饭	因为严重残疾的原因不能够再就业	功能上完全聋，且有进行性疾病，不善于看懂唇语	能够模糊看见物体开关，或盲但接受过训练	IQ60 ～ 69，或具备：①严重的沟通障碍，例如严重的讲话或语言障碍、严重的学习能力障碍。②几乎具备所有的读写能力障碍	经常受心理影响和（或）情绪上崩溃；经常和其他同事有严重的冲突；仅仅完成部分工作；在自我挫折或制造麻烦上消耗大部分的精力；严重的性格缺点
7	卧床不起——不能照顾自己	不能自理	卧床不起	功能上完全聋且有进行性的疾病；看不懂唇语	严重的、进展性的疾病，或盲且没有接受训练	IQ59 以下，或完全无能力的精神障碍或沟通障碍	由于严重的精神方面的疾病不能再就业

②在线工作分析系统：属于免费的在线工作分析系统，使用非常简单，输入工作名称便可获得详细的工作资料。其可查询的职业信息包括：工作任务（task）、工具和技术（tools and technology）、知识（knowledge）、技巧（skills）、能力（abilities）、工作活动（work activities）、工作内容（work context）、工作区间（job zone）、兴趣（interests）、工作类型（work styles）、工作价值观（work values）、相关职业（related occupations）、薪水和职业趋势（wages & employment）、附加信（additional information）。

③评估对象描述或现场工作分析：以上所介绍的工作分析系统均为国外所常用，不一定适合国内所有职业和情况，所以需要根据评估对象的工作描述或工作现场观察来进行工作分析。

评估对象的描述要求：评估对象用两三个句子写出所从事职业的工作责任；按照重要顺序依次描述工作任务，大部分工作可以描述为 6 ～ 8 个主要的工作任务，将小的或偶尔要做的工作任务在最后一项描述出来；说明工作需要的教育程度和经验要求；了解工作需要的技巧或资格证，如秘书需要精通表格处理技巧、司机需要驾驶证；描述工作环境和工作所需要的身体能力。

现场工作分析时，需要观察和了解的内容包括以下内容：工作岗位及环境；工序；工作方法；工作时间分配；体能强度；工具和机器设备；工作配置等。要结合相应工作要求进行分析。

2. 功能性能力评估 主要分为躯体功能评估、智能评估、社会心理评估和工作行为评估 4 个方面。

（1）躯体功能评估：利用不同仪器设备从肌力、耐力、平衡能力、手眼协调能力、手指灵巧度、手腕灵活性、感觉功能等方面来判断伤残者的整体功能状况。

（2）智能评估：常用韦氏智力测验从注意力、记忆力、判断能力、思维能力、组织能力、学习能力、执行任务能力、交流能力、解决问题能力等来评估伤残者的工作智能。

（3）社会心理评估：常用心理测验法，利用各种调查表来判断残疾人的就业意向、处理社会问题的能力。

（4）工作行为评估：利用不同方法，从工作动力、自觉性、守时性、计划性、仪表、自信心、服从管理能力、接受批评能力、创造力、承受压力能力、行为－反应一致性等客观地测试伤残者在工作上的行为表现。

评估目的：比较剩余能力与具体工作要求之间的差距；为制订康复目标和计划提供依据；为工作场所进行适应性改造或选择重返合适的工作提供依据；为评估工伤的伤残等级和赔偿标准提供依据。

3. 工作模拟评估方法 根据工作任务设计和模仿实际工作进行评估，判断能否重返工作岗位及是否存在再受伤风险。

（1）Valpar 工作模拟样本评估：Valpar 工作模拟样本（Valpar component work samples，VCWS）是常用的工作模拟评估系统，包含 20 多种可独立或间接配合使用的不同设备，用来评估个人工作能力及心理和认知能力（图 8–1）。

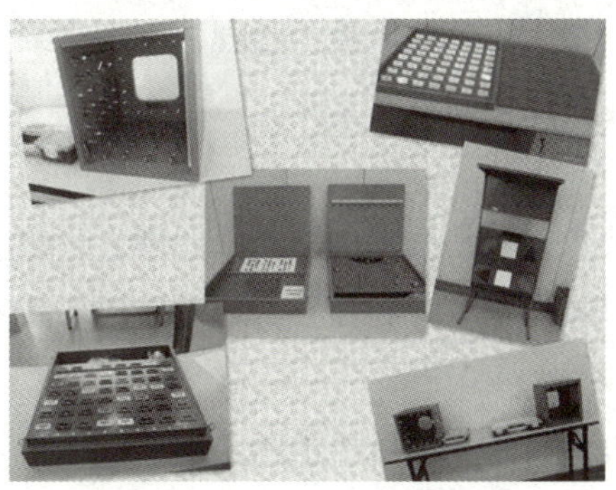

图 8–1　Valpar 工作模拟样

（2）器械模拟评估：由一个电子控制、可变阻力的操作终端组成，利用多种工具配件来模拟工作时所需要的基本动作。常见有 BTE 工作模拟器（图 8–2）、Lido 工作模拟平台。

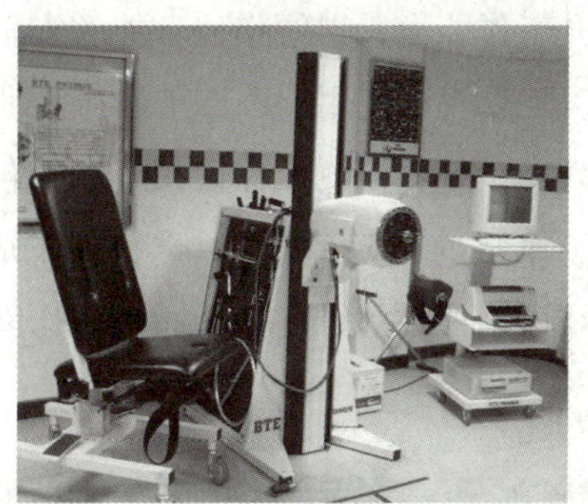

图 8–2　BTE 工作模拟器

（3）模拟工作场所评估：设计建筑、木工、电工、纺织等特定工作场所，从实际或接近真实工作环境，评价工作能力（图 8–3）。

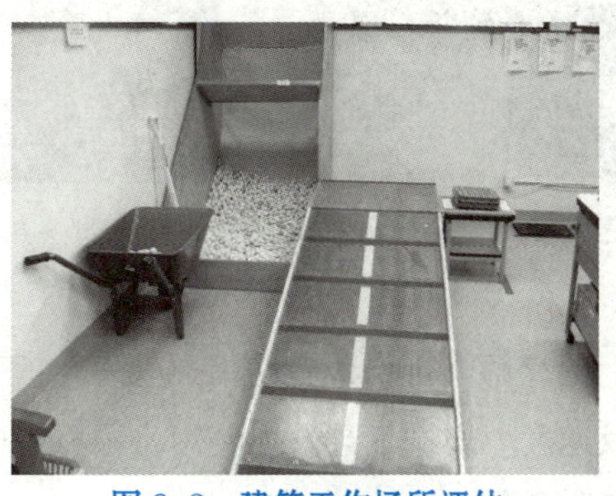

图 8–3　建筑工作场所评估

三、职业训练

职业训练是伤残者在损伤基本痊愈或病情基本稳定后，进行与就业相关的有目的的治疗训练，使伤残者身体功能最大限度地恢复，心理稳定，达到重返工作岗位的要求。职业训练包括工作重整、工作能力强化训练。

（一）工作重整

按照工作对身体功能要求，对伤残者的神经、肌肉、骨骼功能与心肺功能进行系统训练，重新建立工作的习惯、能力、动力和信心，通过重建伤残者的身体功能帮助其重返工作岗位。

一般康复训练主要是针对日常生活所要求的身体功能，而工作重整的侧重点在于就业和工作相关的身体功能。工作重整在损伤后 3 ～ 6 周，即损伤基本愈合和病情基本稳定后开始，每周 3 ～ 5 次，每次 2 ～ 4 小时，坚持进行 4 ～ 8 周。

（二）工作能力强化训练

通过循序渐进地进行具有模拟性或真实性的工作活动逐渐加强伤残者在生理、心理及情感上的耐受程度，集中提升工作能力，以便伤残者能够安全、有效地重返工作岗位。其具体内容包括模拟工作训练、工具模拟使用训练、工作行为训练、现场工作强化训练等。

1. 模拟工作训练 为伤残者设计不同的工作模拟场所，包括提举及转移工作站、组装工作站、推车工作站等一般工作站，建筑工作站、木工工作站、电工工作站、维修工作等行业工作站，从实际或模拟环境来评估和训练伤残者的工作能力，使其能满足一般工作要求（图 8–4）。

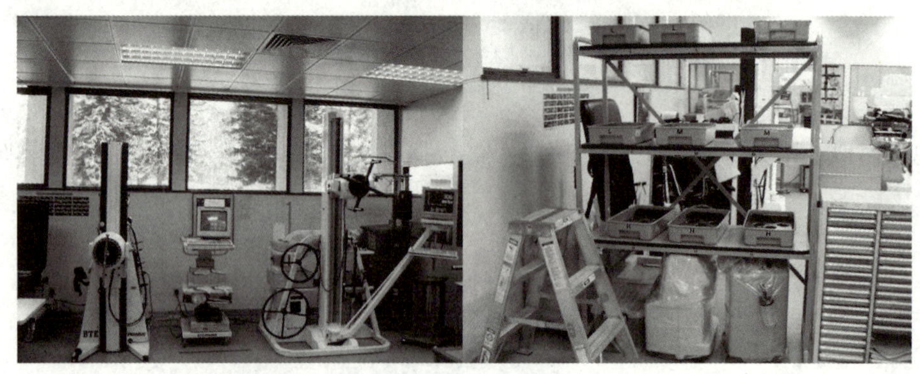

图 8–4 模拟工作训练

2. 工具模拟使用训练 治疗师安排伤残者使用螺丝刀、扳手、钳子等手动工具，使伤残者增加工具运用灵活性及速度。通过工具模拟使用，可以帮助伤残者重新找回使用工具的感觉，重新建立“工作者”角色。

3. 工作行为训练　培养伤残者在工作中应有的动力、纪律、自信心、人际关系、处理压力或控制情绪的能力等行为。同时教伤残者一些工作模式及程序简化等良好的工作习惯。

4. 现场工作强化训练　通过真实工作环境进行任务训练，提高工人受伤后重新参与工作的能力，建立良好的工作习惯，避免再次伤害的发生，使公司尽早接纳受伤工人，减少社会资源的浪费。

现场工作强化训练包括现场工作评估、选择训练设备和空间、实施现场工作强化训练、受伤的管理及预防。

（三）就业辅助

就业辅助是指给予伤残者就业或重返工作岗位的指导和帮助。治疗师结合伤残者的工作经历、文化程度、性格倾向、智力水平及目前的身体条件等，推荐必要的职业培训和提供就业信息，为伤残者制订职业选择计划，对伤残者在职业发展道路上遇到的问题提出建议。

1. 职业培训　围绕伤残者所希望的职业目标，在职业适应性、技能等方面进行培训。通过职业培训可使伤残者掌握必要的职业技能，建立自信，尽快融入社会。

职业培训包括提高残疾人的整体素质的基础文化培训，针对特定工作或工种的专业技能培训，培养劳动观、价值观、择业观、法制观等职业道德培训，上岗就业前的岗前培训，以及上岗后根据工作需要所进行的岗位培训。

2. 职业咨询　通过职业评定所获得的资料，对伤残者身体状况、生活态度、知识水平和工作能力等进行分析，综合获得其职业能力发展水平，将伤残者的个人能力和职业要求进行对比，找出存在问题，为伤残者提供合适的职业计划方案。帮助伤残者了解自身能力及择业标准，与咨询者反复讨论以达到其预期的目标。如果出现新问题，再次重复上述步骤。

3. 职业指导　通过查阅职业康复档案了解病伤残者的精神心理状况、身体功能状况及专业知识水平等；为伤残者提供就业信息，并协助其了解特定工作岗位的职业性质、条件要求、工作条件、升职可能性等；帮助病伤残者树立正确的择业观，给出职业选择的具体建议；根据病伤残者的功能情况指导用人单位进行工作环境改造；对伤残者进行职业健康教育工伤预防知识等方面的指导，防治再次伤害的发生；伤残者就业后，还应持续跟踪调查，帮助其解决工作中的问题，以更好地适应和保持工作。

（四）工伤预防

工伤预防是指采用管理和技术等，改善和创造工作条件，减少隐患，防范职业伤亡事故及职业病的发生，保护劳动者在工作中的安全和健康。工伤预防既包括国家制定的工伤预防法律、法规政策，也包括企业所采取的一切安全生产与事故预防措施。工伤事故的发生是由人、物和环境的不安全性相互作用的结果。因此，预防工伤事故的根本措施是合理布局环境，杜绝人的违章行为，消除或控制设备隐患，提高设备安全性。

造成工伤的因素：①噪音、光线、温度、压力、辐射等物理性因素。②强酸、强碱、重金属、有毒有害气体等化学性因素。③人（或动物）分泌物、病原微生物等生物性因素。④机械故障、防护及安全装置失灵、设计缺陷等设备因素。⑤环境布局不合理造成的环境因素。⑥操作不规范不熟练、劳动时间过长、注意力不集中、情绪激动、业务技术素质低及监督检查不力等人为因素。

第二节　社区作业治疗

社区康复的兴起是人类医疗保健思想上的一次革命，标志着人类的文明进步。使所有在家庭或社区的功能障碍患者或残疾者能享受康复医疗服务，提高其生存质量，是康复医学工作者的责任和义务。目前，世界卫生组织（WHO）极力倡导世界各国开展社区康复服务，为残疾者提供帮助，使各种功能障碍患者或残疾者能真正回归社会。我国在 2002 年就提出了要实现“人人享有康复服务”的宏伟目标。

一、概述

（一）概念

社区康复（community-based rehabilitation，CBR）在我国也称基层康复，指依靠街道或乡村（即社区）的资源，建立一个由社区各方人员参与的社区康复系统。充分利用社区的医疗卫生资源或志愿者去发现本社区的残疾者，并组织和指导他们进行力所能及的家庭或社区康复治疗，使分散在社区的患者或残疾者得到基本的康复服务。社区康复是社区发展计划中的一项康复策略，其目的是使所有残疾人享有康复服务，实现机会均等、充分参与的目标。社区康复的实施要依靠残疾人、残疾人亲友、残疾人所在的社区，以及卫生、教育、劳动就业等社会保障相关部门的共同努力。

社区作业治疗（community occupational therapy）是社区康复服务的主要内容，是在家庭或社区为患者或残疾者提供与其日常生活活动、休闲娱乐活动或学习、工作等相关的训练和指导，实地评估和改造家居和社区环境，帮助患者或残疾者提高日常生活、社会生活或工作的独立能力，提高生存质量，真正融入家庭和回归社会。社区作业治疗是医院康复服务的重要延伸。

（二）基本原则

1. 患者或残疾者在家庭成员或社区人员的帮助下，充分利用社区的各种资源，应用简便、经济、实用、有效的作业治疗手段和方法，因地制宜地在家庭或社区的层次上开展康复治疗。

2. 需要建立较完善的转诊系统和医院康复资源中心的支持。

3. 提高患者的生存质量，达到回归家庭和重返社会的目的，让家庭和社会受益。

（三）治疗目的

社区作业治疗的核心是帮助各种功能障碍患者或残疾者在社区或家庭建立康复医疗措施。

1. 便于出院回家的患者在家庭和社区层次继续接受巩固性的康复治疗。

2. 充分利用社区资源，费用低廉，节省开支。

3. 有利于把医学康复、职业康复、心理康复及社会康复结合起来。

4. 方便处于城乡的患者或残疾者就地得到康复训练。

5. 促使患者尽可能地独立生活，重新回归社会。

二、工作内容

社区作业治疗是在家庭或社区的层次上，充分利用社区人力、物力、财力等资源，对各种功能障碍患者或残疾者进行康复评估，制订简单易行的作业治疗计划，开展个体化的作业治疗和训练，促使患者尽早融入社会，让社会受益。

1. 对患者功能状况及周围环境进行评定，制订作业治疗计划，确定适合患者个体的治疗方案和目标。

2. 依靠社区力量，在家庭或社区对患者开展简单易行的康复训练治疗。

3. 给患者进行辅助器具使用训练。

4. 对患者的家人或陪护者进行教育和培训，教会他们指导患者在家庭和社区进行作业治疗活动。

5. 对残疾儿童进行康复教育。

6. 对社区和家居环境进行评和改造。

7. 对有一定能力、功能障碍较轻的患者进行职业训练，帮助其解决就业问题。

8. 组织文化、娱乐等集体活动，加强患者或残疾人的社交能力。

三、注意事项

社区作业治疗是以患者为核心，由作业治疗师、患者陪护者共同参与，在家庭或社区开展的工作。作业治疗师根据患者功能障碍程度和目前恢复状况，结合患者个人的家庭因素，以患者能适应所处的环境，学会自我照顾、独立生活为重点，制订康复治疗目标，有针对性地选择作业治疗项目进行训练。

在社区作业治疗过程中，应随时注意患者身体和心理的变化，及时了解患者的意愿和需求，并做好记录，为定期功能评定、治疗效果的判断和作业治疗计划的调整提供依据。开展社区作业治疗需注意以下几点。

1. 治疗师应具备较高的专业知识，能为患者提供合适的康复治疗技术和训练方法；更要求有高度的耐心和责任心，热情对待每一位患者。

2. 应加强与患者（和家人）的沟通，了解患者需求，根据患者功能评定结果和个体情况，结合环境因素制订作业治疗方案，因地制宜地选择作业治疗方法。

3. 要对患者的家人、陪护者及社区医护人员等参与者进行培训和指导。

4. 充分调动患者的积极性和主动性，采用集体治疗形式，增加患者与周围人群的接触机会，鼓励患者多参加社会活动，改善心理状态、提高患者的社会适应性。

5. 要循序渐进，根据患者的体能和情绪因素及时调整治疗量。

6. 应有转诊系统支持，当患者出现病情变化时可及时转诊。

7. 详细地记录患者治疗活动情况，定期进行阶段性评估，及时调整治疗训练计划，改进治疗方案，达到最佳康复治疗效果，实现最终目标。

第三节　环境改造

一、概述

环境（environment）是人类生活情景中的物理和社会特征。人类所有活动都发生在所处的环境中，人类有适应和改造环境的能力，环境因素影响和限制人类的活动。

社区环境是指患者回归家庭和社区后赖以生存的自然环境和社会环境。康复医学的最终目标是让患者回归家庭和重返社会，社区环境状况直接或间接地影响患者的生存质量。为了让患者更好地适应环境，提高生存质量，我们应对患者所处的环境进行评定和改造。

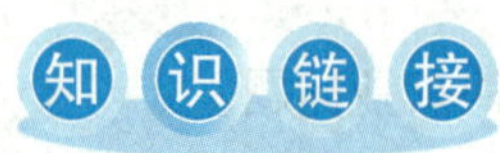

环境与处境

人与环境是分不开的，环境影响人，人也可以改造环境，两者是互动的。处境与环境不同，处境是生活处境，加入了时间因素，包含了年纪、发展、生命周期、残疾情况，所以每个人身处同一环境所做的表现都会有所不同，即使同一个人身处同一环境都会因时间不同而又有不同的表现，是影响作业的重要外在因素。环境会影响不同年龄、不同类型的残疾者在不同居住区和社区的作业行为。不同类型的残疾情况及在不同时段其所做的反应也不同，应先了解残疾者所处的处境及环境，才能进一步分析其作业表现。

（一）环境改造的目的

环境改造是通过对环境进行适当调整，使环境能够适合残疾者生活、学习或工作的需要。环境改造的目的在于为伤残者日常生活提供便利，提高生活质量；降低体力消耗；安全保护，防止发生危险；提高伤残者环境适应能力，减轻家庭和社会负担；增加自信心。

（二）环境改造的内容

环境改造的内容包括辅助器具使用、物件改造和环境场景改造等。

1. 辅助器具使用　辅助器具是针对各种障碍或功能缺失者日常生活活动而设计、制造的工具，能够有效地减轻残疾的影响，最大限度地提高残疾人的生活自理能力，满足个人生存需求，改善生存质量，如拐杖、自制的穿袜器、带腕固定的勺子等都属于辅助器具。统计资料显示，50% ～ 85% 的伤残者需持续使用辅助工具，因此，辅助器具使用也是环境改造的一部分。治疗师应根据辅助工具的功能和用途，指导患者进行适合自身情况辅助用具的选取、使用和维护，随患者功能的改变而及时进行工具调整（图 8–5）。

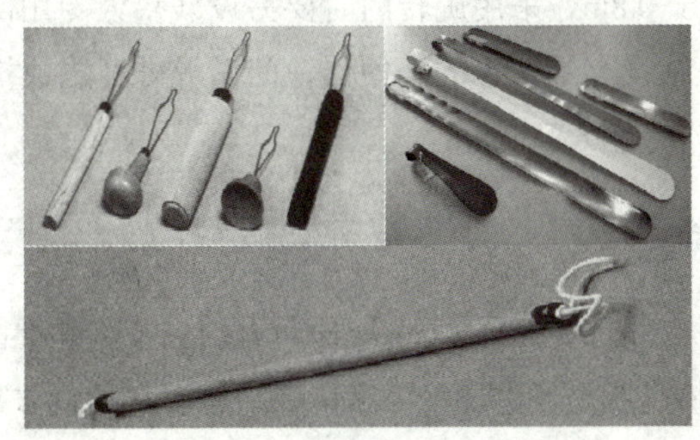

图 8–5　辅助器具的使用

2. 物件改造　对患者日常生活中的器具、设施等物件进行改造，使其更加实用或更易于拿取。物件改造时要选用轻便材质，能弥补患者功能及环境的缺陷。如在过道或楼梯上加装高度适合的扶手；洗漱间浴台不宜过高；改造后的水龙头、电器开关、柜门的拉手等高度适合，方便患者使用。另外，还可以在物件上贴醒目的标识或图片，以利认知障碍患者理解和使用。

3. 环境场景改造　包括非房屋结构改造和房屋结构改造。非房屋结构改造是指治疗师帮助患者将可能引起绊倒危险的物品、家具存放或重新摆放，腾出更多空间以方便患者日常活动。房屋结构改造指对地板、过道、楼梯、墙壁等进行增加活动安全性改造，如增加门的宽度、楼梯上加斜坡等。环境场景改造的核心是为患者建立无障碍设施，为患者享受生活及参与社会活动创造基本条件，营造方便、舒适的现代生活环境。

（三）无障碍环境

无障碍环境（accessibility）是保障残疾人、老年人、孕妇、儿童等社会成员既可通行无阻而又易于接近的理想环境，包括物质、信息和交流的无障碍。为建设城市的无障碍环境，提高人民的社会生活质量，确保有需求的人能够安全地、方便地使用各种设施，中华人民共和国住房和城乡建设部编制了《无障碍设计规范》（GB50763-2012），于 2012 年 9 月 1 日开始执行。

1. 物质环境无障碍 主要包括城市道路、公共建筑物和居住区的规划、设计、建设等方便残疾人通行或使用。如城市道路应方便乘坐轮椅者、持拐杖者和视力障碍者通行；建筑物的出入口、地面、电梯、扶手、厕所、柜台等应设置供残疾人使用的相应设施。

2. 信息和交流无障碍 包括公共传媒应使听力、言语和视力障碍者能够有效地获得信息。如影视作品字幕和解说、电视节目手语、盲人有声读物、兼有视听双重操作向导的银行自助存取款机等。

国际上通用的无障碍环境设计标准的主要包括以下 6 个方面内容：①公共建筑出入口处设置坡度不大于 1/12 的坡道。②道路上设置盲道，十字路口设置利于盲人辨向的音响设施。③门的净宽度大于 0.8m，采用旋转门时要另设残疾人专用门。④所有建筑物走廊净宽度大于 1.3m。⑤公厕设有带扶手的坐便器，门做成外开式或推拉式以保证内部空间便于轮椅进入。⑥电梯口净宽大于 0.8m。

二、社区环境评定

社区环境评定是根据患者的功能障碍情况，对其回归家庭和社区的环境进行安全性和适应性的实地考察、分析，找出各种环境因素，提出整改意见或方案，进行适当改造，以提高患者独立生活的能力，尽可能在舒适的环境中生活和工作。

（一）评定方法

1. 常用方法 包括观察评定法、询问评定法、实践评定法。

（1）观察评定法：对实际环境及周围环境观察，对所观察的环境进行综合分析，寻找环境是否对患者的作业活动造成限制或障碍，制订合理的环境改造方案。优点：真实、具体、有针对性。缺点：时间和人力投入较大。

（2）询问评定法：通过对患者本人、患者家属直接询问或问卷形式进行调查，对调查数据进行全面综合分析，以发现家庭和社会环境存在的障碍因素，了解实际情况及可能遇到的问题，提出具体合理的建议和改造方案，帮助患者更好地融入社区环境，提高自理的能力。优点：简单、直接、针对性强。缺点：不能全面反映患者在实际生活中的作业活动情况。

（3）实践评定法：在环境评定过程中，让患者在所要评定的实际环境中进行具体的作业活动，实地考察患者与环境的关系，消除环境对于作业活动的限制因素。

2. 标准化评定方法　标准化评定是指将评定的项目进行筛选，对评定的结果进行量化，并按统一标准进行评分和结果的计算。环境评定因受个体情况和社会背景等各方面因素的影响，目前还没有一个公认的、适合于世界各地的标准化评定方法，可参考加拿大标准化评定方法《康复环境和功能安全检查表》（表 8-2）。

表 8-2　康复环境和功能安全检查表（SAFER HOME v.3-©2006）

姓名：　　　　住房类型：　　公寓　　独立房子　　其他

检查日期：

评定标准：

没有发现问题：经观察、面谈或实际环境作业活动检查，在检查时没有发现安全问题，包括不适用项目。

轻度问题：检查时发现隐患，将来有发展成问题趋势（1% ～ 33% 机会有不良后果）。

中度问题：引起注意的安全问题，但不立即就会对患者或所处环境造成危险（34% ～ 66% 机会有不良后果）。

重度问题：要立即引起注意的安全问题，或对患者、他人或所处环境会造成即时危险（67% ～ 100% 机会有不良后果）。

		没有	轻度	中度	重度	建议
居住状况						
1	保安和荧屏 / 容许探访					
2	居住条件 / 占有者					
3	支持的质素 / 可获得性					
	总计					
行走交通						
4	步行 / 助行器					
5	轮椅 / 滑行车 / 转移					
6	椅 / 床的转移					
7	体位 / 体位调整					
8	门口可进出性					
9	楼梯（室内）/ 斜坡 / 扶手					
10	楼梯（室外）/ 斜坡 / 扶手					
11	室外风险					
12	公共 / 可获得交通工具					
13	汽车 / 驾驶 / 转移					
	总计					
环境风险						
14	杂乱					

续表

		没有	轻度	中度	重度	建议
15	电热毯 / 发热垫					
16	电线 / 插座 / 电拖板					
17	消防出口					
18	炉子 / 取暖器 / 壁炉					
19	鼠虫患 / 不卫生情况					
20	光线 / 夜间照明					
21	宠物					
22	小块地毯 / 地面（室内）					
23	烟 / 一氧化碳感应器					
24	吸烟 / 点蜡烛 / 火烧痕迹					
25	危险物品存放					
26	悬垂电线 / 绳					
	总计					
厨房						
27	开水壶　手动 / 电动 / 自动					
28	烤面包炉 / 小用具					
29	微波炉					
30	煤气炉 / 电炉					
31	橱柜　可及性 / 安全性					
32	刀具 / 剪刀存放 / 使用					
33	食物供给 / 储存					
34	垃圾存放 / 处置					
	总计					
家务						
35	准备热饮					
36	做饭					
37	端茶水 / 饭菜					
38	整理床铺					
39	清洁					
40	洗衣 / 熨衣					
41	室内 / 室外维护					

续表

		没有	轻度	中度	重度	建议
42	购物					
43	钱财管理					
	总计					
饮食						
44	进食 / 吞咽					
45	营养					
	总计					
自我照顾						
46	穿衣 / 脱衣					
47	选择合适的衣服					
48	选择合适的鞋袜					
49	头发护理					
50	指甲护理					
51	口腔卫生					
52	剃须					
53	女性卫生					
	总计					
浴室和厕所						
54	泡澡 / 淋浴方法					
55	泡澡 / 淋浴转移					
56	座椅设施					
57	泡澡 / 淋浴扶手					
58	防滑辅助用具					
59	大 / 小便控制					
60	如厕方法					
61	厕所转移					
62	加高座厕					
63	厕所扶手 / 安全栏					
64	锁门 / 开门					
	总计					

续表

		没有	轻度	中度	重度	建议
服药、成瘾和滥用						
65	处方药 / 非处方药					
66	成瘾行为					
67	顾客 / 自我 / 他人滥用					
	总计					
休闲						
68	爱好　安全 / 工具 / 方法					
总计						
交流与作息						
69	电话使用 / 紧急电话号码					
70	能够知道时间					
71	能安排作息时间					
	总计					
游走徘徊						
72	监护					
73	环境					
74	游走记录 / 回来的计划					
	总计					

SAFER HOME 总结表：　（续表）

分类（项目数量）	安全问题数量			
	没有	轻度	中度	重度
居住状况（3）				
行走交通（10）				
环境的风险（13）				
厨房（8）				
家务（9）				
饮食（2）				
自我照顾（8）				
浴室和厕所（11）				

续表

分类（项目数量）	安全问题数量			
	没有	轻度	中度	重度
服药、成瘾和滥用（3）				
休闲（1）				
交流和作息（3）				
游走徘徊（3）				
总计				
		×1	×2	×3
加权分数		=	=	=

SAFER-HOME = 得分

总结：

作业治疗师签名和职位　　　　　日期（月 / 日 / 年）

环境评定的宗旨在于运用各种评定方法，对所处环境中的安全性、舒适性及合理性进行调查分析，找出各种不利的环境因素，为患者制订合理的环境改造方案。根据患者的实际情况，添加适当的辅助设备，提高患者生活自理能力和适应能力，使之更好地融入社区环境，回归社会。

（二）评定内容

在日常工作中，通过对实践经验的总结，环境评估可从以下几方面进行。

1. 安全性 为环境评估的首要内容。应知道跌倒或其他身体的伤害对患者的影响，伤害有可能导致患者的病情进一步加重或使活动更为受限。因此，要全面考虑环境的安全性，防止意外伤害的发生。在进行环境评估时，应将环境的安全性放在重要位置上。

2. 无障碍性 治疗师应评估患者所处环境通道是否无障碍性。对于残疾患者进出的环境，需要考虑有无障碍性措施，患者是否可以在环境中自由地活动、进出方便，或顺利地进行某些作业活动。如在楼梯、走廊、过道是否装有扶手，门或通道是否有足够的宽度以便轮椅通过，患者自己是否可以顺利地进行洗漱及如厕等。

3. 可使用性 治疗师在检查环境时，要尽可能合理地安排环境布局，要使患者单独在环境中进行部分作业活动或治疗。如调节桌椅高度，改变杯子把手，勺子柄改为粗柄，改变门把手，将旋转门把改成既长又宽的、并向下按的压把门锁，即使患者手部功能较差也可以开门。另外，在考虑物件方便使用的同时，还应注意是否容易获取、物件的摆放是否科学等。

（三）评定程序

1. 前期准备 首先确定评定对象（患者）及其环境，了解患者的基本情况和资料，准备相关评估工具（如尺、笔、相机等），做好测量和记录的准备工作。

2. 现场评定 充分考虑患者的实际情况，考虑室内外环境和设施。如出入口地面的光滑度、采光亮度，斜坡、台阶和楼梯是否合适患者，有无必要的辅助装置，如扶手等；建筑物室内过道是否有足够宽度，有无障碍物存在；室内物件及家具使用是否方便；厕所、浴室是否能满足或适应患者的特殊需要等。

3. 完成评定工作报告 评定工作完成后，书写评定报告，并进行草图绘制。对建筑物的位置、存在的弊端和影响因素等内容进行描述；记录所需的辅助设施，提出对环境、结构、生活设施和日常物品的改造或调整建议；对患者所处环境的安全性、适应性等做出客观、正确的评价。

（四）注意事项

1. 环境评定时要重点关注环境的安全性，以保障患者及其家属所处环境的安全，避免不必要的人身伤害及损失。

2. 在环境评定的过程中，要注重患者的社会、文化背景、当地风俗及尊重患者个人的生活习惯等情况，充分与患者沟通，取得患者的密切配合。

3. 根据患者特点及其功能障碍类型，对周围生活环境及患者的适应性进行评估。如认知功能障碍的患者，要着重对影响其思维定向能力的因素进行评定；活动功能障碍的患者，要着重对日常使用物件及建筑物内外无障碍环境等因素进行评定；同时具有认知与活动功能障碍的患者，要全面、综合地考虑上述两方面因素。

4. 结合患者在实际环境中的作业表现进行环境评定。人与环境之间的相互关系是进行环境评定的重点，应该充分考虑患者在实际环境中的作业表现，使患者在医院康复治疗过程中所掌握的作业活动能力能在实际环境中最大限度地发挥出来，让患者更好地适应环境。

三、环境改造的应用

环境场景的改造一般分为公共环境的改造和家居环境的改造两方面。公共环境改造有统一的标准；家居环境的改造应根据个体差异和实际需求做出相应的调整。

（一）公共环境改造

1. 盲道 盲道是为盲人提供行路方便和安全的道路设施（图 8-6）。包括以下两类。

（1）行进盲道：由条形引导砖铺就，是引导盲人前行的行进盲道。

（2）提示盲道：由带有圆点的提示砖铺就，提示盲人前面有障碍，是该转弯的提示盲道。

盲道的设计应符合下列规定：①表面应防滑、纹路高出路面 4mm 。②盲道应连续，避开电线杆、拉线、树木、井盖、机动车停放点等障碍物。③采用中黄色且与相邻的人行道的颜色形成对比。④行进盲道应与人行道的走向一致，宽度为 250 ～ 500mm。⑤行进盲道宜在距围墙、花台、绿化带 250 ～ 500mm 处设置。⑥在行进盲道的起点、终点及拐弯处应设圆点形提示盲道。

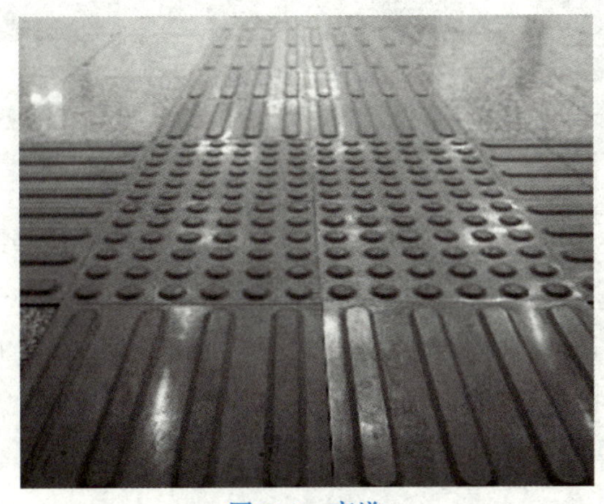

图 8-6　盲道

2. 坡道及出入口　城市人行道应设置边缘石阶坡道（图 8-7）。坡道设计应符合以下要求。

（1）坡度不大于 1/12，表面材料应平整粗糙、无反光，冰冻地区应考虑防滑。

（2）为方便轮椅使用者，宽度不小于 1.2m。

（3）坡道起点、终点和中间休息平台的水平长度应大于 1.5m。

（4）坡道应设计成直线形、直角形或折返形。

（5）在坡道两侧设扶手，且坡道与休息平台的扶手应保持连贯。

（6）应设置无障碍标志。

（7）无障碍出入口的上方应设置雨棚。

（8）室外地面滤水箅子的孔洞宽度应大于 15mm。

（9）建筑物无障碍出入口门间距应大于 1.5m。

（10）门用自动门或推拉门、折叠门，不用力度较大的弹簧门。

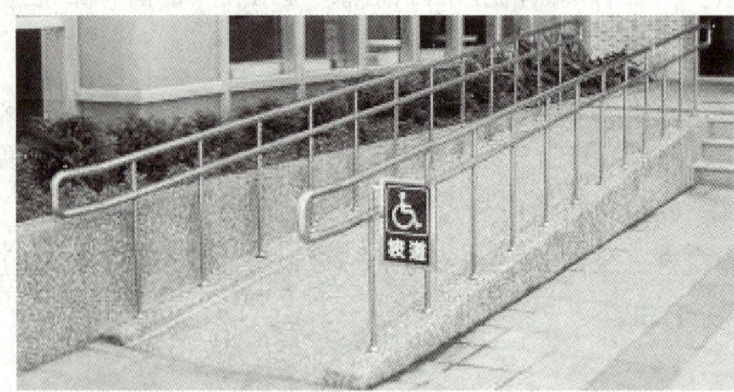

图 8–7 坡道

3. 无障碍通道

（1）无障碍通道应连续，地面平整防滑、无反光，不宜设置厚地毯。

（2）无障碍通道上有高度差时，应设置轮椅坡道。

（3）无障碍通道的宽度，室内走道应小大于 1.2m，室外通道应大于 1.8m，检票口、结算口等轮椅通道大于 0.9m。

4. 扶手（图 8–8）

（1）扶手应选用防滑材料，安装坚固，形状易于抓握；扶手应保持连贯，靠墙面的扶手的起点和终点处应水平延伸大于 0.3m 的长度。

（2）扶手内侧与墙面距离应大于 40mm。

（3）单层扶手的高度应为 0.85 ～ 0.9m；双层扶手的上层高度应为 0.85 ～ 0.9m，下层高度应为 0.65 ～ 0.7m。

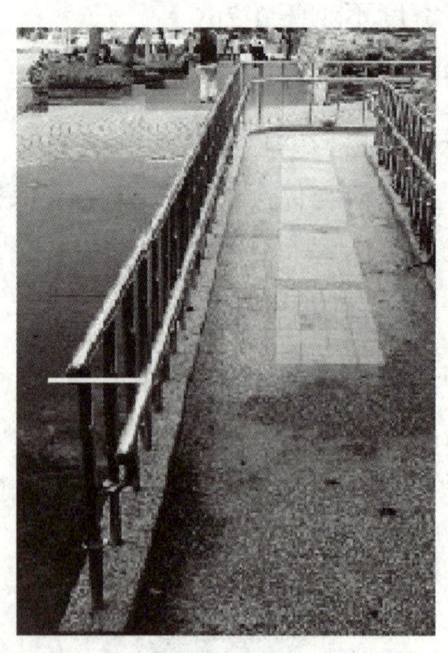

图 8–8 扶手

5. 电梯 有楼层的大型商业及服务建筑应设有电梯（图 8–9）。

（1）电梯门的宽度应大于 0.8m。

（2）按钮高度为 0.9 ～ 1.1m，盲文应设置于按钮旁。

（3）轿厢的正面和侧面应设高为 0.85 ～ 0.9m 的扶手。

（4）轿厢正面高 0.9m 处至顶部应安装有镜面效果的材料。

（5）设电梯运行显示器和报层音响。

（6）轿厢深度大于 1.4m，宽度大于 1.1m。

（7）医疗及老人建筑应选用病床专用电梯。

（8）电梯位置应设无障碍标志。

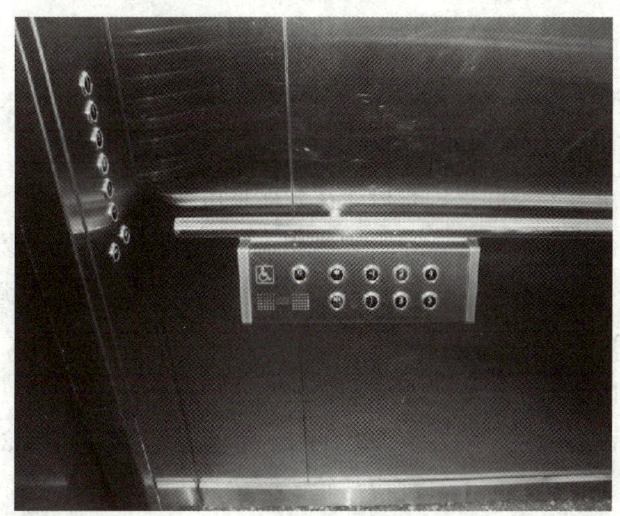

图 8–9 电梯

6. 公共厕所 公共厕所应设无障碍专用厕所（图 8–10）。

（1）厕所的门应向外开，门的净宽应大于 0.8m，门外侧设高为 0.9m 的横扶把手，门内侧设高为 0.9m 的关门拉手，应采用门外可紧急开启的插销。

（2）通道地面应防滑和不积水，宽度大于 1.5m。

（3）无障碍厕位面积大于 $4m^2$。

（4）厕位内坐便器的高度为 0.45m，坐便器的两侧设高为 0.7m 的水平抓杆和高为 1.4m 的垂直抓杆，在坐便器旁的墙面上设高为 0.4 ～ 0.5m 的救助呼叫按钮。

（5）无障碍小便器下口距地面的高度不大于 0.4mm，小便器两侧应在离墙面 0.25m 处加装高度为 1.2m 的垂直安全抓杆，在离墙面 0.55m 处设高度为 0.9m 的水平安全抓杆并与垂直安全抓杆连接。

（6）无障碍洗手盆的出水龙头应采用杠杆式或感应式自动出水方式。

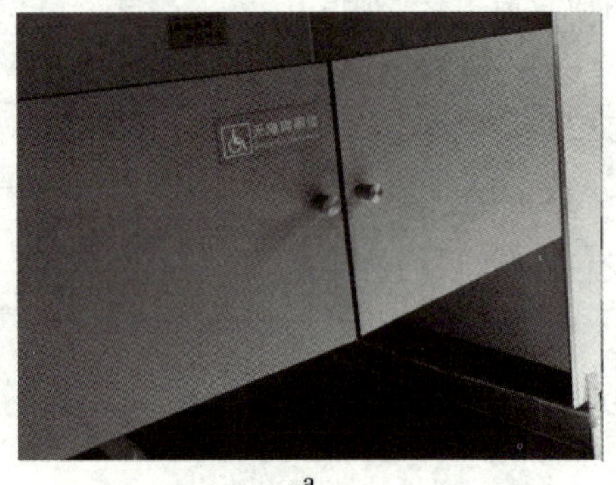
a

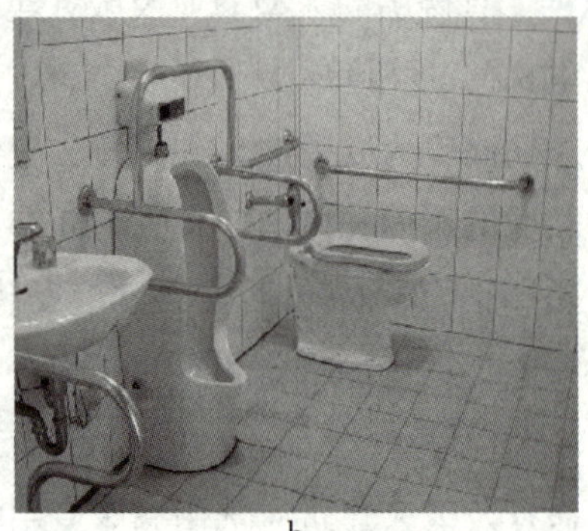
b

图 8-10　公共厕所

（二）家居环境改造

家居环境的改造对残疾患者尤为重要，居室环境应根据不同功能水平患者的特点进行无障碍改造，尽可能地满足患者生活需要和保障安全性。

1. 客厅　要有足够的空间保证轮椅能在客厅自由通过，且做各个方向的转动；餐桌高度可以使轮椅进入但不能高于 0.8m；电视机高度为 0.9 ～ 1.2m；沙发与电视柜的距离不少于 1.0m；电源插座、开关、电话应安装在方便、安全的位置，电源插座不低于 0.5m，开关高度不高于 1.2m。

2. 卧室　卧室内窗前、柜前，以及床的一边应有 1.6m 活动空间，方便患者的轮椅朝各个方向自由转动，如床头一侧放床头柜，此侧离床应有 0.8m 以便轮椅进入；门把手应改为够长、够宽的手柄式；床的高度应与轮椅座位高度接近。非轮椅使用者，床高度应以患者坐在床边，髋、膝关节保持约 90°时，双脚可以平放在地面为宜，床垫要坚固、舒适，应在床边设置台灯、电话及必要的药品；衣橱内挂衣架的横木不高于 1.2m，衣柜深度不大于 0.6m；柜内隔板和墙上架板不大于 1.3m；底层的柜隔板、抽屉不低于 0.25m。

3. 厕所和盥洗室　厕所面积一般不小于 2m×2m，采用坐式大便器，门口与坐便器之间的距离不小于 1.2m，厕所应有 1.1m×0.8m 以上的轮椅回旋面积；坐便器的高度为 0.4 ～ 0.45m，两侧安置扶手，两侧扶手相距 0.8m，扶手的水平高度为 0.7m，垂直高度为 1.40m；洗手池的下部空间宽度大于 0.7m，深度大于 0.4m，池底最低处不低于地面 0.7m，以方便乘轮椅患者的腿部能进入池底；水龙头采用长手柄式，以便操作；镜子的中心应离地 1.05 ～ 1.15m，镜面稍倾斜向下；浴盆的盆沿离地面的高度应与轮椅座高相近；淋浴喷头的最大高度应位于坐在淋浴专用轮椅上的患者能用手够得着处；在浴盆、淋浴器附近墙壁安装安全扶手。

4. 厨房　最好采用推拉门，净宽度不少于 0.8m，不设门槛或门槛高度低于 2.5cm；厨房面积应不小于 $6m^2$，净宽度不小于 2m；操作台板的高度应适合轮椅使用者的需要，高度一般为 0.75 ～ 0.8m，深度为 0.5 ～ 0.55m，台面下净宽度和高度不小于 0.6m；应设自动灭火器报警装置；台面应有利于将重物从一个地方移到另一个地方；可配备一个带有脚轮的推车，以方便转移物品。

[学习小结]

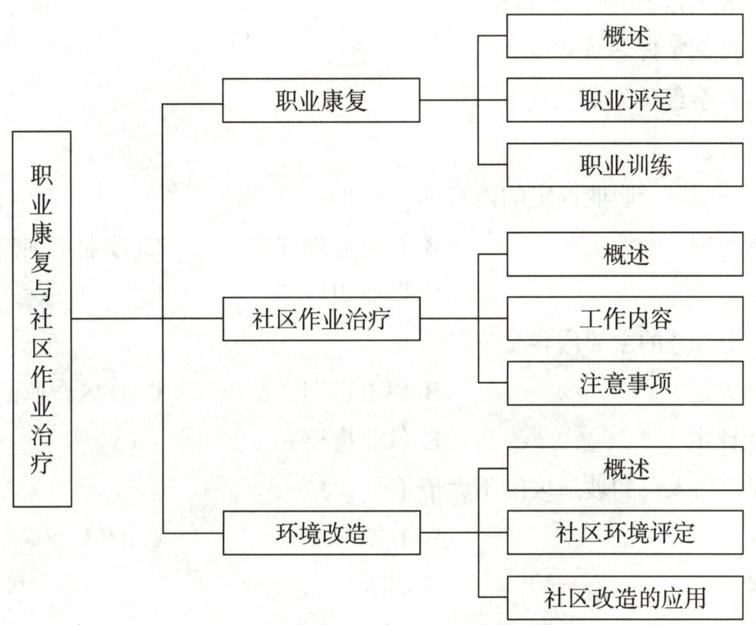

复习思考

一、下列各题的备选答案中，只有一个选项是正确的，请从中选择最佳答案。

1. 我国职业按照《劳动力市场职业分类与代码（LB501-2002）》分为几大类（　　）

A. 5　　B. 6　　C. 7

D. 8　　E. 9

2. 关于功能障碍的描述，不恰当的是（　　）

A. 指身体不能发挥正常的功能

B. 可以是潜在的或现存的

C. 可逆的或不可逆的

D. 部分的或完全的

E. 可以与疾病并存或为后遗症

3. 工作康复的最终目的是（ ）

A. 恢复自理能力　B. 回归家庭　C. 回归自然

D. 重返工作岗位　E. 回归社区

4. 影响伤残者就业的主要原因是（ ）

A. 伤残者身体状况和文化程度

B. 伤残者工作上的性格特征

C. 职业技能掌握熟练程度

D. 地区社会经济发展状况

E. 环境因素

5. 下列哪一项属于职业评定的内容（ ）

A. 患者资料　B. 社会心理评估　C. 职业培训

D. 就业政策　E. 职业规划

6. 社区康复服务的主要内容是（ ）

A. 康复评定　B. 康复咨询　C. 社区作业治疗

D. 职业评定　E. 就业指导

7. 公共建筑出入口的坡道坡度不大于（ ）

A. 1/11　B. 1/12　C. 1/13

D. 1/14　E. 1/15

8. 盲道的表面应防滑，纹路高出路面（ ）

A. 1mm　B. 2mm　C. 3mm

D. 4mm　E. 5mm

二、下列各题的备选答案中，有两个及以上选项是正确的，请从中选择正确答案。

1. 职业康复的内容主要包括（ ）

A. 职业评定　B. 职业训练　C. 就业咨询

D. 职业指导　E. 工作安置

2. 职业康复原则（ ）

A. 平等原则　B. 实用原则　C. 个体化原则

D. 全方位服务原则　E. 总体原则

3. 工作能力强化训练包括（ ）

A. 模拟工作训练　B. 工具模拟使用训练　C. 工作行为训练

D. 现场工作强化训练　E. 技能训练

4. 环境改造目的在于（ ）

A. 为伤残者日常生活提供便利，提高生活质量

B. 降低体力消耗

C. 安全保护，防止发生危险

D. 提高患者环境适应能力，减轻家庭和社会负担

E. 增加自信心

三、名词解释

1. 职业

2. 职业训练

3. 社区环境评定

四、简答题

1. 职业康复的目的。

2. 工作能力强化训练的内容。

3. 造成工伤的因素。

4. 社区康复的基本原则。

扫一扫，知答案

下篇　疾病治疗篇

第九章

脑卒中的作业治疗

扫一扫，看课件

【学习目标】

1. 掌握：脑卒中的定义及功能障碍特点；作业能力评定内容；作业治疗方法。
2. 熟悉：脑卒中的病因病理。
3. 了解：脑卒中的流行病学。

第一节　概　述

脑卒中是神经系统的常见病和多发病，目前已经成为严重影响公众健康的世界性问题。早期积极、正确地开展脑卒中康复治疗，改善患者功能障碍，提高患者生活自理能力，使患者最大限度地回归社会具有重要意义。

一、定义及流行病学

（一）定义

脑卒中（stroke）是由于各种脑血管源性病变引起的血管痉挛、闭塞或破裂，造成急性发展的脑局部循环障碍和以偏瘫为主的功能损害的临床综合征。世界卫生组织（WHO）

关于脑卒中的定义是：一种源于血管的急性神经性障碍，其症状和体征与脑的受损部位相一致。

脑卒中按病理诊断分为脑梗死（缺血性卒中）和脑出血（出血性卒中）两大类。脑梗死（cerebral infarction）包括短暂性脑缺血发作（transient ischemic attack，TIA）、脑血栓形成（cerebral thrombosis）、脑栓塞（cerebral embolism）和腔隙性脑梗死（lacunar infarction）；出血性卒中包括脑出血（cerebral hemorrhage）和蛛网膜下腔出血（subarachnoid hemorrhage）。

（二）流行病学

脑卒中是危害中老年人生命与健康的神经系统疾病，具有发病率高、致残率高、死亡率高及复发率高等特点。据统计，我国每年因脑卒中死亡的患者高达 170 万，居我国十大死亡疾病之首，年发病率约为 200/10 万，5 年内复发率高达 41%，约 80% 的存活者遗留不同程度的功能障碍，其中 40% 为重度残疾。流行病学调查显示动脉硬化、糖尿病、高血压、高血脂、心脏病、老年、嗜酒等是导致脑卒中的危险因素。高血压是脑卒中的主要和基本病因，脑动脉粥样硬化是重要病因，脑动脉硬化是主要病理基础。

近年来，随着临床诊疗水平的提高，脑卒中急性期死亡率有了大幅度下降，但病残率则相对升高。为了最大限度地降低脑卒中的致残率，提高患者生活质量，临床应在及时抢救治疗的同时积极开展早期康复治疗，建立完善的脑卒中单元（stroke unit，SU），将早期规范的康复治疗与急性期的神经内科治疗有机结合，防治各种并发症，尽可能使脑卒中患者的受损功能达到最大限度的改善，提高患者的生存质量。

WHO 提出脑卒中发病的危险因素：①可调控因素：如高血压、心脏病、糖尿病、高脂血症等。②可改变因素：如不良饮食习惯、大量饮酒、吸烟等。③不可改变因素：如年龄、性别、种族、家庭史等。

二、病因病理

1. 血管壁病变 常见于动脉硬化，如高血压性脑小动脉硬化、脑动脉粥样硬化等；各种感染和非感染性动脉炎；先天性血管发育异常，如颅内动脉瘤、脑血管畸形；血管损伤，如外伤、手术、插入导管等。

2. 心脏病及血流动力学改变 如心功能不全、高血压、低血压等。

3. 血液成分和血液流变学改变 如血液黏稠度增高、凝血机制异常等。

4. 其他因素 栓子，如空气、脂肪、癌细胞和寄生虫等；代谢病，如糖尿病、高血脂；药物反应，如过敏、中毒影响血液凝固等。

脑卒中是脑血管源性病变引起的局灶性或弥漫性脑神经功能缺损甚或死亡，由于脑组织局部出现缺血、缺氧、病灶周围低灌流等供血障碍或受压，病灶中心出现脑细胞水肿、变性、坏死，当小病灶时出现瘢痕机化和不规则小腔隙，病灶范围大时可残留囊腔，坏死部位局灶小血管发生破裂出血会加重病情。

三、临床表现及功能障碍特点

脑卒中时由于脑损伤的部位、性质、病变严重程度的不同，可出现不同的临床表现，组成各种复杂的临床综合征。

（一）功能障碍特点

1. 运动功能障碍　脑卒中后出现的运动功能障碍取决于病变的血管和由此所产生的受损部位。卒中早期通常会出现相应肢体和（或）面部肌肉的迟缓性瘫痪，约一两周后肌张力会逐渐增高，主动关节活动范围也会逐渐受限，并出现异常的运动模式，其中联合反应、协同运动及异常姿势反射是最常见的表现，如下肢会形成所谓“脚画圈子”姿态。大部分脑卒中患者表现为上肢以屈肌共同运动为主，下肢以伸肌共同运动为主，直至肢体出现挛缩变形。偏瘫异常的运动模式（表 9-1），上肢表现的是典型的屈肌模式，下肢表现的是典型的伸肌模式（图 9-1）。

表 9-1　偏瘫异常运动模式

上肢	异常的运动模式	下肢	异常的运动模式
肩胛骨	后缩、上提	髋关节	伸展、内收、内旋
肩关节	外展、外旋	膝关节	伸展
肘关节	屈曲	踝关节	足跖屈、内翻
前臂	旋后	足趾	跖屈
腕关节	屈曲		
手关节	屈曲		
拇指	屈曲、内收		

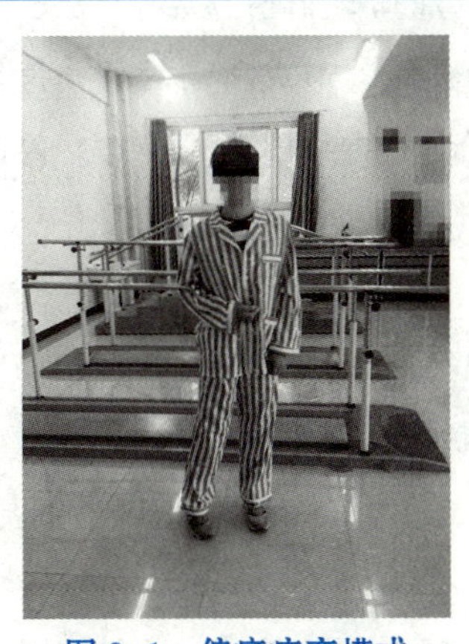

图 9-1　偏瘫痉挛模式

2. 感觉功能障碍 主要包括浅感觉（痛、触、温度觉）、本体感觉的减退或丧失。感觉的缺失将影响信息的传入，从而影响运动功能及运动功能障碍的恢复。

3. 认知障碍 认知功能障碍是妨碍患者肢体功能与日常生活活动能力改善和恢复的主要因素。常表现为注意力、记忆力减退，计算、学习困难，逻辑推理困难等。

4. 语言和吞咽功能障碍 部分脑卒中患者会产生失语症、构音障碍、吞咽障碍。

5. 日常生活能力降低 患者不能独立完成基本的日常生活活动，生活质量降低。

6. 视觉和知觉障碍 主要表现为复视、忽视、偏盲，失用症以及失认症，如半侧忽视。

7. 心理和社会影响 脑卒中患者对情绪、思维、意志－行为的调节能力降低，常常表现为情绪抑郁、焦虑、失眠、悲观等现象，并对康复治疗活动缺乏主动性和积极性，影响康复治疗的效果。

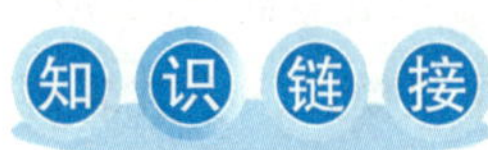

联合反应与共同运动

联合反应（associated reaction）：是指与随意运动不同的异常反射活动，表现为肌肉活动失去意识控制，伴随痉挛出现。当用力使身体的一部分肌肉收缩时，可诱发其他部位的肌肉收缩。患侧肌肉完全不能产生随意收缩，但当健侧肌肉用力收缩时，兴奋可波及患侧引起肌肉收缩。

共同运动（synergy movement）：又称连带运动，是当偏瘫患者试图完成某项活动时所引发的一种随意运动。其表现为刻板的、原始的运动模式，无论从事哪种活动，参与活动的肌肉及肌肉反应的强度都是相同的，没有选择性运动。共同运动大都伴有肌张力的异常，如当患者抬上臂时，会出现肩胛骨上提、后缩，肩关节外展、外旋，肘关节屈曲，前臂旋后，腕关节屈曲并尺侧偏，指关节屈曲——完全的屈肌共同运动模式，形成所谓的“手挎篮子”姿态；下肢会产生伸肌共同运动模式，形成所谓的“脚画圈子”姿态。因此，共同运动是形成典型偏瘫姿态的重要原因之一。

（二）脑卒中后的常见问题

1. 生物水平（impairment 残损）问题

（1）左大脑半球损伤：多表现为右侧偏瘫、右半侧身体感觉障碍、失语症、观念失行、观念运动失行等。

（2）右大脑半球损伤：多表现为左侧偏瘫、左半侧身体感觉障碍、左半侧空间忽略、注意障碍、病态失认、穿衣失用等。

（3）双侧大脑半球损伤：可见两侧肢体瘫痪、躯干肌力低下、假性延髓性麻痹（如构音障碍、吞咽障碍）、意欲低下、智力减退等。

（4）脑干损伤：可出现交叉性瘫痪、脑神经损害症状（如复视、周围性面瘫、眩晕、耳鸣、吞咽困难等）、共济失调等。

（5）小脑损伤：可出现眩晕、共济失调等。

2. 能力低下（disability 残疾）问题

（1）基本动作能力障碍：可表现为仰卧位到坐位、跪位、站立等姿势转换及保持能力障碍，尤其是双侧身体瘫痪时，由于肌力低下，起立、坐位、站立的保持会更加困难。

（2）步行移动能力低下：因步态、使用支具等不同，步行表现不一。

（3）日常生活能力障碍：主要表现为用餐活动、洗漱整容、更衣活动、排泄活动等动作能力低下或不能，随意运动困难，不能独立完成日常生活的基本活动，生活质量低下。

3. 社会性不利（handicap 残障）问题

（1）经济保障问题：如医疗及生活费用来源、保险种类、公费医疗、社会或社区服务的利用问题。

（2）护理问题：人员、心理、经济能力等问题。

（3）家居环境问题：间壁墙、地面、楼梯、扶手、浴室、洗手间设备及周围环境不适应等，需要改造环境。

（4）职业问题：对病前的工作、设备、通勤方法和工作环境不再适应等问题。

（5）生存质量问题：生活空间（购物、娱乐、兴趣、教育、驾驶）等受限，表现为情绪抑郁、焦虑、悲观失望、动作迟缓及失眠等问题。

第二节　作业评定

脑卒中康复评定的主要目的是对功能障碍的程度做出客观的评估，为康复治疗方案、康复预后预测提供客观依据。作业治疗以患者为中心，选择和实施作业评定。作业评定过程中应充分考虑患者在生活、工作及社会活动中所遇到的困难和障碍，还要兼顾患者的家庭环境、社会角色、兴趣和文化背景等因素。脑卒中的作业评定主要包括运动功能、ADL能力、感知觉及认知功能等方面。

一、运动功能评定

偏瘫是脑卒中后最常见的运动功能障碍，对患者影响最大，其运动障碍主要表现为以下三个方面。

1. 随意运动丧失或部分丧失 在急性期呈弛缓性瘫痪，随意运动可完全丧失。痉挛期虽有随意运动，但往往不完全。

2. 痉挛 上位运动神经损害的特征表现常于脑损伤后1～3周内出现，并逐渐加剧达到高峰，随着病程发展而逐步消退。若痉挛严重且持续存在，运动功能恢复的可能性较小，可引起关节挛缩畸形加重，功能障碍。

3. 异常运动模式 脑损伤后伴随意运动恢复出现原始运动模式，如联合反应及共同运动，影响动作的准确、协调及效率。

目前偏瘫运动功能常用的评价方法有Bobath、Brunnstrom、Fugl–Meyer、上田敏法等。Fugl–Meyer等人在Brunnstrom法的基础上设计了更细致和全面的运动分级，测试运动和能力的50个不同方面，包括肌力、反射和协调性，评分0～100分，方法可靠、有效，重复测试可反映运动功能的恢复情况，但较费时，临床中多使用简化的Fugl–Meryer评定法。其他方法各有特点，但基本上都是根据偏瘫的恢复机理而制订。Brunnstrom法是评定脑损伤患者运动模式和功能的最常用方法，虽分级粗略，但省时，而且分级与功能恢复的进展有关。

其他常用有关运动功能的评定有肌力及肌张力评定、关节活动度测量、步态分析和平衡功能评定等。

二、作业能力评定

1. 日常生活活动（ADL）能力评定 可以最基本地反映脑损伤患者的综合运动能力，通过观察患者每天的基本生活活动的完成情况，客观地评价患者精细、协调、控制能力和感知、认知功能，作为了解残疾状态的基本指标之一。常用的ADL评定方法有Barthel指数评定、功能独立性评定（FIM）、功能活动问卷（FAQ）及PULSES评定等。

2. 生活质量评定（quality of life，QOL） 评定分为主观取向、客观取向及疾病相关QOL三种，常用的量表有生活满意度量表、WHO–QOL100和SF–36等。

3. 社会生活能力评定 涉及社会生活能力的评定量表较多，临床常用的Frenchay活动指数评定量表是一种简易评定方法（表9–2），其评定内容有6大类，各类均有各自的评定标准，总分最低为0分，最高为47分。评分结果：47分为完全正常；30～44分为接近正常；15～29分为中度障碍；1～14分为严重障碍；0分为完全丧失。

表 9-2　Frenchay 活动指数评定量表

评定内容	评分标准			
	0	1	2	3
在最近 3 个月				
Ⅰ	不能	＜ 1 次 / 周	＜ 1 ～ 2 次 / 周	几乎每天
1. 做饭				
2. 梳洗				
3. 洗衣				
4. 轻度家务活				
Ⅱ	不能	1 ～ 2 次 /3 个月	3 ～ 12 次 /3 个月	至少每周 1 次
5. 重度家务活				
6. 当地商场购物				
7. 偶尔社交活动				
8. 外出散步＞ 15 分钟				
9. 能进行喜爱的活动				
10. 开车或坐车旅行				
最近 6 个月				
Ⅲ	不能	1 ～ 2 次 /6 个月	3 ～ 12 次 /6 个月	至少每周 1 次
11. 旅游 / 开车或骑车				
Ⅳ	不能	轻度的	中度的	全部的
12. 整理花园				
13. 家庭 / 汽车卫生				
Ⅴ	不能	6 个月 1 次	＜ 1 次 /2 周	＞ 1 次 /2 周
14. 读书				
Ⅵ	不能	10 小时 / 周	10 ～ 30 小时 / 周	＞ 30 小时 / 周
15. 上班				

4. 职业能力评定　职业能力评定时应对患者既往情况广泛了解，包括教育、职业、就业情况（成功或不成功的）、个人喜好、躯体能力限制及谋取职业所需要的 4 种技能等，同时，还应测定患者手眼协调性、手的敏捷性、空间感、精细和粗糙的运动能力和反应。评定方法多采用美国劳工部主持建立的 JEVS 工种范例系统，因其设计集合了构成工作技

能的各种工作特点。

三、认知、知觉功能评定

（一）认知功能评定

1. 伤后遗忘的时间（post-traumatic amnesia，PTA） 即受伤后记忆丧失到连续记忆恢复所需的时间。对于患者是否仍处于PTA之中，还是已恢复了连续记忆，常用Levin提出的Galveston定向遗忘试验（Galveston orientation and amnesia test，GOAT），通过提问的方式了解患者的记忆情况，患者回答不正确时按规定扣分，将100减去总扣分，即为GOAT得分。100分为满分，100～75分为正常，74～66分为异常边缘，低于66分为异常（表9-3）。一般认为，达到75分才能认为脱离了PTA。

表9-3 GOAT内容及评分标准

问题	答错扣分
1. 你姓什么？叫什么名字？ 你何时出生？ 你住在哪里？	-2（姓 -1，名 -1） -4 -4
2. 你现在在哪？如答不出城市名 如答不出在医院	-5 -5
3. 你是哪一天入院的？ 你是怎样到医院的？ 如答不出运送方式	-5 -5
4. 伤后你记得的第一件事是什么（如苏醒过来等）？ 你能详细描述一下你伤后记得的第一件事吗？ （如时间、地点、伴随人等）	-5 -5
5. 伤前你记得的最后一件事是什么？ 你能详细描述一下你伤前记得的第一件事吗？	-5 -5
6. 现在是几点几分？ 至多	-5（与正确时间每相差0.5小时 -1）
7. 现在是星期几？ 至多	-5（与正确日期每相差1日 -1）
8. 今天是几号？ 至多	-5（与正确日期每相差1日 -1）
9. 现在是几月？ 至多	-15（与正确月份每相差1月 -5）
10. 今年是哪一年？ 至多	-30（与正确年份每相差1年 -10）

2. 神经心理成套测验 常用霍尔斯泰德-瑞坦神经心理成套测验（Halstead-Reitan neuropsychological battery，HRB），即通过心理测验研究和观察人类大脑与行为之间的相互关系，以了解脑卒中患者的神经心理状态，以做出准确的诊断与评定。成套测验所测验的行为功能范围广泛，可代表人类的主要能力。

3. Loewenstein认知障碍成套测验评定法（Loewenstein occupational therapy cognitive

assessment，LOTCA） 目前作业评定中，对于脑卒中等原因引起的认知功能障碍的评定多采用 Loewenstein 认知障碍成套测验评定法成套测验，其操作简便，应用方便可靠，通过效度和信度检验，从患者利益出发，与治疗紧密结合。其检查内容分为 4 大类，包括定向检查、知觉检查、视运动组织检查和思维运作检查，需时 30 ～ 40 分钟，整个测验可分 2 ～ 3 次完成，适宜在康复治疗中运用。检测的物品包括以下内容：指导及评分标准 1 册；4 种颜色的积木 20 块；100 孔塑料插板 1 块；塑料插钉 15 个；测试图片 48 张；塑料形板 22 块（6 种形状 4 种颜色）；拼图板 1 套（一分为九）；检查用图册 1 本；生活用品若干。

但 LOTCA 评定中缺少注意力、记忆功能的评定，需结合其他量表进行评定。常见的特定注意力评定包括 William 数字顺背及逆背测验、注意过程测验（attention process test，APT）及日常生活注意测验等。记忆功能评定可采用标准化记忆测试量表，如韦氏记忆测试修订版（the Wechsler memory scale-revised，WMS-R）、Rivermead 行为记忆测试（the Rivermead behavioural memory test，RBMT）、识别记忆检查（the recognition memory test，RMT）、成人记忆和信息处理量表（the adult memory and information processing battery，AMIPB）等。

（二）知觉功能评定

知觉障碍主要表现为错觉和幻觉，错觉是对客观刺激的错误认识，而幻觉是在没有客观刺激时产生的感受。在脑卒中后知觉功能障碍中，失认症中发病率最高的为单侧忽略、疾病失认和 Gerstmann 综合征（包括左右手失认、手指失认、失写、失算）；失用症中以结构性失用、运动性失用和穿衣失用发病率最高。在脑卒中的康复过程中，距离、时间、运动的知觉障碍往往不易为人所察觉，因此对功能预后有着明显的影响。（失认症和失用症评定方法详见第五章相关内容）

第三节 作业治疗

采取积极、正确的康复治疗，可以使脑卒中患者的功能明显改善，但若病后处理不当，常可导致废用或误用综合征。

一、作业目标及原则

（一）作业治疗目标

1. 采用各种作业治疗手段，最大限度地促进功能障碍的恢复，防治废用和误用综合征，减轻后遗症。

2. 充分强化和发挥残余功能，通过代偿手段及使用辅助工具或生活环境改造等，使患者达到生活自理、精神心理再适应、能进行实用性交流等能力，最终回归家庭和社会。

（二）作业治疗原则

1. 早期介入 一般在生命体征稳定、原发神经病学疾患无加重，在临床医学治疗的同时及早介入康复措施。预防性康复措施的早期介入有助于改善脑卒中患者受损的功能，减轻残疾程度，防止各种并发症的发生，提高患者生活质量。

大量临床康复实践资料证实，早期开始进行康复训练有助于改善患者受损的功能，减轻障碍的程度，对延长患者生命、缩短住院天数等有着十分重要的作用。所以一般在患者生命体征稳定 48 小时后，病情不再进展的情况下及时进行康复治疗。

2. 循序渐进 康复治疗是个持续的过程，作业治疗贯穿于治疗的全过程（住院期间、出院后门诊期间、回到家庭及社区各个时期），既要达到一定的强度，又要持续一定的时间。应根据患者情况量力而行，治疗时间逐渐增加，强度逐渐加大，辅助逐渐减少，患者主动参与逐渐增多。

对脑卒中患者而言，康复治疗是一个长期的过程，应根据急性期、恢复期及后遗症期的不同选择合适的作业治疗活动以改善受损的功能障碍，预防并发症，提高脑卒中患者的生活质量。

3. 持之以恒 偏瘫侧上肢及手的功能恢复较下肢相对滞后，作业治疗从发病开始早期介入，直至患者功能达到最大限度的恢复。

4. 团体协作 康复医生带领康复小组各成员（PT、OT、ST、康复护士等），针对患者功能障碍做出全面评估，达成共识，制订康复治疗计划，由康复小组各成员、患者本人及其家属共同参与各个时期的康复治疗。

5. 健康教育 对患者及其家属进行相关知识的宣传教育和心理指导，使其正确认识疾病，了解作业治疗的过程及目的。与疾病相关的健康教育应贯穿于康复治疗全过程，这是实施有效康复治疗的保证。

二、作业治疗方法

脑卒中常用的作业治疗措施包括保持正确的肢体体位（良姿位）、维持和改善关节活动度、上肢和手的治疗性活动、上肢和手的功能训练、感知觉障碍的恢复训练、日常生活活动训练、环境适应及健康教育等。作业治疗应根据患者的发病时间、年龄、家庭、社会、经济等方面因素和运动、感觉、认知等功能情况，以及是否伴有合并症等，制订行之有效的治疗方案。

（一）保持正确的体位

床上正确的体位摆放是偏瘫早期康复治疗中的重要措施，是脑卒中康复的第一步，能有效预防或对抗痉挛姿势的出现和发展，将功能损害降到最低，为日后的功能训练打好基础。

1. 卧姿　包括健侧卧位、患侧卧位、仰卧位。

患侧卧位是所有体位中最重要的，有利于增加患侧身体感觉刺激的输入；健侧卧位是患者感觉比较舒适的体位，有利于患侧的血液循环；仰卧位仅作为与其他卧位交替和过渡时使用，尽可能避免长时间采用仰卧位。另外，体位摆放时要注意床垫不宜太软，床头不宜抬高，足底部不宜放置任何东西等。

2. 坐姿

（1）床上长坐位：用大枕垫于患者身后以保持躯干端正、背部伸展，确保髋关节屈曲90°；双上肢对称地放置于身前的小桌上，上肢始终位于患者的视野之内。为避免膝关节的过度伸展，可以在膝下垫一小垫。应防止半卧位。

（2）轮椅坐位：选择合适的轮椅，必要时可利用海绵坐垫来调整轮椅的高度和深度，或借助于背板，以保持躯干直立的坐位，在患侧下肢侧方垫海绵枕，可防止髋关节的外展、外旋。

为了让患者在坐位时上肢处于一个良好的姿位，应给患者轮椅上制作和安置一个轮椅桌板，可用静止夹板将手保持于相对张开的位置上，以减轻肌张力。轮椅桌板的作用如下：①患侧上肢置于板上，处在患者自身的视野内，避免患者忽视。②能有效防止肩部后坠，并保持肩、肘、腕关节的正常位置，抑制屈肌痉挛。③宽大的轮椅板既能保护患侧上肢不至于滑落，还能在轮椅上进食，或做简单的作业活动等。

（3）椅坐位坐姿：正确的椅坐位左右两侧肩应和躯干对称，躯干伸展，骨盆直立，髋、膝、踝三关节保持90°位，避免髋关节外展、外旋，小腿垂直下垂，双足底着地。

为避免长期卧床造成心肺功能下降，为将来的功能恢复创造条件，在生命体征平稳，病情不再进一步发展48小时后，患者意识清楚时，即可在日间采取坐位姿势，并尽可能选择坐位下进食。有效的坐姿要求骨盆提供稳定的支持，躯干保持直立位，这样既可以解放上肢，又可以让患者能够观察到周围环境。不论何种方式的坐位，都必须掌握两侧对称的原则。

（二）维持和改善关节活动度

鼓励和指导患者采用正确的关节活动方法，进行自主性辅助练习，以改善肢体的血液循环，预防关节僵硬和挛缩。恢复初期，患侧肩关节多缺乏自发的随意运动，需要由健手或他人进行诱导，诱发患侧上肢尽早出现分离运动。

1. Bobath 握手　两手十指交叉相握，患侧拇指在外，由健侧带动患侧上肢自助被动运动。上举或前伸上肢时，患侧肘关节要充分伸展、前臂略旋前，克服患肢的屈曲，肩部充分前伸。动作应缓慢、到位，反复进行。可在卧位、坐位下进行。

2. 磨砂板活动　患者坐在治疗台前，根据上肢功能水平调节治疗台的角度。用健侧手掌按压在患侧手背上，保持患侧手指的伸展，前伸上肢以达到屈曲肩关节、伸展肘关节的目的。

3. 滚筒活动 治疗师站在患侧，嘱患者 Bobath 握手，利用健侧上肢带动患肢完成肩关节屈曲、肘关节伸展、前臂旋后、腕关节背伸的运动，治疗师可协助患手做促进肘关节伸展的动作。

（三）上肢和手的治疗性活动

进行患侧上肢、手的功能性活动之前，应抑制痉挛、进行分离运动训练。

1. 抑制痉挛 预防痉挛的发生，让患者逐渐明白、掌握控制痉挛的方法。

（1）预防肌痉挛：训练中应避免急速、过度用力的动作；患侧上肢痉挛较明显时，避免过度使用健侧手，避免做健手抓握功能要求较高的动作，以防诱发患侧痉挛加重。

（2）降低患侧上肢的肌痉挛：可采用牵拉、挤压等方法。如以抗痉挛模式负重，利用负重练习或在负重状态下的作业活动，降低患侧上肢的肌痉挛。患者坐在治疗床上，患侧上肢伸直，掌面放在体侧稍后的床面上，手指向外后方展开，可促进患侧肩胛骨上提、肘伸直、腕背伸和手指伸展。

（3）抑制手指屈曲痉挛：治疗师一手用四指紧握患侧大鱼际，将拇指外展；另一手固定肘关节，将患肢前臂旋后，停留数秒，痉挛手指可自动伸展。

2. 分离运动训练 由于患侧肢体各关节丧失了独立运动的能力，所以在活动中无法进行关节的分离运动和选择性运动。作业治疗的目的是打破协同运动模式，逐步确立各个关节的分离运动。如上肢持球、持棒活动训练。

（四）上肢和手的功能训练

在进行功能性作业活动中，应逐步增加上肢、手的运动控制能力及协调性训练，为日常生活活动创造条件。

1. 上肢的运动控制能力训练 遵循“由近到远，由粗到细”的恢复规律。如上肢持球活动、地面上推动大巴氏球活动。

2. 双手协调性训练 选择由患侧手起固定等辅助，健手操作为主的活动。如双手配合搬运物品、木钉盘、拼图等作业活动。

3. 手指抓握及精细运动 棋牌游戏、木钉盘、捡豆、编织、粗线打结及打字等活动可以训练手指对粗细、大小、方圆等不同规格、不同形状物体抓握的良好活动。

（五）感知觉障碍的恢复训练

感知觉障碍影响运动功能，对感知觉障碍应同等重视，并加以训练。

1. 患侧上肢负重训练 利用坐位患侧上肢负重抗痉挛模式的方法，达到同时训练运动功能和感觉功能的目的。可在支撑手掌的下面交替放置手感、质地不同的材料。

2. 手的抓握训练 可将木钉盘活动灵活运用于感觉训练。如将木块、木棒或棋子等分别缠绕丝绸、棉布、海绵等不同的材料，指导患者拿放木钉，以提高感知觉能力。

3. 辨别物体的练习　用各种质地的物品擦刷患者的皮肤；寻找埋藏在细沙、米粒、豆子内的积木块和各种玩具等物品；遮住患者视线，要求通过触觉判断物体的大小、轻重软硬、形状等。

4. 预防和纠正患侧忽略　治疗师或家属在对患者进行治疗或护理时，应随时提醒患者关注自己患病一侧的身体，采取相应措施防止和改善患侧忽略：①从患侧接近患者，增加患者认知自身患侧的机会。②始终将患侧上肢置于患者自己的视野内，而且尽量保持与健侧相同的肢位。③避免过度使用健侧手，宜多做健手带动患手及上肢的自助性活动。

（六）日常生活活动训练

治疗中应鼓励患者主动完成能够独立完成的日常活动。

训练原则：双手共同完成，或双手交叉后共同完成。

（七）环境适应

如有可能对家庭及社区环境做必要的改造，使患者更容易适应家庭、社区生活，参加一些力所能及的家务劳动、社区娱乐活动，从事一些有兴趣的活动等，从而在心理、身体上获得最高质量的生活，达到作业治疗的最终目的。

三、作业治疗实施

脑卒中的作业治疗，一般在患者生命体征稳定、神经功能缺损症状不再发展 48 小时后开始，分为急性期、恢复期和后遗症期。

（一）急性期

脑卒中发病 1 ～ 4 周，康复治疗与临床治疗应同时进行。

作业治疗目标：预防并发症及继发性障碍的出现，使患者尽早开始床上的生活自理，为即将开始的主动功能训练做准备。

其作业治疗方案如下。

1. 床上良姿位摆放　包括患侧卧位、健侧卧位和仰卧位，应鼓励患者多使用患侧卧位。

2. 床上活动训练

（1）上肢自助被动运动：双手手指交叉，患手拇指置于健手拇指掌指关节之上，利用健侧上肢带动患侧上肢，做双上肢伸肘、肩关节前屈的上举运动。

（2）翻身：方法参考本书第四章第二节相关内容。应每 1 ～ 2 小时变换一次体位，使肢体伸屈肌张力达到平衡，但要以不影响临床抢救、不造成病情恶化为前提。

（3）桥式运动：训练腰背肌群和臀大肌，为站立做准备。训练时，训练者可帮助固定下肢并叩击刺激患侧臀大肌收缩。在患者能较容易地完成双桥运动时，可让其将健侧下肢抬离床面伸展，单用患肢屈曲支撑于床面上抬臀。

2. 预防和纠正单侧忽略和（或）视野缺损 随时提醒患者关注患侧，鼓励患者转动头部，用眼睛扫视周围；多做健侧手带动患侧手及上肢的自助性活动。

3. 保持正确的床上坐姿 方法同前。每次坐起的持续时间应根据患者的耐受情况而定，每天坐起的次数也以患者的承受程度为限，尽可能在坐位下进食。治疗师应随时纠正不良坐姿。

4. 日常生活活动训练 如早期用健侧手完成梳洗和进食等动作，也可以通过改造用具来提高患者的独立性。

（二）恢复期

脑卒中发病 1 个月左右。恢复早期（发病后 1 ～ 3 个月）和恢复中期（发病后 3 ～ 6 个月）是康复治疗和功能恢复的最佳时期，恢复后期（发病后 6 ～ 12 个月）功能恢复逐渐缓慢。

作业治疗目标：进一步维持和改善关节活动范围，患肢随意运动和四肢协调性获得最大限度的增加，提高患者日常生活自理能力，为提高功能正确地运用矫形器，进行职业训练及取得社会心理的支持。一旦患者病情稳定，能够在治疗室接受系统全面的评定和康复治疗，康复治疗就进入了恢复阶段。

其作业治疗方案如下。

1. 保持正确的坐姿 离床后，常用的坐位姿势包括轮椅坐位和椅坐位（方法同前）。

2. 关节活动度的维持和改善 可借助作业活动和矫形器进行，防止由于痉挛所致的关节挛缩。如桌面擦拭运动、体操棒训练（图 9-2）、砂板磨训练等。以砂板磨训练为例，可以结合患者恢复的情况设计不同的训练方法，如单手砂板磨运动（图 9-3）、双手砂板磨运动（图 9-4），也可以通过改变砂板磨倾斜角度或者砂板磨阻力来增减难度。

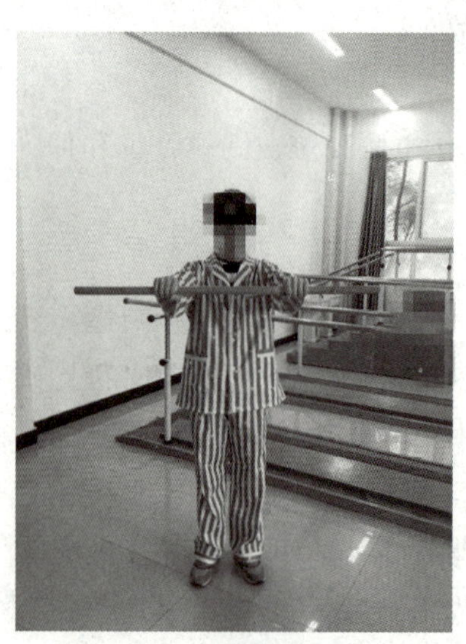

图 9-2 体操棒训练

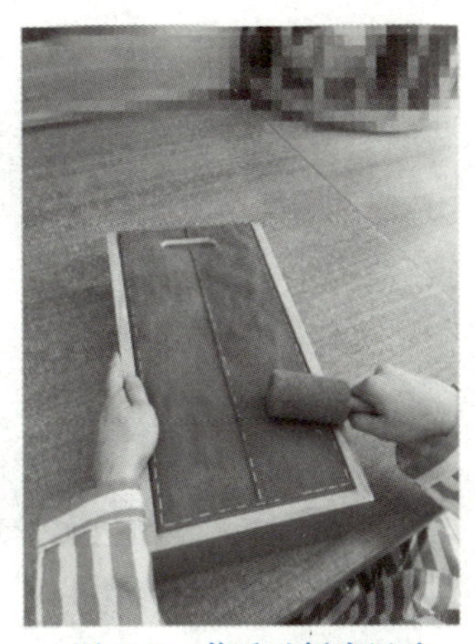
图 9-3　单手砂板磨运动

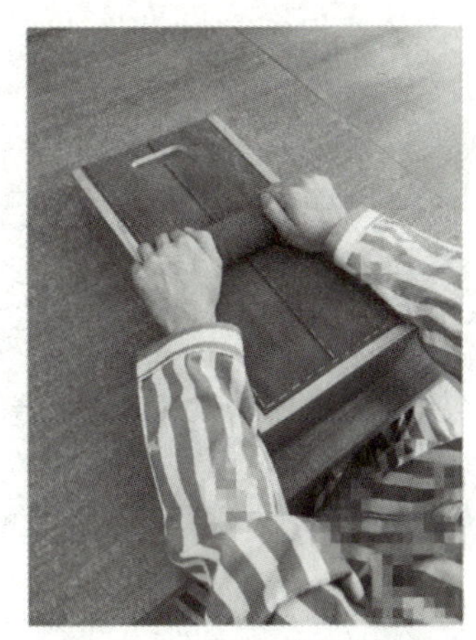
图 9-4　双手砂板磨运动

3. 抑制痉挛、分离运动训练　绝大多数患者会出现不同程度的痉挛和联合反应，如果不加以抑制，会逐渐出现异常的运动模式、病态的肢位及姿势，影响机体功能的恢复。可采用牵拉、挤压、快速摩擦、负重状态下作业活动等方法降低患肢痉挛。进行各个关节的分离运动如套圈运动（图 9-5）、滚筒运动（图 9-6）、木钉摆放运动（图 9-7）、扶球运动等，避免选择过于复杂的作业活动，按近端关节到远端关节的顺序进行训练。

持球活动：将篮球置于桌面上，患者以患侧手搭放在篮球上面，肢位如下：肩关节屈曲，肘关节伸展，前臂旋前，腕关节伸展，手指伸展并外展。此时的肩关节和前臂肢位接近于屈曲模式，而其他关节是伸展协同运动模式，如此，动作本身已经打破上肢全部关节的协同模式。

持球过程中容易出现肘关节屈曲，致使手部自球体滑落，初期可降低动作难度，把球向肩关节内收方向移动，患者可在一定程度上利用伸展协同运动模式来完成动作。相反，若把篮球逐渐向肩关节外展方向移动，无形中加大了动作的难度。

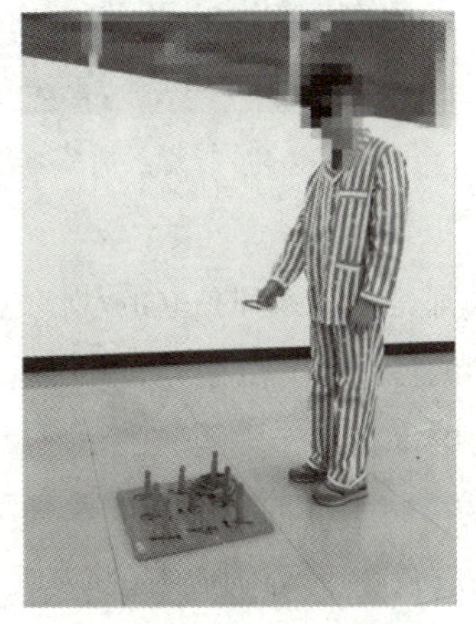

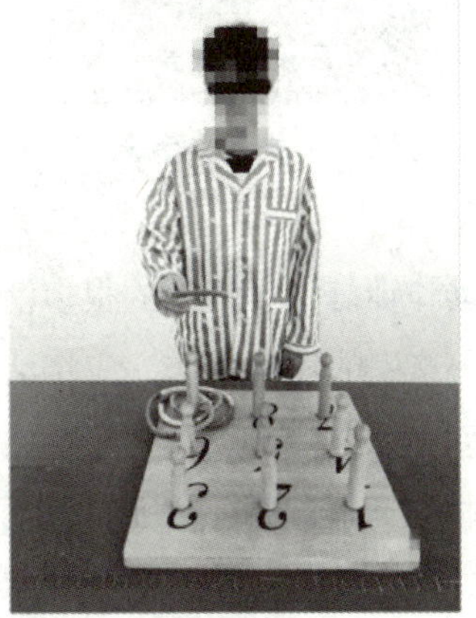
图 9-5　套圈运动

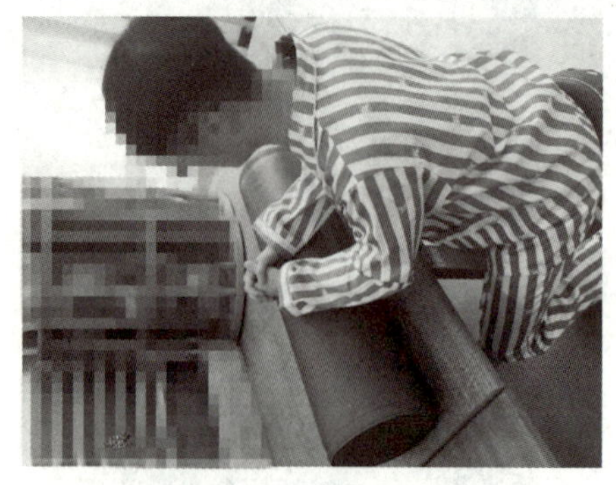
图 9-6 滚筒运动

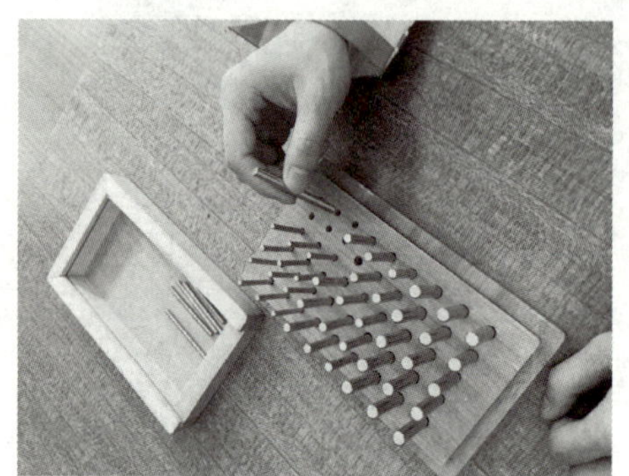
图 9-7 木钉摆放运动

4. 上肢和手的功能训练

（1）运动控制能力训练：如患侧手在健侧手的带动下床边推大治疗球（图 9-8）。

（2）双手协调性训练：如双手配合搬运物品。

（3）手指抓握及精细动作：如棋牌游戏、编织、木钉盘活动、拧螺丝训练（图 9-9）等。

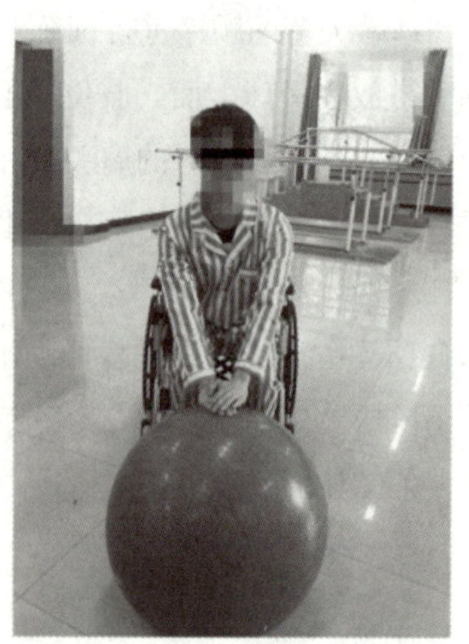
图 9-8 推大治疗球

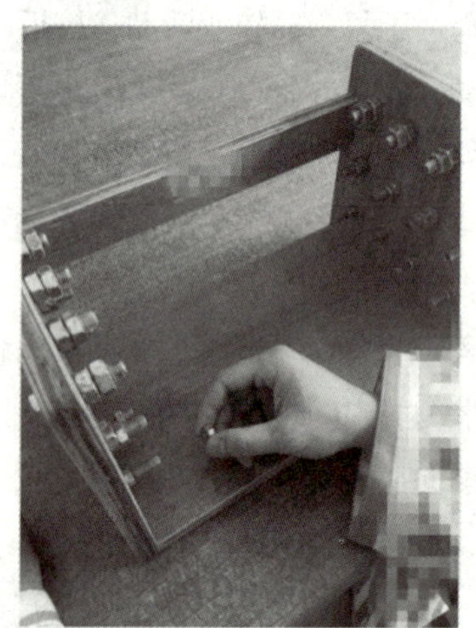
图 9-9 拧螺丝训练

5. 上肢基本动作训练 生活中的很多活动都是由一系列独立的动作组合而成，多数患者最初很难完成一连串的连续动作，应将活动的各个步骤分解开，指导患者逐一练习，最终实现完成连续动作的目标。以手拿起桌面上的水杯动作为例，手拿起桌面上的水杯动作时，上肢、手的基本功能包括：伸手向目标物（将手伸向桌面上的水杯）；抓握（拿起水杯）；运送（将水杯移至口边饮水）；将目标物放置在应有的位置（将水杯放回桌面上）。

下面以推动球体活动为例。

（1）Bobath 握手状态下在桌面上进行推动球体活动：在恢复初期，肩关节缺乏自发的随意运动，可通过 Bobath 握手（以抑制患侧手指的屈曲、内收痉挛），由健侧上肢带动患侧上肢（使患侧肘关节伸展、前臂略旋前，防止肩部后撤）运动。在活动初期，肩关节往往缺乏自发的随意运动，需要由他人或健侧手进行诱导。在向前推动球的动作中，包括重心转移、坐位平衡能力改善，以及肘关节屈、伸动作。

（2）桌面上向前滚动圆柱体的活动：随着患者上肢功能的进步，可用圆柱体替换球体，要求患者将前臂置于圆柱体之上向前滚动圆柱体。与推动球体不同之处在于，上肢不完全依靠重力关系置放在桌面上，而是要略微抬起前臂，使前臂放在圆柱体上，再通过肘关节的屈、伸运动向前、后滚动圆柱体，加大肩关节的控制难度，实现肩、肘的同时分离运动。

（3）地面上推动巴氏球的活动：随着肩关节的稳定性逐步提高，肩关节的随意运动开始出现时，可进行患侧的单手训练，以促进随意运动的进一步恢复。推球活动可改成患侧手进行，选择较大的巴氏球放在患者前面，患者取坐位，指导患者利用肩关节屈曲的随意运动向前推动巴氏球。治疗师可与患者相对而坐，相互向对方推球。当肩关节本身有了最初的随意运动，停止由健侧带动患侧的被动运动形式，改成由患侧做独立的运动，肩关节的随意运动刚刚出现，不足以抵抗过大的阻力进行运动，当患者采取坐位，上肢垂于体侧，可将重力带来的影响降到最低。

6. 双手协调动作训练　急性期强调患者两侧肢体应尽量保持对称姿势是将来双手获得协调动作的基本条件。恢复期中，可逐步增加由患侧肢体担当固定等辅助作用，以检测肢体进行操作为主的项目。下面分别以坐位和立位下进行双手协调动作活动为例。

（1）坐位下双手协调动作活动：以患侧上肢负重，用健侧上肢进行木钉盘、拼图等活动，通过道具摆放位置的变化，练习身体重心转移时的上肢能力。

（2）立位下双手协调动作活动：患者用患侧手固定桌面上的尺子，健侧手用笔画线，患侧手作为辅助手。画完一道线后需要移动尺子继续画下一道线，此动作包括动态的固定、放松动作，而不是单纯的静态下固定。

7. 手指抓握及精细操作训练　训练手的抓握能力的活动项目很多，几乎日常生活中的所有动作都与手的操作有关，临床上，只要设计合理，所有的日常活动、文体娱乐活动都可以应用到手的功能训练上来。如选择各种规格的木钉或铅笔等，拿在手中并将翻转，有利于提高手的灵巧性；市场上出售的儿童成套玩具都含有手的捏、插、拧、拔、转等多方面的功能，具有一定的作业治疗意义。

8. 利手交换训练　患病后，患者惯常使用的肢体由于运动受限，自然地在无意识中较多地使用了非利手，随着时间的推移，非利手的使用频率会越来高，越来越熟练，这本身就是利手交换的一部分。但在文字书写、筷子使用等对手部的精细运动要求较高的动作时，患者往往很难掌握，需要治疗师设计动作的转向训练，并且需要长时间、反复多次训练才有可能收到满意效果。是否可以进行利手交换应根据患者病后3个月患手功能状态及患者需求而定。

9. 认知、感知功能的恢复训练 脑卒中患者运动功能能否恢复、各种治疗方法能否收到满意的疗效，在很大程度上取决于认知与感知功能是否正常。感知觉障碍妨碍运动功能正常发挥，缺乏正常的感觉反馈，患者很难正常地调节、控制其运动，致使丧失协同运动能力，在运动过程中，患侧手很容易磕磕碰碰，引起擦伤等外伤情况，患者会认为患手是"累赘"，越发对其无视和放弃，严重影响患手的运动功能恢复。

感知觉功能和运动功能密切相关，在训练过程中，感知觉训练与运动训练不能截然分开，应建立感知觉－运动训练一体化的概念。脑外伤患者高级脑功能障碍造成的理解能力下降、记忆力减弱、空间识别能力下降，以及情感障碍等多方面的因素，训练过程中较脑卒中患者会遇到更多的困难和更加复杂的状况，因此，治疗师应具备高度的责任心、持久的耐心和必备的专业知识，在治疗、评定的过程中，不断摸索出最佳方案（图9-10）。

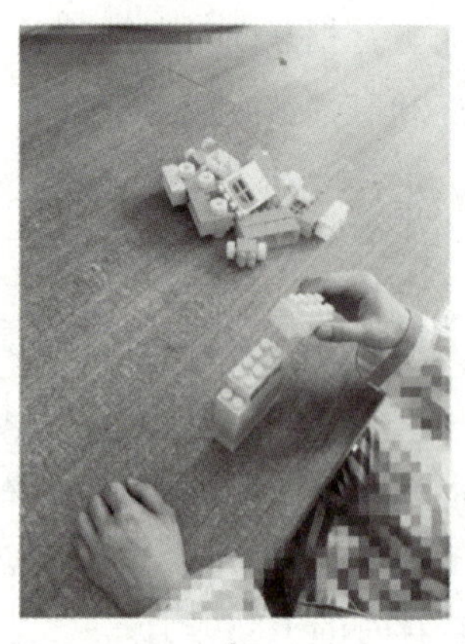

a

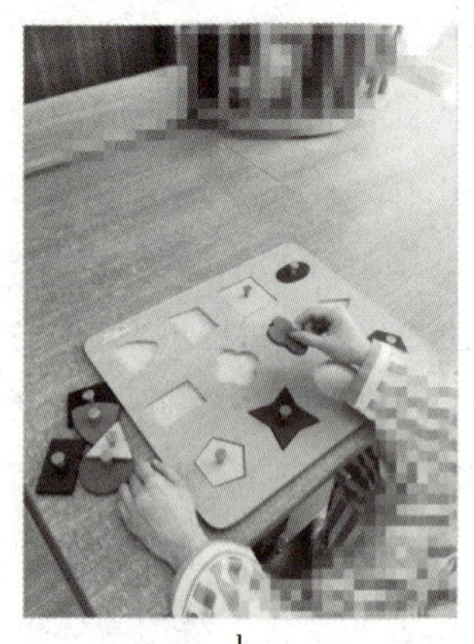

b

图9-10 认知功能训练

10. 日常生活活动训练

（1）恢复早、中期ADL训练：包括进食动作训练、穿脱衣服训练、个人卫生训练及支具、矫形器的使用等。

①进食动作训练：包括吞咽动作训练和摄食动作训练。应在患者具备了保持平稳坐姿、良好的口腔功能、上肢分离运动的基础上进行。训练使用各种餐具的能力，如持勺、用筷、端碗等。必要时使用自助餐具或加用辅助装置，如带盖和吸管的水杯，餐具固定板，改制的筷子，在匙柄上加一尼龙搭扣圈使手掌或前臂套入，或使用匙柄加长、加粗便于握持的勺子，防滑垫等。

②个人卫生训练：先训练洗漱动作（洗脸、洗手、刷牙、剃须、梳头、化妆、剪指

甲等），再训练如厕动作等。如把毛巾套到水龙头上，然后用健手单手拧毛巾，可克服洗脸拧毛巾的困难；用改装后的指甲刀剪指甲；将牙刷柄加粗；用吸盘将小刷子固定在洗手池健手一侧，便于清洗健手等。如厕时指导患者顺利完成从轮椅到坐便器的转移、穿脱裤子、便后卫生及冲洗动作。为方便患者独立完成如厕动作，要对卫生间环境和设施进行必要调整和改造，若使用坐便器，则在需要的部位安装纵向或横向扶手，选用离身体较近、规格较大、无须用较大力量即可控制的马桶扳手，必要时在床旁使用便携式便器。

（2）恢复后期的 ADL 训练：包括家务活动训练、入浴动作训练、高级技能活动训练、上下楼梯训练等，以提高日常生活活动能力。

①家务活动训练：包括整理房间、打扫卫生、洗晒衣服、烹调、洗刷餐具、购物、经济管理、电器使用、抚育幼儿、信件处理等。

②入浴动作训练：对浴室环境、洗浴用具进行调整和改制，能有效提高患者入浴的安全性和独立性。如将普通的浴球或海绵球固定在一个长手柄上，以帮助患者清洁后背；用线穿一块肥皂挂在颈部，有助于患者把肥皂擦在洗澡巾或健手上；将毛巾的一侧安装一个套环，套在患侧手腕处，便于洗后背时在肩的后部上下拉动毛巾；淋浴喷头不固定在墙上；浴盆边安装扶手等。

③高级技能活动训练：如计算机操作等。模拟性活动为患者进行实用性活动提供了可能性。

（三）后遗症期

作业治疗目标：除对后遗症期患者继续进行提高肢体机能的康复治疗之外，应将治疗重点放在整体日常生活活动水平的改善上，通过使用“代偿技术”、环境改造和职业训练，尽可能改善患者生活的周围环境条件以适应患者的需求，争取最大限度地生活自理和回归社会。利用残存功能，防止功能退化；更加重视社会、心理和情感的康复，努力进行职业康复，使患者重返家庭、社会或工作岗位。

发病 6 个月之后，功能恢复缓慢或停滞不前，患者不同程度地留有各种后遗症，如偏瘫侧上肢运动控制能力差、患侧手功能障碍、失语、吞咽困难、关节挛缩畸形、偏瘫步态等。

其作业治疗方案如下。

1. 维持性作业训练 每日进行上肢主动或健肢带动下的各关节活动；适当延长步行距离、扩大活动空间和上下楼梯训练；卧床不能下床活动的患者应定期翻身、肢体被动活动，以减少压疮的发生和关节挛缩程度的加重。

2. 辅助器具和矫形器 指导患者使用必要的辅助器具，可用支具将上肢屈曲痉挛严重者固定于伸展位；使用踝足支具矫正足下垂、足内翻并辅助其行走；无法步行者，可选择适合个人操作的轮椅，并学会正确操作轮椅用以代步；行走困难的年老患者，指导其使用手杖、拐杖、步行器辅助支撑体重，保证行走安全；对于无法完成的日常生活活动，根据所需可使用穿衣类、饮食类、洗澡类、书写类等不同辅助装置，以增加患者生活的独立性和树立患者的自信心。

3. 环境改造 为方便后遗症期的患者独立完成日常生活活动，对家庭中的某些结构设施进行改造是很重要的。如去除门槛，增加通道的宽度，将蹲式便器改为坐式便器，将床降至40cm左右高度，增加必要的室内扶手，降低浴盆高度，洗手池的安装方法及形状要适合轮椅的进入等。同时，应指导家属学会如何保证患者安全，并教会其一些基本的康复训练技术帮助患者在家庭中训练。

4. 职业训练或指导 对功能恢复较好、又有工作意愿的患者，应根据其原有技能、现在的身心状况及未来的工作条件进行就业指导和职业训练。对患者提出就业的意见和建议，并进行有关技能、认知、心理等方面的训练。

5. 长期卧床者的护理 有10%～20%的患者最终不得不长期卧床，特别是高龄、体弱和病情严重者。对此类患者应长期进行家庭康复治疗，指导患者的家属及陪护者做好康复护理工作。家庭护理不仅费用低、效果好，更重要的是使患者在心理上得到安慰。

四、常见特殊问题的处理

（一）肩－手综合征

肩－手综合征（Shoulder-hand Syndrome，SHS）又称反射性交感神经性营养不良（reflex sympathetic dystrophy，RSD），常发生于脑损伤后1～3个月内，发生率为12.5%～70%。其发病机制可能与交感神经功能障碍、肩关节半脱位、痉挛、腕关节过度牵拉或手受到意外伤害等因素有关。临床表现为突然出现的肩部疼痛，运动受限，手浮肿及疼痛，后期可出现手部肌肉萎缩、手指挛缩畸形，可导致患手的运动永久丧失。

1. 正确放置患肢 正确放置患侧上肢，确保腕部不处于完全掌屈位，避免患者上肢尤其是手的损伤、疼痛、过度牵张及长时间垂悬；卧位时，适当抬高患侧上肢；坐位时，把患侧上肢放在安装在轮椅上的小桌子上，并用夹板固定避免腕部掌屈位。

2. 加压性向心性缠绕 为简单、安全和有效地治疗周围性水肿的方法。用一根直径1～2mm长线从远端到近端向心性缠绕患手，先缠绕拇指和其他手指至各手指根部，用同样的方法再缠绕手掌和手背至手腕以上，再将缠绕的长线一一松开，每天反复进行。

3. 早期避免牵拉损伤肩关节周围组织 注意矫正肩胛骨的位置，增加肩关节周围肌肉的张力以预防肩关节半脱位；避免在患手静脉输液。

4. 被动和主动运动 患侧上肢的被动运动可防治肩痛，维持各个关节的活动度，活动时应轻柔、缓慢，以不产生疼痛为度。主动进行肩胛骨活动，在上肢上举的情况下进行肩关节的三维活动，但不应练习使伸展的患侧上肢的持重活动，以免增加浮肿和疼痛。

（二）肩关节半脱位

肩关节半脱位多发生在脑损伤早期，发生率高达60%～70%，尤其在整个上肢处于弛缓性麻痹状态下，在开始坐或站立时，由于重力作用而发生。

1. 保持肩关节的正常活动范围 在进行床上运动、转移训练及肩胛骨、上肢的被动活动时，应保持肩关节的正常活动范围。在不损伤肩关节及周围组织、结构前提下，进行无痛性肩关节全范围的被动运动或自助被动运动。每天1～2次。

2. 纠正肩胛骨位置 通过手法活动肩胛骨、坐位上肢支撑负重、双手Bobath握手练习双上肢前伸与上抬，或卧位将患肩垫起等方法防止肩胛骨后缩，使肩胛骨充分上抬、前屈、外展，向上旋转，以纠正肩胛骨的位置，恢复肩关节的自然固定功能。

3. 肩胛骨的主动运动训练 患者取坐位于桌旁，桌上摆放一只篮球，患手控制篮球，肘关节伸展，做向前、向后滚动篮球的动作，完成肩胛骨的内收和外展控制。在治疗过程中应注意矫正肩胛骨的姿势，随时都要注意良姿位的摆放，鼓励患者经常用健手帮助患侧上肢做充分的上举活动。

（三）患侧忽略和身体非对称姿势、动作

临床上经常可以看到脑卒中患者患侧忽略现象，患侧上肢被随随便便甩在一旁，好像不是自己身体的一部分，这样容易造成患侧肢体及关节等的损伤，对未来上肢功能的恢复极为不利。治疗师应随时提醒患者关注自己患病一侧的身体，采取措施防止和改善患侧忽略问题。

1. 治疗师、护士或家属对患者进行治疗或护理时，应尽量从患侧接近患者，从患侧打招呼或做训练，增加患者认知自身患侧的机会。反复用语言不断刺激提醒患者集中注意其忽略的一侧。

2. 日常生活中，应注意将患侧上肢始终置于患者视野内，尽量保持与健侧相同的肢位。如进食的时候，即使不能用患侧手，也应把患侧上肢放在桌面上。

3. 多做健侧手带动患侧手及上肢的自助性活动，治疗和生活护理中尽量站在患者忽略侧，将所需物品放置在忽略侧，让健手上肢过身体中线到对侧去取故意放在患侧的急需物品。鼓励患者向健侧翻身，用患侧上肢或下肢向前探（可用健手帮助患手）。

4. 忽略侧提供触摸、拍打、挤压、擦刷、冰刺激等感觉刺激，并让其说出刺激的部位和感觉。在忽略侧放置色彩鲜艳的物品或灯光提醒对患侧的注意；生活物品和床头桌放于患侧，以引导患者对患侧及环境的扫视和注意。阅读文章时，让患者从边缘处开始，在忽略侧一端放上色彩鲜艳的尺子，或使其用手摸着书的边缘，从边缘处开始阅读，避免漏读。

5. 避免过度使用健侧手，过度使用健侧手或健侧过分用力的时候会加重患侧肢体的痉挛程度，影响患侧恢复。

（四）抑郁症

对脑卒中后抑郁症的康复治疗包括心理治疗和药物治疗，全面了解患者生理、心理和社会适应状态，对有明显抑郁症的患者需积极给予心理康复治疗。可采取个别治疗和集体治疗两种方式，同时应有患者家庭成员及朋友、同事等社会成员参与。治疗中应注意建立良好的医患关系，使患者身心放松，解除患者内心痛苦，矫正或重建某种行为等。

（五）吞咽功能障碍

脑卒中急性期患者中约有 29% ～ 60.4% 伴有吞咽功能障碍，可造成患者水和营养物质摄入不足。

1. 进行唇、舌、颜面肌及颈部屈肌的主动运动和肌力训练。
2. 先用糊状或胶状食物进行训练，少量多次，逐步过渡到普通食物。
3. 进食时应取坐位，颈稍前屈引起咽反射。
4. 软腭冰刺激有助于咽反射的恢复。
5. 咽下食物练习呼气或咳嗽，有助于预防误咽。
6. 构音器官的运动训练有助于改善吞咽功能。

（六）下肢深静脉血栓

偏瘫患者长期卧床或下肢下垂时间过长，肢体肌肉对静脉泵的作用降低，下肢血流速度减慢，导致血液呈高凝状态及血管内皮破坏，血小板沉积而形成血栓。

1. 下肢主动或被动运动。
2. 卧床时抬高下肢，穿压力长筒袜。
3. 下肢外部气压循环治疗。

病例分析

患者李某，男性，59 岁，5 天前晨起自觉言语不利、右侧肢体无力而入院就诊，血压 190/90mmHg，头颅 CT 检查：左侧基底节区脑梗死。4 天前左侧肢体完全瘫痪，系统治疗后病情稳定，无明显变化。发病以来无头痛、恶心、呕吐、意识障碍及二便障碍，心肺无异常。神志清楚，言语不利，智力正常，饮水偶有轻度呛咳，右鼻唇沟浅，右侧肢体肌力 0 级（Brunnstrom Ⅰ级），肌张力低，腱反射稍弱，右侧霍夫曼征及巴宾斯基征阳性，左侧正常。不能保持坐位。既往有高血压病 8 年，冠心病 4 年。

1. 治疗目标：预防继发功能障碍及各种并发症的出现，为恢复期的功能恢复打下基础；使患者尽早开始床上活动，为即将开始的主动功能训练做准备。

2. 作业治疗方法

（1）保持良肢位：正确的卧位及良肢位摆放。

（2）体位转换（床上翻身）：在他人辅助下或健侧带动患侧翻身。

（3）上肢被动运动：在他人辅助下或健侧帮助患侧被动运动。

（4）床上桥式运动。

（5）预防单侧忽略。

（6）坐位训练。

[学习小结]

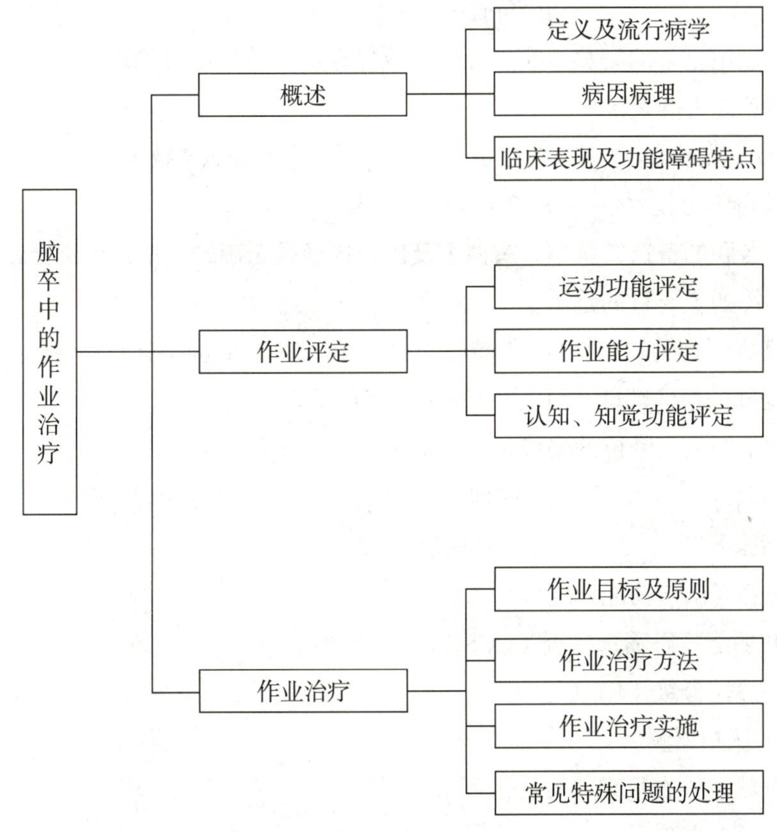

复习思考

一、下列各题的备选答案中，只有一个选项是正确的，请从中选择最佳答案。

1. 脑卒中患者首选的辅助检查是（　　）

A. CT　　B. MRI　　C. X 线

D. 脑电图　　E. 肌电图

2. 脑栓塞最常发生在（　　）

A. 前交通动脉　　B. 大脑前动脉　　C. 大脑中动脉

D. 椎动脉　　E. 基底动脉

3. 鉴别起病几小时的脑卒中患者是脑出血还是脑梗死的最肯定的证据是（　　）

A. 瘫痪的程度　　B. 昏迷程度　　C. 血压高低

D. 脑脊液检查　　E. 头颅 CT

4. 蛛网膜下腔出血最主要的危险因素是（　　）

A. 动脉瘤破裂　　B. 血管痉挛　　C. 心肌梗死

D. 脑积水　　E. 高血压

5. 通过抑制不正常的姿势、病理性反射或异常运动模式尽可能诱发正常活动，达到提高日常生活活动能力的是（　　）

A. Bobath 技术　　B. PNF 技术　　C. Rood 技术

D. 运动再学习技术　　E. Brunstrom 技术

二、下列各题的备选答案中，有两个及以上选项是正确的，请从中选择正确答案。

1. 呼吸训练的主要目的是（　　）

A. 提高肩胛骨的外展性　B. 保持呼吸道通畅　　C. 促进排痰和痰液的引流

D. 改变肺的换气功能　　E. 加强气体交换的效率

2. 脑卒中早期患侧卧位的姿势是（　　）

A. 患肩后缩　　B. 肘伸直　　C. 前臂旋后

D. 手指张开　　E. 上肢内旋

3. 脑外伤患者认知功能评定包括（　　）

A. 认知功能障碍筛选检查（CCSE）

B. 认知障碍分级（RLA 标准）

C. TCA 认知评测

D. 精神状态检查量表（MMSE）

E. Ashworth 量表

4. 脑卒中患者偏瘫侧肢体分期处于 Brunnstrom Ⅱ期，康复治疗措施错误的是（　　）

A. 控制肌痉挛和异常运动模式，促进分离运动的出现

B. 增强患侧肢体肌力、耐力训练

C. 增强患侧肢体平衡和协调性训练

D. 恢复提高肌张力，诱发主动运动

E. 控制肌痉挛，促进选择性运动和速度运动更好的恢复

三、名词解释

脑卒中

四、简答题

1. 脑卒中作业治疗的原则是什么？

2. 脑卒中的康复可分为哪几期？

扫一扫，知答案

扫一扫，看课件

第十章 脊髓损伤的作业治疗

【学习目标】

1. 掌握：脊髓损伤的定义及功能障碍特点；作业能力评定内容；作业治疗方法。

2. 熟悉：脊髓损伤的病因病理。

3. 了解：脊髓损伤的流行病学。

第一节 概 述

一、定义及流行病学

（一）定义

脊髓损伤（spinal cord injury，SCI）是一种严重的致残性疾病，由各种致伤因素引起脊髓结构、功能的损害，造成损伤水平及以下运动、感觉及自主神经功能的障碍。

根据脊髓损伤的程度可分为完全性脊髓损伤（complete injury）和不完全性脊髓损伤（incomplete injury）。完全性脊髓损伤是指最低骶段的运动和感觉功能丧失；不完全性脊髓损伤是指损伤平面以下保留部分运动或（和）感觉功能。根据脊柱骨折的部位可分为上颈段、下颈段、胸段、胸腰段和腰骶段脊柱骨折。脊柱最容易受伤的部位是下颈段 $C_5 \sim C_7$ 和胸腰段 $T_{12} \sim L_1$。根据致残部位可分为四肢瘫和截瘫，颈段脊髓损伤造成损伤节段以下运动和（或）感觉等功能损伤或丧失，表现在四肢、躯干及盆腔器官功能障碍者称为四肢瘫，胸段及以下脊髓损伤造成全部躯干或双下肢瘫痪者称为截瘫。

（二）流行病学

脊髓损伤的主要原因是车祸、砸伤、高处坠落、运动损伤、脊髓炎等。随着现代工业和交通事业的发展，脊髓损伤的发病率呈逐年上升的趋势。据统计，我国每年的发病率为45～68/100万，以青壮年为主，80%为40岁以下的男性。据调查显示，2002年北京地区脊髓损伤的发病率为60/100万，最常见的原因是高空坠落和车祸。

脊髓损伤早期治疗极为关键，伤后6小时是治疗的黄金时期，尽早开展全面系统的康复治疗对患者有着积极重要的影响。脊髓损伤是一种致残重、耗费大的伤残，专业、系统的康复训练对脊髓损伤患者而言是一种行之有效的治疗方法，作业治疗可有效地预防并发症的发生，充分发挥患者的残留功能，降低致残率，提高患者的生活质量，有利于患者早日回归家庭和社会。

二、病因病理

（一）外伤性脊髓损伤

外伤性脊髓损伤最常见，约占70%，主要因高处坠落、交通事故、暴力打击、体育运动及刀枪伤引起。国外脊髓损伤的主要原因是车祸、运动损伤，我国则多为高处坠落、砸伤、交通事故。脊柱最易受损伤的部位是下段颈椎 C_5 ～ C_7，中段胸椎 T_4 ～ T_7，胸腰段 T_{10} ～ L_2。

（二）非外伤性脊髓损伤

30%的脊髓损伤为非外伤性，主要因脊柱或脊髓的病变引起。非外伤性原因可分先天性和后天性，而后天性为主要因素。

1. 先天性原因 如脊椎畸形。

2. 后天性原因

（1）急性脊髓炎、化脓性脊椎炎、脑脊髓膜炎、风湿性关节炎。

（2）血管、血行异常，如脊髓出血、动静脉畸形、前脊髓动脉综合征。

（3）肿瘤，如脊髓肿瘤、脊椎转移癌。

（4）脊髓变性疾病，如脊髓小脑变性症、脊髓空洞症、肌萎缩性侧索硬化症、多发性硬化症。

（5）脊椎变形性疾病，如后纵韧带骨化症、椎间盘突出症。

脊髓损伤后神经功能恢复的可能途径：早期由于局部消肿，消除了神经轴索受压引起的传导阻滞及神经失用；后期由于神经轴突再生轴突末梢发芽，使邻近失神经支配的肌肉重获支配，尚有功能的肌纤维因负荷增加而产生适应性肥大。动物实验显示，当跨越伤区的轴索不足总数的10%时，动物仍有可能恢复行走能力。临床病理解剖可见完全性脊髓损伤的患者大部分仍有一些轴索连续跨越损伤节段，但极少能发挥实际意义，可能是因轴索的再生要求严格的环境条件。

三、临床表现及功能障碍特点

脊髓损伤造成的功能障碍主要表现为脊髓休克、运动功能障碍、感觉功能障碍、呼吸功能障碍、自主神经功能障碍、体温调节障碍、性功能障碍、排便障碍及心理障碍等。损伤的平面与预后有着密切的关系，损伤平面和损伤程度直接决定了功能恢复的情况。

（一）脊髓休克

由于被横断的脊髓突然失去了高级中枢的调节作用，出现损伤平面以下的感觉、运动、放射及括约肌功能的暂时丧失，可为不完全性。损伤平面以下出现肢体迟缓性瘫痪，肌张力低下或消失，深、浅感觉丧失，无张力性尿便失禁等。在脊髓休克中常难以判断是功能阻断还是解剖上的横断，脊髓休克消失的早或晚是判断预后的重要指征。如无器质性损伤（脊髓震荡），数日至数周内可完全恢复；如有器质性损伤（脊髓断裂伤、挫伤），休克过后将残留轻重不同的截瘫症状。脊髓休克时间的长短除了与脊髓损伤本身的各种因素有关外，与患者的年龄、是否感染（如压疮、尿路感染）、是否有营养不良和严重贫血等也有关，特别是压疮引起的蛋白质丧失，以及膀胱与直肠功能不全等，均可延长休克期限。

（二）运动、感觉障碍

完全性脊髓损伤表现为损伤平面以下感觉、运动和括约肌功能完全丧失。不完全性损伤是指在损伤平面以下，仍有部分运动、感觉和括约肌功能存在。临床上常见的不完全性损伤有以下 6 种类型。

1. 中央束综合征 常见于颈髓血管损伤。由于上肢运动神经偏于脊髓中央，下肢运动神经偏于脊髓外周，造成上肢功能障碍程度比下肢明显。此类患者多能恢复步行。

2. 半切综合征 常见于刀伤或枪伤。脊髓只损伤半侧，造成损伤同侧肢体本体感觉和运动丧失，对侧痛、温觉丧失。此类患者恢复效果较显著。

3. 前束综合征 脊髓前部损伤，造成损伤平面以下运动和痛、温觉丧失，本体感觉存在。

4. 后束综合征 脊髓后部损伤，造成损伤平面以下本体感觉丧失，运动和痛、温觉存在。此类患者预后较好，但难以恢复正常的步态。

5. 脊髓圆锥综合征 脊髓骶段圆锥损伤可引起双下肢瘫痪伴有膀胱、肠道功能障碍。此类患者预后较好。

6. 马尾综合征 指椎管内骶神经根损伤，可引起膀胱、肠道功能障碍及下肢不对称性损伤。此类患者预后较好。

（三）呼吸、循环功能障碍

呼吸肌主要由膈肌、肋间内外肌和腹肌三部分组成。胸锁乳突肌、斜角肌和斜方肌等也参与呼吸运动。膈肌是主要的呼吸肌，由 C_3 ～ C_5 脊髓节段发出的膈神经支配。肋间肌和腹肌则分别由上、下胸段脊髓所发出的肋间神经、肋下神经所支配。颈胸段脊髓损伤患者，特别是 C_6 及以上脊髓损伤患者，由于肋间肌、膈肌麻痹，使肺容积和气体交换受到影响，常伴有呼吸、循环功能障碍。高位颈髓损伤的患者，由于交感神经受累，迷走神经占优势，使气管平滑肌收缩，加之患者咳嗽能力减弱，支气管内的分泌物不能及时排出，使肺炎的发生率增加。发病早期由于失去交感神经的控制，可直接影响到心血管系统的调节机制，出现心动过缓、体位性低血压、水肿、下肢深静脉血栓形成或肺栓塞等症状。

（四）自主神经功能障碍

常发生于 T_6 或 T_6 以上的脊髓损伤患者。早期由于失去交感神经的控制，可出现心率减慢、血压偏低、体温不升、反应迟钝及定向力差等交感反射不足的表现，损伤平面以下出汗、皮肤潮红、寒战及竖毛反射均消失。也可表现为交感反射亢进，如阵发性高血压、搏动性头痛、大汗、憋气、视物不清、心动过速等。交感反射亢进多由来自内脏的恶性刺激和损伤水平以下的各种不良刺激（如膀胱过度充盈、粪块的嵌顿、压疮、肌肉痉挛等）引起，其中膀胱或肠道的充盈扩张为最常见原因。

（五）排便功能障碍

在脊髓损伤的不同时期，可出现不同类型的排便功能障碍。

1. 膀胱功能障碍　在脊髓休克期常表现为无张力性膀胱，出现尿潴留；休克逐渐恢复时表现为反射性膀胱和间歇性尿失禁。

2. 直肠功能障碍　休克期常表现为大便失禁，而休克期过后大多数则表现为便秘。

（六）心理障碍

脊髓损伤患者的心理反应也经历休克期、否认期、愤怒期、悲痛期和承受期这些心理历程，心理因素对患者的病情也起着非常重要的影响。上述分期也不是绝对，每个人都有自己独有的方式完成这一过程。

第二节　脊髓损伤的康复评定

对脊髓损伤患者的评定是一个持续的过程，作业治疗师应坚持定期评定患者功能进步的情况，以便了解治疗效果和辅助器具的使用情况，另外还必须对患者的社会背景、以往职业状况等进行全面评定，从而制订更符合患者实际的治疗计划。目前脊髓损伤的康复评定普遍采用美国脊髓损伤协会（American Spinal Cord Injury Association，ASIA）制订的脊髓损伤神经功能分类标准。

一、脊髓损伤平面评定

神经损伤水平是指运动、感觉功能仍然完好的最低脊髓节段水平，需要根据各节段脊髓所支配肌肉的肌力及皮肤感觉检查来评定。

运动平面是指脊髓损伤以后保持运动功能的最低脊髓神经节段，身体两侧可以不同，规定损伤平面关键肌的肌力必须≥ 3 级，该平面以上关键肌的肌力必须≥ 4 级（表 10–1）。

感觉平面是指身体两侧具有正常感觉功能的最低脊髓节段。神经感觉平面的确立采用关键点的方式，感觉损伤平面关键点是采用感觉神经平面的皮肤标志性部位。依据美国脊髓损伤学会（ASIA）确定的标准，感觉平面的确定是对 C_2 ～ S_5 共 28 个感觉位点分别检查两侧各点的痛觉和轻触觉。左、右侧感觉水平可以不同，感觉水平以下的皮肤感觉可能减退或消失，也可有感觉异常。按以下三个等级进行评定打分：感觉正常得 2 分；异常得 1 分；缺失得 0 分；NT 为无法检查。每一脊髓节段双侧正常共 4 分，两侧痛觉和轻触觉的总分各为 112 分，分数越高表示感觉越接近正常（表 10–1）。

损伤平面的确定主要以运动损伤平面为依据，但是在 T_2 ～ L_1 节段损伤时，运动损伤平面难以确定，应以感觉损伤平面来确定脊髓损伤的平面。如果身体两侧的损伤水平不一致，则需要同时检查身体两侧的运动损伤平面和感觉损伤平面，并分别记录。

表 10–1　SCI 患者损伤平面确定

损伤平面	运动平面（3 级及以上肌力）	感觉平面（针刺、轻触）
C_2		枕骨粗隆
C_3		锁骨上窝
C_4		肩锁关节顶部
C_5	屈肘肌（肱二头肌和肱桡肌）	肘前窝外侧
C_6	伸腕肌（桡侧腕伸肌）	拇指近节背侧皮肤
C_7	伸肘肌（肱三头肌）	中指近节背侧皮肤
C_8	中指末节指屈肌（指深屈肌）	小指近节背侧皮肤
T_1	小指外展肌	肘前窝内侧
T_2		腋窝顶部
T_3		第 3 肋间锁骨中线
T_4		第 4 肋间锁骨中线
T_5		第 5 肋间锁骨中线
T_6		第 6 肋间（剑突水平）
T_7		第 7 肋间锁骨中线

续表

损伤平面	运动平面（3级及以上肌力）	感觉平面（针刺、轻触）
T_8		第8肋间锁骨中线
T_9		第9肋间锁骨中线
T_{10}		第10肋间（脐）
T_{11}		第11肋间（在T_{10}～T_{12}之间）锁骨中线
T_{12}		腹股沟韧带中点
L_1		T_{12}～L_2距离的一半（L_2在股前中点上）
L_2	屈髋肌（髂腰肌）	大腿前中部
L_3	伸膝肌（股四头肌）	股骨内髁
L_4	踝背伸肌（胫前肌）	内踝
L_5	踇长伸肌	足背侧第3跖趾关节处
S_1	踝跖屈肌（腓肠肌与比目鱼肌）	外踝
S_2		腘窝中点
S_3		坐骨结节
S_4～S_5		肛门周围

脊髓损伤运动功能的评定多采用ASIA运动评分法（motor score，MS）。选择10块关键肌肉，采用MMT法评估肌力，每一组肌肉所得分与评定的肌力级别相同，从1～5分不等。最高左侧50分，右侧50分，共100分。评分越高，肌肉功能越佳（表10-2）。

表10-2　ASIA运动评分法（motor score，MS）

右侧评分	平面	代表性肌群	左侧评分
（1～5分）	C_5	屈肘肌群	（1～5分）
	C_6	伸腕肌群	
	C_7	伸肘肌群	
	C_8	中指屈肌群	
	T_1	小指展肌群	
	L_2	屈髋肌群	
	L_3	伸膝肌群	
	L_4	踝背伸肌群	
	L_5	长伸趾肌群	
	S_1	踝跖屈肌群	

二、损伤程度的评定

根据 ASIA 的残损分级来确定脊髓损伤的程度（表 10–3）。

表 10–3　ASIA 损伤分级

损伤分级	损伤程度	临床表现
A	完全性	$S_4 \sim S_5$ 无运动和感觉功能
B	不完全性	损伤水平以下，包括 $S_4 \sim S_5$，有感觉功能但无运动功能
C	不完全性	损伤水平以下，运动功能存在，大多数关键肌肌力 $<$ 3 级
D	不完全性	损伤水平以下，运动功能存在，大多数关键肌肌力 $\geqslant$ 3 级
E	正常	运动和感觉功能正常

三、ADL 评定

1. 截瘫患者 ADL 能力评定　采用改良的 Barthel 指数评定。Barthel 指数评定法是 1965 年美国 Barthel 和 Mahoney 发表的，是目前美国康复医疗机构常用的评定方法之一，具有可信度高、灵敏度高、评定简单等优点。

改良 Barthel 指数评价标准：0 ～ 19，依赖；20 ～ 59，辅助自理；60 ～ 79，轮椅辅助；80 ～ 89，轮椅独立；90 ～ 99，行走辅助；100，独立。

2. 四肢瘫患者日常生活能力评定　采用四肢瘫功能指数（quadriplegic index of function，QIF）评定。对于长期住院的患者还需要进行功能独立性的评定，详细评定方法可参考《康复评定技术》。

3. 功能恢复预测　对完全性脊髓损伤的患者，可根据损伤平面预测功能恢复情况（表 10–4）。

表 10–4　损伤平面与功能恢复关系

功能恢复程度	损伤平面							
	C_4	C_5	C_6	C_7	$C_8 \sim T_2$	$T_3 \sim T_{12}$	$L_1 \sim L_2$	$L_3 \sim L_5$
生活完全不能自理，全靠他人帮助	√							
生活基本不能自理，需大量帮助		√						
生活部分自理，需小量帮助			√					
生活基本自理，需小量帮助				√				
生活自理，在轮椅上能独立，但不能走路，只能治疗性独立					√			

续表

功能恢复程度	损伤平面							
	C_4	C_5	C_6	C_7	$C_8 \sim T_2$	$T_3 \sim T_{12}$	$L_1 \sim L_2$	$L_3 \sim L_5$
生活自理，轮椅上独立，只能治疗性步行						√		
生活自理，轮椅上独立，能家庭性功能性步行							√	
生活自理，轮椅上独立，只能社区性功能性步行								√

第三节　作业治疗

一、作业治疗目的及原则

（一）作业治疗目的

脊髓损伤作业治疗目的在于因人制宜，针对现存的问题，早期进行作业干预；预防并发症，减轻残疾的程度，最大限度地改善或提高患者在生活自理、职业活动和社会生活等方面的能力。

（二）作业治疗原则

早期介入，持之以恒；综合治疗，主动参与；因人制宜。

1. 早期介入，持之以恒　脊髓损伤一旦发生，临床治疗的同时应开始床旁康复措施，及早进行康复干预，预防并发症和减轻残疾程度。脊髓损伤后会立即出现全身多系统的功能障碍，在脊柱稳定后，康复治疗将是唯一的重要工作。

脊髓损伤后的康复训练需要持续一定时间才能获得显著效应，一旦停止训练，效应将逐步减退。因此，康复训练需要坚持不懈，长期持续，甚至维持终生。

2. 综合治疗，主动参与　康复治疗方案由临床医师、康复医师护士、物理治疗师、作业治疗师、心理医生及其他相关科室人员组成的团队共同制订、执行，发挥协同治疗作用。在整个康复治疗过程中，患者是重要的主动参加者，而不是被动的接受者，患者应成为康复治疗小组的核心。作业治疗过程中，患者应学会自我治疗，强化作业训练效果，这是作业治疗成功的关键。

3. 因人制宜　即个体化原则。作业治疗师应对患者的身体、心理及 ADL 能力进行全面评定，针对存在的问题，决定优先治疗和重点改善的功能项目，维持、改善和补助功能，最大限度地帮助患者改善或提高在生活自理、职业活动和社会生活等方面的能力。通过作业治疗使患者获得最理想的独立性和功能性，使之回归家庭、社会，获得身心功能的全面康复。

二、作业治疗方法

（一）保持良肢位

保持肢体处于功能位，预防压疮、肢体挛缩及肌肉痉挛等并发症的发生。

（二）体位变换

脊柱不稳定或刚刚稳定时，变换体位时应注意维持脊柱的稳定。

1. 定时翻身　每 2 小时变换 1 次体位。在搬运或变换体位时应注意保持身体纵轴的一致性，轴向翻身时需 2 ～ 3 人共同进行，避免扭曲、旋转和拖动。

2. 斜床站立训练　脊柱稳定性良好、病情基本稳定者，应尽早进行。可用电动斜板床，从倾斜 30°开始，根据患者的适应情况每日增加 5°，直至 90°且无不适感为止。每日 2 次，每次约 30 分钟。如有头晕、视物模糊、面色苍白、出汗等症状，应立即降低起立床的高度。下肢可使用弹性绷带，同时可使用腹带。

（三）呼吸及咳嗽排痰训练

颈髓损伤的患者应进行呼吸训练，包括腹式呼吸训练、辅助咳排痰能力及体位排痰训练。目的是增加肺容量，清除呼吸道分泌物，减少呼吸道感感染的发生，以维护正常的呼吸功能。每天应进行 2 ～ 3 次以上的呼吸和排痰训练。

1. 呼吸训练　为保证通气良好，所有患者都要进行深呼吸训练。

（1）吸气：患者用鼻缓慢深吸气，肩部及胸部保持平静，只有腹部鼓起。为了鼓励患者充分利用膈肌吸气，治疗师可用手掌轻压紧靠胸骨下面的部位，以帮助患者全神贯注于膈肌吸气动作。

（2）呼气：在呼气期间，患者有控制地呼气，将空气缓慢排出体外。治疗师两手分开放在患者胸壁上施加压力，并在每次呼吸之后变换位置，以尽可能多地覆盖患者的胸壁。重复上述动作 3 ～ 4 次后休息。

（3）自我呼吸训练：可让患者将手放置在腹直肌上，体会腹式呼吸时腹部的运动，自行练习。

2. 咳嗽训练　鼓励患者咳嗽。

（1）辅助咳嗽训练：腹肌麻痹者不能完成咳嗽动作，治疗师用双手在其膈肌下面施加压力，协助产生腹内压，帮助患者完成咳嗽动作。

（2）自行练习：患者手臂交叉放置于腹部，或手指交叉放置于剑突下方。深吸气后双手将腹部向内、向上推，且在想要咳嗽时身体前倾。

3. 体位引流排痰　在无禁忌证的情况下，任何患者均应做体位引流排痰，以促进肺内分泌物的排出。每次体位引引流可持续进行 20 分钟，痰多时应每小时 1 次，24 小时不间断。高位颈髓损伤患者每次翻身前后都应做体位引流，随着病情好转，引流次数应逐渐减少。

4. 胸部叩击 胸部叩击与体位引流排痰合并使用。即在正确的引流姿势下，治疗师以空心手掌有节奏地叩击患者胸背部，通过叩击产生的振动使支气管壁的痰液脱落、排出。叩击持续数分钟，或者直到患者改变体位为止。也可应用振动设备进行振动治疗。

（四）膀胱功能训练

膀胱功能障碍包括尿失禁和尿潴留。治疗师应为患者选择最佳的、个体化的治疗方法。目的：不用导尿管，尽早建立随意的或虽不随意但有规律的排尿，没有或仅有少量残余尿。

1. 导尿 损伤早期需留置导尿，应用导尿管持续导尿，引流排空膀胱。留置导尿 1 周后，应用间歇开放导尿技术有规律地排空膀胱。手功能良好的患者要学会无菌间歇导尿术，自行导尿。

2. 反射性排尿训练 高位脊髓损伤患者可以通过外界刺激建立反射性膀胱，诱发方法如下。

（1）刺激大腿内侧皮肤、会阴部或轻扯阴毛，寻找引起排尿动作的部位。

（2）在耻骨上方有节奏地轻叩腹壁，每 2 ～ 3 小时可叩击下腹部，诱发反射排尿。一旦发现患者对上述刺激中的某种反应最好，患者就可以专门应用此法排空膀胱。

3. 自主排尿训练

（1）定时排尿：患者应定时定量喝水，以便合理选择排尿时间。

（2）排尿意识训练：让患者注意膀胱充盈先兆，如膀胱区、肛门内的胀麻感等，每次排尿时让患者做正常的排尿动作，以利排尿反射的康复。

（3）体位：尽量取站立位排尿，以减少残余尿。

（五）直肠功能训练

脊髓损伤后的直肠问题主要是便秘。经适当的训练和处理，多数患者的排便障碍可以得到改善。

1. 定时排便训练 按照患者既往习惯选择排便时机，并保持每天同一时间进行此项活动，以养成每天定时排便的习惯。

2. 坐位排便 尽量采用坐位排便，有利于降低排便阻力，增加腹压，可借助马桶等设施。

3. 运动疗法 腹肌训练、吸气训练等可加强肠道动力，对于长期卧床者尤为重要。

4. 调节饮食 尽量粗纤维饮食，并保证合理的身体水平衡。

（六）转移训练

转移能力可让患者更为独立。进行转移训练的基本条件包括稳定的心血管功能状态、完整的可承重的皮肤、可控制的肌肉痉挛、肌肉力量和关节活动度等。截瘫患者用撑起动作完成向前、向后移动与上下轮椅；轮椅与床之间的转移（图 10-1），可采用滑动转移方式，从轮椅的正面、侧面或后面完成转移。

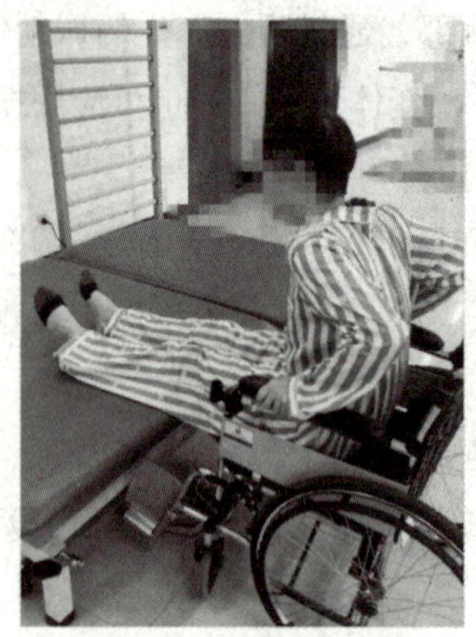

图 10-1　轮椅到床之间的转移

（七）辅助具应用及使用训练

指导患者正确选择、熟练应用自助具，以补偿、代偿丧失的功能。特别是为患者设计制作个性化辅助器具，以方便患者完成日常生活中的某些动作，如万能袖带、翻书器、定制键盘敲击器等。

脊髓损伤患者的轮椅是其终身的代步工具，熟练操作轮椅是脊髓损伤患者真正回归社会所必须掌握的技术。为了预防压疮应进行减压动作训练。减压方法：患者用上肢撑起躯干或侧倾躯干，使臀部离开椅面，保持约 15 秒，然后放松还原。减压动作应两侧交替进行，每 30 分钟 1 次。

（八）手功能训练

上肢及手功能的最大保留对实现部分或全部日常生活活动自理至关重要。对于颈段脊髓损伤的患者，大部分时间应训练手功能。

1. 保持适当的关节活动度，尤应注意腕关节、近端指间关节和虎口区的功能训练。

2. 最大限度地恢复残存功能的肌力和耐力，增强手的精细活动能力。

3. 教会患者使用辅助支具，充分发挥手残存功能和代偿功能，以提高上肢及手的作业活动能力。

（九）生活自理能力训练

患者的 ADL 能力与脊髓损伤节段密切相关。

1. C_4 损伤　头、口仍有功能，可以训练患者使用口棒或头棒操作仪器进行活动，如进行电脑键盘操作、阅读、打字、拨电话号码或操纵自动化环境控制系统等。

2. C_5 损伤　伸肘及腕、手功能均缺乏。训练双手把持动作，如用双手夹持住物体并将其转移；教会患者使用各种辅助具，如把勺子固定于患者手上，练习自己进食等。

3. C_6 损伤　缺乏伸肘、屈腕能力，手功能丧失，其他上肢功能基本正常。指导患者制作或购买万能 C 形夹等辅助具，上插勺、笔、梳子等，需要时套在手上，完成进食、刷牙、梳洗、写字、打字等动作。

4. C_7 损伤　手的内在肌神经支配不完整，抓提、释放和灵巧度障碍，不能做侧捏动作。应进行增强上肢残存肌力、手指抓握能力及灵巧性训练，尽量独立完成个人卫生动作（如刷牙、洗脸、穿衣等）。

5. C_8 ~ T_2 损伤　日常生活完全自理，应进行适宜的职业训练。

（十）家庭环境改造

适当进行家庭环境改造和无障碍环境支持，使截瘫或四肢瘫患者在家顺利完成 ADL。

（十一）康复教育

取得患者和家属（或陪护者）的合作是脊髓损伤作业治疗的一部分。指导患者与家属学习有关脊髓损伤的基本知识，掌握脊髓损伤作业治疗及康复护理方面的知识与技巧，让患者更深刻地理解损伤和结局，使其以积极的态度解决伤后必须面对的一系列问题。学习掌握如何在现实的家庭和社区条件下生活，以及自己解决问题的方法，最大限度地调动患者的参与积极性，有利于患者长期保持独立生活的能力和回归社会。

三、作业治疗实施

（一）急性期

脊髓损伤后 8 周内，受伤的脊柱和病情尚不稳定或刚刚稳定，患者需要卧床和必要的制动，康复治疗与临床治疗应同时进行。

1. 治疗目标　预防并发症，维持关节活动度和瘫痪肌肉软组织的正常长度，防止失用综合征。

2. 治疗方法　在脊柱外固定或不影响脊柱稳定的条件下，作业治疗主要包括以下几个方面。

（1）保持良肢位。

（2）定时变换体位。

（3）呼吸功能及咳嗽排痰训练。

（4）维持关节活动度。

（5）膀胱功能训练。应用持续留置导尿，静脉输液停止后，可开始进行间歇导尿和膀胱反射功能训练。

（6）心理疏导及康复教育。

（二）恢复早期

伤后 8 周至 3 个月，患者脊柱稳定性基本恢复，脊髓损伤引起的病理生理改变进入相对稳定阶段，临床治疗基本结束，患者可离床坐在轮椅上进行相关训练。

1. 治疗目标 改善和加强残存功能，最大限度地获得 ADL 能力，预防并发症。

2. 治疗方法 除继续进行急性期的某些训练（如呼吸或咳嗽排痰训练、膀胱功能训练）外，还应加强轮椅使用及生活自理能力训练等。

（1）转移训练。

（2）轮椅训练。伤后 2 ～ 3 个月，脊柱稳定性较好，可独立坐 15 分钟时即可开始进行轮椅训练。应学会减压动作，以预防压疮。

（3）直肠功能训练。

（4）手功能训练。

（5）生活自理能力训练。如强化 ADL 独立性训练，适当拓展某些家务劳动，如扫地活动训练。

（6）自助具应用。

（三）恢复后期

脊髓损伤 3 个月以上，开展针对性的作业治疗活动，为回归家庭、社会做准备。

1. 治疗目标 通过合理、针对性的作业治疗，使患者尽可能多地独立完成 ADL，获得最理想的独立性和功能性能力。

2. 治疗方法 除继续前期相关治疗外，作业治疗的重点应在以下几个方面。

（1）功能性训练，包括手功能及生活自理能力训练，应结合患者的家庭、社会生活和劳动的需要，以利于家庭生活活动的顺利完成。

（2）家庭环境改造。

（3）职业康复训练。

（四）并发症的防治

防治各种可能的并发症，应在急性期开始，贯穿作业治疗的始终。

1. 压疮 又称褥疮，因身体局部过度受压引起血液循环障碍，造成皮肤及皮下组织坏死而形成。95% 的压疮可以避免，保持皮肤健康是预防压疮的关键。

（1）减少局部压力。卧位每 2 小时变换一次体位，坐位时应间隔 20 ～ 30 分钟做一次减压动作（图 10-2）。

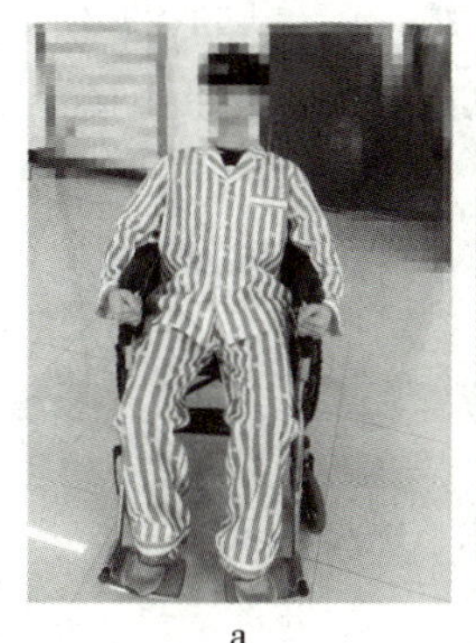
a

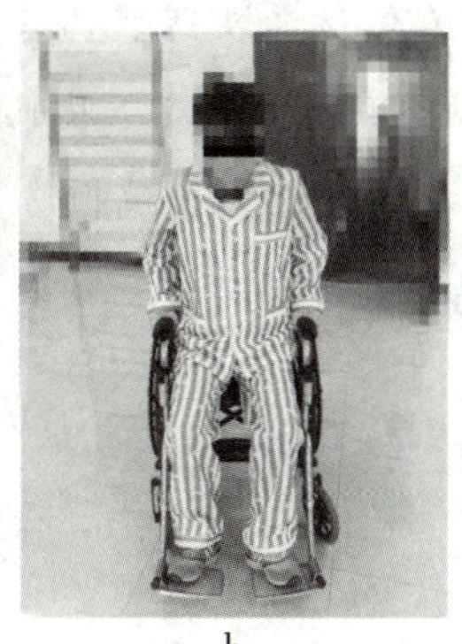
b

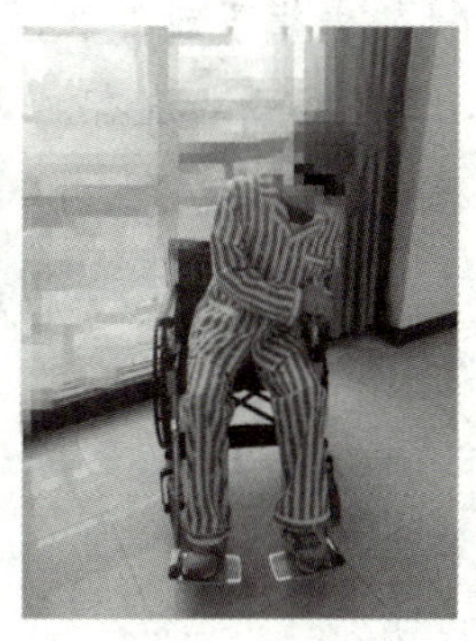
c

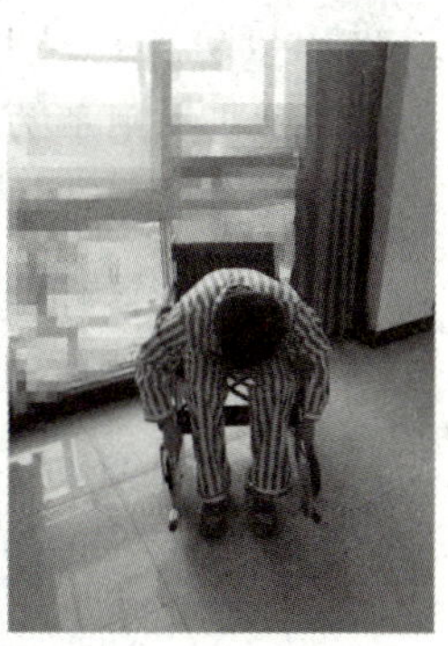
d

图 10-2　减压动作训练

（2）使用防压疮气垫。

（3）保持皮肤清洁。

（4）向患者及家属进行防治压疮的教育。

2. 疼痛　为脊髓损伤常见并发症，表现为损伤平面以下呈扩散性的感觉异常性疼痛，如烧灼痛、针刺痛、麻木或跳动痛等，多为自发性，与情绪改变有关，严重者可影响患者饮食、睡眠及日常生活。单纯药物治疗或理疗方法效果均不明显。

缓解疼痛的方法：摩擦或拍打疼痛部位，加强肢体运动，学会放松技巧等。药物、康复训练及心理治疗等综合应用才能取得较好效果。

3. 自主神经反射亢进　多发生于 T_6 以上的脊髓损伤。主要因膀胱充盈、便秘感染、痉挛、结石、器械操作等引起交感神经节过度兴奋，导致突然大量出汗、面色潮红、脉搏缓慢、血压升高和头痛等。其防治措施如下。

（1）坐位或直立位时立即抬高床头或先让患者坐起（或直立位），解开衣物，减少颅内压。

（2）消除诱因，立即找出刺激来源，去除刺激。

（3）药物控制等。

病例分析

患者姜某，女，35 岁，因高处坠落后致四肢不能活动而入院。MRI 检查显示：C_6 ～ C_7 颈髓损伤。对症支持治疗后转入康复科继续治疗。入院检查：①感觉功能检查：左外侧臂及拇指、中指处感觉正常，其余二指、臂内侧及躯干以下感觉消失；右外侧臂及拇指处感觉正常，其余四指、臂内侧及躯干以下感觉消失。②运动功能检查：左侧肱二头肌肌力 5 级，腕伸肌肌力 4 级，肱三头肌肌力 3

级，指屈肌肌力 1 级，小指不能外展；右侧肱二头肌肌力 4 级，腕伸肌肌力 3 级，肱三头肌肌力 1 级，各手指没有主动运动能力；双下肢肌力 0 级。大、小便不能控制。不能坐及站立。ASIA 残损分级为 A 级完全性损伤。

1. 作业治疗目标 借助辅助器具完成日常生活自理，学会大、小便处理方法。

2. 早期作业治疗方案

（1）早期床上的活动训练，如 ROM、肌力训练。

（2）大、小便处理训练。

（3）心理支持疗法。

（4）佩戴万能袖带及生活辅助用具后日常生活自理能力的训练等。

[学习小结]

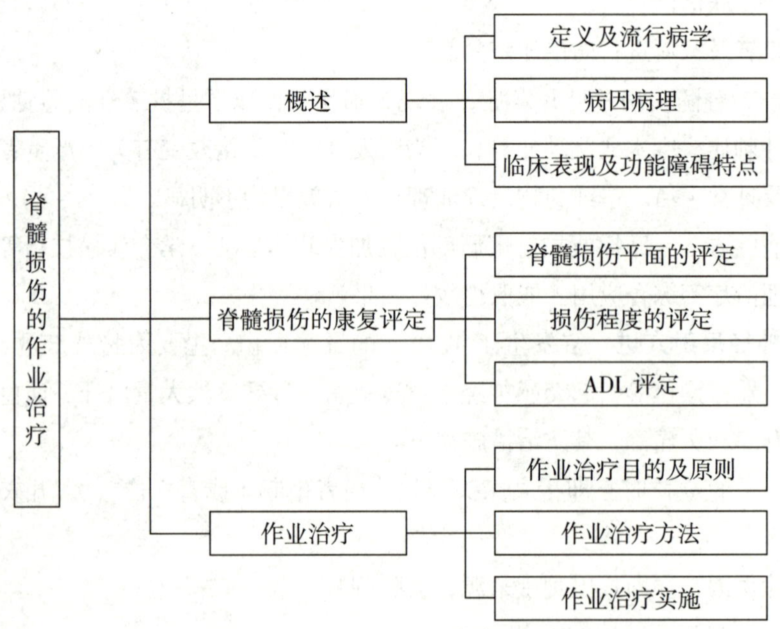

复习思考

一、下列各题的备选答案中，只有一个选项是正确的，请从中选择最佳答案。

1. 下列关于脊髓损伤分类的描述，正确的是（　　）

A. 根据脊柱骨折的部位可分为完全性脊髓损伤和不完全性脊髓损伤

B. 不完全性脊髓损伤是指最低骶段的运动和感觉功能丧失

C. 完全性脊髓损伤是指损伤平面以下保留部分运动或（和）感觉功能

D. 根据脊髓损伤的程度可分为上颈段、下颈段、胸段、胸腰段和腰骶段脊柱骨折。

E. 根据致残部位可分为四肢瘫和截瘫

2. 脊髓损伤早期治疗的黄金时期是（　　）

A. 4 小时　　B. 5 小时　　C. 3 小时

D. 6 小时　　E. 2 小时

3. 关于脊髓休克的描述，正确的是（　　）

A. 损伤平面以上出现肢体迟缓性瘫痪

B. 被横断的脊髓突然失去了低位中枢的调节作用

C. 出现损伤平面以下的感觉、运动、放射及括约肌功能的永久性丧失

D. 可为完全性损伤

E. 脊髓休克消失的早或晚是判断预后的重要指征

4. 脊髓损伤后自主神经功能障碍（　　）

A. 常发生于 T_{12} 或 T_{12} 以上的脊髓损伤患者

B. 常发生于 T_6 或 T_6 以上的脊髓损伤患者

C. 常发生于 T_3 或 T_3 以上的脊髓损伤患者

D. 常发生于 L_6 或 L_6 以上的脊髓损伤患者

E. 常发生于 C_6 或 C_6 以上的脊髓损伤患者

5. 脊髓损伤后运动平面确定的标准（　　）

A. 损伤平面关键肌的肌力必须≥ 3 级

B. 平面以上关键肌的肌力必须≥ 4 级

C. 损伤平面关键肌的肌力必须≥ 3 级，该平面以上关键肌的肌力必须≥ 4 级

D. 损伤平面关键肌的肌力必须≥ 4 级，该平面以上关键肌的肌力必须≥ 3 级

E. 上述都不对

二、下列各题的备选答案中，有两个及以上选项是正确的，请从中选择正确答案。

1. 根据脊柱骨折的部位可分为（　　）

A. 上颈段骨折　　B. 胸段骨折　　C. 下颈段骨折

D. 腰骶段骨折　　E. 胸腰段骨折

2. 脊柱最易受损伤的部位是（　　）

A. 下段颈椎 $C_5 \sim C_7$　　B. 中段胸椎 $T_4 \sim T_7$　　C. 胸腰段 $T_{10} \sim L_2$

D. 中段胸椎 $T_4 \sim T_{12}$　　E. 上述都不对

3. 脊髓损伤 ADL 评定方法包括（　　）

A. 改良的 Barthel 指数评定

B. 四肢瘫功能指数（quadriplegic index of function，QIF）评定

C. 职业能力评定

D. 功能恢复预测

E. 以上都是

4. 脊髓损伤作业治疗的原则包括（　　）

A. 早期介入　　B. 综合治疗　　C. 主动参与

D. 个体化原则　　E. 持之以恒

三、名词解释

脊髓损伤

四、简答题

1. 脊髓损伤后膀胱功能训练的方法。

2. 脊髓损伤后直肠功能训练的方法。

扫一扫，知答案

扫一扫，看课件

第十一章
脑性瘫痪的作业治疗

【学习目标】

1. 掌握：脑瘫的定义及功能障碍特点；作业能力评定内容；作业治疗方法。
2. 熟悉：脑瘫的病因病理。
3. 了解：脑瘫的流行病学。

第一节 概 述

一、定义及流行病学

（一）定义

脑性瘫痪（cerebral palsies，CP）简称脑瘫，是指出生前到出生后1个月内各种原因引起的非进行性、永久性脑损伤或发育缺陷所致的大脑功能不良综合征（主要表现为运动障碍及姿势异常）。症状在婴儿期出现，同时还可伴有智力低下、癫痫及视、听或语言功能障碍等其他异常，排除进行性疾病所致的中枢性运动障碍及正常小儿短暂性的运动发育障碍。脑瘫不是一个独立的疾病，而是由于脑损伤而导致的综合征，尽管临床症状可随年龄增长、脑的发育和成熟而变化，但中枢神经系统的病变难以改变。

（二）流行病学

脑瘫的发病率世界范围内为1.5‰～4‰，我国为1.8‰～4‰，以每年4.6万的速度递增。从调查结果看，脑瘫发病率各国差别不大，城乡差别不大，男性略高于女性。

近年来，由于产科技术、围产医学、新生儿医学的发展，新生儿死亡率、死胎发生率均有明显下降，但脑瘫发病率并无减少趋势，重症脑瘫的比例有增多趋势。其原因可能在于抢救重危新生儿技术的提高，使过去很难存活的早产儿和极低体重儿得以存活，但其患脑瘫的概率明显高于足月儿和正常体重儿。美国每年约出生 5 万个体重不足 1500g 的早产儿，在 85% 的存活者中，5% ～ 15% 患脑瘫，25% ～ 30% 出现学龄期精神障碍。

二、病因病理

1. 出生前原因 染色体异常、风疹、梅毒、巨细胞病毒感染、放射线、一氧化碳中毒、妊娠中毒症及胎盘异常等。

2. 围产期原因 颅内出血、早产、窒息、高胆红素血症及分娩外伤等。其中早产、低体重出生是目前公认的最主要的脑瘫致病因素。孕龄越小、出生体重越低，患病率越高。

3. 出生后原因 中枢神经系统感染、头部外伤、呼吸障碍及心肺功能异常等。

4. 遗传性原因 近亲结婚或家族遗传病史，在同辈或上辈的母系或父系家族中有脑瘫、智力障碍或先天畸形等。

三、临床表现及功能障碍特点

（一）临床表现与分型（表 11-1）

表 11-1　不同类型脑瘫的临床表现及分型

类型	典型临床表现	体征	损伤部位
痉挛型	两上肢后背、屈曲、内旋、内收，拇指内收、握拳 躯干前屈、圆背坐（拱背坐） 髋关节屈曲，膝关节屈曲，下肢内收、内旋、交叉，尖足、剪刀步、足外翻	腱反射亢进，踝阵挛（+），折刀征（+），锥体束征（+）	皮层运动区为主、白质（传导束等）
不随意运动型	不随意运动以末梢为主，非对称姿势，肌张力变化（静止时减轻，随意运动时强），对刺激反应敏感，表情奇特，挤眉弄眼，颈不稳定，构音与发音障碍，流涎，摄食困难 婴儿期多表现为肌张力低下 可伴有舞蹈征	腱反射正常，紧张性迷路反射（+），非对称性紧张性颈反射（+）	椎体外系（基底神经节等）
强直型	肢体僵硬，活动减少 肌张力增强呈持续性 被动运动时屈曲或伸展均有抵抗 抵抗在缓慢运动时最大	腱反射正常，肌张力呈铅管状或齿轮状	椎体外系
肌张力低下型	肌张力低下，被动运动时可稍强 仰卧位呈蛙状体位，W 状上肢对折坐位	围巾征（+），跟耳试验（+），肌肉硬度减低，关节伸展度和摆动度增大	

续表

类型	典型临床表现	体征	损伤部位
共济失调型	运动笨拙不协调 可有意向性震颤及眼球震颤 平衡障碍，站立时重心在足跟部，基底宽，醉汉步态，身体僵硬，肌张力可偏低，运动速度慢，头部活动少，分离动作差	眼球震颤，意向性震颤，闭目难立（+），指鼻试验（+），腱反射正常	小脑
混合型	同一患儿有两种或两种以上类型，多为痉挛型与手足徐动型混合		

（二）其他异常表现

脑瘫可伴有以下问题：学习困难；视觉损害；听力损害；语言障碍；癫痫或惊厥；心理行为异常；睡眠障碍；饮食困难；流涎；牙齿问题；消化系统和泌尿系统问题；感染问题等。

第二节　作业评定

脑瘫受损部位不同，患儿的临床表现也多种多样，即使是同一患儿处于不同年龄阶段也会出现不同的临床表现。对患儿进行系统的康复评估是了解患儿目前存在问题的主要手段，为制订康复治疗计划奠定基础，也为治疗目标的拟订与修正提供依据。

作业评定的内容包括小儿体格发育状况评定、神经发育综合评定、神经肌肉基本情况评定（包括肌张力及痉挛程度、肌力、反射和自动反应评定等）、肢体功能评定（包括姿势及平衡能力评定、步行能力及步态评定、关节活动度评定）、智力水平评定、适应行为评定、言语功能评定、综合功能评定、感知觉评定、口腔运动功能评定、儿童功能独立性评定等。本章仅选讲部分评定内容，其他内容可参阅《康复评定技术》。

一、反射发育评定

反射发育是脑瘫诊断与评定的重要手段，可准确地反映中枢神经系统发育情况，包括原始反射（表 11-2）、立直反射、平衡反应（表 11-3）及正常情况下诱导不出来的病理反射。

表 11-2　原始反射

原始反射	出现及存在时间
觅食反射	0～4 个月
握持反射	0～4 个月
拥抱反射	0～6 个月
放置反射	0～2 个月
踏步反射	0～3 个月
张口反射	0～2 个月
上肢移位反射	0～6 周
侧弯反射	0～6 个月
紧张性迷路反射	0～4 个月
非对称性紧张性颈反射	0～4 个月
对称性紧张性颈反射	0～4 个月
交叉伸展反射	0～2 个月
阳性支持反射	0～2 个月

表 11-3　平衡反应

名称	出现及存在时间
仰卧位倾斜反应	6 个月至终生
俯卧位倾斜反应	6 个月至终生
膝手位倾斜反应	8 个月至终生
坐位倾斜反应前方	6 个月至终生
坐位倾斜反应侧方	7 个月至终生
坐位倾斜反应后方	10 个月至终生
跪位倾斜反应	15 个月至终生
立位倾斜反应前方	12 个月至终生
立位倾斜反应侧方	18 个月至终生
立位倾斜反应后方	24 个月至终生

二、残疾儿童综合功能评定

（一）ADL 评定

儿童 ADL 能力评定与成人不同，临床常用脑瘫患儿 ADL 能力评定量表（表 11-4）

和儿童功能独立性评定量表（表 11–5）。

表 11–4　脑瘫患儿 ADL 能力评定量表

动作	得分	动作	得分
一、个人卫生动作		六、认识交流动作（7 岁前）	
1. 洗脸		1. 大、小便会示意	
2. 洗手		2. 会招手打招呼	
3. 刷牙		3. 翻书页	
4. 梳头		4. 注意力集中	
5. 使用手绢		（7 岁后）	
6. 洗脚		1. 书写	
二、进食动作		2. 与人交谈	
1. 奶瓶吸吮		3. 能简单回答问题	
2. 用手进食		4. 能表达意愿	
3. 用吸管吸吮		七、床上	
4. 用勺叉进食		1. 翻身	
5. 端碗		2. 仰卧位到坐位	
6. 用茶杯饮水		3. 坐位到膝立位	
7. 削水果皮		4. 独立坐位	
三、更衣		5. 爬	
1. 脱上衣		6. 物品处理	
2. 脱裤子		八、移动	
3. 穿上衣		1. 床、轮椅或步行器	
4. 穿裤子		2. 轮椅、椅子或便器	
5. 穿脱袜子		3. 操作手闸	
6. 穿脱鞋		4. 乘轮椅开关门	
7. 系鞋带、扣子、拉链		5. 移动前进轮椅	
四、排便动作		九、步行动作（包括辅助器具）	
1. 能控制大、小便		1. 扶站	
2. 小便自我处理		2. 扶物或步行器行走	
3. 大便自我处理		3. 独站	
五、器具使用		4. 单脚站	
1. 电器插销使用		5. 独自行走 5m	

续表

动作	得分	动作	得分
2. 电器开关使用		6. 蹲起	
3. 开、关水龙头		7. 能上下台阶	
4. 剪刀的使用		8. 独行 5m 以上	
总分:		签名:	

评分标准:

1. 能独立完成，每项 2 分。
2. 能独立完成，但时间较长，每项 1.5 分。
3. 能完成，但需要辅助，每项 1 分。
4. 2 项中完成 1 项，或即便辅助也很困难，每项 0.5 分。
5. 不能完成，每项 0 分。

障碍程度:

1. 轻度障碍 75 ～ 100 分。
2. 中度障碍 50 ～ 74 分。
3. 重度障碍 0 ～ 49 分。

表 11-5　儿童功能独立性评定量表

项目				评估日期		备注
				年 月 日	年 月 日	
运动功能	自理能力	1	进食			
		2	梳洗修饰			
		3	洗澡			
		4	穿裤子			
		5	穿上衣			
		6	上厕所			
	括约肌控制	7	膀胱管理（排尿）			
		8	直肠管理（排便）			
	转移	9	床、椅、轮椅间			
		10	如厕			
		11	盆浴或淋浴			
	行走	12	步行 / 轮椅 / 爬行 / 三者			
		13	上下楼梯			
	运动功能评分					

续表

<table>
<tr><th colspan="4" rowspan="2">项目</th><th colspan="2">评估日期</th><th rowspan="2">备注</th></tr>
<tr><th>年 月 日</th><th>年 月 日</th></tr>
<tr><td rowspan="6">认知能力</td><td rowspan="2">交流</td><td>14</td><td>理解（听觉 / 视觉 / 二者）</td><td></td><td></td><td></td></tr>
<tr><td>15</td><td>表达（言语 / 非言语 / 二者）</td><td></td><td></td><td></td></tr>
<tr><td rowspan="3">社会认知</td><td>16</td><td>社会交往</td><td></td><td></td><td></td></tr>
<tr><td>17</td><td>解决问题</td><td></td><td></td><td></td></tr>
<tr><td>18</td><td>记忆</td><td></td><td></td><td></td></tr>
<tr><td colspan="3">认知功能评分</td><td></td><td></td><td></td></tr>
<tr><td colspan="4">FIM 总分（运动 + 认知）</td><td></td><td></td><td></td></tr>
<tr><td colspan="4">评估者：</td><td></td><td></td><td></td></tr>
</table>

评分标准：

1. 独立　完全独立 7 分；有条件独立 6 分。

2. 依赖

（1）有条件依赖：监护和准备，5 分；少量身体接触帮助，4 分；中度身体接触帮助，3 分。

（2）完全依赖：大量身体接触帮助，3 分；完全依赖，1 分。

（二）综合功能评定

综合功能评定主要评定脑瘫患儿的认知、言语、运动、自理、社会适应 5 个方面的综合功能。评定方法在此不做介绍，可详见《康复评定技术》。

三、手功能评定

手是儿童玩耍和自理的工具，对接触环境、感受外界刺激具有非常重要的作用。精细运动功能障碍的脑瘫患儿不能进行有效的手的活动，接触外界感觉信息的机会减少，影响了患儿的认知发育水平与总体运动功能的康复。

目前，国内评价手功能常采用的是神经肌肉测试法，如关节活动度和肌力测试，但此测试法很难全面反映手的实际功能。手功能分级系统表（表 11–6）是针对脑瘫患儿日常生活中操作物品的能力进行分级，反映患儿在家庭、学校和社区中的日常能力表现，通过分级评定患儿在日常活动中双手的参与能力。本系统有 5 个级别，适用于 4 ～ 18 岁患儿。

表 11-6 脑瘫患儿手功能分级系统表

级数	介绍
Ⅰ级	能轻易成功地操作物品，最多只在手的操作速度和准确性（操作轻易性）上表现出能力受限，然而这些受限不会影响日常活动的独立性
Ⅱ级	能操作大多数物品，但在完成质量和（或）速度方面受到一定影响。在避免某些活动或完成某些活动时可能有一定难度，会采用另外的操作方式，但是手部能力通常不会限制日常生活的独立性
Ⅲ级	操作物品困难，需要帮助准备和（或）调整活动。操作速度慢，在质量或数量上能有限程度地成功完成；如果对活动进行准备或调整，仍能进行独立操作
Ⅳ级	在调整的情况下，可以操作有限的简单物品。通过努力可以完成部分活动，但是完成的成功度有限，部分活动需要持续的支持和帮助或调整设备
Ⅴ级	不能操作物品，进行简单活动的能力严重受限，完全需要辅助

四、异常姿势评定

（一）步态分析

步态分析在脑瘫患儿的临床诊疗、康复锻炼中起着重要的作用。临床常见脑瘫患儿异常步态包括鸭行步态、剪刀步态、公鸡步态和跳跃步态等。

1. 鸭行步态 行走时，挺腰凸肚，臀部左右摇摆如鸭行状。此类步态为进行性肌营养不良的表现，也可见于佝偻病、先天性髋关节脱位的患儿。

2. 剪刀步态 行走时，双腿僵硬，两脚向内交叉，膝部靠近似剪刀样，步态小而慢，常足尖踏地而行似跳芭蕾舞。此类步态多由双侧大脑或脊髓病变引起，如脑性瘫痪或家族性痉挛性截瘫。

3. 公鸡步态 站立时，两大腿靠近，小腿略分开，双足似足尖站立；行走时，像跳芭蕾舞样呈足尖步行。此类步态多见于脊髓病变，如炎症、截瘫等。

4. 跳跃步态 下蹲时，两膝不能并拢，两腿必须分开，两侧髋关节呈外展、外旋姿势，犹如青蛙屈曲时的后肢；站立时，两下肢轻度外旋，不能完全并拢，呈“外八字”；行走时呈“八字”蹒跚步态；快步行走时，由于屈髋受限，步态呈跳跃状，故称之为跳步。此类步态也见于注射性臀肌挛缩症的患儿。

（二）姿势评定

姿势发育与神经系统的发育是相平行的，它反映儿童的肌张力和神经系统的状态。姿势和反射都是自发运动的基础，二者关系密切，相互影响，随着神经系统的发育而发展。脑瘫患儿的异常姿势评定包括如下内容。

1. 仰卧位时 患儿头部是否处于正中位，能否抬头；头部转动时是否受原始反射影响而出现肢体和躯干的紧张性活动；头部是否后仰，身体是否呈角弓反张状；四肢有无非对称性动作，双手是否能合掌，能否把玩手和脚；翻身是否困难，动作是否有异常，头、躯干和肢体的动作是否有分离。

2. 俯卧位时　患儿能否抬头，头部是否保持中立位；是否受原始反射影响而出现四肢屈曲、臀部高于头部的体位；双上肢能否支撑身体；俯爬时肢体的活动情况如何。

3. 坐位时　患儿头部是否正中位；能否长腿坐和盘腿坐，是否要用手支撑；躯干是否挺直，是否有拱背或“W”坐位等异常坐姿；能否从坐位转为俯卧位。

4. 四点跪位时　患儿能否保持平衡，伸手时是否会侧倒；四点跪位转为坐位是否困难；四点爬时是否重心后移，上下肢有无交替性移动。

5. 跪位时　患儿能否保持平衡；髋关节能否保持中立位；能否向四点跪位和半跪位转换。

6. 站立位时　患儿是否保持平衡；两侧持重是否对称；双腿是否能分开，足跟是否着地；是否有膝过伸现象。

第三节　作业治疗

脑瘫患儿脑组织的损伤不会随着其年龄的增长而加剧，但若其存在的问题不能得到及时的干预和有效的治疗，将会严重妨碍患儿日后的学习、工作、日常生活和娱乐。由于儿童的运动发育是和脑发育同步的，因此，为了不错过脑发育的最佳时期，脑瘫的康复特别强调早期的技能训练。不能独坐、站、走的脑瘫患儿，母亲常将其抱在怀里，如果抱的姿势不正确，异常姿势得以强化，将会阻碍正确姿势的形成，影响脑瘫患儿的康复效果。

一、作业治疗目的

脑瘫患儿的作业治疗以提高日常生活能力为主要目标，通过有目的、有针对性地选择日常活动、职业劳动、认知活动对患儿进行上肢功能训练、日常生活活动训练、感知觉发育训练和社会化促进训练，力求达到身心功能全面康复，为将来参与社会活动、劳动和工作奠定基础。

二、作业治疗原则

早期发现、早期治疗；促通与抑制训练并用；保持正确性和对称性；加强协调和平衡能力；家长的指导和医师的训练相结合。

目前我国儿童康复模式有医院康复、家庭康复、医院－社区－家庭康复等模式。医院康复模式由于康复设备、医疗项目齐全，康复效果显著，但费用高，数量有限，康复普及面小；家庭康复模式由于训练环境熟悉，训练员可以持续指导，是一种较经济的模式，可获得一定程度的功能康复效果，但影响因素较多，如缺少康复小组的专业指导、康复治疗不规范、疗效差异大等；医院－社区－家庭康复模式是指建立综合医院－社区－家庭康复三结合网络化康复模式，它最大限度地利用了大型综合医院和社区的资源，融医疗康复、教育康复、职业康复为一体，使其尽早自立、接受教育，更好地融入社会，从而达到全面康复的目的。

三、作业治疗方法

1. 保持正常姿势 按照儿童发育的规律，通过包括游戏在内的各种作业活动训练，保持患儿的正常姿势，正常姿势是进行各种随意运动的基础。

2. 促进上肢功能的发育 上肢的功能发育及随意运动能力是生活自理、学习，以及将来能否独立从事职业的关键。手功能发育不仅与肩胛带、上肢、手的运动有关，而且与视觉、知觉、认知的发育相关。因此，头的控制、肩胛带的固定、头部与躯干和骨盆的正确姿势、手与腕的姿势变化都十分重要。通过应用各种玩具，以游戏的形式促进患儿正常的上肢运动模式和视觉协调能力；通过使用木棒、鼓棒、拔起插棒等方法促进患儿手的抓握能力；矫正患儿拇指内收。

3. 促进认知功能的发育 进行作业治疗，可以促进浅感觉和深感觉的发育，改善患儿对身体部位和形象的认识，提高感知觉及认知功能。

4. 提高日常生活活动能力 作业治疗的最终目的是使患儿能够生活自理，促进运动发育、上肢功能、感知认知功能的训练应与日常生活动作训练相结合。如训练饮食动作时需要头的控制、手眼协调、手的功能、咀嚼、吞咽时相应部位的运动。

5. 促进情绪稳定和提高社会适应性 身体功能障碍越重，行动范围越受限，经验越不足，社会适应性越差。由于运动障碍，脑瘫患儿与同龄儿童接触、游戏的机会少，活动难，多以自我为中心，情绪常不稳定，将来常不适应工作和社会环境。因此，应注意从婴幼儿起，调整其社会环境，通过游戏、集体活动来促进脑瘫患儿的社会性和情绪的稳定。

6. 指导家长

（1）指导家长克服心理障碍，接受和适应客观事实：指导家长及家庭其他成员正视客观现实，克服各种心理障碍，处理好与患儿的关系。每个成员都要尽最大努力帮助患儿，勇敢地承担家长的责任和义务。

（2）指导家长采取正确的治疗方式

①争取患儿合作，尽量吸引患儿注意力，避免强迫。

②每次训练时间尽可能不要太长，对患儿进行训练的形式要多样。

③遵循示范→等待→鼓励→等待→示范的原则，让患儿有足够时间去反应。当患儿完成一件事情、做好一个动作，要立即给予鼓励。

④进行作业治疗活动训练时，让患儿自己完成最后的动作，增强患儿的成就感。

⑤遇到患儿反抗或消极情绪时，可采用忽视疗法。

⑥必须有耐心并保证时间。

四、作业治疗实施

（一）按运动障碍类型治疗

1. 矫正屈肌张力增高姿势

（1）异常姿势：全身屈曲内收，头部前屈；躯干、肘屈曲；肩部前屈；髋、膝屈曲，内收、内旋（图 11–1）。

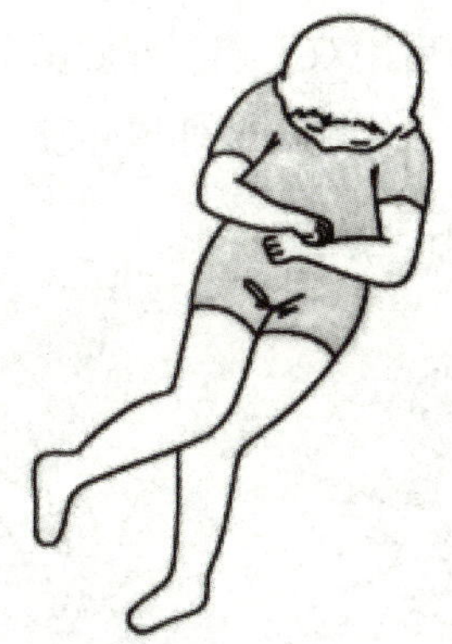

图 11–1　屈肌张力增高患儿的异常姿势

（2）矫正姿势

抱法：一手放在患儿两腿间，另一手从患儿一侧腋下通过，固定一侧肩关节，矫正患儿全身屈曲模式（图 11–2）。

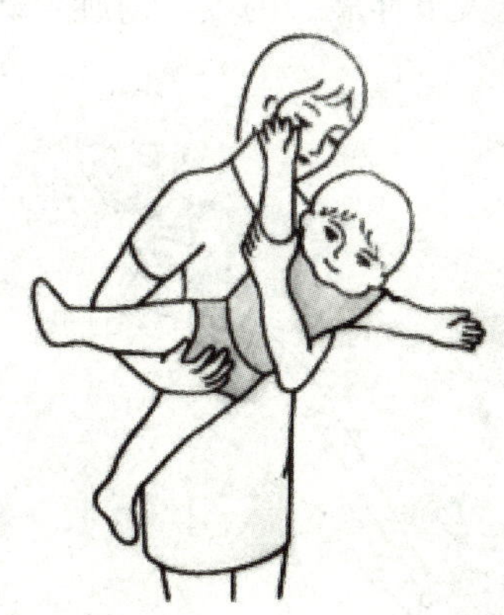

图 11–2　屈肌张力增高患儿的正确抱法

俯卧位：患儿俯卧在床上，胸部下方垫枕头，使屈曲的躯干、髋、膝呈伸展位，踝关节背屈，上肢伸展（图 11–3）。

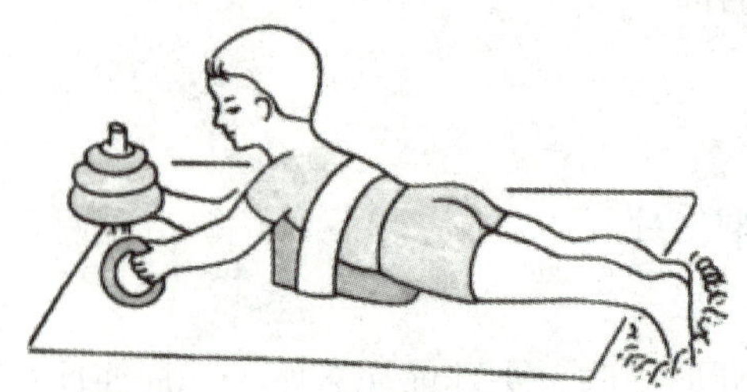

图 11–3　屈肌张力增高患儿正确的俯卧位姿势

坐位：患儿坐位，治疗师在身后用双手控制双膝关节，使患儿躯干、膝关节、双上肢伸展，也可以让患儿骑跨在滚筒上，使髋关节外展和膝关节伸展（图 11–4）。

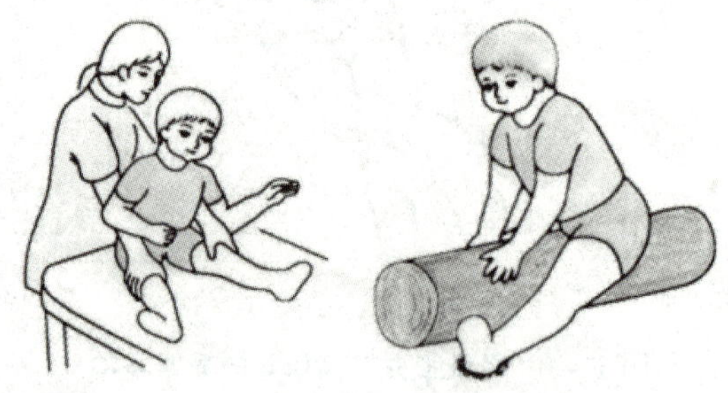

图 11–4　屈肌张力增高患儿正确的坐位姿势

2. 矫正伸肌张力增高姿势

（1）异常姿势：全身伸展、侧屈，躯干过伸展，肩关节内收、内旋，肘关节屈曲，腕关节掌屈、尺偏，手指屈曲，髋关节伸展、内收、内旋，踝关节内翻，趾屈（图 11–5）。

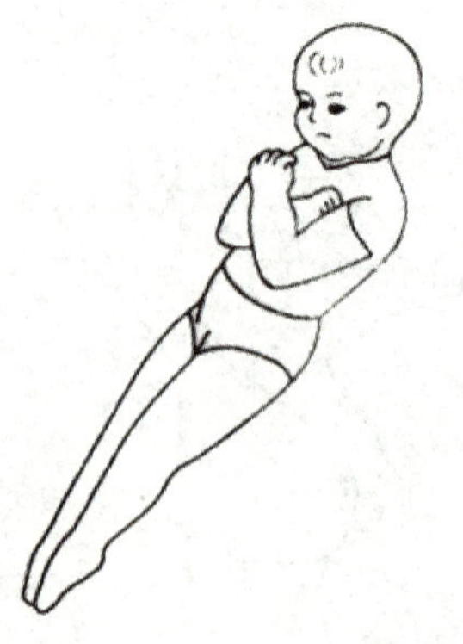

图 11–5　伸肌张力增高患儿的异常姿势

（2）矫正姿势

抱法：让患儿骑跨在母亲腰部，躯干略屈曲，趴在母亲怀里，双手搭在母亲肩上。这种抱法与患儿原有的异常姿势完全相反，是对患儿极为有利的抗痉挛体位（图 11-6）。

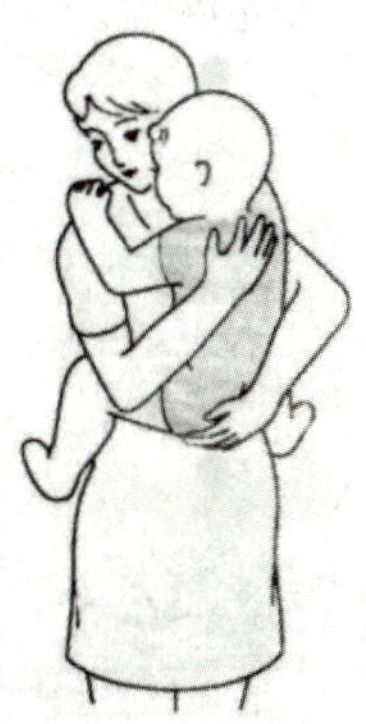

图 11-6　伸肌张力增高患儿的正确抱法

仰卧位：将患儿放于吊床上，上方挂玩具，可有效地将过伸的躯干屈曲，跖屈内翻的踝关节背屈（图 11-7）。

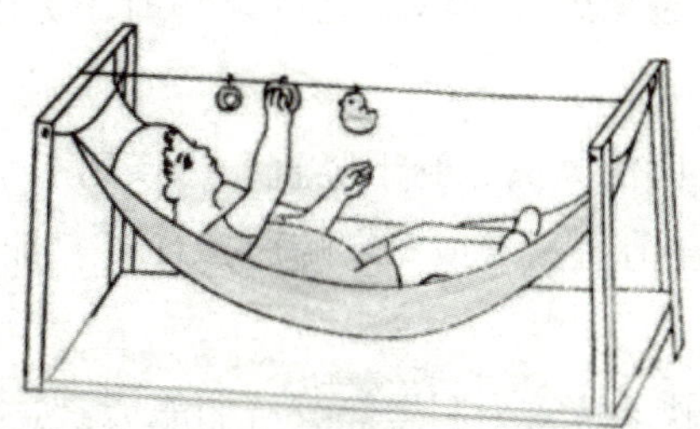

图 11-7　伸肌张力增高患儿正确的仰卧位姿势

侧卧位：呈右侧卧位时，患儿的头向右侧屈，右侧下肢前方放一长枕，左侧下肢屈曲，放在枕头上固定。将玩具放于患儿眼睛前方，以诱发上肢伸展（图 11-8）。

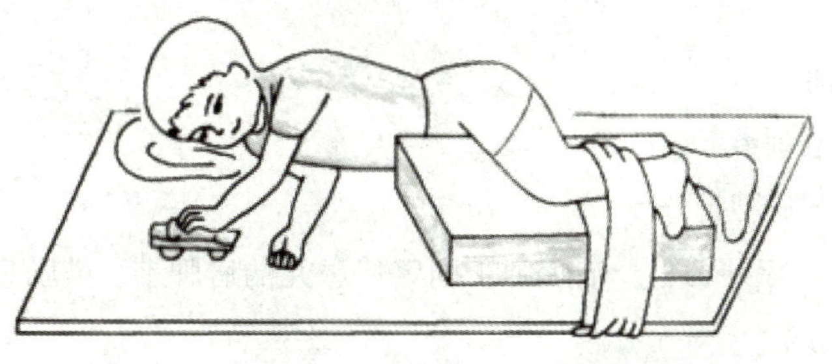

图 11-8　伸肌张力增高患儿正确的侧卧位姿势

俯卧位：患儿的头转向一侧，脸贴在床上，双上肢屈曲外展，有利于患儿抬头。注意患儿呼吸道是否通畅。

坐位：髋、膝关节呈屈曲位，脚掌踏地，治疗师位于患儿后方，用前臂控制患儿，用双手将其两腿分开，使其双肩内收，上肢伸展（图 11–9）。

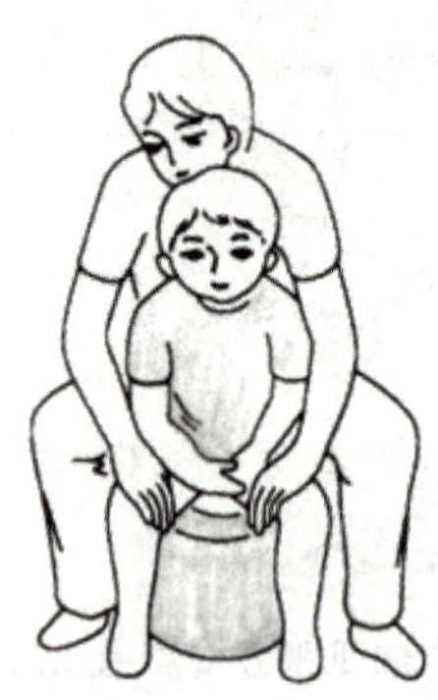

图 11–9 伸肌张力增高患儿正确的坐位姿势

3. 注意事项

（1）怀抱脑瘫患儿时，避免患儿面部靠近母亲胸前，防止患儿丧失观察周围环境的机会。

（2）怀抱软瘫患儿时，应使其头、躯干竖直，母亲用双手托住其臀部，使其背部依靠在母亲胸前，以防日后发生脊柱后突或侧弯畸形，有利于训练脑瘫患儿正确的躯干立直姿势。

（3）张力过于低的患儿缺乏抗重力和姿势维持的能力，应采用仰卧位姿，还可在患儿肩部、髋部加放枕头给予支持。

（4）母亲每次抱患儿的时间不宜过长，应让患儿有更多的时间进行康复训练。

（5）抱脑瘫患儿时要抑制其异常姿势，使患儿头、躯干尽量处于或接近正常的位置，双侧手臂不受压。

（6）俯卧位时，不要垫枕头，让患儿脸直接贴在床上，头转向一侧。应注意患儿呼吸道是否通畅。

（二）手功能训练

1. 手的粗大运动训练

（1）促进手臂与肩胛带分离

①患儿俯卧于治疗师膝上，治疗师手固定住患儿的肩胛带，鼓励患儿做伸手向前的运动。

②患儿俯卧于地板上，做双手滚圆棒的动作。

③在俯卧位下，患儿做双臂伸直、外展、后伸的动作。

④患儿侧卧位，做上肢在胸前的滑行性动作。

⑤利用拉锯、推刨具、投篮与传球动作进行肩关节屈伸训练。

⑥利用书法、绘画、舞蹈的手势动作进行肩关节内收、外展训练。

（2）肩胛带自主控制

①患儿取俯卧位，用双肘支撑上身，做左右、前后的重心转移。

②患儿俯卧在滚筒上，双手交替支撑，做向前、向后爬行的动作。

③患儿维持手膝四点支撑姿势于平衡板上，治疗师控制平衡板，做缓慢的晃动。

④患儿俯卧在滚筒上，一手支撑地面，并在肩部施以适当压力，另一手从事作业活动。

⑤患儿坐（或立）位，双手与治疗师共持一根木棒，做对抗推拉的动作。

（3）诱发肘关节伸直

①患儿肩胛带前伸，伸肘够物，或手握一硬的圆锥状物体碰触前方目标。

②患儿手握一端带有磁体的柱状物，伸直肘关节，吸贴桌面上的金属物。

③将患儿抱坐于腿上，在患儿不失姿势控制的情况下，嘱其伸手拍触治疗师的手掌。

（4）诱发手－口动作

①双手交叉互握，让患儿做双手触摸口部的动作。

②鼓励患儿手抓食物或将食物涂抹在手指上，做从手到口的动作。

（5）诱发双手在中线活动

①仰卧位，肩前伸，用手玩物或碰触另一只手（或身体某部位）。

②仰卧位，双手交叉互握，或用两手同时触碰胸上方的物体，或双手轮流抓放一物体。

③双手于胸前操控简单的玩具。

2. 手的精细动作训练　主要训练手与大脑的协调能力，增强手的灵活性，提高患儿的动手能力。

（1）拇指食指对捏：在盘中放颗粒状食物，先向患儿示范，然后指导其动手练习。

（2）患手拿取物：准备正方形积木一两个，指导患儿用患侧手拿起。可先手把手指导，然后逐步进行单独练习。可从正方形、长方形开始，逐步过渡至圆形，并延长手握时间。

（3）患手抓物：将较多的玩具倒在地上，指导患儿用患侧手抓自己喜欢的玩具，重复多次，进行抓物练习。

（4）翻书动作：将糖果纸、树叶等夹在书中，鼓励患儿翻书找寻。注意所夹物品尽量小而薄，以增加翻动难度，提高训练效果。

（5）握笔动作：指导患儿进行握笔，逐步指导进行写字、绘画。

（6）其他练习：拧瓶盖、玩玩具、搭积木、下跳棋等均可增加手部的灵活性。

（三）ADL 自理能力训练

1. 进食 由于口面功能障碍，脑瘫患儿咀嚼苦难、吞咽困难，正确的进食方式是患儿在身体、社会、言语发展方面的重要基础。

（1）进食体位：采取坐位，髋关节屈曲，上身前倾，避免头后仰，保持坐位稳定，食物自身体前方而来。

（2）食物要求：为适应患儿口腔功能发育，选择的食物种类应按程度逐步过渡：流质→半流质→奶的混合物→软食→固体食物→正常饭食。为使患儿容易咀嚼，食物应该由小到大，由软到硬。

（3）纠正流涎：用手指轻叩触患儿嘴唇，向侧方牵拉嘴角肌肉，教会患儿开合双唇。

（4）下颌控制：将手置放于下颌处，用手指轻揉地上推下颌，保持一定时间。如果患儿口舌功能改善，可慢慢减少下颌控制的频次和时间。

（5）饮水练习：若患儿饮水时不能闭嘴，治疗师压其下颌帮助吞咽，或将纸杯剪一缺口，使杯口不碰鼻子，喝水时头不要后仰。低肌张力患儿可用高桌子支撑，以保证伸直坐位。

（6）进食练习：面对患儿，用勺子将患儿舌头下压，防止将食物推出来，同时应避免患儿头向后倾。可根据情况对进食用具适当改良。常见问题处理如下。

①口面功能障碍：食物喂到口内时，立即用手托起患儿下颌，促使闭嘴；用手在患儿口唇周围按摩，叩击刺激，每日数次，每次 10 分钟，增强口腔闭合能力；当食物喂入患儿口中时，若不能及时吞咽，可轻轻按摩其下舌根部，促进吞咽动作。

②咬合反射：将匙中食物喂入口中时，若患儿立即出现咬合反射，应等待自动松口时迅速将匙抽出，切勿在患儿牙齿紧咬的情况下将匙硬行抽出，以防损伤牙齿。

③依靠喂食：患儿保持坐位或半坐位，将食物从患儿正面喂入口中，保持头处于中线位，注意头后仰时喂食可致异物吸入。应尽早使患儿脱离喂食，学习进食动作。

④辅助喂食：治疗师坐患儿身旁，先握住患儿手腕，帮助其将食物送入口中，逐渐减少辅助。可先将进食动作分为几个分动作，逐项训练。当患儿熟练掌握每个分动作时，再串连成整体进行训练。可借助自助具进餐。

以训练握匙进餐为例，其分为握住匙勺、舀取食物、将食物送入口中、将空匙从口中取出等步骤。应让患儿掌握进餐时手臂的协调动作，如抬肩并轻度屈曲、外展、屈肘、前臂旋前、腕部稍伸屈并向桡（或尺）侧偏斜；教患儿另一手把握盛器（如固定碗或盘子）；患儿学会用匙进餐时，可教使用筷子，先练习用筷子夹起小布条或纸团等较轻的物品。

⑤独立进餐：要激发患儿独立进餐的兴趣，在饥饿时患儿独立进餐的动力较大。为

了便于患儿独立进餐，可将餐具进行改造。若手握餐具困难，可将碗底加宽，装上防滑橡皮垫，碗边安上把手；因关节活动受限，手指不灵活，不能把食物送入口中时，可将匙柄加长、加宽或使用不易倾翻的食具；使用带有单耳或双耳环的杯子，便于患儿握住杯子喝水；杯子的一边口缘为斜面向上的切迹（剪口杯），适合吞咽或口唇闭合困难的患儿使用。

2. 穿衣训练　对于脑瘫患儿来说，应坐、立及手部动作基本稳定，主观理解和配合，才能进行训练。穿衣训练分为三个阶段，即认识阶段、模仿阶段、练习阶段。

（1）认识阶段：选择颜色单一的服装，以利于儿童清楚辨认衣物的部位（领子、袖口、裤管、扣子等）。

（2）模仿阶段：利用模拟物（圆环替代袖口或裤管）练习穿脱衣物的动作。

（3）练习阶段

①选择合适的衣服：为便于脑瘫患儿自己穿脱，应选择适合的衣服，比如选择袖口、领口宽大的衣服，最好不用扣子和拉锁，可用尼龙扣代替；衣服上带有图案，可协助患儿辨认前后左右；选择裤管宽松、带松紧带的裤子，以易于患儿穿脱；对于衣服前后穿反或穿鞋时左右脚不分的患儿，可在衣服或鞋子上做标志予以提醒（图 11-10）。

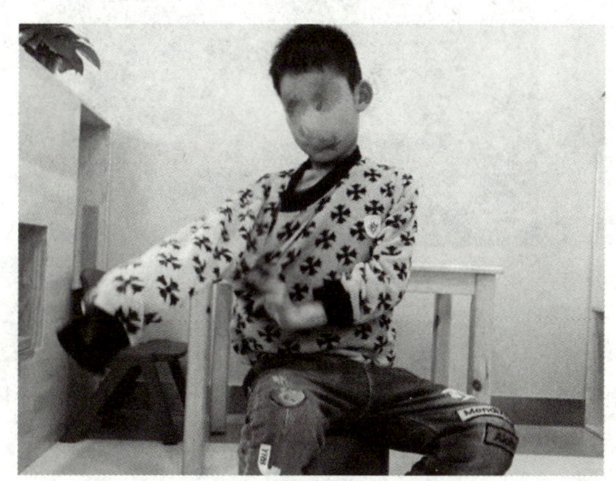

图 11-10　患儿坐位独立穿衣

②患儿自己穿衣训练：顺序依次为：依靠物品坐位穿衣→独立坐位穿衣→立位穿衣。

③俯卧位穿衣训练：协助脑瘫患儿穿衣时，可选择俯卧位，应尽量避免仰卧位，因为仰卧位可加重患儿伸直的姿势。治疗师将痉挛严重的患儿俯卧在自己的双腿上，帮助患儿先穿上障碍较重的一侧肢体，再穿另一侧（图 11-11）。

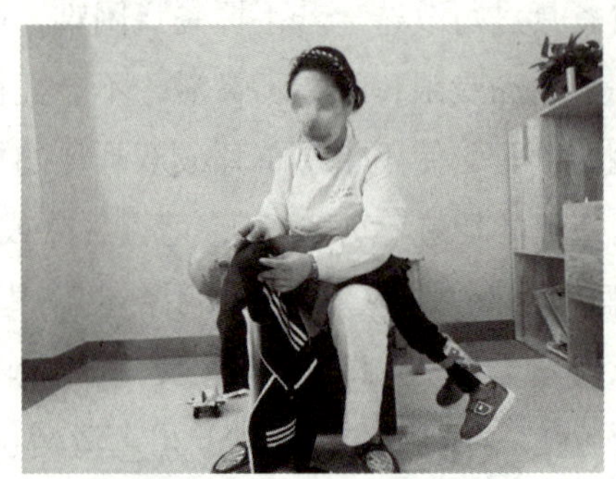

图 11-11 患儿俯卧位辅助穿衣

④后方辅助穿衣训练：坐位穿衣姿势平稳安全，活动灵活，便于站起。对坐不稳的患儿，治疗师应从后方固定患儿身体和双下肢，保持其坐位稳定。穿衣时，先穿障碍较重的一侧肢体。脱衣时，先脱障碍较轻的一侧（图 11-12）。

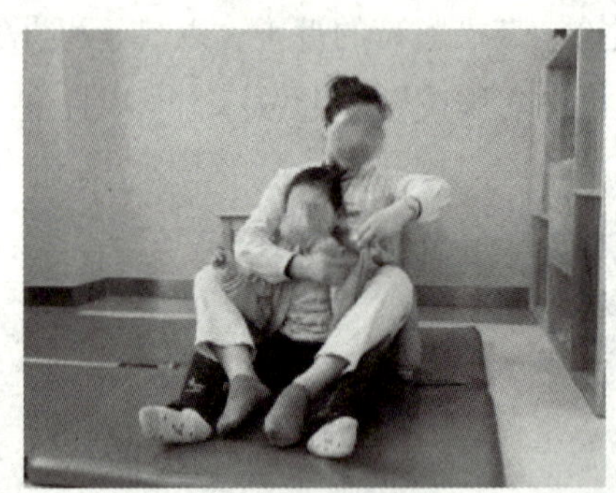

图 11-12 患儿后方辅助穿衣

⑤避免引起或加重痉挛：痉挛性脑瘫患儿穿衣，常采取侧卧位，使颈、髋、膝关节屈曲。

3. 如厕训练 脑瘫患儿常在如厕过程中遇到大、小便失禁，不能稳坐坐便器，不能自己穿脱裤子和清洁等问题。如厕训练对建立患儿的自尊心和培养独立性具有重要作用。

（1）训练程序：先训练日间，后训练夜间；先训练小便，再训练大便；先训练使用痰盂，在训练使用坐便、蹲便。

（2）训练方法：依据近期获取信息，找出患儿如厕规律，制订计划和目标。适时给予鼓励，延长或缩短如厕时间，而后开展夜间训练。

（3）快捷如厕：大量饮水，约 1 分钟后让患儿坐便，若成功，给予鼓励；如厕 20 分钟左右，若无小便，缩短时间返回活动；每隔 10 分钟检查患儿裤子干爽程度，若干爽，即可表扬鼓励；30 分钟后，可重复进行再训练。

（4）专用座厕和痰盂训练：智力、能力严重低下的患儿，经过较长时间正规化训练后，若还不能自己如厕，可采用特殊设计的座厕和痰盂以帮助坐姿及身体的控制。

4. 梳洗训练　及时正确地进行梳洗训练可增强患儿的生活自理能力。其训练内容包括漱口、洗手、洗脸、刷牙、梳头、洗发、剪指甲、洗澡等。

先让患儿知道头、面、五官等身体各个部位的名称、位置，以及方位，如前后、上下、左右；让患儿熟悉常用的梳洗用具，如毛巾、牙刷、梳子等，并教会其如何使用；然后再训练患儿上肢活动和控制能力，特别是手部的抓握和精细动作的控制能力。

（1）手的训练

①转动手腕：练习拧开瓶盖，取出瓶内的食物；练习拧大小螺丝。

②手眼协调：练习穿不同颜色的珠子；将胶环套在柱子上。

③双手协调：练习搓纸团、搓橡皮泥、搓面粉。

④手部握力：练习在水里拾海绵、小号哑铃。

⑤前臂旋前及旋后：练习带阻力的尼龙搭扣棒子，印手掌画。

（2）洗澡训练：保持身体坐位平衡及对头和躯干的控制是脑瘫患儿能够洗澡的必要条件。选择良好的体位对患儿完成洗澡训练十分重要，常见的洗澡体位有俯卧位、扶坐位、靠坐位、站立位等。

①俯卧位：患儿俯卧于治疗师的双膝上，髋部伸直，保持头高于髋。

②扶坐位：患儿坐于治疗师双膝上，保持髋部屈曲。

③靠坐位：鼓励患儿双手放在一起或手抓握盆边。

④站立位：患儿学习站立位时，可选择此体位。

⑤洗澡椅：洗澡过程中，可利用其调整患儿沐浴高度。

帮助患儿保持身体平衡或将其置于某种有利于控制头部和躯干的体位是解决患儿独立洗澡的主要问题。为防止躯干后倾，可让患儿坐在橡胶游泳圈中，使髋关节屈曲，躯干前倾，以有效抑制躯干、下肢的伸肌紧张。此外，还可以安装扶手、使用防滑垫等。

不同的发育阶段，采用盆浴或淋浴达到的目的不同。发育早期阶段多采用盆浴，借助浮力，脑瘫患儿在水中比较容易完成有目的的活动。从辅助量和安全角度考虑，淋浴更适合中期脑瘫患儿。

（四）学习与交流训练

不同类型功能障碍的出现，致使脑瘫患儿不能从事正常的学习和生活。如重度脑瘫患儿由于构音障碍，造成语言难以理解，出现言语交流困难；手功能障碍导致脑瘫患儿不能握笔写字等。因而，脑瘫患儿需使用交流辅助工具表达自己的愿望及要求，完成书写作业，建立与他人的良性交流。

交流辅助工具可以是一张纸、一支笔、一本书、一块画板，也可以是手机、计算机、交流平板等。在互联网信息化时代下，针对脑瘫等特殊群体设计研发的智能电子产品使脑瘫患儿不再与世隔绝。通过学习，他们与所有人一样，享有获取信息、相互交流、沟通思想与情感的权利，享受着社会给予的关怀与爱。

病例分析

患儿小明，男，6岁，右侧上肢肘关节屈曲、指间关节屈曲障碍，对指对掌不能完成，手指分离动作差，手眼协调能力差，可使用勺子、筷子进食，可自行饮水，穿衣、如厕等需要在家人的辅助下完成。

1. 作业治疗目标 降低患肢肌张力；提高上肢粗大及精细活动能力；提高 ADL；提高认知能力。

2. 作业治疗方案

（1）加强上肢活动度及上肢力量训练，内容包括上肢上举、向前平伸平衡棍、推磨砂板和手指屈曲力量训练器。

（2）进行精细活动训练，内容包括五指抓握（着重食指屈曲）、套圈、积木练习手眼协调、拇食指捏物、使用正确姿势握笔书写（两点、三点连线、数字、图形）。

（3）进行日常生活活动训练，内容包括穿衣训练（认识衣物里外、前后，在指令下完成穿脱马甲、外套的穿脱与戴帽子等）、洗漱训练（洗手、洗脸、梳头发等）。

（4）进行认知训练，内容包括定向力（认识前后、左右、上下等方位）、思维理解能力（图形的配伍和组合训练、加减法的简单运算）。

[学习小结]

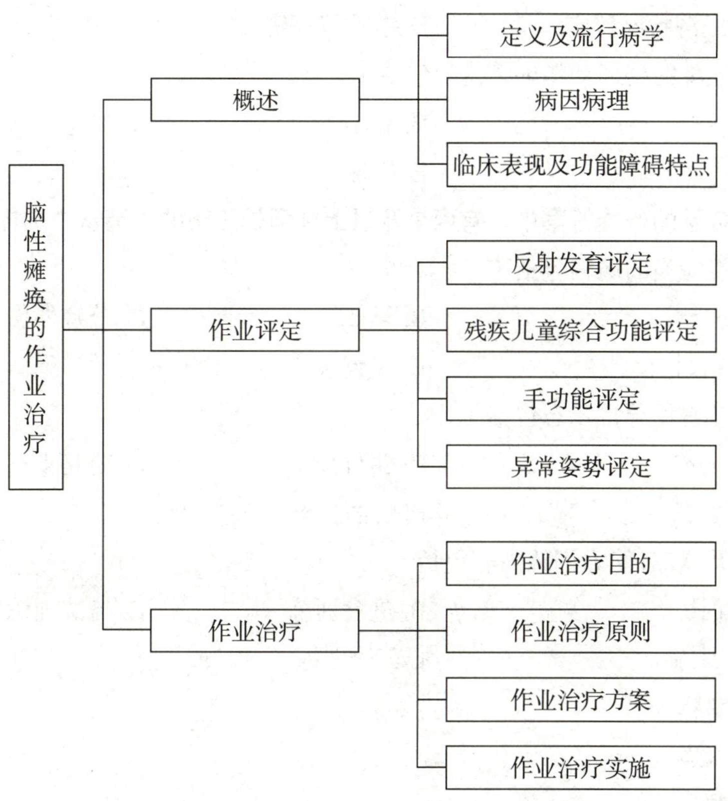

复习思考

一、下列各题的备选答案中，只有一个选项是正确的，请从中选择最佳答案。

1. 正常儿童握持反射出现及存在的时间是（　　）

A. 0～2个月　　B. 0～4个月　　C. 0～6个月

D. 2～4个月　　E. 4～8个月

2. 造成脑性瘫痪的围产期因素不包括（　　）

A. 高胆红素血症　　B. 早产　　C. 低体重

D. 窒息　　E. 核黄疸

3. 脑瘫患儿ADL评定多少分为中度功能障碍（　　）

A. 0～24分　　B. 25～49分　　C. 50～74分

D. 75～99分　　E. 100分以上

4. 脑性瘫痪的作业功能评定不包括（　　）

A. 运动功能评定　　B. 反射功能评定　　C. ADL 评定

D. 家庭经济状况评定　　E. 手功能评定

5. 脑瘫患儿手的精细动作训练内容包括（　　）

A. 梳头　　B. 翻书　　C. 握笔

D. 对指　　E. 串珠

二、下列各题的备选答案中，有两个及以上选项是正确的，请从中选择正确答案。

1. 导致脑性瘫痪的病因包括（　　）

A. 胎盘异常　　B. 早产　　C. 分娩外伤

D. 近亲结婚　　E. 家族遗传

2. 脑瘫患儿常见异常步态包括（　　）

A. 剪刀步态　　B. 鸭行步态　　C. 公鸡步态

D. 跳跃步态　　E. 醉酒步态

3. 脑瘫患儿 ADL 能力训练内容包括（　　）

A. 穿衣训练　　B. 进食训练　　C. 梳洗训练

D. 如厕训练　　E 言语训练

三、名词解释

儿童脑性瘫痪

四、简答题

1. 简述脑性瘫痪的临床分型。
2. 简述脑性瘫痪的作业治疗原则。
3. 如何指导脑瘫患儿的家长开展作业训练？

扫一扫，知答案

扫一扫，看课件

第十二章
手外伤的作业治疗

【学习目标】

1. 掌握：手外伤功能障碍特点；作业能力评定内容；作业治疗方法。
2. 熟悉：手外伤的病因病理。
3. 了解：手外伤的流行病学。

第一节　概　述

手是人体结构最精细、功能最复杂和使用最频繁的器官。在劳动过程中，由于手与外界的接触最频繁，所以最容易受到伤害。手外伤康复在康复病种中效率最高，作业治疗在手外伤后康复中发挥着重要作用，为手外伤康复治疗中最为重要的治疗内容之一。

一、定义及流行病学

（一）定义

手外伤（impairments of hand）是指发生于手或上肢但对手功能有直接影响的外伤。一般来说，颈部以远神经或血管损伤，肘关节以远肌肉、肌腱损伤，桡、尺骨远端以远骨关节损伤均为手外伤的范畴。

（二）流行病学

国内资料表明，手外伤的发生率居全部外伤之首。在骨科就诊的患者中，手外伤约占就诊人数的 1/4，其中开放性损伤占手外伤总数的 2/3，发病率占创伤总数的 1/3 以上，右利手受损为 91.2%，男女受伤比例为 3.5 ： 1，高发于 16 ～ 30 岁。

欧美各国从 20 世纪 60 年代后期已有专门从事手功能康复的物理治疗师和作业治疗师，开展了手康复专科服务。我国虽然在手外科、显微外科技术已经处于世界领先地位，但国内普遍存在重视手术治疗而忽视功能康复的现象，在手功能康复治疗上还比较落后。

二、手的姿势与手部肌腱分区

（一）手的姿势

手部有较多的神经、肌肉、骨与关节，因而手的动作灵活而精细。一旦手部某种组织损伤，除造成手功能障碍外，由于手部肌肉力量平衡破坏或由于直接损伤皮肤、骨与关节等，在外观上还可造成手姿势改变，形成畸形。

1. 手“休息位”与“功能位” 手的休息位与功能位是两个不同的概念，具有不同的临床意义。在正常情况下，当手在不用任何力量时，手的内在肌和外在肌处于相对平衡状态，这种手的自然体位称“手的休息位”；手的“功能位”是指手在此体位上能够很快地做出不同的动作，能发挥最大功能的位置。

（1）手“休息位”：即腕关节背伸约 10°～ 15°，轻度尺侧偏；手指的掌指关节及指间关节成半屈曲状态，从食指到小指，越向尺侧屈曲越多，各指尖端指向舟骨结节；拇指轻度外展，指腹接近或触及食指远节指间关节的桡侧（图 12–1）。无论在手部损伤的诊断、畸形矫正或肌腱修复手术中，都需要用“手的休息位”这一概念作为参考。

手的休息位是由手部各相互拮抗肌的肌张力平衡所决定的，当手在不用任何力量时，手内在肌和外在肌处于相对平衡状态，如某一手指的指深、浅屈肌腱损伤，则该指的掌指关节及指间关节均处于伸直状态。

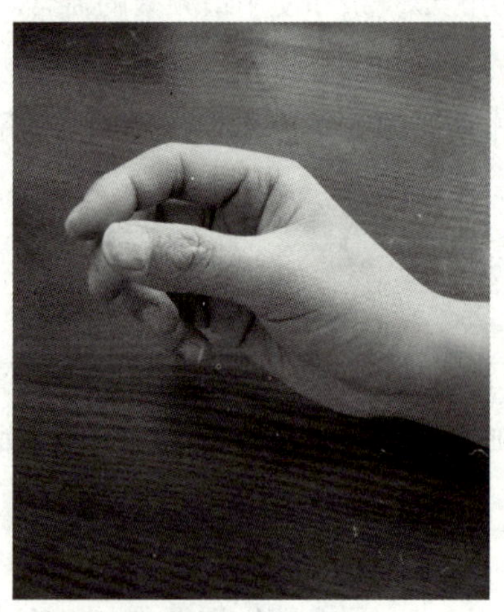

图 12–1 手的休息位

（2）手“功能位”：即腕关节背伸 20°～ 25°，拇指处于对掌位，掌指关节屈 40°，近侧指间关节屈 70°，远侧指间关节屈 15°，前臂轴线与中指轴线在一条线上，犹如握玻璃杯的姿势（图 12–2）。这个姿势手不容易发生挛缩，功能恢复也快，又是握力最大的位置。

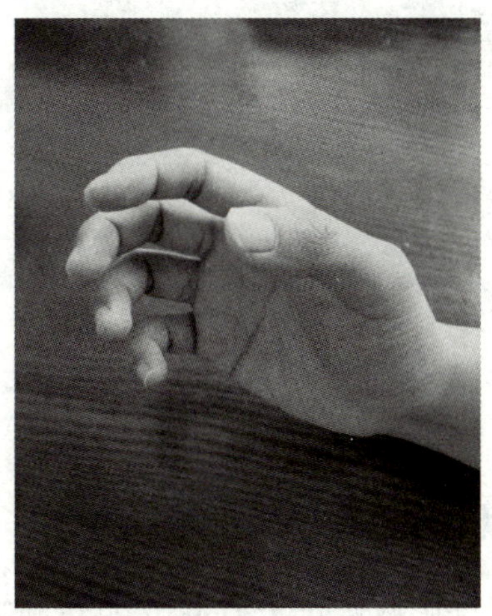

图 12-2 手的功能位

在手部严重外伤、烧伤时，由于侧副韧带快速收缩造成手掌指关节伸直、指间关节屈曲，这个姿势使手难以完成各种功能性活动，又称为手的损伤位。

（二）手部肌腱分区

手部肌腱包括伸肌腱和屈肌腱，能够做屈伸动作。指背和手背的肌腱称为伸肌腱，能使手指伸直；手指掌面和手掌内的肌腱称为屈肌腱，能使手指屈曲。国内外通用的手部肌腱分区（Verdan 分类）将手的屈指肌腱划分为 5 个区（表 12-1），伸指肌腱划分为 8 个区（表 12-2），伸拇指肌腱划分为 6 个区。

表 12-1 手屈指肌腱分区

肌腱分区	手指	拇指
Ⅰ	远侧指间关节近端至肌腱止点	拇指近节中部至肌腱止点
Ⅱ	鞘管起始部至远侧指间关节近端	鞘管部
Ⅲ	手掌部	大鱼际部
Ⅳ	腕管区	腕管区
Ⅴ	肌肉肌腱交界处至腕管近侧缘	肌肉肌腱交界处至腕管近侧缘

表 12-2 手伸指肌腱分区

肌腱分区	手指	拇指
Ⅰ	远侧指间关节部	指间关节背侧
Ⅱ	中节指骨部	近节指骨部

续表

肌腱分区	手指	拇指
Ⅲ	近侧指间关节部	掌指关节背侧
Ⅳ	近节指骨部	第1掌骨部
Ⅴ	掌指关节部	腕横韧带部
Ⅵ	手背部	腕及前臂部
Ⅶ	腕背横韧带部	
Ⅷ	前臂远端	

三、临床表现及功能障碍特点

由创伤或疾病导致手功能障碍的常见康复问题有肢体肿胀、感觉障碍、关节僵硬、肌力下降、心理障碍、日常生活活动能力降低，以及职业能力和社会生活能力下降等。这些问题如果在早期加以重视或及时处理，会提高整体康复的效果。

（一）肢体肿胀

肿胀是手外伤最常见的临床表现之一。手外伤后导致血管通透性增强，引起组织水肿。水肿部位常位于皮下组织、筋膜间隙、肌肉间筋膜和腱鞘、关节囊等处，患者表现为较明显的肿胀。由于渗出液不能及时清除，可能造成肌肉和结缔组织粘连、僵硬，持续肿胀可能诱发纤维蛋白沉积，导致韧带、关节囊等纤维组织的挛缩，进而加重关节活动障碍。

（二）运动及感觉功能障碍

手的表面及内部滑膜、腱鞘和骨膜等都有丰富的神经末梢，任何创伤刺激必然会产生感觉的异常，表现为疼痛、感觉过敏、倒错、减退、消失，严重者可出现血管运动紊乱，称之为反射性交感神经营养不良综合征。手部神经及肌腱损伤本身会降低手的肌力，外伤后出现的各种并发症，如水肿、粘连、瘢痕、挛缩、慢性疼痛、肩手综合征等，均会导致肌肉的进一步萎缩无力、关节僵硬、运动功能障碍。外伤后手部肌肉的肌力和耐力下降，关节活动度受限，手的灵活性、协调性降低，出现不同程度的日常活动障碍，常表现为手的抓握、持物及精细动作能力下降。

1. 手部肌腱损伤 手部肌腱是手功能正常发挥的重要环节。手部肌腱损伤后，即使手部各关节功能均正常，手部功能也会部分或完全丧失。如指深屈肌腱损伤后，远端指间关节不能屈曲；指深、浅屈肌腱均损伤后，远、近端指间关节均不能屈曲；多根屈肌腱伤断后，手指不能握拳；指伸肌腱不同位置伤断后，相应关节不能伸展，并可出现畸形。

2. 手部骨折 手部骨折包括指骨骨折、掌骨骨折和腕骨骨折，指骨骨折又有末节的、中节的、近节的，另外还有一些特殊类型的骨折。手部骨关节损伤易发生肌腱粘连、关节僵直及畸形愈合。骨折处理不当会给手的功能带来很大影响。如固定范围过大、打石膏范围过大和时间过长都会造成关节的广泛的粘连而影响功能。

3. 手部神经损伤 手腕和手指屈伸活动的肌肉及其神经支配的分支均位于前臂近端，正中神经、尺桡神经于前臂近端及肘部损伤可致屈指和伸指功能障碍；手部外伤时常累及前臂远端和腕部，除桡神经仅引起虎口部感觉减退外，正中尺神经损伤可导致手内部肌功能障碍和手部重要感觉障碍。

（1）正中神经损伤：拇短展肌麻痹所致拇指外展功能障碍及拇、食指捏物功能障碍，手掌桡侧半，拇、食、中和环指桡侧半掌面，拇指指间关节和食、中指及环指桡侧半近侧指间关节以远的感觉障碍，主要表现为食指感觉消失。

（2）尺神经损伤：骨间肌和蚓状肌麻痹所致环、小指爪形手畸形，即掌指关节过伸、指间关节屈曲畸形；骨间肌和拇收肌麻痹所致的 Froment 征，即食指用力与拇指对指时，呈现食指近侧指间关节明显屈曲、远侧指间关节过伸及拇指掌指关节过伸、指间关节屈曲。皮肤感觉障碍一般限于手的尺侧半面，有时包括腕的尺侧。

（3）桡神经损伤：桡神经在腕部以下无运动支，仅表现为手背桡侧及桡侧 3 个半手指近侧指间关节近端的感觉障碍，主要表现为虎口部背侧局部感觉减退或消失。

（三）关节僵硬

关节僵硬是手外伤比较常见的表现，持续肿胀后导致的纤维蛋白沉积是关节挛缩、僵硬的主要原因，加上外伤后手部的长期制动也可导致关节活动范围减小。常见的问题是掌指关节过伸和近端指间关节屈曲挛缩畸形。

（四）疼痛及营养障碍

手部表面的神经末梢非常丰富，腕管较紧，痛觉较显著，同时滑膜、腱鞘和骨膜都有神经末梢，外伤后也会产生剧烈疼痛。手外伤后导致神经的营养功能下降，出现手部血管运动紊乱、骨质疏松、肌肉萎缩、关节僵硬等症状，严重者会出现反射性交感神经营养不良综合征。

（五）生活、工作能力障碍

手的功能直接影响到患者日常生活能力及工作能力，手外伤的综合功能障碍表现为日常生活和工作能力障碍。

（六）其他障碍

部分患者会存在心理障碍和社会功能障碍，表现为自卑、抑郁、焦虑、不合群、回避社会交往等。

第二节 康复评定

一、临床检查

（一）手部外观检查

在临床检查前首先了解病史、受伤的原因、机理、手术记录、手部X线检查、组织愈合情况。通过望诊、触诊、动诊及量诊四部分可对患者的主动活动、伤手情况做出初步判断，包括伤口感染、血液循环、皮肤的温度和出汗情况、瘢痕、畸形、肿胀、萎缩等。

1. 望诊　皮肤的营养情况，色泽、纹理、有无瘢痕，有无伤口，皮肤有无红肿、溃疡及窦道，手及手指有无畸形等。

手及手指畸形是由于组织损伤造成肌力平衡破坏或皮肤、肌肉、神经、骨和关节等直接损伤，在外观上可造成形态的改变出现畸形。典型手及手指畸形如下。

（1）爪形手：由尺神经损伤所致，或前臂缺血性肌挛缩所致，出现掌指关节过伸、近端指间关节屈曲畸形。

（2）猿手：由正中神经损伤所致。

（3）垂腕：由桡神经损伤所致，或由外伤性伸腕肌腱断裂导致。

（4）锤状指：因指伸肌腱止点及附近断裂，或撕裂骨折（指肌腱附着处骨质的撕裂），表现为远端指间关节屈曲，不能主动伸指，形成锤状。

（5）杵状指：指尖宽而大，如杵状，提示呼吸系统疾病或先天性心脏病。

（6）鹅颈指：近侧的指间关节梭状肿大呈过度背伸，远端指间关节过度屈曲畸形。

2. 触诊　感觉手部皮肤的温度、弹性、软组织质地，检查皮肤毛细血管反应，判断手指的血液循环情况，检查压痛的性质、范围及疼痛缓解情况。

3. 动诊　是对手部关节活动的检查（主动及被动活动）。通过关节活动可以估计关节的情况。例如关节僵硬说明关节囊挛缩或关节破坏并融合。

4. 量诊　包括关节活动度、肢体周径、肢体长度和容积的测量。

（1）关节活动度的测量：即测量主动及被动活动度，关节强直或畸形的角度。

（2）肢体周径的测量：即测量肌肉萎缩、肿胀的程度，应测量双侧肢体同一水平的周径。

（3）肢体长度测量：远、近部位找出两点标志并测量两点之间的距离。

（4）肢体体积的测量：萎缩、肿胀、水肿。

（二）自主神经功能检查

1. 血管舒缩神经的变化　温度、质地、颜色及水肿情况。

2. 腺体分泌运动神经的变化　皱皮试验、碘淀粉试验等。

3. 神经营养性的变化　肌肉萎缩、指甲的改变、毛发生长情况。

（三）手部特殊检查

1. Tinel 征　又称神经干叩击征，用于检查周围神经恢复的程度。检查时，从远端逐渐向近端沿神经走形叩击，记录每次叩击引起刺痛点与损伤部位间的距离，比较修复部位进展 Tinel 征与静态 Tinel 征的相对强度。如果进展 Tinel 征更显著，表明轴突再生良好；反之，表明轴突在修复部位的瘢痕组织中受到卡压，预后不良。随着时间的推移，Tinel 征向指尖移动并消失。神经修复后约 1 个月出现此征，表明再生轴突穿越断面。临床上，Tinel 征用于判断感觉神经是否损伤、损伤程度及修复后是否再生、再生程度等。

2. 中指试验　患者取坐位，用力伸肘、伸腕及手指，检查者抓住中指突然使之屈曲，引起肘部疼痛为阳性，提示骨间背侧神经卡压征或桡管综合征。

3. 屈肘试验　将双侧肘关节主动屈曲到最大限度，很快引起患侧手尺侧发麻、疼痛或感觉异常为阳性，提示肘部尺神经卡压。这是由于最大屈肘时尺神经受到严重牵拉，诱发该体征。

4. Froment 征　拇指、食指用力相捏时，不能做成圆圈，而是方形，即拇指的指间关节屈曲、掌指关节过伸，食指远端指间关节过伸畸形，则为阳性。提示前骨间神经或尺神经卡压。

5. Wartenberg 试验　小指不能内收为阳性，提示尺神经损伤。由于小指收肌麻痹及小指伸肌无对抗的外展活动，小指在掌指关节处稍呈外展位。

6. Phalen 征（腕掌屈试验）　双肘放在桌面，前臂垂直，腕部掌屈，如在 1 分钟内桡侧 3 个半手指麻痛为强阳性，3 分钟内麻痛为阳性。提示腕部正中神经卡压及腕管综合征。

7. 反 Phalen 征（腕背伸试验）　双肘部放在桌面，前臂垂直，腕部背伸，如在 1 分钟内桡侧 3 个半手指麻痛为强阳性，3 分钟内麻痛为阳性。提示腕管综合征。

8. 前臂抗阻力旋后试验　患者取坐位，屈肘，前臂旋前，检查者用手固定被检上肢，让患者用力旋后，出现肘外侧酸痛为阳性，提示骨间背侧神经卡压征或桡管综合征。

二、运动功能评定

（一）手部肌力评定

手部肌力评定包括徒手肌力检查和握力计、捏力计检查等。

1. 徒手肌力检查　肌力评定按 Lovett 标准（0 ～ 5 级）执行。

2. 手握力评定　用握力计评定，评定时上肢在体侧下垂，握力计表面向外，将把手调节到适宜的宽度。评定标准：以握力指数评定。握力指数 = 手的握力（kg）/ 体重（kg）×100。正常值应大于 50。测试 2 ～ 3 次，取最大值。

对于握力很小的手也可通过握血压计气囊测定：把血压计气囊卷成直径为5cm的圆柱形，并加压到50mmHg，嘱患者用力握气囊，超过50mmHg的部分即为应测的握力。

每个人的握力不同，影响握力的因素很多，如职业、年龄、疼痛、疾病等。因此，只能用一个平均数作为参考。握力测定还可以术前、术后做比较，患侧、健侧做比较，以评定手功能情况。

3. 指捏力评定 用捏力计评定。分别评定拇指与其他四指的指腹相对捏的力量，其值约为握力的30%。捏的方式包括拇指分别与食、中、环、小指对捏（图12-3），拇指与食、中指对捏（图12-4），以及拇指与食指桡侧对捏（图12-5）。

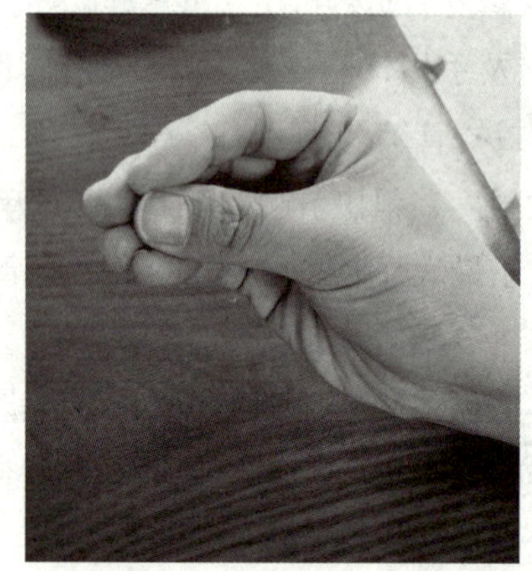
图12-3 拇指分别与食、中、环、小指对捏

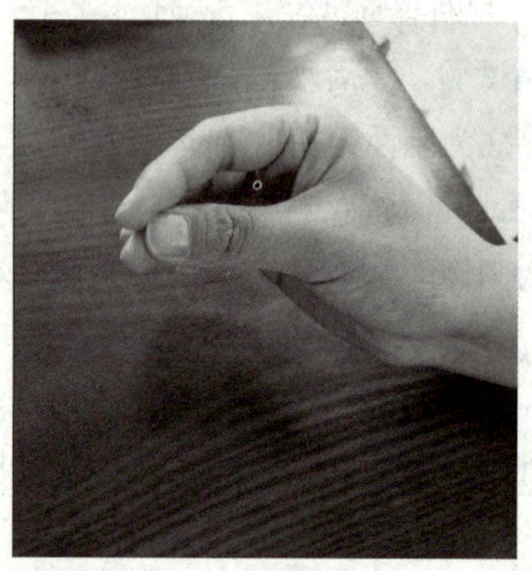
图12-4 拇指与食、中指对捏

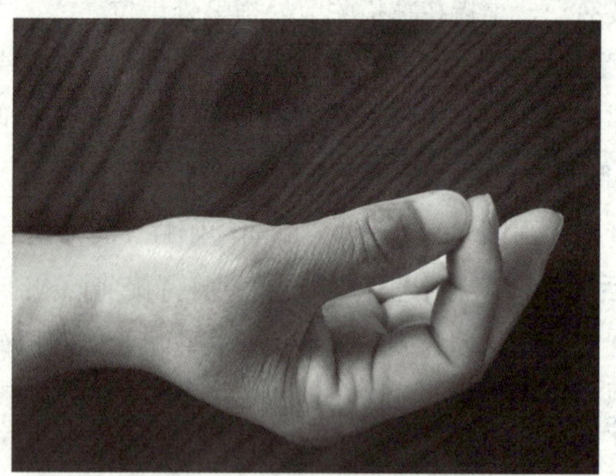
图12-5 拇指与食指桡侧对捏

（二）关节活动度评定

1. 指关节角度测量 主动屈曲手指，使用量角器分别测量手指的掌指关节（MP）、近侧指关节（PIP）、远侧指关节（DIP）的主动、被动关节活动范围。正常：MP 90°，PIP 80°～90°，DIP 70°～90°。

2. 手指关节总活动（Total active movement，TAM）评定 详见下面的公式。屈曲角度（MP+PIP+DIP）－伸直受限角度（MP+PIP+DIP）＝TAM

该评定法可较全面地反映手指肌腱功能情况，实用价值大，但测量与计算较烦琐。

3. 标准化评定方法

（1）屈曲测量：手握拳，测量指尖距近端掌横纹或远端掌横纹的距离。手损伤后，该距离达 0.5 ～ 1.5 cm 即可认为疗效满意。

（2）伸展测量：伸指，手背贴于桌面，测量指尖距离桌面的距离。

（3）拇指测量：拇指外展和对掌的能力则测量拇指指尖至食指指尖或小指根的距离。

三、感觉功能评定

手指感觉功能评定包括浅感觉、深感觉、复合感觉的测定。检查应仔细、耐心、两侧对比、力求准确，并要准确掌握手部三大神经的固有感觉支配区。

1. 轻触－深压觉 患者闭眼，检查者用棉签等轻试患者皮肤，询问患者所接受感觉的区域。也可用轻触－深压觉（light touch–deep pressure）精细触觉检查，常采用 Semmes–Weinstein 单丝（Monofilaments）法进行评定，简称 SW 单丝法。评分标准分级见表 12–3。

表 12–3 SW 单丝法评分标准

分级	标准
正常轻触觉	1.65 ～ 2.83
轻触觉减退	3.22 ～ 3.61
保护性感觉减退	4.31 ～ 4.65
保护性感觉丧失	4.56 ～ 6.65
感觉完全丧失	> 6.65

2. 痛觉 患者闭眼，检查者用大头针尖端和钝端分别轻轻刺激皮肤，请患者指出是刺痛或钝痛。若要区别病变不同的部位，则需指出疼痛的程度差异。对痛觉减退的患者要从有障碍的部位向正常部位检查，对痛觉过敏的患者则要从正常部位向有障碍的部位检查，以便于确定病变范围。Sunderland 针刺感觉功能分级评价见表 12–4。

表 12-4 Sunderland 针刺感觉功能分级

分级	内容
P_0	皮肤感觉消失
P_1	能感到皮肤上有物接触，但不能区别针尖还是针头，感觉能或不能定位
P_2	能区分针尖还是针头，有钝痛感或不愉快感，有明显的放射和假性牵涉痛
P_3	锐刺痛感伴某些放射或假性牵涉痛，除手、手指、腿或足以外，不能具体定位
P_4	锐感存在，伴或不伴有刺痛，无或仅有很轻的放射感，能定位到 2cm 内
P_5	对针刺正常感觉，可精确定位

3. 温度觉 患者闭眼，检查者用两支玻璃试管分别盛上冷水（5 ～ 10℃）、热水（40 ～ 45℃），交替接触患者皮肤，让其辨别冷热感觉。试管与皮肤的接触时间为 2 ～ 3 秒，双侧对比进行。也可应用 Sunderland 温度觉功能评价进行评定（表 12-5）。

表 12-5 Sunderland 温度觉功能分级

分级	内容
T_0	无温度感觉
T_1	除高温或剧冷外，对一般冷热无感觉
T_2	温度小于 15℃或大于 60℃时能分别正确感到冷或热，在此温度范围内，用测试管接触皮肤，有触觉或感到压力
T_3	温度小于 20℃或 35℃时能分别正确感到冷或热，在此温度范围内，用测试管接触皮肤，有触觉或感到压力
T_4	温度感觉正常

4. 实体觉 患者闭眼，检查者将一些常用的物体（如钥匙、硬币、笔、纸夹）交替地放入患者手中抚摸，让患者说出物体的名称、大小和形状。

5. 图形觉 患者闭眼，用笔杆在其肢体或躯干皮肤上画图形（如三角形、圆形、方形等）或写简单数字，让患者分辨并说出。

6. 重量觉 给患者有一定重量差别的数种物品，请其用单手掂量、比较，判断各物品的轻重。

7. 皮层复合感觉 包括两点辨别觉、立体觉。两点区分试验是神经修复后常采用的检查方法。检查时检测器两针尖沿指腹一侧纵向测试，两点之间距离从大到小，直到不能分辨两点为止。两针尖要同时接触皮肤，用力不宜过大，以针尖按压点皮肤稍发白为度。当针尖接触指腹皮肤 2 ～ 3 秒后即应移动针尖接触的位置，重复测试。正常人手指末节，掌侧皮肤的两点区分试验距离为 2 ～ 3mm，中节 4 ～ 5mm，近节为 5 ～ 6mm。两点区分试验的距离越小，越接近正常值范围，说明该神经的感觉恢复越好。当两点试验距离超过1cm时，表明神经恢复较差。

8. 手感觉恢复程度评定　手感觉恢复程度可按英国医学研究委员会的级别评定，详见表12-6。

表12-6　手感觉恢复程度分级标准

级别	标准
S_0	在支配区内仍无感觉恢复
S_1	在支配区内深的皮肤痛觉恢复
S_2	在支配区内浅的皮肤痛觉和触觉有一定程度恢复
S_3	在支配区内浅的皮肤痛觉和触觉完全恢复，过敏现象消失
S_3^+	情况同 S_3，但2PD也有恢复
S_4	完全恢复

四、手整体功能评定

手整体功能评定即手灵巧性、协调性的测试。灵巧性及协调性测定基本原则相同，即令患者将物品从某一位置转移到另一位置，并记录完成操作的时间。手灵巧性及协调性有赖于感觉和运动的健全，也与视觉等其他感觉灵敏度有关（参见《康复评定技术》相关章节）。

（一）Jebsen手功能测试

本测试由7个分试验组成：写字、翻卡片、拾起小物品放入容器内、模拟进食、摆放物品、移动大而轻的物体、移动大而重的物品。测出结果后，可按患者年龄、性别、利手和非利手查正常值表，以判断其是否正常。

（二）Moberg拾物测试

试验时在桌上放一个约12cm×15cm的纸盒，在纸盒旁放上螺母、回形针、硬币、别针、尖头螺丝、钥匙、铁垫圈、约5cm×2.5cm的双层绒布块、直径2.5cm左右的绒布制棋子或绒布包裹的圆钮等9种物体，让患者尽快地、每次一件地将桌上的物品拾到纸盒内。先用患手进行，在睁眼情况下拾一次，再在闭眼情况下拾一次，然后用健手按以上程序进行。计算每次拾完所需的时间，并观察患者拾物时所用的手指及用何种捏法。

正常在睁眼情况下拾完9种物品，利手需要10秒，非利手需要8～11秒；在闭眼情况下，利手需要13～17秒，非利手需要14～18秒。

第三节 作业治疗

一、作业治疗目的及原则

手外伤作业治疗的原则：促进组织愈合及功能恢复，积极进行职业治疗，重视社会康复。手外伤作业治疗的主要作用在于预防及减少肿胀，促进损伤组织的愈合，缓解疼痛，预防肌肉误用、废用或过度疲劳，避免关节再损伤，感觉过敏部位脱敏，感觉再教育和运动，感觉功能重建等。

（一）促进组织愈合

1. 控制肿胀，保持手的良姿位 控制肿胀，先用矫形器或石膏将手和手腕放于正确的位置，再将手高举过心脏水平。早期治疗重点：保持手的合理位置，促进血液循环，加速组织液回流。

2. 尽早活动，保持伤处关节的活动度 临床实验证明，早期活动不但能改善新生细胞组织（骨和肌腱）的坚韧度，还能加速肿胀消退，减轻肌腱粘连程度，预防关节僵硬。通过循序渐进式的活动治疗，配合矫形器及压力衣的应用，可减少手术后并发症。

3. 减轻软组织粘连 瘢痕是组织愈合的生理现象，早在伤口或软组织修补后就缓缓开始。应预防瘢痕粘连所导致的各种问题，包括外伤后所产生的增生性瘢痕对皮肤的拉紧现象和关节的挛缩，或肌腱修补后粘连所引起的滑动限制。早期运动和手部矫形器的配合是不可或缺的。

4. 预防并纠正关节僵硬及变形 手部矫形器可将手放在功能位，以避免患处因长时间固定而导致关节挛缩，或利用杠杆原理使已僵硬或变形的关节改善或恢复功能。

（二）促进功能恢复

手功能恢复首先是恢复关节的活动度，其次是肌力的恢复，最后是感觉的恢复。当手的力量、活动和感觉都配合得当，就构成了手的灵巧性，手部各种功能的恢复也就构成了灵巧性恢复的基本。功能恢复的步骤要配合渐进式的活动治疗，由非阻抗性主动式活动做关节幅度训练，循序渐进地升级至阻抗性手握力 / 捏力训练，由轻至重，由浅入深。

（三）积极职业治疗

根据患者的功能恢复情况，及早进行职业评定、职业行为训练、职业模拟训练、职业训练及就职前训练，进行职业咨询与指导，指导患者重返工作岗位或改变工种重新就业。

（四）重视社会康复

作业治疗的最终目的是使患者重返社会，因此，社会康复对患者十分重要。在作业治疗过程中应以整体的人为中心，治疗师应了解及协助解决患者重返社会所面临或遇到的实际困难，通过人体功效学改善及重组工作程序，设计及制作必要的辅助用具，提高工作效率，减少受伤机会以保留工作。

二、作业治疗方法

（一）运动治疗

运动治疗是手外伤康复治疗的核心部分，恢复手所有关节的无痛性、全范围运动是手康复重点之一，包括维持手关节运动和松动已僵硬的关节。早期主要以被动运动（含CPM）为主，若无肌腱损伤或损伤已愈合，酌情进行肌肉、肌腱的牵伸训练。随着患者病情的稳定，则进行受限关节的关节松动术、手部肌肉的肌力训练等，伴感觉神经损伤者则需要感觉再训练。

根据关节运动发生的范围，关节运动可分为生理运动和附加运动两类。生理运动是关节在其自身生理允许范围内发生的运动，即主动运动，如掌指关节屈伸、内收和外展等；附加运动是关节在生理范围外、解剖范围内完成的被动运动，是关节发挥正常功能不可缺少的运动，通常本人不能主动完成，需由他人或健侧肢体帮助完成，如关节的分离与牵拉、相邻腕骨间的滑动等。任何一个关节都存在着附加运动，当关节因疼痛、僵硬而限制了活动时，其生理运动和附加运动都受到影响。在生理运动恢复后，如关节仍有疼痛或僵硬，可能附加运动尚未完全恢复正常。通常在改善生理运动之前先改善附加运动，附加运动的改善又可促进生理运动的改善。

1. 主动运动　促进血液循环，消除水肿，并有温和的牵拉作用，松解粘连组织，伸展轻度挛缩组织，保持和增加关节活动范围。

（1）维持和改善关节活动度训练：去除外固定之初难以自主活动，故应给予各关节全范围被动活动以维持关节活动度。随着主动活动的增加，逐渐变被动活动为助力运动，慢慢减少助力直至完全主动活动。对于有组织挛缩及粘连的关节采用关节松动技术或关节功能牵伸技术以扩大关节活动度。牵伸时应平稳、柔和，不应引起明显疼痛和肿胀，切忌暴力，以免引起组织新的损伤。

（2）增强肌力训练：早期外固定时嘱患者进行受累部分的静力性收缩（等长运动）训练。去除外固定后，当肌力为1级时，可采用神经肌肉电刺激，被动活动、助力运动等。当肌力为2～3级时，以主动运动为主，助力运动为辅。当肌力达4级时，应进行抗阻运动训练，以促进肌力最大限度的恢复。抗阻训练可以由作业治疗师徒手施加阻力进行，也可以选用橡皮筋、弹簧、滑轮、弹力带和手训练器具等进行训练。

2. 关节松动技术　即利用关节的生理运动和附属运动作为基本操作手法。手部关节包括腕掌关节、掌骨间关节、掌指关节、指间关节。手部关节的生理运动包括屈、伸，内收、外展，拇指对掌等；附属运动包括分离牵引、长轴牵引，以及各方向的滑动等。手部关节松动技术主要是利用关节的生理运动和附加运动被动地活动患者的关节，以达到维持或改善关节活动范围、缓解疼痛的目的。常用的手法包括关节的牵引、滑动、滚动、挤压、旋转等。

关节松动技术禁忌证：关节面损伤、不稳定骨折、近期内神经或肌腱修复术（8 ～ 9 周）、关节炎症。

3. 矫形器的应用 矫形器具有防止和纠正畸形、代偿肌肉功能、保护和支持等作用。可根据手部损伤情况选择合适的矫形器。低温板材矫形器具有制作和使用方便、轻便透气、外形美观等特点，建议有条件的单位早期应用。

（二）减轻水肿

1. 抬高患手 抬高患手是预防和减轻水肿的基本方法。使患手高于心脏位置，且应手高于肘、肘高于肩、肩高于心脏以利于血液回流，减轻水肿。应以高于心脏 10 ～ 20cm 为宜，不能过高以免造成缺血。

2. 冰敷 如果没有血管和组织缺血的情况，使用冰敷（最佳温度不低于 15℃）可减少急性期的液体渗出。为预防组织冻伤，可在皮肤和冰袋之间垫干毛巾。应注意冰敷不能用于断手再植或断指再植的患者，以免造成再植手的缺血性坏死。

3. 主动活动 可促进血液循环、减轻水肿。最简单的方法是用力握拳并上举过头，每小时 25 次以上。

4. 压力治疗 包括向心缠绕、压力指套、压力手套等，见效快但持续时间短，应长时间使用。使用过程中应注意观察指尖血运情况以免造成缺血。

5. 向心性按摩 在抬高患肢的同时进行向心按摩，促进静脉回流，减轻水肿。

（三）瘢痕控制

1. 压力疗法 通过对人体体表施加适当压力，预防或抑制皮肤瘢痕增生，防治肢体肿胀。压力疗法是公认的治疗肥厚性瘢痕最有效的方法。

作用机制：使瘢痕中的环状和螺旋形胶原纤维排列有序；减少瘢痕中的血液循环和水肿；减轻瘢痕内的炎症性反应；减少胶原的合成率；增加肥厚性瘢痕的消散率。手部压力疗法主要包括向心加压缠绕、压力指套、压力手套应用等。

2. 按摩 在瘢痕部位涂抹羊脂膏或润肤膏，以推、压、环形按等手法进行按摩，随瘢痕组织老化而手法逐渐加重，每次 15 分钟。注意避免引起水疱及皮肤破损。

3. 功能训练 主动活动和牵伸技术的应用可松解瘢痕，维持手部正常功能。

4. 体位和矫形器应用 早期将手置于对抗可能发生瘢痕挛缩的部位，并使用矫形器固定。如应用手保护位矫形器、拇指外展矫形器对瘢痕进行加压和牵伸。

（四）防治关节挛缩

1. 合理体位 早期将手置于对抗可能发生关节挛缩的部位。手外伤后易发生掌指关节屈曲挛缩、拇指内收挛缩、指间关节屈曲 / 伸直位挛缩等，早期应加以预防。

2. 手部矫形器 可以用来预防和纠正关节挛缩。常用的手部矫形器有手保护位矫形器、拇指外展矫形器、屈指套、屈指圈、伸指 / 屈指矫形器等（图 12–6）。

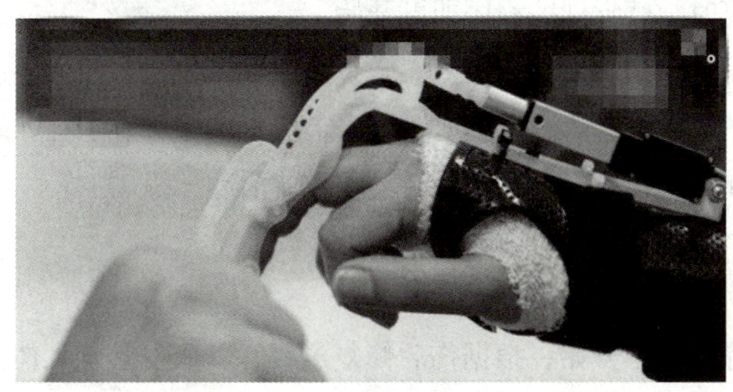

图 12–6 手部矫形器

3. 功能训练 早期开始主动活动和肌力训练是防止关节挛缩的最好方法。因损伤而不能进行手的主动活动时，可早期应用 CPM、被动运动等方法。对已出现的关节挛缩可采取牵伸、关节松动技术进行治疗。

（五）感觉障碍治疗

1. 感觉脱敏技术 教育患者减少恐惧心理，有意识地使用敏感区。训练方法：在敏感区逐渐增加刺激。首先用棉花摩擦敏感区，每天 5 次，每次 1 ～ 2 分钟；当局部适应后，改用棉布或质地较粗糙的毛巾布摩擦敏感区，再使用分级脱敏治疗，其具体操作如下。

（1）先用漩涡水浴 15 ～ 30 分钟，开始慢速，然后逐步加快，使患者逐渐适应水的旋动。

（2）按摩、涂油后，做环形按摩 10 分钟。

（3）用毛巾类针织物摩擦 10 ～ 30 分钟，当局部能耐受刺激后，再触摸不同的材料，如碎粒、黄沙、米粒、圆珠等。

（4）局部振动，如使用电动振动器振动局部皮肤，以巩固脱敏效果。

（5）局部叩击，如用铅笔端叩击敏感区以增加耐受力。

2. 感觉再教育

（1）避免接触过热、过冷的物品和锐器。

（2）避免使用小把柄的工具。

（3）抓握物品时不宜过度用力。

（4）避免长时间使用患手，使用工具部位应经常更换，避免在固定部位有过多压力。

（5）经常检查手部皮肤有无受压征象，如红、肿、热等情况。

（6）假如感觉缺损区皮肤破溃，应及时处理伤口，避免组织进一步损伤。

3. 感觉再训练

（1）要求患者在手上画出感觉缺失区域。

（2）训练前进行感觉评定。

（3）保护觉恢复时，感觉训练程序即可开始。

（4）感觉训练后再评定，每月 1 次。感觉训练时间不宜过长过多，以每日 3 次、每次 10 ～ 15 分钟为宜。训练内容包括保护觉训练、定位觉训练、辨别觉训练、需要运动功能参与的感觉训练（如拣拾物品、日常生活活动或作业活动训练）。

三、作业治疗实施

手外伤作业治疗应尽早开始，根据伤后修复过程，其康复治疗大体分为四期，每期的作业治疗重点各不相同。但创伤愈合是一个连续的过程，康复治疗也没有绝对的分期，患者之间亦存在个体差异，实际工作中要结合患者的具体情况进行康复治疗。

（一）受伤（或术后）3 周

此阶段创面表现为充血、肿胀，坏死细胞被清理，纤维细胞、胶原纤维在增多。

作业治疗目标：减轻肿胀，消除疼痛，促进伤口和肌腱、骨折的早期愈合，防止并发症的发生。

治疗方法：以早期应用支具，轻柔的被动运动及未受累关节的主动运动为主。治疗应在有效固定的前提下完成。

1. 手部骨折、神经损伤 通常需要使用矫形器固定 2 ～ 3 周，固定期间可在保护下由治疗师进行被动运动或在治疗师指导下进行轻柔的主动活动。

2. 肌腱损伤修复术后 根据手术情况可在早期全固定矫形器、早期被动运动矫形器或早期主动运动矫形器保护下进行康复治疗。

（二）受伤（或术后）3 ～ 6 周

此阶段胶原纤维增加，组织的抗张力开始恢复，肌腱和骨折逐步牢固，也是粘连的好发时期。

治疗目标：预防粘连、促进创伤愈合和功能恢复。

治疗方法：治疗以不抗阻的主动运动为主，有时需要继续使用矫形器，如夜间睡眠时、较大范围活动时。

（1）骨折、神经损伤：可在保护下逐渐进行不抗阻的主动运动，肌腱损伤可在矫形器的保护下进行手指全范围不抗阻主动活动。

（2）周围神经损伤：常需应用矫形器代偿失去的功能，促进神经修复，预防畸形，如尺神经损伤矫形器、桡神经损伤矫形器、正中神经损伤矫形器等。

（三）受伤（或术后）6 ~ 12 周

此阶段进入伤口愈合的成熟期，胶原纤维逐渐增多，表层（瘢痕）与深层（粘连）纤维组织增多，肌腱、骨折的愈合比较牢固。

治疗目标：减少纤维组织影响，抑制瘢痕增生，争取更大的关节活动范围。

治疗方法：以循序渐进的抗阻运动和功能活动为主，增强肌力和手的实用功能。除神经损伤或纠正挛缩和畸形外，此阶段通常不需要使用矫形器，应根据组织愈合情况逐渐增加活动范围和进行渐进抗阻练习。对于存在感觉障碍者，应根据情况进行针对性的感觉训练。

（四）受伤（或术后）12 周

此期手功能基本恢复，治疗以职业康复为主，可考虑进行功能重建和二期修补手术，如肌腱松解等。

治疗目标：恢复伤前手功能，重返工作岗位。

治疗方法：在前期治疗的基础上，重点进行职业训练，如方法工作强化训练、现场工作强化训练、工作模拟训练、技能培训、工作安置等。

病例分析

患者高某，女，35 岁，家政工作人员，上班时被玻璃割断右手食指屈肌腱，关节开放性损伤；无名指指动脉断裂。在外院手外科行肌腱吻合手术，术后 2 周来我院接受康复治疗。入院情况：石膏托固定右手于屈曲位，手部肿胀明显，各指不能进行活动，日常生活活动能力受到轻度限制，左手能够完成多数活动。

1. 作业治疗目标　消除肿胀，扩大关节活动范围，提高肌力，提高 ADL 能力。

2. 作业治疗方案

（1）进行右手腕及手指的主动活动训练。

（2）处理肿胀，防止肌腱粘连。

（3）应用矫形器。

（4）进行手的灵活性和协调性训练。

[学习小结]

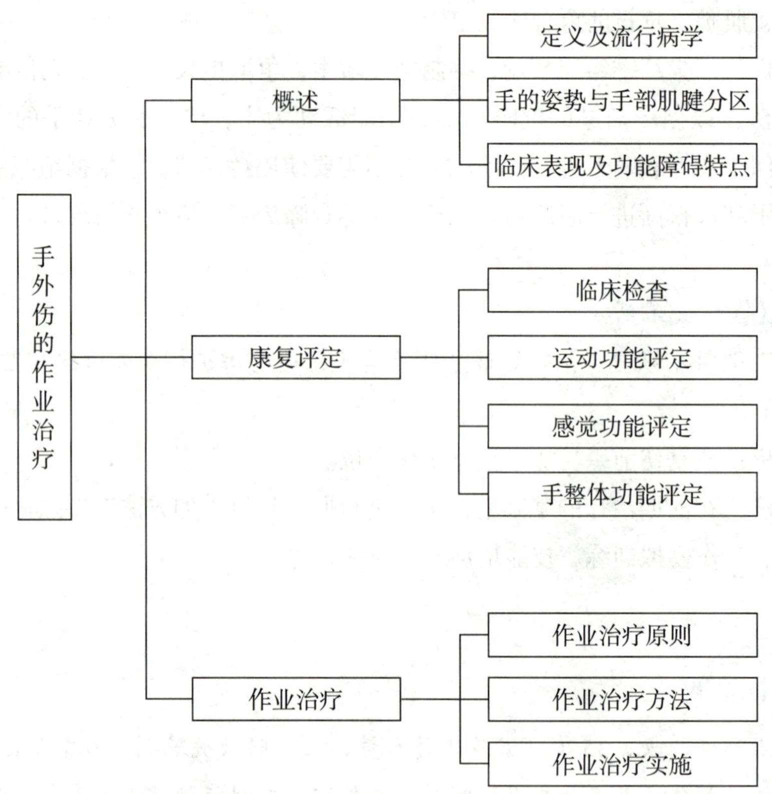

复习思考

一、下列各题的备选答案中，只有一个选项是正确的，请从中选择最佳答案。

1. 尺神经损伤手会表现为（　　）

A. 爪形手　B. 垂腕　C. 猿手　D. 铲形手　E. 痉挛屈曲畸形

2. 手损伤后的运动功能障碍不包括（　　）

A. 肌肉瘫痪　B. 肌张力低下　C. 感觉过度　D. 肌肉萎缩　E. 肌张力增高

3. 如手中握球姿势是指（　　）

A. 功能位　B. 休息位　C. 保护位　D. 握拳位　E. 分指位

4. 手部水肿的治疗不宜采用（　　）

A. 体位摆放　B. 压力疗法　C. 局部手法　D. 局部结扎　E. 主动运动

5. 关于手外伤康复的治疗的原则，错误的是（　　）

A. 提高运动　B. 减轻水肿　C. 预防畸形　D. 减轻疼痛　E. 创口缝合

二、下列各题的备选答案中，有两个及以上选项是正确的，请从中选择正确答案。

1. 对手部皮肤望诊时，需要观察（　　）

A. 皮肤的色泽　B. 营养状况　C. 骨骼对位　D. 伤口　E. 皮纹

2. 针对手外伤早期康复的描述，正确的有（　　）

A. 关节制动　B. 维持关节活动　C. 减轻疼痛

D. 促进愈合　E. 防止并发症

三、名词解释

1. 手“休息位”

2. 手“功能位”

四、简答题

1. 手外伤功能障碍特点。

2. 手外伤作业治疗的原则。

扫一扫，知答案

扫一扫，看课件

第十三章
烧伤的作业治疗

【学习目标】

1. 掌握：烧伤的功能障碍特点；作业能力评定内容；作业治疗方法。
2. 熟悉：烧伤的病因病理。
3. 了解：烧伤的流行病学。

第一节　概　述

一、定义及流行病学

（一）定义

烧伤（burn）是因热力（火焰或灼热的液体、气体、固体等）、电流、化学物质（强酸、强碱）、激光或放射性物质等因子作用于人体皮肤、黏膜、肌肉等造成的损伤。

根据致伤原因的不同，可将烧伤分为热力烧伤、电烧伤、化学烧伤、放射性烧伤、复合性烧伤5类，其中热力烧伤最为常见，占85%～90%。狭义的烧伤即指热力烧伤，如热液（水、汤、油等）、蒸汽、高温气体、火焰、炽热金属液体或固体（钢水、钢锭等）所造成的烧伤。习惯上将热液、蒸汽所致的烧伤称为烫伤。一般来说，在45℃温度下接触1小时，70℃温度下接触1秒即可形成烧伤。

（二）流行病学

我国烧伤的年发病率为0.5%～1%，其中7%～10%的人需要住院治疗，3.5%～5%的人留有暂时或永久性的功能障碍。烧伤的发生男性多于女性，夏季多发，中、小面积烧伤占多数。身体部位的烧伤以头、颈和四肢部位较常见，这些部位的烧伤常常导致毁容和功能障碍，影响患者的功能和生活。

有资料显示，我国每年大约有 35 万例烧伤患者需要住院治疗，其中 90% 以上为大面积烧伤，伤后存活率可高达 99%。由于伤后瘢痕增生及挛缩等影响，大部分烧伤者会遗留不同程度的功能障碍，如肌腱挛缩、关节脱位运动功能障碍与职业、心理障碍等，不仅增加了治疗费用，而且导致患者生活质量降低。导致功能障碍的主要原因是烧伤后的肿胀、疼痛、瘢痕增生、挛缩、制动等。及时开展康复治疗有利于这些症状的控制、缓解或消除，最大限度地减轻功能障碍的影响，促进肢体功能的恢复，提高生活自理能力和职业能力，促进烧伤患者重新参与社会。作业治疗主要通过压力治疗控制烧伤后瘢痕增生、减少瘢痕所导致的关节挛缩与变形；应用矫形器预防瘢痕挛缩、保持关节功能、预防畸形；通过 ADL 训练促进烧伤患者生活独立；通过职业训练促进再就业，使患者平等地参与社会生活；通过功能性活动治疗和改善肢体功能，提高手的灵活性、肢体的协调性，改善心理状态，促进重返社会等。因此，作业治疗在烧伤康复治疗中发挥着十分重要的作用。

二、临床表现及功能障碍特点

严重烧伤患者大多伴有肢体缺损、关节僵硬和毁容性瘢痕挛缩等。烧伤患者存活后，造成功能障碍的原因主要是挛缩、增生性瘢痕和组织坏死。

1. 关节活动障碍　深度烧伤创面愈合后，因瘢痕的过度增生和挛缩，引起关节活动范围减少甚至丧失。通过上下肢主要关节活动范围的测量可判断关节活动障碍的程度，作为选择治疗方法的参考和评定康复治疗效果的手段。

2. 肌肉萎缩和肌力下降　烧伤后患者全身情况差、惧怕疼痛及植皮等原因使患者长期卧床或制动，从而引起失用性肌肉萎缩；部分患者的深度烧伤损伤周围神经，出现所支配的肌肉失去神经营养作用，发生神经源性肌肉萎缩。

3. 压疮　患者长期卧床可使局部持续或反复受压，造成局部血液循环障碍、局部组织缺血性坏死而出现压疮，使用矫形器的患者也有可能因局部受压而造成压疮。

4. 心肺功能障碍　长期卧床、缺少主动活动导致安静心率增快，每搏量减少，心肌收缩做功效率降低；由于呼吸量不足，大量呼吸道分泌物不易排出，易并发坠积性肺炎；患者在烧伤过程中由于吸入性损伤，表现为会厌水肿、气道阻塞，出现气短、气促等阻塞性通气障碍的表现；胸部环行烧伤的患者，由于焦痂收缩和水肿，可造成限制性通气障碍。

5. 瘢痕　深达皮肤真皮层的烧伤会在烧伤部位遗留增生性瘢痕，具有毁容和丧失功能的危害。

6. ADL 和职业能力障碍　较大面积或深度烧伤可严重影响患者的肢体功能，出现关节活动障碍、肌力下降，并伴有心肺功能下降和心理障碍，导致患者的日常生活活动能力和职业能力障碍。

7. 心理障碍　烧伤后，患者由于疼痛、隔离、不能自理、毁容和身体畸形、损伤时的惊恐场面、经济上的压力等原因感到极度痛苦，产生强烈的情绪反应。早期患者表现为焦虑、恐惧、失眠、头痛等；随后进入恢复心理平衡，控制情绪紊乱的安定阶段；之后患者将自己的注意力转向设法处理烧伤对自己的影响上，如多集中于创面瘢痕对个人容貌的影响，以及烧伤对肢体功能、生活能力和工作、社交能力的影响。由于存在不同程度的躯体和精神创伤，患者的自尊心、自信心都会受到一定的损害，丧失生活信心，有很强的依赖心理。

第二节 作业评定

烧伤后临床评定主要指烧伤面积、深度、严重程度等方面的评定。

一、烧伤深度评定

1. Ⅰ度烧伤 伤及表皮，生发层大部分健在。局部出现红斑，轻度肿胀，表面干燥，有疼痛和烧灼感，皮肤温度稍高。3～5天脱屑痊愈，不留瘢痕。

2. 浅Ⅱ度烧伤 伤及生发层，甚至真皮乳头层。出现较大水疱，渗出较多，去表皮后创面红肿、湿润，剧痛，感觉过敏，皮肤温度增高。若无感染或受压，1～2周痊愈，不留瘢痕。

3. 深Ⅱ度烧伤 伤及真皮深层，尚存留真皮、内毛囊、汗腺等皮肤附件，水疱较小，去表皮后创面微湿，浅红或红白相间，可见网状栓塞血管，感觉迟钝。若无感染或受压，3～4周痊愈，留有瘢痕，基本保存皮肤功能。

4. Ⅲ度烧伤 伤及皮肤全层，甚至皮下组织、肌肉、骨骼。创面无水疱，蜡白或焦黄，干燥，皮肤如皮革样坚硬，可见树枝状栓塞血管，感觉消失，愈合缓慢，创面修复依靠植皮或周围健康皮肤长入，愈后留有瘢痕或畸形。

二、烧伤面积评定

烧伤面积通常是指Ⅱ度以上烧伤部位的面积总和。关于烧伤范围占全身体表面积的百分数，常用评定方法有中国九分法（表13-1）和手掌法。

表 13-1　烧伤面积评定九分法

部位		占成人体表面积（%）	占儿童体表面积（%）
头颈部	面部	3　9（1×9）	1×9 +（12 －年龄）
	发部	3	
	颈部	3	
躯干	躯干前面	13	
	躯干后面	13　27（3×9）	27（3×9）
	会阴	1	
双上肢	双上臂	7　18（2×9）	18（2×9）
	双前臂	6	
	双手	5	
双下肢	双臀	5　46（5×9 + 1）	5×9 + 1 －（12 －年龄）
	双大腿	21	
	双小腿	13	
	双足	7	

三、烧伤严重程度评定

1. 轻度烧伤　Ⅱ度烧伤面积在 9% 以下。

2. 中度烧伤　Ⅱ度烧伤面积在 10% ～ 29%，或Ⅲ度烧伤面积不足 10%。

3. 重度烧伤　烧伤总面积在 30% ～ 49%，或Ⅲ度烧伤面积 10% ～ 19%，或烧伤面积虽小于上述数值，但已发生休克等并发症，或合并有呼吸道烧伤或较重的复合伤。

4. 特重烧伤　总面积在 50% 以上，或Ⅲ度烧伤面积在 20% 以上，或已有严重合并症。

四、烧伤瘢痕评定

（一）评定内容

烧伤瘢痕的评定内容主要包括颜色、弹性质地、厚度、面积、疼痛、瘙痒程度等。主观评定临床上常用温哥华瘢痕量表（Vancouver scar scale，VSS）进行评定，应用目测类比法（VAS）对疼痛和瘙痒情况进行评定。VSS是临床上最常用的瘢痕评定量表，主要评估瘢痕与正常皮肤的分别，内容包括色泽、血液循环、柔软程度及瘢痕厚度4项（表13–2）。除肉眼观察和照相比较瘢痕治疗前后的变化等临床评定方法外，还可应用超声波测量和经皮氧分压测定等仪器评定的方法。客观测量评定包括应用颜色辨别系统分析瘢痕颜色，应用软组织触诊超声系统测定瘢痕的厚度，应用硬度检测系统检测瘢痕的硬度，采用激光多普勒血流测定仪测定瘢痕血流情况等。

表13–2　温哥华瘢痕量表

项目	评分标准
色泽	0—皮肤颜色与身体其他部分较为近似 1—色泽较浅 2—混合色泽 3—色泽较深
血管分布	0—正常肤色与身体其他部分近似 1—肤色偏粉红 2—肤色偏红 3—肤色呈紫红
柔软度	0—正常 1—柔软的（在最小阻力下皮肤能变形） 2—柔顺的（在压力下能变形） 3—硬的（不能变形，移动呈块状，对压力有阻力） 4—弯曲（组织如绳状，瘢痕伸展时会退缩） 5—挛缩（瘢痕永久性缩短引致残疾与扭曲）
瘢痕厚度	0—正常 1—$0 < H \leq 1$ 2—$1 < H \leq 2$ 3—$2 < H \leq 4$ 4—$H > 4$

（二）烧伤瘢痕分类评定

烧伤瘢痕的形成过程大致可分为增生期、稳定期、消退期。烧伤后的瘢痕处理以预防增生性瘢痕为目的，努力避免或减少瘢痕增生和由此引起的挛缩畸形（图13–1），并促使瘢痕成熟，缩短增生期。增生期持续的时间从 3 个月至 2 年不等，大多数在 6 个月左右，但溃疡、疼痛或治疗方法不当等常引起瘢痕增生与挛缩。临床上将烧伤瘢痕分为增生性瘢痕、表浅性瘢痕、萎缩性瘢痕、瘢痕疙瘩、挛缩性瘢痕和瘢痕癌 6 型。

1. 增生性瘢痕　在皮肤损伤愈合后瘢痕仍然继续增生，突出于正常皮肤表面，形状不规则，不向周围扩张，多呈紫红色，质地硬韧，有灼痛及瘙痒感。

2. 表浅性瘢痕　多见于浅Ⅱ度烧伤、皮肤表浅擦伤或表浅感染，皮肤平软，仅外观较粗糙，有时留有色素沉着或色素脱失。

3. 萎缩性瘢痕　也称扁平瘢痕，表面平滑光亮，有明显的色素减退或沉着，瘢痕稳定且基底较为松动，与正常皮肤边界清楚，一般不会引起功能障碍。

4. 瘢痕疙瘩　是以强大增生能力为特点的瘢痕，并向四周皮肤呈蟹足样浸润，又称为蟹足肿，常见于青壮年，病变高于皮肤，呈紫红色，质地硬，有痒感。

5. 挛缩性瘢痕　又称蹼状瘢痕，瘢痕似鸭蹼，呈皱襞样，多发生在关节屈侧，也见于颈部、眼角、口角、鼻唇沟、阴道口、会阴部等。关节处的蹼状瘢痕可使关节挛缩不能伸直，管腔口处的蹼状瘢痕会使管腔口狭窄，发生在其他部位则可影响外观及功能。

6. 瘢痕癌　是在烧伤瘢痕处因损伤出现溃疡，或先为小丘疹，发痒，增大成溃疡，长期不愈，继而出现表皮增生→假性上皮瘤样增生→癌变的移位过程。

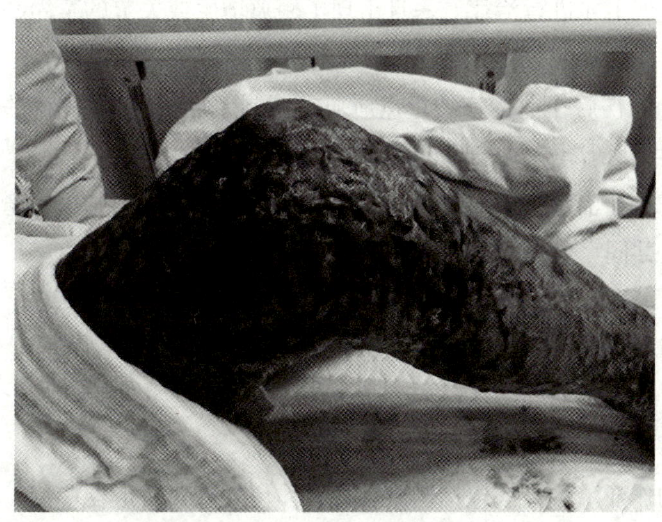

图 13-1　烧伤后瘢痕畸形

五、功能评定

烧伤的功能评定包括肌力评定、关节活动度评定、手功能评定、ADL 评定、职业能力评定、生存质量评定及精神心理评定等。具体方法参见《康复评定技术》及本书相关章节。

第三节 作业治疗

一、作业治疗目标及原则

烧伤作业治疗原则为“早期介入，全程服务；预防为主，重点突出；团队合作，全面康复。”对烧伤患者进行作业治疗以预防瘢痕增生和关节挛缩为主，重点放在提高 ADL 和工作能力上，促进患者重返家庭和社会。

1. 早期介入 指烧伤后尽早开展作业治疗服务，即从受伤之日时起就需要作业治疗介入，而不是等到创面愈合，甚至瘢痕增生、关节挛缩后才开始治疗。如烧伤早期的体位摆放、矫形器应用等在烧伤后早期就应及时跟进。

2. 全程服务 在烧伤治疗的全过程均应开展作业治疗服务，而不是在烧伤后期才介入。作业治疗服务内容包括早期的良姿位、矫形器应用，中期的功能性活动、ADL 训练、压力治疗，后期的职业康复、出院前准备环境改造等，出院后的家庭康复指导、跟踪随访等。

3. 预防为主 作业治疗应以预防瘢痕增生和关节挛缩为主，预防功能障碍的出现，而不是等功能障碍出现了才进行治疗。一旦出现了瘢痕增生或关节的挛缩、脱位，治疗将十分困难，疗效也远不及早期预防。

4. 重点突出 烧伤后作业治疗的重点应放在控制瘢痕增生和关节挛缩、提高 ADL 能力和工作能力、促进患者重返社会生活等方面。

5. 团队合作 作业治疗师应与烧伤科医生、康复医生、矫形师、护士等专业人员紧密合作，全面考虑，共同完成。

6. 全面康复 烧伤后的作业治疗不仅针对患者肢体功能方面的康复，更要提供心理、职业和社会功能等的全面治疗服务。

二、作业治疗方法

烧伤后常用的作业治疗方法包括健康教育、体位处理、矫形器应用、压力治疗、ADL 训练、功能性作业活动训练、职业训练、社会适应训练、环境改造、辅助器具选择与使用训练等。

1. 健康教育 烧伤早期就应针对患者进行烧伤康复知识教育，让患者全面了解伤后创面的愈合过程，清楚瘢痕的生长过程，对可能出现的瘢痕增生、瘙痒等症状有基本的认识，清楚康复治疗方法及注意事项，更重要的是让患者建立信心、积极参与康复治疗过程。

2. 体位处理　为预防瘢痕增生和关节挛缩，伤后早期应将烧伤肢体放置于对抗可能出现痕挛缩的位置。如颈部烧伤应为去枕仰卧位，或将枕头置于颈后部而不是头部；颈后部烧伤则将枕头置于枕后部；肘部屈侧烧伤应将关节置于伸直位；肘部伸侧烧伤应将肘关节置于屈曲位；肘部屈侧、伸侧均烧伤，则应将肘关节置于功能位。

3. 矫形器的使用　用于保护关节及肌腱，预防畸形，促进创面愈合，协助体位摆放。一般累及关节的浅Ⅱ度以上烧伤应使用矫形器。常用的矫形器包括颈托、肩外展矫形器、肘关节伸展矫形器、手保护位矫形器、拇指外展矫形器、分指矫形器、髋外展矫形器、膝伸展矫形器、踝足矫形器等。

4. 抬高肢体　将患肢抬高于心脏平面，以利于静脉回流，减轻肢体肿胀，但应注意防止臂丛神经牵拉损伤。

5. 功能锻炼　对受累关节及皮肤或创面应尽早进行肢体的主动（或被动）活动，轻柔活动受累关节，保持关节活动范围，预防关节挛缩及僵硬。对于非受累的邻近关节也应进行全范围的关节活动训练。功能锻炼应遵循小量多次的原则，每一个关节每次至少重复10遍，每日3～4次。

6. 压力治疗　压力治疗是经循证医学证实的抑制烧伤后增生性瘢痕的最有效的方法之一，也是烧伤治疗的常规康复治疗方法。其主要用于抑制增生性瘢痕，缓解疼痛及瘙痒症状，预防及治疗肢体肿胀。一般来说，对于Ⅲ度烧伤及21天以上愈合的创面应进行预防性加压，深Ⅱ度烧伤瘢痕应进行压力治疗，对已增生的瘢痕更应该及时进行压力治疗。

烧伤的压力治疗的实施方法包括绷带加压和压力衣加压，绷带加压方法简便，可早期使用，但压力大小难以准确控制，只适合暂时性使用；压力衣加压压力控制较好，穿戴服帖，可提供较好的压力，适合长期使用，但压力衣制作要求较高，制作过程较复杂。一般除压力衣及绷带外，进行压力治疗时还需要使用压力垫以增加局部压力，应用支架保护肢体，避免长期加压导致肢体畸形。

压力治疗要应用至瘢痕成熟时为止，至少需要使用半年以上的时间，一般需使用1年左右，除每天洗澡及部分治疗需解除压力外应全天加压，每日应保持23小时以上的有效压力，有效的压力范围为10～40mmHg，理想的压力为24～25mmHg。但临床上一般的压力衣较难达到压力水平，研究证实，15～20mmHg压力已可以较好地抑制增生性瘢痕。

7. ADL 训练　根据患者ADL的评定结果、患者需求评定结果进行针对性的ADH训练，包括床上活动、穿衣、进食、转移、如厕、个人卫生、家务活动等内容，并为有需要者制作生活自助具，如为肘关节挛缩者制作加长手柄的勺子以协助完成进食活动，为手抓握功能差者制作加粗手柄工具、C形夹工具、万能袖带等自助具，帮助患者完成ADL。

8. 手功能训练　手部是最易发生烧伤的部位，并且手部烧伤后功能影响也最为明显。因此，烧伤后手功能训练十分重要，治疗方法包括压力治疗、矫形器应用及功能性活动训练。

9. 功能性作业活动训练 包括生产性活动、手工艺活动、艺术活动、园艺活动、体育活动、治疗性游戏等。功能性作业活动训练可提高肢体运动、感觉功能，减轻疼痛、瘙痒等症状，改善心理状态，促进患者参与或重新步入社会生活。

10. 职业训练 针对职业评定结果及未来工作计划或安排，进行体能强化训练、工作强化调练、工作模拟训练、职业培训、职业指导等作业治疗，使患者早日重返工作岗位。

11. 社会适应性训练 烧伤后因肢体功能障碍、心理障碍，加上容貌的毁损，患者大多担心参与社会生活。因此，需要对患者进行伤残适应、社会适应训练，早期可采取小组式活动和集体社会适应性训练，待患者适应后再介入个别性的训练。

12. 其他治疗 如辅助器具选配与使用训练、感觉脱敏训练、出院前准备及家具环境改造指导、家庭 / 社区康复指导等。

三、作业治疗实施

烧伤后康复治疗应尽早开始，如条件允许，伤后在不影响抢救的情况下第一时间即可介入作业治疗。烧伤后生命体征平稳后应立刻进行冷疗，早期可抬高肿胀肢体，伤后 24 ～ 72 小时内使用矫形器将患肢（尤其是手部）固定于正确位置，对未受伤肢体（或关节）进行主动活动等。

（一）早期作业治疗（植皮前）

早期为烧伤后 24 ～ 48 小时，受伤开始至创面愈合的时期。作业治疗目标：预防挛缩、畸形；保持关节活动范围；促进创面愈合，减轻肿胀、疼痛。

1. 健康教育 帮助患者了解创面愈合和瘢痕生长的过程，对可能出现的瘢痕增生、瘙痒等症状有基本的认识，清楚治疗方法及注意事项，帮助患者树立康复信心，积极参与康复治疗。

2. 体位摆放 为预防瘢痕挛缩，伤后早期开始应将肢体置于对抗可能出现挛缩的位置。

3. 矫形器使用 用于保护关节或肌腱，预防畸形，促进创面愈合，协助体位摆放。一般累及关节的浅Ⅱ度以上烧伤应使用矫形器。常用的矫形器包括颈托、肩外展矫形器、肘关节伸展矫形器、手保护位矫形器、拇指外展矫形器、分指矫形器、髋外展矫形器、膝伸展矫形器、踝足矫形器等。

4. 抬高肢体 将患肢抬高至高于心脏平面，以利于静脉回流，减轻肢体肿胀，但应注意防止臂丛神经牵拉损伤。

5. 功能锻炼 视受累关节及皮肤和创面情况进行主动或被动活动，轻柔地活动受累关节，保持关节活动范围，预防关节挛缩或僵硬；对于非受累的邻近关节也要进行全范围的关节活动训练。功能锻炼应遵循小量多次原则，每一个关节每次至少重复 10 遍，每天 3 ～ 4 次。

（二）中期作业治疗（植皮阶段）

中期为创面愈合至瘢痕成熟的时期，伤后约一两个月至一两年。作业治疗目标：控制瘢痕增生；预防挛缩、畸形；保持和增加关节活动范围；增强肌力或耐力；提高生活自理能力；提高工作能力。

1. 植皮术后 5 ~ 7 天内　为了使植皮成活，接受植皮的部位禁止关节活动训练，应利用矫形器固定，直至移植皮肤着床为止。每日应 2 次去除矫形器，以观察创面愈合情况。但为了维持植皮部位的肌力，应教会患者自行进行等长收缩练习。

2. 植皮术后 5 ~ 7 天后　患者可以开始进行缓慢的主动运动。

3. 植皮术后 7 ~ 10 天后　进行抗阻运动练习。可选择某些适当的日常生活活动，将患者的活动能力贯彻到日常生活中去，或选择某些趣味活动，促进患者体力和耐力水平的提高。

（三）后期作业治疗（植皮成活后）

后期为瘢痕成熟后，伤后约 1 ～ 2 年以上。作业治疗目标：重返工作岗位及重新参与社会生活。

1. 压力治疗　压力治疗是经循证医学证实的抑制烧伤后增生性瘢痕最有效的方法之一，是烧伤的常规治疗方法。其具体措施是让患者穿戴用弹力材料制作的压力衣或弹力套。

压力治疗的原则：尽早使用，通常在烧伤创面愈合、皮肤水肿消退或皮肤移植后 2 周使用；必须 24 小时佩戴，每天脱下的时间不得超过 30 分钟（如洗漱时脱下）；定期随诊复查，及时了解瘢痕情况。压力衣应每天手洗以保持弹性和清洁。压力衣通常每 3 个月更换一次，压力手套则需每 6 ～ 8 周更换一次。压力衣应长期使用，穿戴 1 ～ 2 年直至瘢痕成熟。

头面部：采用透明塑料面罩或弹力头套。在眼、鼻、口部位开窗，必要时增加支架。若眼睑不能闭合，需加眼罩以湿润角膜。在凹凸不平处加压力垫。

颈部：使用热塑夹板制作成颈前矫形器，上至颏部和下颌内缘，下至颈下方，用宽带在夹板后方固定于颈部。

腋部：用热塑全接触夹板制作的矫形器将肩关节固定于外展 90°～ 110°、外旋位，用带子固定。此夹板对腋部也可施加压力，以防腋部瘢痕的形成。

肘关节：使用屈侧肘夹板，将肘关节固定于伸直、旋后位，外加“人”字形绷带包扎。

躯干：在压力衣内加入弹性垫子，用缝线固定，以增加局部体表压力。

臀部：在压力衣下加紧身三角裤，以增加髋部加压效果。

髋关节：将髋关节固定在伸直并外展 10°～ 20°位。

膝关节：使用膝后全接触伸展夹板，加弹性包扎，将关节固定于伸直位。如膝关节不能完全伸直，应全天应用。

踝关节：使用背侧夹板，用绷带包扎固定。锻炼时，应做踝关节背伸、趾屈和足内翻运动。

足部：足背烧伤瘢痕，夜间使用足背全接触夹板。全足有烧伤瘢痕，用小腿－足全接触前后夹板，加压包扎，夜间或非锻炼期予以固定。

2. 矫形器应用 对于部分严重烧伤的患者，在挛缩和畸形不可避免的情况下，装配和使用合适的矫形器或辅助用具是重新获得功能的最有效途径。

3. ADL 训练 对大面积烧伤后创面愈合的患者进行 ADL 能力的训练，包括翻身、移乘、洗漱、进食、穿脱衣裤、如厕、洗澡等，对于完成活动有困难者可提供辅助具。如上肢烧伤的患者，在创面愈合、肘关节屈曲达 90°时开始进食训练，若患者握匙有困难，可将餐具用绷带固定于手上或用 C 形夹练习进食。

4. 职业能力训练 对于需要工作的患者，根据职业能力评定结果，选择适宜的工作，提供模拟的工作环境，并进行针对性的职业训练，提高患者的职业能力。

（四）手部烧伤的作业治疗

1. 改善局部血液循环 手指侧方焦痂要及时切开减张，减轻焦痂对组织的压迫，改善局部血液循环，使伤手保留较大长度和较多功能。

2. 控制水肿 水肿液中含有的纤维蛋白顺肌腱延伸沉积在肌肉、关节囊和关节周围，日久纤维化，导致关节挛缩、肌肉僵硬，形成“冻结手”，严重影响功能活动。控制水肿的主要措施是抬高患肢。

3. 预防继发感染 尽早彻底清创，清除坏死组织，外用抗生素，及时植皮等以预防继发性感染。

4. 保持手功能位 烧伤涉及关节，应将体位设置为对抗可能出现瘢痕挛缩的位置。如手背烧伤，腕关节应掌屈；手掌烧伤，腕关节应背屈；全手烧伤，腕关节应保持在中立位；若烧伤涉及掌指关节、手背，腕关节应背伸 20°～ 30°，掌指关节屈曲 80°～ 90°，使侧副韧带保持最长位置，指间关节均伸直；手指背烧伤，指间关节应取伸直位；若手掌部或环形烧伤，腕关节应背伸 20°～ 30°，拇指外展，掌指关节和指间关节均伸直；若全手烧伤而以手背为重，腕关节应保持半屈曲位，掌指关节自然屈曲 40°～ 50°，指间关节伸展或屈曲 5°～ 10°，拇指保持外展、对掌位。

5. 早期活动 早期活动是最大限度地保存手部功能的根本措施，因此在不影响伤口愈合的前提下最大可能 / 范围地活动相关和相邻的所有关节，以防肌肉萎缩、关节挛缩和僵硬。

病例分析

患者李某，女，35岁，天然气爆炸致全身95%面积烧伤，伤后行多次植皮手术，2个月后入住康复中心。入院情况：全身约10%散在未愈合创面，其他创面已愈合，瘢痕色红、质软、微高出皮面。由于伤后一直卧床，全身关节活动范围明显受限，以肩、肘、腕、掌指及膝踝关节活动受限明显。

1. 作业治疗目标　完成床上移动活动；利用辅助器械如自助具、轮椅等，提高ADL能力。

2. 早期作业治疗方案

（1）对患者及家属进行烧伤康复知识宣教。

（2）体位摆放指导。

（3）矫形器应用，如臂外展矫形器、夜用手保护矫形器、日用掌指关节屈曲动态矫形器。

（4）压力治疗，量身定做全身压力衣2套，全天穿戴。

（5）先逐渐抬高床头，1周内完成床上坐位；2周可坐轮椅到治疗室训练，床边各关节主动、被动活动；手拿较大物品至不同位置等功能性活动训练。

（6）进食、穿衣等自理能力训练。

（7）轮椅及生活自助具配置，如长柄进食辅助器具，视功能情况配备牙刷自助具、洗澡自助具等。

[学习小结]

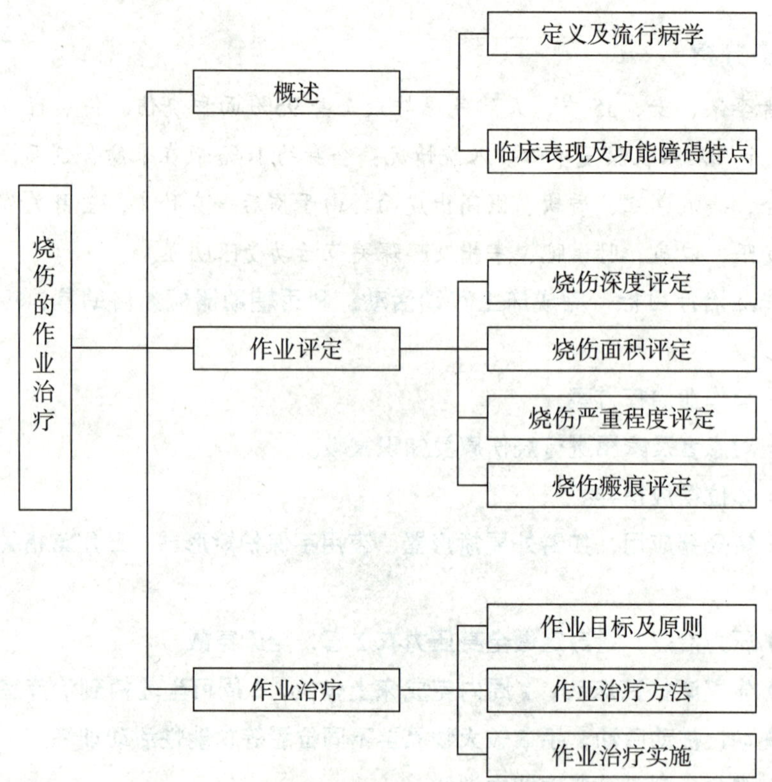

复习思考

一、下列各题的备选答案中，只有一个选项是正确的，请从中选择最佳答案。

1. 以下选项中属于桡神经损伤常见的畸形是（　　）

A. 方肩　　B. 垂腕　　C. 猿手

D. 爪形手　　E. 尺偏畸形

2. 患者，女，左手上臂、前臂、左足烧伤，烧伤面积为（　　）

A. 15%　　B. 10%　　C. 12%

D. 14%　　E. 13%

3. 需要穿戴压力衣的患者是（　　）

A. Ⅰ度烧伤　　B. 浅Ⅱ度烧伤　　C. 深Ⅱ度烧伤

D. Ⅲ度烧伤　　E. 以上都是

4. 关于压力治疗的作业，以下说法不正确的是（　　）

A. 预防和治疗增生性瘢痕　　B. 控制肢体水肿　　C. 促进截肢残端塑形

D. 预防和治疗深静脉血栓　　E. 缓解疼痛

5. 以下选项对于烧伤康复中压力治疗陈述，不正确的选项是（　　）

A. 理想压力为 25mmHg

B. 需 24 小时穿戴，且维持到确信疤痕不再增生为止

C. 压力衣的压力与肢体半径成正比

D. 压力治疗的原理主要是控制疤痕组织的过量的血液供应

E. 压力治疗主要用于抑制增生性瘢痕，缓解疼痛，预防及治疗肢体肿胀

6. 下列不属于矫形器临床适应证的有（　　）

A. 骨与关节损伤　　B. 小儿脑瘫　　C. 冠心病

D. 烧伤　　E. 手外伤

7. 成人双手占体表面积的（　　）

A. 7%　　B. 5%　　C. 9%

D. 12%　　E. 13%

8. 正中神经损伤手会表现为（　　）

A. 爪形手　　B. 垂腕　　C. 猿手

D. 铲形手　　E. 鹅颈指

9. 关于烧伤患者良姿位摆放，描述不正确的是（　　）

A. 伤后 48 小时之内患者平躺

B. 休克期过后，若存在头部烧伤，床头应抬高 30°左右，1 周后恢复平卧

C. 手背烧伤，宜将腕关节置于掌屈位

D. 颈后及两侧烧伤时应保持颈部中立位，预防两侧瘢痕挛缩

E. 上肢屈侧烧伤或环形烧伤时肘关节应保持屈曲 70°～ 90°，前臂保持中立位

二、下列各题的备选答案中，有两个及以上选项是正确的，请从中选择正确答案。

1. 烧伤后的作业治疗包括（　　）

A. 压力治疗　　B. 复康支架　　C. 治疗活动

D. 手部功能评估　　E. 日常生活操作训练

2. 烧伤的治疗原则是（　　）

A. 早期介入　　B. 全程服务　　C. 预防为主

D. 重点突出　　E. 全面康复

三、名词解释

烧伤

四、简答题

简述烧伤瘢痕压力治疗的方法。

扫一扫，知答案

第十四章 精神疾病的作业治疗

【学习目标】

1. 掌握：精神疾病的功能障碍特点；作业能力评定内容；作业治疗方法。
2. 熟悉：老年期精神障碍、注意缺陷多动障碍的临床表现。
3. 了解：精神疾病的流行病学。

第一节　概　述

精神疾病作业治疗始于美国19世纪“道德运动”及20世纪初“习惯训练”的作业治疗理论。20世纪30～80年代，世界各国又出现了不同的作业治疗模式。到了20世纪90年代，美国和澳大利亚分别发展了“作业科学”（occupational science），肯定活动在治疗上的效率与效能，同时更强调“以患者为中心”的服务指引，强调患者的参与性及对治疗计划的参与尤为重要。

一、定义及流行病学

（一）定义

精神疾病（mental illness）是在内外各种致病因素影响下，大脑功能活动发生紊乱，导致患者认知、情感、行为和意志等精神活动发生不同程度障碍的疾病。精神疾病的致病因素包括多方面，如遗传因素、环境因素、个性特征、体质因素和器质因素等。其中，生物性因素（细菌、病毒等）与理化性因素（各种机械性因素及化学品中毒等）可能是脑器质性与躯体疾病所致精神疾病（脑炎、脑肿瘤、肝性脑病、二氧化碳中毒等）的主要原因。

《中国精神障碍分类与诊断标准第三版（CCMD-3）》将精神障碍分为器质性精神障

碍、精神活性物质或非成瘾物质所致精神障碍、精神分裂症及其他精神病性障碍、心境障碍、神经症等十大类别。本章主要介绍临床常见的老年期精神障碍及注意缺陷多动障碍的作业治疗。

（二）流行病学

随着社会经济的快速发展、生活节奏的加快、竞争压力的日益增加，现代人的精神压力也越来越大，逐渐出现各种各样的精神心理问题，导致精神疾病的发病率呈逐年上升趋势。国内外的研究显示，精神疾病的患病率较 10 年前明显提高。精神疾病不仅是一个公共卫生问题，而且已经成为比较突出的社会问题。目前，我国各类精神疾病患者约 1 亿余人，平均 13 人中就有一名精神疾病患者，其中重症患者超过 1600 万人。近年来的调查资料显示，精神疾病的患病率呈上升趋势，我国面临的精神疾病的防治工作和慢性精神疾病的康复任务十分繁重。

二、临床表现及功能障碍特点

1. 障碍共存 躯体障碍和精神障碍可以在同一个患者身上出现。

2. 障碍独立 躯体障碍和精神障碍是相对独立的。

3. 障碍相互影响 躯体障碍和精神障碍之间相互影响。

4. 障碍可逆 环境对障碍尤其是精神障碍影响很大，可以通过环境影响逆转精神障碍。

5. 二次障碍的可能性 精神障碍患者由于治疗需要会长期待在病房，造成与社会的脱节，可能并发二次障碍。

6. 差别、偏见的存在 精神疾病患者不仅要忍受疾病本身所带来的痛苦，同时还要承受歧视、偏见等社会性负担。

三、作业评定

精神疾病患者可能出现感觉处理、认知和情绪调节能力等障碍，对患者的自我护理、家庭生活和社会交往等造成影响。精神疾病的作业评定是为了找出患者存在哪些方面的问题，并试图对这些问题进行一定程度的量化，从而为制订作业计划提供依据。

1. 观察患者 如表情、神色、行为和姿势、说话方式、身体反应等，初步评定患者的感知觉功能（感觉、知觉、认识）。

2. 与患者面谈收集信息 比如患者当下是如何考虑的，目前最想解决的问题是什么，将来又有何打算等。同时治疗师要介绍自己及作业治疗方案，取得患者的信任，争取让患者主动参与治疗。

3. 精神症状评估 可选用简易精神状态评估量表（MMSE）。详见《康复评定技术》。

4. 抑郁症状　可选用汉密尔顿抑郁量表（Hamilton depression scale，HAMD）、抑郁自评量表（self-rating depression scale，SDS）。详见《康复评定技术》。

5. 焦虑症状　可选用汉密尔顿焦虑量表（Hamilton anxiety scale，HAMA）。详见《康复评定技术》。

6. 回避社会　可选用社交恐惧自评量表（表 14–1）。

表 14–1　社交恐惧自评量表

1. 我怕在重要人物面前讲话	答:（1　2　3　4）
2. 在人面前脸红我很难受	答:（1　2　3　4）
3. 聚会及一些社交活动让我害怕	答:（1　2　3　4）
4. 我常回避和我不认识的人进行交谈	答:（1　2　3　4）
5. 让别人议论是我不愿的事情	答:（1　2　3　4）
6. 我回避任何以我为中心的事情	答:（1　2　3　4）
7. 我害怕当众讲话	答:（1　2　3　4）
8. 我不能在别人的注目下做事	答:（1　2　3　4）
9. 看见陌生人我就不由自主地发抖、心慌	答:（1　2　3　4）
10. 我梦见和别人交谈时出丑的窘样	答:（1　2　3　4）

注：每个问题有 4 个答案可以选择，分别代表：1，从不或很少如此；2，有时如此；3，经常如此；4，总是如此。

根据评估结果确定焦虑或恐惧分型并根据实际情况制订相应的作业治疗方案。

7. 人格诊断法　可选为明尼苏达多面人格目录量表（Minnesota multiphasic personality inventory，MMPI），详见《康复评定技术》。

8. 智力　可选用韦氏智力量表（Wechsler adult intelligence scale–revised，WAIS–R），详见《康复评定技术》。

9. 日常生活活动能力评估（FIM）　详见本书第四章相关内容。

10. 社会生活活动能力评估　可选用精神障碍者社会生活评估量表（life assessment scale for the mentally ill，LASMI），详见《康复评定技术》。

四、作业治疗

（一）作业治疗目的

作业治疗的主要目的是协助训练及支持精神功能障碍者恢复生活和工作的信心，参与有意义的活动，以及积极地适应和融入生活环境，从而回归家庭和社会。

1. 减轻病情，维持和促进患者的身体健康状态。

2. 恢复或改善患者的心理与躯体的功能。

3. 帮助患者学习和掌握如何适应生活及工作的技巧。

4. 使患者回归、适应及融入社会。

（二）作业治疗原则

作业治疗应根据精神疾病患者的背景及家庭状况，利用现有资源，建立良好的治疗师与患者之间的关系，阻止或减少疾病所带来的影响，使患者回归家庭、社会，参与工作，拥有自己独立的生活；采取“以人为本”的原则，根据患者需要及能力、生活环境、社会文化等方面，确定治疗目标、评定方法和作业治疗内容。实际工作中，在遵循总体治疗目标基础上，根据具体情况进行“同病异治、异病同治”。

（三）作业治疗内容

精神疾病的作业治疗主要是在生活技能、心理和行为、社会和职业上进行训练，使患者适应病情稳定后在家庭和社会的生活、学习、劳动和社会环境。

1. 通过有效沟通，建立良好的医患关系。

2. 制造模拟环境和气氛，帮助患者提高适应环境的能力。

3. 作业活动分析与合成。

4. 通过小组治疗及活动，提高作业表现能力，促进人际关系。

5. 教育 / 咨询 / 辅导。

第二节　老年期精神障碍的作业治疗

老年期精神障碍分为器质性精神障碍、功能性精神障碍和混合型三种，通常以混合型多见。老年期精神疾病的作业治疗手段和方法大部分与其他年龄组的精神疾患相同，目的是恢复和保持患者的生活能力、人际交往能力和提高生活质量。本章主要讲述器质性精神障碍。

一、临床表现和功能障碍特点

器质性精神障碍以阿尔茨海默病和脑血管性痴呆多见。

（一）阿尔茨海默病

阿尔茨海默病（Alzheimer disease，AD）是主要发生于中老年人的原发性大脑皮质的退行性病变，以进行性加重的智能全面障碍，并导致日常生活、工作、社会交往能力下降为临床特征。

临床上，阿尔茨海默病以病理性脑萎缩为多，占痴呆总数的 40% 左右。其起病缓慢，通常从健忘、记忆减退症状开始，逐渐出现注意力分散而影响到日常生活。阿尔茨海默病的临床表现按功能障碍程度分为三个阶段（表 14–2）。其主要功能障碍特点如下。

1. 记忆功能障碍 最突出的是记忆力障碍，为阿尔茨海默病最早出现的症状。有近期和远期记忆受损。早期可仅有记忆力减退，主要表现为对新近或刚发生的事情不能回忆，如忘记熟悉物品的位置、手里拿着某物而寻找此物、忘记重要约会或已许诺的事、忘记炉灶上正在烧水等。随着病程的进展，远期记忆力也开始受损。

2. 言语交流困难 表现为语言量减少或沉默不语，语言空洞，缺乏中心，因找不到合适的词语而突然中断讲话，或不适当地加入某些无关的词语，使人无法理解其所表达的意思。

3. 性格改变 患者常见有两种改变：一种为以往性格特征更加突出，如急躁、易激动、情绪不稳定、多疑等更加明显，很难与周围人相处；另一种改变与以往性格特征截然相反，使人感到与以往绝对不同的性格。

4. 精神和行为异常 表现为情绪抑郁或不稳、幻觉、妄想、兴奋躁动、缺少主动性、丧失理性等精神症状和游荡、攻击和破坏等行为异常。

5. 认知缺损 表现为难以集中注意力，判断力下降，计算速度变慢或发生困难。严重时，可出现定向力、思维能力、视空间功能障碍，不能解决生活中遇到的简单问题。如经常迷路，不能辨认熟悉的人，不能依据气温变化而增减衣物，不能根据出席场合调整衣着打扮等。

6. ADL、工作、社交能力下降 由于记忆力减退及认知缺损等原因，患者的生活和工作能力明显降低，不能够胜任日常工作和处理生活中的常见问题。如经常出差错，做事颠三倒四，烧焦饭菜，忘关煤气开关，买东西时搞不清价钱，不能按时、按量服药等。由于定向障碍、言语交流困难，患者不愿或害怕外出，导致社交活动减少，影响正常的社会、生活及职业功能。

表 14-2 阿尔茨海默病三个阶段的临床表现

项目	分期及临床表现		
	早期（1～3 年）轻度	中期（2～10 年）中度	晚期（8～12 年）重度
记忆力	“扭头就忘”、远期记忆回顾困难	近期记忆丧失、远期记忆严重受损	完全丧失
定向	时间、空间定向受损，经常迷路	严重受损，无法独自回家	完全丧失
语言	找词、命名困难，语言重复，错语	流利性失语、复述困难	失语
计算	能力下降	失算	完全丧失
识别	面孔、左右识别困难	失认	完全丧失
动作	轻微障碍，行动缓慢	结构、穿衣、运动、意念性失用	完全丧失
思维	判断、概括能力下降	理解力下降，判断推理明显下降	完全丧失
情感	淡漠、多疑	躁动不安	缄默

续表

项目	分期及临床表现		
	早期（1～3年）轻度	中期（2～10年）中度	晚期（8～12年）重度
精神状态	抑郁、幻视、幻听、错认综合征	妄想、激惹、攻击、焦虑明显	对外界事物无反应
人格	脾气个性改变，固执、自私	偏执、怀疑	无表达
运动	工作及家务轻微影响	重复动作、徘徊症	完全丧失
大、小便	正常	偶有尿失禁	完全大、小便失禁
自理能力	正常生活和参与社交	生活需要他人照顾	完全不能自理

（二）脑血管性精神障碍

脑血管性精神障碍即脑血管性痴呆，一般发展呈现多样化。初期常表现为头痛、头晕、注意力低下、健忘、言语缓慢和一过性部分性瘫痪，继而出现情感障碍，夜间可见意识障碍、定向障碍、谵妄、徘徊和异常兴奋等。但判断能力和人格相对来说保留较好。

二、作业治疗方法

（一）预防性治疗

1. 阿尔茨海默病

（1）改善劳动环境。

（2）忌酒和戒烟。

（3）饮食调节，既要防止高脂肪食物引起胆固醇升高，又应摄取必要的营养物质，如蛋白质、无机盐类、氨基酸及多种维生素。

（4）保持精神愉快以利于长寿及精神健康。

（5）坚持学习新知识，保持与社会广泛接触。

（6）离退休之前，在思想上、物质上提前做好一切准备。丰富的生活内容、广泛的兴趣和爱好可以促进脑力活动，且可延缓或减轻衰老的进程。

（7）定期体检、及早治疗躯体疾病，对自己身体既要重视，又不可过分注意或担心。

（8）经常户外活动，如步行、慢跑、体操、太极拳、太极剑及传统舞等。在国外，许多“痴呆病房”中，经常把患者组织起来进行集体活动，避免老人的“孤独”。

2. 脑血管性痴呆症

（1）通过宣传教育预防各种危险因素，如疾病（高血压、动脉硬化、高血脂、糖尿病、心脏病等）因素和不良的生活方式（吸烟、喝酒等）。

（2）积极治疗短暂性脑缺血发作（TIA）和腔隙性脑梗死，防止脑卒中反复发作。

（3）长期服用小剂量的肠溶阿司匹林可预防老年性痴呆。

（4）采用刺激方式（视觉、听觉、皮肤浅－深感觉、嗅觉、味觉等）调动患者主观积极性（兴趣、爱好、集体活动等）。

（5）利用（音乐、舞蹈、书写、绘画、体育活动、户外活动及旅游等）形式，使患者身体及大脑活动起来，达到预防及减少高级心理功能减退的目的。

（二）作业治疗实施

1. 锻炼或适当运动　通过锻炼身体或适当运动维持身体移动能力，保持身体健康状态。当精细运动功能困难时，可采用粗大运动性活动，如坐、站、翻身或转身活动，或散步、打保龄球、拉弹力带、拍巴氏球等。

2. 维持平衡反应及能力　尽可能长时间地维持平衡反应及能力，以预防可能的跌倒和损伤，可选择踩晃晃板、荡秋千、玩跷跷板、打太极拳等活动。

3. 记忆力训练　在进行记忆训练时应关注训练过程，而不是训练结果，不一定要患者记住多少信息内容，而是让其参加了训练活动，训练大脑。家属应多与患者交流，加强思维、记忆、计算能力等训练，鼓励患者广交朋友和参加社会活动。

（1）将要记忆的信息先朗读，再口头复述、心中默读，然后复习强化。

（2）通过提示患者回想事件发生时的环境、情绪及身体状态，促进记忆。

（3）鼓励患者以一种损害较轻或正常的功能替代明显缺陷的功能来记住新的信息，如患者言语性记忆差，可鼓励其采用形象性记忆。

（4）利用人体外部辅助或提示来帮助记忆的方法，可采用日历本、日记本、备忘录和制订日程表等形式。如将所需做的事情标注在相应的日期上，或在日历本上折起一角加以提醒等；将需要做的事写在备忘录上，帮助患者养成每日翻备忘录的习惯；将一日内所要完成的活动或任务，按完成的时间先后次序制成日程表，每完成一项，用笔删除该项。

4. 认知训练　训练时使用简单的、只有 1 ～ 2 步的指令，避免患者混淆或产生焦虑情绪。其内容包括现实导向性训练、思维能力训练、解决问题能力训练和怀旧治疗等。

（1）现实导向性训练：在其房间内放一些日常生活中常用的、简单的、醒目的物品，如日历、钟表、玩具等，训练患者对现实环境，如姓名、地点、日期、天气等的定向力，帮助患者建立有规律的生活作息，如什么时间起床、就寝、吃饭、服药、洗澡等。

（2）思维能力训练：训练内容及难度依据患者具体情况而定，可通过手写卡片、图文阅读、配对游戏、拼图练习、计算机软件等进行。

（3）解决问题能力训练：结合患者实际生活需要进行训练。如丢了钱怎么办？出门后忘带钥匙怎么办？到了新地方迷路了怎么办？

（4）怀旧治疗：利用患者现存的、对往昔的记忆，给予追思和强化，达到改善患者认知、延缓病情、提升生活质量的目的。如给患者反复看以往有意义的照片（结婚照、全家福等），或让患者讲述难忘的美好回忆，或欣赏收藏的旧物等。

5. 心理及行为干预 在配合药物治疗的基础上可按本病的不同阶段进行不同的治疗和干预，以改善患者焦虑或抑郁情绪，提高其记忆和生活能力，建立患者对疾病治疗和生活的信心。

6. ADL 训练

（1）轻度患者：督促患者自己料理生活，如买菜做饭、收拾房间、清理个人卫生；鼓励患者参加社会活动，安排一定的时间看报、看电视，使患者与周围环境有一定接触，以分散病态思维，培养对生活的兴趣，活跃情绪，减缓精神衰退。

（2）中、重度患者：帮助和训练患者的自理生活能力，如梳洗、进食、叠衣被，并要求患者按时起床；家人或照顾者陪伴患者外出、认路、认家门；带领患者干些家务活，如擦桌子、扫地；晚饭后可看电视等。

7. 语言表达和社会化 提供患者参与喜欢的娱乐活动的机会，对患者不能完成的娱乐活动，可按其兴趣或意愿进行活动改良，或探索、发展新的娱乐活动。活动内容可以是读报、看电视、听音乐等被动性活动，也可是聊天、户外游玩、唱歌、聚餐会等主动性活动。

8. 环境改造 为增强患者日常生活的适应力，提高活动的安全性，其所处的环境应简单、整洁、通道畅通、无杂物、远离危险。采取常用物品固定位置摆放、选择圆角、无玻璃家具；在不同功能房间门上贴醒目的标志；门后把手挂钥匙提醒出门别忘锁门；安装感应门铃使患者离家时发出声响以提示家人；勿将患者单独留在家中等方法。

9. 教育和指导 将疾病的性质、发展过程、治疗及预后告诉家人或照顾者，与其共同讨论患者家居认知训练计划；指导家人或照顾者正确照顾和护理患者，教其应对和处理因长期照顾患者所产生的精神紧张与压抑的自我放松和控制技巧，共同促进和维护患者及家人（或照顾者）的身心健康。

在阿尔茨海默病的作业治疗中，首先应帮助老人与周围的人建立良好的关系，避免孤独。可选用集体疗法的形式，使老人感觉有人可以依赖，减少焦虑感；在选择作业活动时，尽量考虑老人以前的活动经验，选择简单而容易预测结果的作业活动。此外，作业活动不宜经常更换，但在音乐治疗方面可以不拘泥于老年痴呆者熟悉的乐曲，可以选择新的乐曲。

脑血管性精神障碍作业治疗与阿尔茨海默病略不同，脑血管性痴呆患者除了集体作业活动之外，需要去发现患者擅长和能让其安心的作业活动，进行有针对性的训练。作业治疗开始导入时，与治疗师的关系建立很重要。选择作业活动时应考虑患者年龄、个人兴趣和擅长的项目。

第三节　注意缺陷多动障碍的作业治疗

注意缺陷多动障碍（attention deficit hyperactivity disorder，ADHD）是一种复杂的脑功能发育异常疾病，以明显的注意力不足、冲动性行为和活动过度为典型特征的综合征。其病因目前尚不明确，各种研究表明与注意力脑区的神经生理、神经生化和遗传因素有关。ADHD 的典型表现是注意力低下，在需要集中思想的活动上无法持续维持的注意力，但对有较高刺激和频繁反馈的活动却能保持注意力，如电脑游戏、活动过度（与活动内容不相匹配的过度活动量）、冲动行为（因突然的想法或欲望而产生行动的倾向）。

一、感觉统合疗法的应用

典型 ADHD 患儿大多有感觉寻求（sensory seeking）特点，即患儿中枢神经系统觉醒度较低，只有通过和环境过度的互动，才能提供大脑正常的运转所需的输入信息。感觉统合疗法就是基于患儿的神经需要，引导对感觉刺激做适当反应的训练。此训练提供前庭（重力与运动）、本体感觉（肌肉与感觉）及触觉等刺激的全身运动，主要目的不在于增强运动技能，而是改善脑处理感觉信息与组织并构成感觉信息。

1. 在治疗师指导下参与活动课程，开展专为家庭或校内设计的治疗方案，如警觉自我调整项目（alert self-regulation program）。

2. 通过选用一系列活动让患儿体验并掌握感觉觉醒、控制感觉，以及平静感觉的过程活动。一般在清晨和中午进行。

3. 通过控制感觉觉醒度的特定活动，患儿可以全天参与控制注意力的活动。如抗烦躁的串珠游戏、用橡皮圈加粗座位四腿提供感觉输入、增加本体感的粗重活动等。

有研究表明，ADHD 患儿参与体育活动有利于控制症状和建立自信。ADHD 患儿常伴有其他功能障碍，治疗过程中不应忽略，应采取针对性的措施，如因视觉运动功能整合障碍而致书写能力低下（混乱、缓慢、费力）时，可提供专门的书写训练课程。

二、行为治疗的应用

在 ADHD 治疗中，行为治疗（behavioral therapy）是一种特异干预方法，把治疗重点放在可观察到的外在行为，应用“学习的原则”，根据具体的治疗步骤改善非功能性或非适应性行为。所谓学习的原则是指个体的行为，如果受“正性应答”，如他人的鼓励或赞赏，或获取满意的结果，则该行为容易学习且能保持；相反，如果个体的行为受到“负性应答”，如遭处罚或获取不快的结果，该行为就不易学习或保持，甚至可能放弃。

（一）评估

行为治疗的第一步是评价 ADHD 患儿行为，获取信息。在行为评价中，治疗师首先要关注 ADHD 患儿的家庭问题。应当告知父母在与孩子的沟通中要求孩子必须意识到行为症状，并努力地控制，这是改变 ADHD 患儿不良行为的基本保证。因为只有在不良行为控制后，ADHD 患儿才能开始学习新的和良好的行为。为使行为治疗取得成功，应该遵循两个基本行为观念：首先，奖赏较惩罚更易使行为发生改变，前者可使患儿产生期望的行为，后者则使患儿产生不期望的行为；其次，在行为治疗中，对可接受行为和不可接受行为的应答必须自始至终保持一致，不一致的应答方式可能强化负性行为。

（二）正性强化法

正性强化法（positive reinforcement procedures）又称阳性强化法，是以操作性条件反射为依据，强调行为的改变是由行为后果所决定的，用于矫正不良行为，建立良好行为。正性强化法是每当患儿出现所期望的行为，或一种符合要求的良好行为之后，采取奖赏的方法立即强化，以增强行为出现的频率。

1. 确认目标行为 了解行为的基线水平。所设定的目标行为应该是患儿能客观控制、可观察到的，而且能够反复进行强化。如确认患儿作业分心为目标行为，了解该患儿作业时间 20 分钟可不分心为基线水平。

2. 选择有效的强化方式 包括社会性强化，如赞扬（或鼓励）；活动性强化，如患儿所喜爱的游戏和活动；物质性强化，如玩具、物品、食物或钱币等。

3. 制订行为矫正方案 每当目标行为出现时，立即给予强化。如患儿做作业 20 分钟内不分心，立即给予儿童所喜爱的强化物，并使儿童知道强化的具体行为，懂得该行为的结果。

4. 延长作业时间 当目标行为重复出现时，应逐渐延长作业时间，从原来的 20 分钟增加到 25 分钟，最终使患儿作业时间与上课的 45 分钟相匹配。

5. 强化目标行为的强化物 视该行为出现的频率而有所改变，当目标行为多次出现后强化应以社会性强化为主，如赞赏、表扬、鼓励，使目标行为保持下来。

（三）暂时隔离法（time out）

当 ADHD 患儿出现某种不良行为时，及时将该患儿隔离在一个单独的地方，利用隔离时间，让患儿安静下来，懂得被隔离是因为自己的不良行为所致，需要改变这种不良行为。方法如下。

1. 设定某一不能被家庭或教师所接受的行为为目标行为，例如 ADHD 患儿的进攻性行为（打人）。

2. 当目标行为即打人出现时，将患儿置于隔离处，如房间一角。

3. 明确规定隔离的时间。年幼患儿 1 岁隔离 1 分钟，8 岁以上患儿可隔离 30 分钟，少年患儿则可隔离1小时。如果隔离时间已到，患儿仍然大喊大叫，则重新规定隔离时间，直至其安静下来。

4. 当不愿服从隔离时，告知患儿必须遵守，否则加倍延长隔离时间，并坚持执行。

5. 实施该方法时要让患儿知道只有改变了该不良行为，他才会得到父母和教师的强化，否则，当进攻性行为再次出现时就要再次受到隔离。

6. 对发育迟缓或智能迟缓的患儿，应根据发育年龄规定隔离时间。

（四）消退法

消退法（extinction）是通过停止对某种不良行为的强化，使该行为逐渐消失的一种行为治疗方法。采用消退法时应当注意以下问题。

1. 积极关注和强化患儿的良好行为是消退法获得长期效果的前提。

2. 应通过行为功能分析确定使不良行为长期存在的强化物。

3. 通过去除不良行为背后的强化物消退患儿的不良行为。

4. 坚决地执行上述消退程序是消退法产生效果的保证，因此，所有与孩子有关的人员都应该理解并坚决一致地执行该程序，这样才能够有效地消退不良行为，否则有可能不仅不能消退不良行为，反而会加重不良行为。

5. 理解可能出现的消退爆发现象，即在开始实施消退法时，不良行为会出现短暂的增加现象。了解这种现象，能够避免因早期可能的“治疗失败”而终止该治疗。

（五）示范法

示范法（modeling）是为个体呈现一定的行为榜样，以引起该个体模仿良好行为的治疗技术。儿童的许多行为是通过观察和学习而产生的，模仿与强化一样，是学习的一种基本形式。

1. 现场示范 如让ADHD患儿在现实环境中观察其他儿童如何遵守课堂纪律。

2. 参与模仿 如让ADHD患儿在观察示范儿童与同伴友好交流后，让他在指导下试着参与交流活动。

3. 电视或录像示范 让患儿通过媒介的宣传和教育，逐渐模仿良好的行为举止。

在运用示范技术时，应根据ADHD患儿的能力确定目标行为。在示范过程中，应评估患儿的注意能力，如果注意力尚能集中，则可适当增加示范行为的呈现时间，让患儿有较多的时间观看示范行为。在模仿行为产生后，应记录并给予强化，使所模仿的行为保持下来。

病例分析

患者李某，女，58岁，与丈夫同住位于一楼的公寓里。半年来，经常出现语言重复、莫名流泪、遗忘和在社区内迷路，严重时认不出自己的女儿，被收住至社区精神卫生中心，诊断为老年性痴呆早期。患者日常生活基本自理，但需丈夫提醒和督促，烹饪及购物时需丈夫陪同和帮助。

1. 治疗目标 尽可能维持患者各领域的功能独立。

2. 早期作业治疗方案

（1）帮助和训练患者与病友有效交流。

（2）要求回忆讲述前一天的经历。

（3）参加病房组织的集体性活动，促进患者主动参与。

（4）鼓励完成自我料理性活动。

[学习小结]

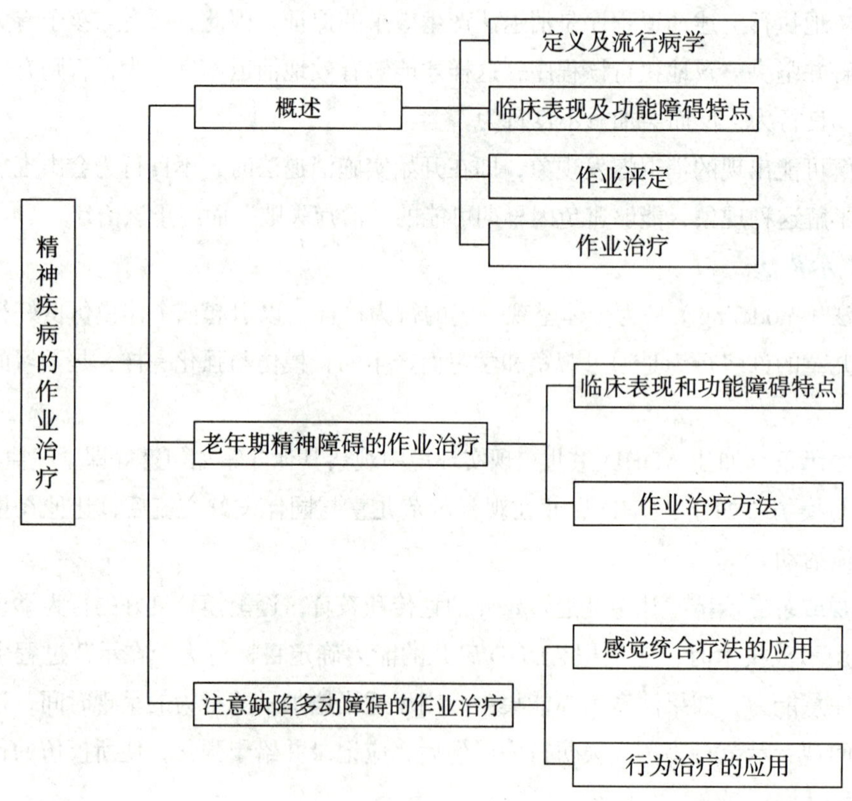

复习思考

一、下列各题的备选答案中，只有一个选项是正确的，请从中选择最佳答案。

1. 最多见的老年性痴呆是（　　）

A. 阿尔茨海默病　　B. 血管性痴呆　　C. 路易体痴呆

D. 混合性痴呆　　E. 帕金森病痴呆

2. 有关行为治疗，不正确的是（　　）

A. 主要理论基础是巴甫洛夫的经典条件反射原理和斯金纳操作条件反射理论

B. 强调患者的症状都是个体在其过去的生活历程中，通过条件反射作用而固定下来的

C. 以行为学习理论为指导，按一定的治疗程序来消除或纠正人们的异常行为

D. 将家庭作为一个整体进行心理治疗

E. 包括了系统脱敏、厌恶疗法、放松疗法等种类

3. 下列不是注意缺陷多动障碍的临床表现的是（　　）

A. 活动过度　　B. 注意力集中困难　　C. 情绪不稳

D. 学习困难　　E. 运动发育落后

4. 老年痴呆的作业治疗要点中不包括哪项（　　）

A. 与周围的人建立良好的关系

B. 集体疗法的形式

C. 简单的容易预测结果的作业

D. 选择听旧的乐曲

E. 作业活动不宜经常更换

5. 脑血管性精神障碍患者功能相对保留较好的是（　　）

A. 记忆　　B. 注意力　　C. 定向功能

D. 判断能力　　E. 情感控制

6. 行为治疗关注生活的层面不包括（　　）

A. 思维　　B. 行为　　C. 运动

D. 情绪　　E. 环境

二、下列各题的备选答案中，有两个及以上选项是正确的，请从中选择正确答案。

1. 精神疾病致病因素包括（　　）

A. 遗传因素　　B. 环境因素　　C. 个性特征

D. 体质因素　　E. 器质因素

2. 精神疾病的功能障碍特点包括（　　）

A. 障碍的共存　　B. 障碍独立　　C. 障碍相互影响

D. 障碍可逆　　E. 差别、偏差的存在

3. 正性强化法的方法如下（　　）

A. 确认目标行为，了解该行为的基线水平

B. 选择有效的强化方式

C. 制订行为矫正方案

D. 当目标行为重复出现时，应逐渐延长作业时间

E. 强化目标行为的强化物

4. 脑血管性痴呆的作业治疗原则有（　　）

A. 选择个人擅长的项目

B. 宜选择小组活动

C. 选择略有挑战性的作业活动

D. 与工作相关的作业活动为宜

E. 治疗师要与患者保持良好的关系

三、名词解释

1. 精神疾病

2. ADHD

3. 正性强化法或称阳性强化法

4. 暂时隔离法

5. 消退法

6. 示范法

四、简答题

1. 请简述精神疾病作业治疗的目的。

2. 请简述老年痴呆症的主要功能障碍特点。

3. 请简述感觉统合治疗 ADHD 的方法。

五、论述题

如何在社区康复中开展老年期精神疾病的作业治疗？

扫一扫，知答案

附 录

课时分配表

章节内容	理论学时	实训、讨论学时	总学时
第一章 概论	6	0	6
第二章 作业治疗评定	8	0	8
第三章 治疗性作业活动	4	4	8
第四章 日常生活活动训练	6	6	12
第五章 认知与知觉障碍的作业治疗	6	4	10
第七章 辅助技术	10	6	16
第八章 职业康复与社区作业治疗	6	0	6
第九章 脑卒中的作业治疗	2	4	6
第十章 脊髓损伤的作业治疗	2	4	6
第十一章 脑性瘫痪的作业治疗	2	4	6
第十二章 手外伤的作业治疗	2	4	6
第十三章 烧伤的作业治疗	2	4	6
第十四章 精神疾病的作业治疗	4	2	6
合计	60	42	102

参考书目

[1] 南登崑 . 康复医学 . 第 2 版 . 北京：人民卫生出版社，2001.

[2] 于兑生，恽晓平 . 运动疗法与作业疗法 . 北京：华夏出版社，2002.

[3] 王刚，王彤 . 临床作业疗法学 . 北京：华夏出版社，2005.

[4] 陈立嘉 . 基础作业学 . 北京：华夏出版社，2005.

[5] 汪家琮 . 日常生活技能与环境改造 . 北京：华夏出版社，2005.

[6] 王玉龙 . 康复功能评定学 . 北京：人民卫生出版社，2008.

[7] 于兑生，恽晓平 . 运动疗法与作业疗法 . 北京：华夏出版社，2010.

[8] 燕铁斌，窦祖林 . 实用瘫痪康复 . 第 2 版 . 北京：人民卫生出版社，2010.

[9] 赵辉三 . 假肢与矫形器学 . 第 2 版 . 北京：华夏出版社，2013.

[10] 陈小梅 . 临床作业疗法学 . 第 2 版 . 北京：华夏出版社，2013.

[11] 胡军 . 作业治疗学 . 北京：人民卫生出版社，2012.

[12] 王颖 . 临床康复 . 武汉：华中科技大学出版社，2012.

[13] 窦祖林 . 作业治疗学 . 第 2 版 . 北京：人民卫生出版社，2013.

[14] 闵水平，孙晓莉 . 作业治疗技术 . 第 2 版 . 北京：人民卫生出版社，2014.

[15] 吴淑娥 . 作业治疗技术 . 北京：人民卫生出版社，2014.

[16] 张玲芝 . 康复护理学基础 . 北京：人民卫生出版社，2014.

[17] 黄学英 . 常见疾病康复学 . 北京：中国中医院出版社，2016.